Hefte zur Unfallheilkunde
Beihefte zur Zeitschrift „Der Unfallchirurg"

Herausgegeben von:
J. Rehn, L. Schweiberer und H. Tscherne

223

D1663592

Das Thoraxtrauma

25. Jahrestagung der
Österreichischen Gesellschaft für Unfallchirurgie
5.-7. Oktober 1989, Salzburg

Zusammengestellt von
W. Buchinger

Mit 201 Abbildungen und 136 Tabellen

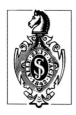 Springer-Verlag
Berlin Heidelberg New York
London Paris Tokyo
Hong Kong Barcelona
Budapest

Reihenherausgeber

Professor Dr. Jörg Rehn
Mauracher Straße 15, W-7809 Denzlingen
Bundesrepublik Deutschland

Professor Dr. Leonhard Schweiberer
Direktor der Chirurgischen Universitätsklinik München-Innenstadt
Nußbaumstraße 20, W-8000 München 2
Bundesrepublik Deutschland

Professor Dr. Harald Tscherne
Medizinische Hochschule, Unfallchirurgische Klinik
Konstanty-Gutschow-Straße 8, W-3000 Hannover 61
Bundesrepublik Deutschland

ISBN 3-540-55068-2 Springer-Verlag Berlin Heidelberg New York

Die Deutsche Bibliothek – CIP-Einheitsaufnahme
Das Thoraxtrauma : 5.-7. Oktober 1989, Salzburg ; Kongreßbericht ; mit 130 Tabellen / zusammenge-
stellt von W. Buchinger. - Berlin ; Heidelberg ; New York ; London ; Paris ; Tokyo ; Hong Kong ;
Barcelona; Budapest : Springer, 1992
    (Hefte zur Unfallheilkunde ; 223) (25. Jahrestagung der
    Österreichischen Gesellschaft für Unfallchirurgie ;)
    ISBN 3-540-55068-2
NE: Buchinger, Walter [Hrsg.]; 1. GT; Österreichische Gesellschaft für
    Unfallchirurgie: 25. Jahrestagung der ...

Österreichische Gesellschaft für Unfallchirurgie
Vorstand zur Zeit des Kongresses

Inhaltsverzeichnis

Indikationen, präklinische Versorgung des Thoraxtraumas

Therapeutische Strategien – Hämatothorax, Pneumothorax

Therapeutische Strategien – Thoraxwand

Therapeutische Strategien – Lunge, Bronchien und Mediastinum

Postoperative Überwachung und Pflege, Nachbehandlung, Komplikationen

Nachbehandlung

Das Thoraxtrauma im Rahmen des Polytraumas – Thorax- und Schädel-Hirn-Trauma

Die Zweihöhlenverletzung – Diagnostik und operative Versorgung

Das Thoraxtrauma im Rahmen des Polytraumas – pathophysiologische Wechselwirkungen, diagnostische Probleme

Das Thoraxtrauma im Rahmen des Polytraumas – therapeutische Strategien, Prioritäten der Versorgung

Autorenverzeichnis

Der Beginn eines Beitrages wird durch die in Klammern gesetzten Seitenzahlen angegeben.

Aebert, H., Klinik für Abdominal- und Transplantationschirurgie der Medizinischen Hochschule Hannover, Konstanty-Gutschow-Straße 8, W-3000 Hannover 61, Bundesrepublik Deutschland (345)

Bács, P., Lehrstuhl für Traumatologie der Semmelweis-Universität für Medizinsche Wissenschaften, Péterfy Sandor utca 14, H-1441 Budapest Pf. 76 (299)

Bauer, J. jr., Klinik für Unfallchirurgie des Fakutätskrankenhauses Kosice, Rastislavova 43, CSFR-041 90 Kosice (279)

Bauer, J. sen., Klinik für Unfallchirurgie des Fakutätskrankenhauses Kosice, Rastislavova 43, CSFR-041 90 Kosice (279)

Behrendt, W., Klinik für Anästhesiologie der Medizinischen Fakultät der RWTH Aachen, Pauwelsstraße, W-5100 Aachen, Bundesrepublik Deutschland (455)

Benedetto, K. P., Universitätsklinik für Unfallchirurgie der Universität Innsbruck, Anichstraße 35, A-6020 Innsbruck (149)

Berentey, G., Lehrstuhl für Traumatologie der Semmelweis-Universität für Medizinische Wissenschaften, Péterfy Sandor utca 14, H-1441 Budapest Pf. 76 (299)

Béres, G., Lehrstuhl für Traumatologie der Semmelweis-Universität für Medizinische Wissenschaften, Péterfy Sandor utca 14, H-1441 Budapest Pf. 76 (182)

Bettermann, A., Unfallchirurgische Klinik der Justus-Liebig-Universität Gießen, Klinikstraße 29, W-6300 Gießen, Bundesrepublik Deutschland (67)

Böhler, A., I. Universitätsklinik für Unfallchirurgie Wien, Alser Straße 4, A-1090 Wien (253)

Börner, M., Berufsgenossenschaftliche Unfallklinik, Friedberger Landstraße 430, W-6000 Frankfurt 60, Bundesrepublik Deutschland (450)

Bötel, U., Chirurgische Universitätsklinik Bergmannsheil, Berufsgenossenschaftliche Krankenanstalten Bochum, Gilsingstraße 14, W-4630 Bochum, Bundesrepublik Deutschland (462)

Bohár, L., Zentralinstitut und Lehrstuhl für Traumatologie der Universität für ärztliche Fortbildung, Mezö Imre ut. 17, H-1081 Budapest (70)

Boszotta, H., Unfallchirurgische Abteilung des A.ö. Krankenhauses der Barmherzigen Brüder Eisenstadt, Esterhazystraße 26, A-7000 Eisenstadt (192)

Brand, J., Chirurgische Universitätsklinik Bergmannsheil, Berufsgenossenschaftliche
  Krankenanstalten Bochum, Gilsingstraße 14, W-4630 Bochum, Bundesrepublik
  Deutschland (274)

Brandebur, O., Klinik für Unfallchirurgie des Fakultätskrankenhauses Kosice,
  Rastislavova 43, CSFR-041 90 Kosice (255, 303)

Braunsperger, W., Universitätsklinik für Unfallchirurgie der Universität Innsbruck,
  Anichstraße 35, A-6020 Innsbruck (149)

Breitfuß, H., Chirurgische Universitätsklinik Bergmannsheil, Berufsgenossenschaftliche
  Krankenanstalten Bochum, Gilsingstraße 14, W-4630 Bochum, Bundesrepublik
  Deutschland (184, 271, 446)

Buchinger, W., Unfallabteilung, A.ö. Krankenhaus Horn, Spitalgasse 10, A-3580 Horn
  (13, 37, 60, 117, 135, 157, 188, 355)

Budai, P., Zentralinstitut für Traumatologie, Klink der Universität für postgraduelle
  Weiterbildung, Mezö Imre ut. 17, H-1081 Budapest (339)

Bystricky, Z., Forschungsinstitut für Traumatologie und spezielle Chirurgie, Ponavka 6,
  CS-662 50 Brno 16 (276)

Chrysopoulos, A., II. Universitätsklinik für Unfallchirurgie Wien, Spitalgasse 23,
  A-1090 Wien (198, 435)

Dann, K., 1. Chirurgische Abteilung mit Unfallabteilung, Wilhelminenspital
  der Stadt Wien, Montleartstraße 37, A-1160 Wien (281)

Dávid, A., Chirurgische Universitätsklinik Bergmannsheil, Berufsgenossenschaftliche
  Krankenanstalten Bochum, Gilsingstraße 14, W-4630 Bochum, Bundesrepublik
  Deutschland (108, 462)

Dinges, H. P., Institut für Pathologie der Universität Graz, Auenbruggerplatz 25,
  A-8036 Graz (13)

Duswald, K.-H., Chirurgische Klinik Innenstadt und Chirurgische Poliklinik
  der Ludwig-Maximilians-Universität München, Nußbaumstraße 20,
  W-8000 München 2, Bundesrepublik Deutschland (415)

Dwenger, A., Unfallchirurgische Klinik, Medizinische Hochschule Hannover,
  Konstanty-Gutschow-Straße 8, W-3000 Hannover 61,
  Bundesrepublik Deutschland (29)

Ecke, H., Unfallchirurgische Klinik der Justus-Liebig-Universität Gießen, Klinikstraße 29,
  W-6300 Gießen, Bundesrepublik Deutschland (67)

Eitenmüller, J., Chirurgische Universitätsklinik Bergmannsheil,
  Berufsgenossenschaftliche Krankenanstalten Bochum, Gilsingstraße 14,
  W-4630 Bochum, Bundesrepublik Deutschland (108)

Ekkernkamp, A., Chirurgische Universitätsklinik Bergmannsheil,
  Berufsgenossenschaftliche Krankenanstalten Bochum, Gilsingstraße 14,
  W-4630 Bochum, Bundesrepublik Deutschland (274)

Eschberger, D., Unfallkrankenhaus Lorenz Böhler der Allgemeinen Unfallversicherungsanstalt, Donaueschingenstraße 13, A-1200 Wien (157, 188)

Fasol, P., II. Universitätsklinik für Unfallchirurgie Wien, Spitalgasse 23, A-1090 Wien
(198)

Feitová, S., Forschungsinstitut für Traumatologie und spezielle Chirurgie, Ponavka 6,
CS-662 50 Brno 16 (276)

Fischmeister, M. F., Unfallkrankenhaus Linz der Allgemeinen Versicherungsanstalt,
Blumenauerplatz 1, A-4020 Linz (144)

Fochter, V., Zentralinstitut für Traumatologie, Klinik der Universität für postgraduelle
Weiterbildung, Mezö Imre ut. 17, H-1081 Budapest (339)

Foitzik, H., Institut für Anästhesie und operative Intensivmedizin, Diakoniekrankenhaus
Rotenburg (Wümme), Elise-Averdieck-Straße 17, W-2130 Rotenburg/Wümme,
Bundesrepublik Deutschland (171)

Fröhlich, P., Zentralinstitut für Traumatologie, Klinik der Universität für postgraduelle
Weiterbildung, Mezö Imre ut. 17, H-1081 Budapest (339)

Fröhlich, R., Abteilung für Unfallchirurgie des A.ö. Krankenhauses der Stadt Linz,
Krankenhausstraße 9, A-4020 Linz (93)

Fuchs, M., I. Universitätsklinik für Unfallchirurgie Wien, Alser Straße 4, A-1090 Wien
(293)

Funk, G., Rehabilitationszentrum Meidling der Allgemeinen Unfallversicherungsanstalt,
Kundratstraße 37, A-1120 Wien (317, 322)

Gatterer, R., I. Universitätsklinik für Unfallchirurgie Wien, Alser Straße 4, A-1090 Wien
(253, 263)

Geisl, H. J., Unfallabteilung des A.ö. Niederösterreichischen Landeskrankenhauses
Mödling, Weyprechtgasse 12, A-2340 Mödling (72)

Genelin, A., Universitätsklinik für Unfallchirurgie der Universität Innsbruck,
Anichstraße 35, A-6020 Innsbruck (33)

Genelin, F., Unfallkrankenhaus Salzburg der Allgemeinen Unfallversicherungsanstalt,
Dr.-Franz-Rehrl-Platz 6, A-5020 Salzburg (102)

Glinz, W., Klinik für Unfallchirurgie, Universitätsspital Zürich, CH-8091 Zürich (1)

Göllner, G., 1. Chirurgische Abteilung mit Unfallabteilung, Wilhelminenspital
der Stadt Wien, Montleartstraße 37, A-1160 Wien (441)

Gross, C., Abteilung I. Chirurgie des Allgemeinen Krankenhauses der Stadt Linz,
Krankenhausstraße 9, A-4029 Linz (147)

Grünwald, J., 1. Chirurgische Abteilung mit Unfallabteilung, Wilhelminenspital
der Stadt Wien, Montleartstraße 37, A-1160 Wien (291)

Hartl, P., Abteilung I. Chirurgie des Allgemeinen Krankenhauses der Stadt Linz,
Krankenhausstraße 9, A-4020 Linz (239, 250)

Heinz, H., 1. Chirurgische Abteilung mit Unfallabteilung, Wilhelminenspital
der Stadt Wien, Montleartstraße 37, A-1160 Wien (380)

Herberhold, H. J., Institut für Anästhesie und operative Intensivmedizin,
Diakoniekrankenhaus Rotenburg (Wümme), Elise-Averdieck-Straße 17,
W-2130 Rotenburg/Wümme, Bundesrepublik Deutschland (171)

Hertz, H., I. Universitätsklinik für Unfallchirurgie Wien, Alser Straße 4, A-1090 Wien
(438)

Hörbst, W., Universitätsklinik für Unfallchirurgie der Universität Innsbruck,
Anichstraße 35, A-6020 Innsbruck (149)

Hörmann, C., Universitätsklinik für Anästhesie und allgemeine Intensivmedizin
der Universität Innsbruck, Anichstraße 35, A-6020 Innsbruck (424)

Holch, M., Unfallchirurgische Klinik, Medizinische Hochschule Hannover,
Konstanty-Gutschow-Straße 8, W-3000 Hannover 61,
Bundesrepublik Deutschland (114)

Holzberger, P., I. Universitätsklinik für Chirurgie der Universität Innsbruck,
Anichstraße 35, A-6020 Innsbruck (341)

Hranilović, B., Unfallklinik Zagreb und Institut für Lungenkrankheiten und Tuberkulose
der Klinik Dr. M. Stojanović, Zagreb, Jugoslawien (63)

Hubmann, M., 1. Chirurgische Abteilung mit Unfallabteilung, Wilhelminenspital
der Stadt Wien, Montleartstraße 37, A-1160 Wien (380, 441)

Hudabiunigg, K., Unfallkrankenhaus Graz der Allgemeinen Versicherungsanstalt,
Göstinger Straße 24, A-8021 Graz (112)

Huemer, G., Intensivbehandlungsstation 1 der Klinik für Anästhesie
und Allgemeine Intensivstation der Universität Wien, Spitalgasse 23,
A-1090 Wien (263)

Ittner, G., II, Universitätsklinik für Unfallchirurgie Wien, Spitalgasse 23, A-1090 Wien
(332, 435)

Janousek, A., Unfallkrankenhaus Lorenz Böhler der Allgemeinen Unfallversicherungsanstalt, Donaueschingenstraße 13, A-1200 Wien (84)

Jantsch, H., Röntgenabteilung der I. Chirurgischen Universitätsklinik Wien, Alserstraße 4,
A-1090 Wien (53)

Jaskulka, R., II, Universitätsklinik für Unfallchirurgie Wien, Spitalgasse 23, A-1090 Wien
(198, 245, 332, 435)

Jekić, I., Chirurgischer Dienst des Klinischen Krankenhauses Zemun-Belgrad,
Sonje Marinkocić 14, 11080 Zemun, Jugoslawien (78)

Jekić, M., Chirurgischer Dienst des Klinischen Krankenhauses Zemun-Belgrad,
Sonje Marinkocić 14, 11080 Zemun, Jugoslawien (78)

Jochum, M., Chirurgische Klinik Innenstadt und Chirurgische Poliklinik
der Ludwig-Maximilians-Universität München, Nußbaumstraße 20,
W-8000 München 2, Bundesrepublik Deutschland (415)

John, F., Intensivstation des Pulmologischen Zentrums der Stadt Wien,
Sanatoriumstraße 2, A-1145 Wien (218)

Kaltenecker, G., I. Universitätsklinik für Unfallchirurgie Wien, Alser Straße 4,
A-1090 Wien (371)

Kant, C.-J., Unfallchirurgische Klinik, Medizinische Hochschule Hannover,
Konstanty-Gutschow-Straße 8, W-3000 Hannover 61,
Bundesrepublik Deutschland (114)

Karlbauer, A., A.ö. Krankenhaus Oberwart, Dornburggasse 80, A-7400 Oberwart (102)

Karner, R., Klinik für Anästhesie, Intensivstation, Auenbruggerplatz 5, A-8036 Graz (270)

Kasperk, R., Chirurgische Klinik der Medizinischen Fakultät der RWTH Aachen,
Pauwelsstraße, W-5100 Aachen, Bundesrepublik Deutschland (455)

Khakpour, Z., Ludwig-Boltzmann-Institut für experimentelle und klinische Traumatologie,
Donaueschingenstraße 13, A-1200 Wien (22)

Kitka, M., Klinik für Unfallchirurgie des Fakultätskrankenhauses Kosice, Rastislavova 43,
CSFR-041 90 Kosice (255)

Knopp, W., Chirurgische Universitätsklinik Bergmannsheil, Berufsgenossenschaftliche
Krankenanstalten Bochum, Gilsingstaße 14, W-4630 Bochum, Bundesrepublik
Deutschland (271)

König, B., Institut für Nuklearmedizin, Wilhelminenspital der Stadt Wien,
Montleartstraße 37, A-1160 Wien (281)

König, S., I. Universitätsklinik für Unfallchirurgie Wien, Alser Straße 4, A-1090 Wien
(371)

Königsrainer, A., I. Universitätsklinik für Chirurgie der Universität Innsbruck,
Anichstraße 35, A-6020 Innsbruck (341)

Koller, J., Universitätsklinik für Anästhesie und allgemeine Intensivmedizin
der Universität Innsbruck, Anichstraße 35, A-6020 Innsbruck (409)

Koller, W., Unfallkrankenhaus Linz der Allgemeinen Versicherungsanstalt,
Blumenauerplatz 1, A-4020 Linz (144, 424)

Koppensteiner, R., II, Universitätsklinik für Unfallchirurgie Wien, Spitalgasse 23,
A-1090 Wien (198)

Kröpfl, A., Unfallkrankenhaus Salzburg der Allgemeinen Unfallversicherungsanstalt,
Dr.-Franz-Rehrl-Platz 6, A-5020 Salzburg (428)

Krösl, P., Ludwig-Boltzmann-Institut für experimentelle und klinische Traumatologie, Donaueschingenstraße 13, A-1200 Wien (22)

Kroitzsch, U., Unfallabteilung, A.ö. Krankenhaus Horn, Spitalgasse 10, A-3580 Horn (60)

Kuderna, H., Unfallkrankenhaus Meidling der Allgemeinen Unfallversicherungsanstalt, Kundratstraße 37, A-1120 Wien (157, 188)

Kwasny, O., I. Universitätsklinik für Unfallchirurgie Wien, Alser Straße 4, A-1090 Wien (293, 438)

Lampl, L., Klinik für Thorax- und Gefäßchirurgie, Zentralklinikum Augsburg, Stenglinstraße 1, W-8900 Augsburg, Bundesrepublik Deutschland (215)

Lazarus, G., Institut für Anästhesiologie der Universität Würzburg, Josef-Schneider-Straße 2, W-8700 Würzburg, Bundesrepublik Deutschland (55)

Lottes, E., Intensivstation des Unfallkrankenhauses Meidling der Allgemeinen Unfallversicherungsanstalt, Kundratstraße 37, A-1120 Wien (270)

Luger, T., Universitätsklinik für Anästhesie und allgemeine Intensivmedizin der Universität Innsbruck, Anichstraße 35, A-6020 Innsbruck (424)

Maier, R., I. Universitätsklinik für Unfallchirurgie Wien, Alser Straße 4, A-1090 Wien (157, 188, 263)

Marosi, L., Medizinische Universitätsklinik Wien, Lazarettgasse 14, A-1090 Wien (117)

Masica, B., Klinik für Unfallchirurgie des Fakultätskrankenhauses Kosice, Rastislavova 43, CSFR-041 90 Kosice (303)

Matuschka, H., Unfallkrankenhaus Meidling der Allgemeinen Unfallversicherungsanstalt, Kundratstraße 37, A-1120 Wien (135, 355)

Maurin, A., Service d'Orthopédie-Traumatologie, Centre Hospitalier, 2, place Saint Jaques, F-25000 Besançon (165)

Mauritz, W., Intensivbehandlungsstation 1 der Klinik für Anästhesie und Allgemeine Intensivstation der Universität Wien, Spitalgasse 23, A-1090 Wien (263)

Michalek, G., Universitätsklinik für Anästhesie und Allgemeine Intensivmedizin Wien, Spitalgasse 23, A-1090 Wien (313)

Michek, J., Forschungsinstitut für Traumatologie und spezielle Chirurgie, Ponavka 6, CS-662 50 Brno 16 (377)

Möseneder, H., Unfallkrankenhaus Salzburg der Allgemeinen Unfallversicherungsanstalt, Dr.-Franz-Rehrl-Platz 6, A-5020 Salzburg (102)

Mosshammer, F., Unfallkrankenhaus Salzburg der Allgemeinen Unfallversicherungsanstalt, Dr.-Franz-Rehrl-Platz 6, A-5020 Salzburg (428)

Müller, L., II. Universitätsklinik für Chirurgie Innsbruck, Anichstraße 35, A-6020 Innsbruck (149, 341)

Muhr, G., Chirurgische Universitätsklinik Bergmannsheil, Berufgenossenschaftliche
Krankenanstalten Bochum, Gilsingstraße 14, W-4630 Bochum, Bundesrepublik
Deutschland (108, 184, 274, 446, 462)

Mutz, N., Universitätsklinik für Anästhesie und allgemeine Intensivmedizin
der Universität Innsbruck, Anichstraße 35, A-6020 Innsbruck (33, 409)

Nacsai, I., Traumatologische Abteilung der Neurochirurgischen Klinik
der Medizinischen Universität Albert Szent – Györgyi Szeged, Pecsi ut. 4,
H-6720 Szeged (349)

Nanković, V., Unfallklinik Zagreb und Institut für Lungenkrankheiten und Tuberkulose
der Klinik Dr. M. Stojanović, Zagreb, Jugoslawien (63)

Nast-Kolb, D., Chirurgische Klinik Innenstadt und Chirurgische Poliklinik
der Ludwig-Maximilians-Universität München, Nußbaumstraße 20,
W-8000 München, Bundesrepublik Deutschland (195, 415)

Necas, F., Forschungsinstitut für Traumatologie und spezielle Chirurgie, Ponavka 6,
CS-662 50 Brno 16 (377)

Nerlich, M. L., Unfallchirurgische Klinik, Medizinische Hochschule Hannover,
Konstanty-Gutschow-Straße 8, W-3000 Hannover 61,
Bundesrepublik Deutschland (114, 121, 296, 453)

Neumann, C., Unfallchirurgische Klinik, Medizinische Hochschule Hannover,
Konstanty-Gutschow-Straße 8, W-3000 Hannover 61,
Bundesrepublik Deutschland (234)

Neumann, K., Chirurgische Universitätsklinik Bergmannsheil, Berufsgenossenschaftliche
Krankenanstalten Bochum, Gilsingstraße 14, W-4630 Bochum, Bundesrepublik
Deutschland (446)

Neumann, M., Universitätsklinik für Anästhesie und allgemeine Intensivmedizin
der Universität Innsbruck, Anichstraße 35, A-6020 Innsbruck (33)

Neumann, M. G., Abteilung für interne Lungenerkrankungen des Pulmologischen
Zentrums der Stadt Wien, Sanatoriumstraße 2, A-1145 Wien (218)

Neveling, D., Chirurgische Universitätsklinik Bergmannsheil, Berufsgenossenschaftliche
Krankenanstalten Bochum, Gilsingstraße 14, W-4630 Bochum, Bundesrepublik
Deutschland (184, 274)

Otte, D., Unfallchirurgische Klinik, Medizinische Hochschule Hannover,
Konstanty-Gutschow-Straße 8, W-3000 Hannover 61,
Bundesrepublik Deutschland (114, 391)

Paar, O., Chirurgische Klinik der Medizinischcen Fakultät der RWTH Aachen,
Pauwelstraße, W-5100 Aachen, Bundesrepublik Deutschland (455)

Pape, H.-C., Unfallchirurgische Klinik, Medizinische Hochschule Hannover,
Konstanty-Gutschow-Straße 8, W-3000 Hannover 61,
Bundesrepublik Deutschland (453)

Pardon, R., Unfallklinik Zagreb und Institut für Lungenkrankheiten und Tuberkulose
der Klinik Dr. M. Stojanovic, Zagreb, Jugoslawien (63)

Pichler, R., Unfallkrankenhaus Meidling der Allgemeinen Unfallversicherungsanstalt,
Kundratstraße 37, A-1120 Wien (249)

Poigenfürst, J., Unfallkrankenhaus Lorenz Böhler der Allgemeinen Unfallversicherungsanstalt, Donaueschingenstraße 13, A-1200 Wien (22, 157, 188)

Pomaroli, A., Universitätsklinik für Anästhesie und allgemeine Intensivmedizin
der Universität Innsbruck, Anichstraße 35, A-6020 Innsbruck (409)

Prendinger, G., Unfallkrankenhaus Meidling der Allgemeinen Unfallversicherungsanstalt,
Kundratstraße 37, A-1120 Wien (117)

Prenner, G., Abteilung für Anästhesiologie und Intensivtherapie des A.ö. Krankenhauses
der Barmherzigen Brüder Eisenstadt, Esterhazystraße 26, A-7000 Eisenstadt (192)

Pressl, F., Abteilung I. Chirurgie des Allgemeinen Krankenhauses der Stadt Linz,
Krankenhausstraße 9, A-4020 Linz (239)

Pridun, N., Thoraxchirurgische Abteilung des Pulmologischen Zentrums der Stadt Wien,
Sanatoriumstraße 2, A-1145 Wien (211, 218, 224)

Primavesi, C., Unfallkrankenhaus Salzburg der Allgemeinen Unfallversicherungsanstalt,
Dr.-Franz-Rehrl-Platz 6, A-5020 Salzburg (428)

Princic, J., Traumatologische Universitätsklinik Ljubljana, Klinicni Center,
YU-61000 Ljubljana (367)

Prusa, P., Unfallkrankenhaus Meidling der Allgemeinen Unfallversicherungsanstalt,
Kundratstraße 37, A-1120 Wien (431)

Putensen, C., Universitätsklinik für Anästhesie und allgemeine Intensivmedizin
der Universität Innsbruck, Anichstraße 35, A-6020 Innsbruck (33, 409, 424)

Quell, M., 1. Chirurgische Abteilung mit Unfallabteilung, Wilhelminenspital
der Stadt Wien, Montleartstraße 37, A-1160 Wien (157, 188, 281)

Ranić, V. Unfallklinik Zagreb und Institut für Lungenkrankheiten und Tuberkulose
der Klinik Dr. M. Stojanović, Zagreb, Jugoslawien (63)

Redl, H., Ludwig-Boltzmann-Institut für experimentelle und klinische Traumatologie,
Donaueschingenstraße 13, A-1200 Wien (13, 37)

Regel, G., Unfallchirurgische Klinik, Medizinische Hochschule Hannover,
Konstanty-Gutschow-Straße 8, W-3000 Hannover 61,
Bundesrepublik Deutschland (29, 234, 296, 402, 453)

Reschauer, R., Abteilung für Unfallchirurgie des A. ö. Krankenhauses der Stadt Linz,
Krankenhausstraße 9, A-4020 Linz (93, 147, 250)

Ristvey, T., Klinik für Unfallchirurgie des Fakultätskrankenhauses Kosice,
Rastislavova 43, CSFR-041 90 Kosice (279)

Röggla, H., Ludwig-Boltzmann-Institut für experimentelle und klinische Traumatologie, Donaueschingenstraße 13, A-1200 Wien (22)

Rois, J., Unfallkrankenhaus Meidling der Allgemeinen Unfallversicherungsanstalt, Kundratstraße 37, A-1120 Wien (117)

Rudolph, H., II. Chirurgische Klinik für Unfall-, Wiederherstellungs-, Gefäß- und Plastische Chirurgie, Diakoniekrankenhaus Rotenburg (Wümme), Elise-Averdieck-Straße 17, W-2130 Rotenburg/Wümme, Bundesrepublik Deutschland (171)

Sándor, L., Traumatologische Abteilung der Neurochirurgischen Klinik der Medizinischen Universität Albert Szent - Györgyi Szeged, Pecsi ut. 4, H-6720 Szeged (349)

Sárváry, A., Lehrstuhl für Traumatologie der Semmelweis-Universität für Medizinische Wissenschaften, Péterfy Sandor Utca 14, H-1441 Budapest Pf. 76 (182)

Sauer, G., Unfallchirurgische Abteilung des A. ö. Krankenhauses der Barmherzigen Brüder Eisenstadt, Esterhazystraße 26, A-7000 Eisenstadt (192)

Schabus, R., I. Universitätsklinik für Unfallchirurgie Wien, Alser Straße 4, A-1090 Wien (253)

Scharf, W., I. Universitätsklinik für Unfallchirurgie Wien, Alser Straße 4, A-1090 Wien (371)

Schefe, H., II. Chirurgische Klinik für Unfall-, Wiederherstellungs-, Gefäß- und Plastische Chirurgie, Diakoniekrankenhaus Rotenburg (Wümme), Elise-Averdieck-Straße 17, W-2130 Rotenburg/Wümme, Bundesrepublik Deutschland (171)

Scherzer, E., Rehabilitationszentrum Meidling der Allgemeinen Unfallversicherungs- anstalt, Kundratstraße 37, A-1120 Wien (317, 322)

Schindler, G., Abteilung für Röntgendiagnostik an der Chirurgischen Universitätsklinik Würzburg, Josef-Schneider-Straße 2, W-8700 Würzburg, Bundesrepublik Deutschland (55)

Schlag, G., Ludwig-Boltzmann-Institut für experimentelle und klinische Traumatologie, Donaueschingenstraße 13, A-1200 Wien (13, 37)

Schmölder, A., Chirurgische Klinik Innenstadt und Chirurgische Poliklinik der Ludwig-Maximilians-Universität München, Nußbaumstraße 20, W-8000 München 2, Bundesrepublik Deutschland (195)

Schmidt, J. O., Unfallchirurgische Klinik, Medizinische Hochschule Hannover, Konstanty-Gutschow-Straße 8, W-3000 Hannover 61, Bundesrepublik Deutschland (121)

Schubert, T., Chirurgische Klinik der Medizinischen Fakultät der RWTH Aachen, Pauwelstraße, W-5100, Bundesrepublik Deutschland (455)

Schüller, W., Unfallkrankenhaus Lorenz Böhler der Allgemeinen Unfallversicherungsanstalt, Donaueschingenstraße 13, A-1200 Wien (84)

Schürer-Waldheim, H., Chirurgische Abteilung, A. ö. Krankenhaus Zwettl, Propstei 5,
A-3910 Zwettl (384)

Schumpelick, V., Chirurgische Klinik der Medizinischen Fakultät der RWTH Aachen,
Pauwelstraße, W-5100 Aachen, Bundesrepublik Deutschland (455)

Schwarz, N., Unfallkrankenhaus Meidling der Allgemeinen Unfallversicherungsanstalt,
Kundratstraße 37, A-1120 Wien (249)

Schweiberer, L., Chirurgische Klinik Innenstadt und Chirurgische Poliklinik
der Ludwig-Maximilians-Universität München, Nußbaumstraße 20,
W-8000 München 2, Bundesrepublik Deutschland (415)

Schweitzer, G., Unfallchirurgische Klinik, Medizinische Hochschule Hannover,
Konstanty-Gutschow-Straße 8, W-3000 Hannover 61, Bundesrepublik Deutschland
(29)

Seekamp, A., Unfallchirurgische Klinik, Medizinische Hochschule Hannover,
Konstanty-Gutschow-Straße 8, W-3000 Hannover 61, Bundesrepublik Deutschland
(296)

Simon, R., Rehabilitationszentrum Meidling der Allgemeinen Unfallversicherungsanstalt,
Kundratstraße 37, A-1120 Wien (317, 322)

Sok, M., Traumatologische Universitätsklinik Ljubljana, Klinicni Center,
YU-61000 Ljubljana (367)

Soldner, E., Berufsgenossenschaftliche Unfallklinik, Friedberger Landstraße 430,
W-6000 Frankfurt 60, Bundesrepublik Deutschland (450)

Stachy, A., Klinik für Unfallchirurgie des Fakultätskrankenhauses Kosice,
Rastislavova 43, CSFR-041 90 Kosice (303)

Stark, D., Fachbereich Elektronik der Fachhochschule Hannover,
Konstanty-Gutschow-Straße 8, W-3000 Hannover, Bundesrepublik Deutschland
(121)

Steinböck, J., Unfallkrankenhaus Graz der Allgemeinen Versicherungsanstalt,
Göstinger Straße 24, A-8021 Graz (112)

Steiner, E., I. Universitätsklinik für Chirurgie der Universität Innsbruck, Anichstraße 35,
A-6020 Innsbruck (341)

Stergar, P. M., Unfallkrankenhaus Meidling der Allgemeinen Unfallversicherungsanstalt,
Kundratstraße 37, A-1120 Wien (355)

Stoik, W., 1. Chirurgische Abteilung mit Unfallabteilung, Wilhelminenspital
der Stadt Wien, Montleartstraße 37, A-1160 Wien (380, 441)

Straus, I., Traumatologische Universitätsklinik Ljubljana, Klinicni Center,
YU-61000 Ljubljana (367)

Strickner, M., II. Universitätsklinik für Unfallchirurgie Wien, Spitalgasse 23,
  A-1090 Wien (245)

Strmiska, J. jr., Forschungsinstitut für Traumatologie und spezielle Chirurgie, Ponavka 6,
  CS-662 50 Brno 16 (386)

Strmiska, J. Forschungsinstitut für Traumatologie und spezielle Chirurgie, Ponavka 6,
  CS-662 50 Brno 16 (386)

Ströbinger, K., Ludwig-Boltzmann-Institut für experimentelle und
  klinische Traumatologie, Donauschingenstraße 13, A-1200 Wien (22)

Sturm, J. A., Unfallchirurgische Klinik, Medizinische Hochschule Hannover,
  Konstanty-Gutschow-Straße 8, W-3000 Hannover 61,
  Bundesrepublik Deutschland (234, 296, 402)

Suckert, K., Universitätsklinik für Unfallchirurgie der Universität Innsbruck,
  Anichstraße 35, A-6020 Innsbruck (149)

Südkamp, N., Unfallchirurgische Klinik, Medizinische Hochschule Hannover,
  Konstanty-Gutschow-Straße 8, W-3000 Hannover 61,
  Bundesrepublik Deutschland (345)

Sükösk, L., E.-Weil-Krankenhaus, Rath György ut. 26, H-1122 Budapest (449)

Szabó, G. J., Zentralinstitut und Lehrstuhl für Traumatologie der Universität
  für ärztliche Fortbildung, Mezö Imre Ut. 17, H-1081 Budapest (70, 242, 373)

Szigeti, I., E.-Weil-Krankenhaus, Rath György ut. 26, H-1122 Budapest (449)

Takács, E., Zentraluinstitut für Traumatologie, Klinik der Universität
  für postgraduelle Weiterbildung, Mezö Imre ut. 17, H-1081 Budapest (339)

Tapolcsányi, E., E.-Weil-Krankenhaus, Rath György ut. 26, H-1122 Budapest (449)

Tauscher, T., I. Universitätsklinik für Chirurgie Innsbruck, Anichstraße 35,
  A-6020 Innsbruck (341)

Thaler, H., Unfallkrankenhaus Meidling der Allgemeinen Unfallversicherungsanstalt,
  Kundratstraße 37, A-1120 Wien (117)

Thetter, O., Chirurgische Klinik Innenstadt und Chirurgische Poliklinik
  der Ludwig-Maximilians-Universität München, Nußbaumstraße 20,
  W-8000 München 2, Bundesrepublik Deutschland (195)

Thöni, H., Universitätsklinik für Unfallchirurgie Innsbruck, Anichstraße 35,
  A-6020 Innsbruck (341)

Thurnher, M., Ludwig-Boltzmann-Institut für experimentelle und klinische Traumatologie,
  Donauschingenstraße 13, A-1200 Wien (37)

Tinawi, A., Abteilung für Anästhesiologie und Intensivtherapie des A. ö. Krankenhauses
  der Barmherzigen Brüder Eisenstadt, Esterhazystraße 26, A-7000 Eisenstadt (192)

Wechsler, J., Forschungsinstitut für Traumatologie und spezielle Chirurgie, Ponavka 6, CS-662 50 Brno 16 (377)

Weinstabl, R., I. Universitätsklinik für Unfallchirurgie Wien, Alser Straße 4, A-1090 Wien (253, 293, 438)

Wendsche, P., Forschungsinstitut für Traumatologie und spezielle Chirurgie, Ponavka 6, CS-662 50 Brno 16 (276, 377)

Wentzensen, A., Berufsgenossenschaftliche Unfallklinik Ludwigshafen, W-6700 Ludwigshafen, Bundesrepublik Deutschland (105)

Winkler, H., Berufsgenossenschaftliche Unfallklinik Ludwigshafen, W-6700 Ludwigshafen, Bundesrepublik Deutschland (105)

Winkler, W., Abteilung für Unfallchirurgie des A. ö. Krankenhauses der Stadt Linz, Krankenhausstraße 9, A-4020 Linz (147)

Wurnig, P., Thoraxchirurgische Abteilung des Pulmologischen Zentrums der Stadt Wien, Sanatoriumstraße 2, A-1145 Wien (211)

Zeil, A., Service d'Orthopédie-Traumatologie, Centre Hospitalier, 2, place Saint Jaques, F-25000 Besançon (165)

Zellner, W., Unfallabteilung, A. ö. Krankenhaus Horn, Spitalgasse 10, A-3580 Horn (60)

Zelnicek, P., Forschungsinstitut für Traumatologie und spezielle Chirurgie, Ponavka 6, CS-662 50 Brno 16 (377)

Ziegelmüller, R., Berufgenossenschaftliche Unfallklinik, Friedberger Landstraße 430, W-6000 Frankfurt 60, Bundesrepublik Deutschland (450)

Zifko, B., Unfallkrankenhaus Lorenz Böhler der Allgemeinen Unfallversicherungsanstalt, Donaueschingenstraße 13, A-1200 Wien (224)

Thoraxtrauma – physiologische Grundlagen, Pathologie

Pathophysiologische Grundlagen der Thoraxverletzungen und ihre klinische Bedeutung

W. Glinz

Klinik für Unfallchirurgie, Universitätsspital Zürich (Leitender Arzt: Prof. Dr. W. Glinz), CH-8091 Zürich

Am 29. Mai 1985 verloren 38 Zuschauer des Fußballspiels zwischen Liverpool und Juventus Turin im Heysel-Stadion in Brüssel ihr Leben. Sie starben wegen einer massiven Kompression des Thorax, und doch fanden sich bei der gerichtlichen Untersuchung keine nennenswerten Verletzungen im Thoraxraum selbst [2]. Wie ist das möglich? Die Todesursache war ein Perthes-Syndrom (s. unten).

Folgen einer Thoraxkompression

Eine Kompression des Thorax kann zu völlig verschiedenen Verletzungsbildern führen je nach Art, Ausmaß und Dauer der Gewalteinwirkung. Natürlich können sämtliche Organe im Thoraxinnern verletzt sein. Es seien hier aber einige Besonderheiten und spezielle Verletzungsfolgen hervorgehoben.

Perthes-Syndrom

Eine massive Einwirkung von Kraft auf den Thorax während längerer Zeit bewirkt einen venösen Rückstrom in den Kopf und die oberen Extremitäten. Es resultiert daraus das Verletzungsbild des Perthes-Syndroms [23], die „traumatische Asphyxie". Charakteristisch dafür sind petechiale Blutaustritte in die Konjunktiven und in die Gesichtshaut, subkonjunktivale Blutungen (Abb. 1) und oft eine blau-rote Verfärbung im Kopf- und Halsbereich. Das Verletzungsbild kann weitere Folgen einschließen bis hin zur Bewußtlosigkeit, zu Lähmungen, bis hin zur Paraplegie oder Tetraplegie [9].

Rippenfrakturen

Unter stumpfem Thoraxtrauma versteht man in der Regel vor allem Rippenfrakturen. Auch diese entstehen durch Kompression: Durch Kompression des gesamten Thorax als Ber-

Hefte zur Unfallheilkunde, Heft 223
Zusammengestellt von W. Buchinger
© Springer-Verlag Berlin Heidelberg 1992

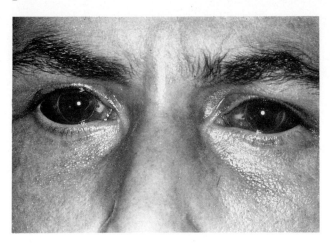

Abb. 1. Subkonjunktivale Blutungen, charakteristisch für das Perthes-Syndrom

stung nach außen, oder durch direkte Gewalt mit Fraktur der Rippe an der Stelle der Gewalteinwirkung und dann meist auch mit Verletzung der darunterliegenden Strukturen, vor allem der Lungen [9, 12].

Bronchusruptur

Aus der Tatsache, daß beispielsweise ein Fahrzeuglenker durch Kollision mit einem entgegenkommenden Wagen eine Bronchusruptur erlitten hat, kann die Frage beantwortet werden, ob er sich des kommenden Unfalls bewußt war. Ein solcher Lenker hat den Unfall vorausgesehen; zum Entstehen einer Bronchusruptur braucht es nämlich eine geschlossenen Glottis. Der unglückliche Fahrer sieht das Gegenfahrzeug kommen, atmet vor Schreck tief ein und schließt die Glottis. Nur so entsteht der intraluminale Überdruck, der erst zur Bronchusruptur führt.

Lange Zeit dachte man, es sei direkte Gewalteinwirkung auf den Bronchus von außen, die zu einer Bronchusruptur führt. Schönberg [26] hat sehr schön gezeigt, daß es ein massiver Druckanstieg im Bronchusinnern ist, der die Ruptur bedingt. Dafür spricht auch die Tatsache, daß kaum je eine Bronchusruptur mit schweren Zerreißungen an der Lunge einhergeht. Solche Lungeneinrisse würden verhindern, daß überhaupt ein entsprechender intraluminaler Überdruck im Bronchus entstehen kann.

Blast injuries

Massive Gewalteinwirkung auf den Thorax in ganz kurzer Zeit durch Explosionen und Detonationen führen zu blast injuries, einer Kombination von schwersten Rupturen und Kontusionen der Lunge. Es sind hier heute genau bekannte physikalische Phänomene an der Grenze zwischen Flüssigkeit, also dem Lungengewebe, und Luft, also den Alveolen [5, 32] verantwortlich. Dies erklärt auch, daß durch solche massiven Druckwellen, die natürlich den ganzen Körper treffen, vor allem die Lungen und dann das Kolon betroffen sind, also Organe mit großen Grenzflächen zwischen Gewebe und Luft [9].

Herzkontusion, Herzzerreißungen

Durch direkte Druckeinwirkung von vorne gegen das Sternum und dadurch Kompression des Herzens zwischen Sternum und Wirbelsäule kommt es zur Herzkontusion oder zur Herzruptur. Dies ist beim jungen elastischen Thorax auch ohne das Auftreten von Frakturen am Thoraxskelett möglich [11, 12]. Die Herzruptur ist eine häufige Ursache für den unmittelbaren Tod auf der Unfallstelle; die Herzkontusion andererseits hat erhebliche klinische Bedeutung, wird aber oft nicht erkannt [11].

Aortenruptur

Der charakteristische Unfallmechanismus für die keinesfalls seltene, aber in den meisten Fällen unmittelbar tödliche Aortenruptur ist eine Thoraxkompression in Kombination mit einer Dezeleration. Bei klinisch relevanten Fällen, also bei Patienten, die die unmittelbare Zeit nach dem Unfall überleben, findet sie sich in 93% an der klassischen Stelle, und zwar im Bereich der Aorta descendens an der Ansatzstelle des Ligamentum botalli.

Interessanterweise führt eine Dezeleration in horizontaler Richtung nicht zur Aortenruptur. Die Weltrekordversuche mit Rennwagen auf dem Salt Lake haben gezeigt, daß der Mensch negative Beschleunigungen bis –45 G ohne weiteres ertragen kann, ohne daß es zu Zerreißungen im Thoraxinnern kommt [31]. Kommt es aber zur vertikalen Dezeleration und gleichzeitig zur einer Kompression, kann die Aortenruptur resultieren.

Das führende Symptom ist ein breites oberes Mediastinum im Röntgenbild. Es ist wichtig, zu wissen, daß das Hämatom, das zur Verbreiterung des Mediastinums führt, nicht immer durch Blutaustritt aus der Aorta bedingt ist. Oft ist es der Abriß kleinerer Gefäße im hinteren Mediastinum, kleiner Arterien oder Venen, die darauf hinweisen, daß an dieser Stelle eine entsprechende Gewalteinwirkung stattgefunden hat, und dadurch auf eine mögliche Aortenruptur hindeuten [1, 9].

Die Konsequenzen des negativen intrapleuralen Druckes bei Inspiration unter Spontanatmung

Der negative intrapleurale Druck bis etwa 10 mmHg während der Inspiration (bei forcierter Inspiration noch tiefer) führt zum Druckausgleich in der Lunge und dadurch zum Einströmen von Luft in die Lunge. So atmen wir. Dieser negative Druck hat allerdings ganz spezielle Folgen, wenn eine Verletzung im Thoraxraum vorliegt.

Pneumothorax

Ist Lungengewebe verletzt, und dazu die Pleura visceralis, kommt es zur Pneumothoraxbildung. Auch bei Ausbildung eines Spannungspneumothorax ist unter Spontanatmung der Mechanismus, der den Patienten gefährden kann, nicht die Verlagerung des Mediastinums oder die Erschwerung des venösen Rückstroms, sondern die Hypoxie. Rutherford und Mitarb. haben die Pathophysiologie dieser Situation gut untersucht. Beim Spannungs-

4

pneumothorax entsteht dabei eine schwerste Hypoxie, und der Patient stirbt an der Hypoxie [25]. Bei Beatmung allerdings können sehr viele höhere Drücke im Thorax auftreten, bis 40 mmHg und noch mehr. Die Verschiebung des Mediastinums zur Gegenseite ist massiv; der venöse Rückstrom wird durch den Überdruck erschwert oder verunmöglicht, und es kommt dadurch zum Kreislaufzusammenbruch.

Offener Pneumothorax

Im ältesten medizinischen Dokument, das erhalten ist, dem Papyrus Edwin Smith, der vor 3500 Jahren geschrieben wurde und dessen Inhalt ca. 5000 Jahre alt ist, findet sich die klare Angabe:
„ ... einer, der einen Bruch in seinen Rippen hat, worüber eine Wunde gebrochen ist; das ist eine Krankheit, wobei nichts zu machen ist" [8].
Man muß sich fragen, wie der Autor zu diesem ganz negativen Eindruck über offene Rippenfrakturen kommt. Die einzige Erklärung ist die des offenen Pneumothorax.

Unter dem Begriff „offener Pneumothorax" versteht man nicht ein Pneumothorax, der durch Verletzungen von außen entstanden ist, sondern ein Pneumothorax, der nach außen mit der Atmosphäre kommuniziert. Dabei kommt es zu einem pathophysiologisch sehr interessanten Phänomen. Natürlich entsteht zunächst einmal ein völliger Kollaps einer Lunge. Durch den negativen Druck im Pleuraraum der unverletzten Thoraxseite kommt es aber bei der Inspiration zur Verschiebung des unstabilen Mediastinums zur gesunden Lunge hin. Die Lunge auf der verletzten Seite ist also ohne Funktion, aber auch die Atmung auf der unverletzten Seite ist durch die Mediastinalverschiebung schwer beeinträchtigt. Der Patient atmet immer schneller und schneller, das Mediastinum bewegt sich atemsynchron hin und her („Mediastinalflattern") und es kommt zur tödlichen respiratorischen Insuffizienz in kurzer Zeit [4].

Das pathophysiologische Geschehen wurde erst in letzter Zeit richtig erfaßt; während Jahrhunderten aber haben Militärchirurgen und auch die Krieger selbst über die Gefahren eines offenen Pneumothorax gewußt.
Nissen hat uns die interessante Geschichte der Schlacht von Mantinea (362 v. Chr.) überliefert, als Epaminondas, dem Feldherrn der Thebaner, eine Speerspitze in den Brustkorb drang. Da ihm die Gefahr des offenen Pneumothorax anscheinend bewußt war, entfernte er diese erst, nachdem der Sieg der eigenen Truppen feststand, und starb dann an den Folgen seiner Verletzung [21].

Die Konsequenz daraus für die Behandlung: Ist die Möglichkeit zur Intubation gegeben, wird der Patient mit offenem Pneumothorax in der Notfallsituation intubiert und beatmet, ohne die Wunde zu verschließen. Damit sind alle Probleme gelöst: Die Lunge wird ausgedehnt, ohne daß ein Spannungspneumothorax entstehen kann, die Mediastinalverschiebung verschwindet.
Was meist gemeinhin als Notfallbehandlung gelehrt wird, nämlich der luftdichte Verschluß der Thoraxwunde, ist die zweitbeste Behandlung; sie behebt zwar das Mediastinalflattern, es besteht aber nach wie vor ein Pneumothorax und der Patient läuft Gefahr, daß ein Spannungspneumothorax entsteht. Wenn schon ein Verschluß der Thoraxwand durch einen luftdichten Verband vorgenommen wird, sollte möglichst schnell auch eine Thoraxdrainage eingelegt werden.

Paradoxe Atmung

Die paradoxe Atmung bei instabiler Thoraxwand ist eine weitere Folge des negativen intrapleuralen Druckes bei der Spontanatmung. Bei der Inspiration kommt es zur Einwärtsverlagerung des unstabilen Thoraxwandabschnittes ins Thoraxinnere, bei der Exspiration geht dieser Thoraxabschnitt wieder nach außen: Der Patient atmet paradox.

In den Lehrbüchern findet sich oft eine Zeichnung mit Pfeilen, die zeigen, wie bei der Inspiration „verbrauchte" CO_2haltige Luft von der gesunden Seite in die Lunge mit der paradox beweglichen Thoraxwand eintritt. Dieses Konzept der Pendelluft wurde durch Bauer 1909 aus seinen Erfahrungen mit der Thorakoplastik aufgestellt [3]. Es wurde während Jahrzehnten nie angezweifelt, aber auch nie bewiesen.

Nun muß schon die Überlegung, daß zur Ausbildung einer paradoxen Atmung während der Inspiration ein negativer Druck im Pleuraspalt vorhanden sein muß und deshalb auch während dieser Atemphase Luft in die betroffene Lunge einströmen muß, Zweifel an der Richtigkeit dieser Theorie wecken. Das Konzept der Pendelluft ist denn auch falsch. Das wurde in der Zwischenzeit durch Maloney und Mitarb. [18] am Hund gezeigt. Messungen beim Hund mit seinem leicht verschiebbaren Mediastinum sind nicht ohne weiteres auf den Menschen übertragbar; die Befunde von Duff und Mitarb. [7] beim Menschen durch getrennte Spirometrie zeigten aber, daß das Atemminutenvolumen beider Lungen unter paradoxer Atmung gleich groß ist.

Es ist eindrücklich, daß sich ein offensichtlich falsches und unlogisches Konzept während Jahrzehnten, fast ein Jahrhundert lang behaupten kann. Die Widerlegung der Pendellufttheorie durch Maloney erfolgte 1961. Das letzte deutsche Lehrbuch über die Chirurgie, das die berühmten Pfeile und das falsche Konzept immer noch enthält, ist im letzten Jahr erschienen.

Zwerchfellruptur

Eine weitere Konsequenz des negativen intrapleuralen Druckes bei der Inspiration ist das Geschehen bei Zwerchfellruptur. Diese Druckverhältnisse führen zur Verlagerung von Eingeweiden aus dem Bauchraum in den Thorax hinein, und zwar immer mehr und mehr.

Unter Spontanatmung besteht bei der Zwerchfellruptur also eine Einbahnstraße für abdominales Gewebe vom Bauchraum in den Thorax. Es wird aber auch verständlich, daß unter maschineller Beatmung eine Zwerchfellruptur während längerer Zeit unentdeckt bleiben kann, das Thoraxröntgenbild normal aussieht, weil all das, was sich normalerweise verlagert, noch ins Abdomen zurückgedrückt wird; erst wenn der Patient vom Respirator entwöhnt wird, kommt es dann zur Verlagerung von Eingeweiden in den Thoraxraum.

Die andere Situation bei Beatmung

Ganz andere Bedingung herrschen bei maschineller Beatmung. Hier haben wir einen positiven Druck in der Lunge, einen positiven Druck im Pleuraraum. Die paradoxe Atmung verschwindet; viele Probleme sind mit der Beatmung gelöst, aber es werden neue geschaffen. Diese neuen Probleme entstehen durch den Luftaustritt.

Spannungspneumothorax

Auf die Gefahr des Spannungspneumothorax wurde schon oben hingewiesen. Unter Beatmung entsteht dieser selbst bei kleinem Luftleck aus der Lunge in ganz kurzer Zeit und führt schnell zur schwersten Gefährdung des Patienten.

So gefährlich der Spannungspneumothorax unter Beatmung auch ist, stellt er doch eine Bagatelle dar, wenn er rechtzeitig erkannt und behandelt wird, so daß ein solch potentiell tödlicher Zwischenfall oft nicht einmal im Austrittsbericht erwähnt wird. Nicht nur der Arzt, jede Intensivschwester muß die Symptome des Spannungspneumothorax am Respirator kennen. Bei gefährdeten Patienten bringen wir am Respirator ein Schild an „Gefahr eines Spannungspneumothorax", damit jeder Beteiligte auch wirklich daran denkt.

Ein Spannungspneumothorax kann auch bei liegenden Thoraxdrainagen auftreten; auch ein lokalisierter Spannungspneumothorax kann hämodynamisch wirksam sein und sogar zum Tode führen.

Die Behandlung besteht natürlich in der sofortigen Druckentlastung, unter Spitalbedingungen durch das unmittelbare Einlegen einer Thoraxdrainage. Nur ein dicker Thoraxdrain (z.B. Ch. 28) gewährleistet genügend Förderkapazität.

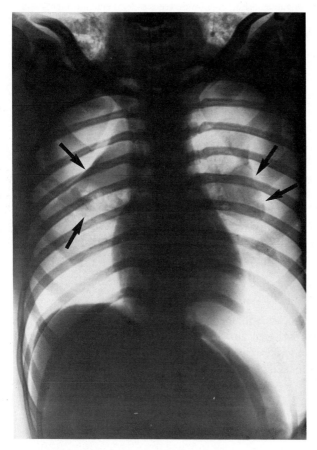

Abb. 2. Doppelseitiger Spannungspneumothorax als Beatmungskomplikation während einer Narkose (s. Text); beide Lungen sind vollständig kollabiert (↘), beide Zwerchfelle stehen durch den intrapleuralen Überdruck tief: das Mediastinum bleibt durch den beidseitigen Überdruck aber in Mittelstellung

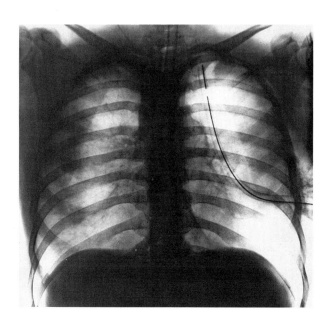

Abb. 3. Ein „Patient ohne Herz". Das Herz war bei massivster arterieller Luftembolie nur noch mit Luft gefüllt

Es ist völlig unverständlich, wenn bei einem Spannungspneumothorax die Diagnose zwar anhand eines Röntgenbildes gestellt wird, ein Patient aber ohne Thoraxdrainage ins Zentralspital verlegt wird. Abbildung 2 zeigt das instruktive Röntgenbild eines 17jährigen Mädchens, bei dem es unter Beatmung während einer Narkose zur Ausbildung sogar eines doppelseitigen Spannungspneumothorax kam. „Weil es der Patientin so schlecht ging" wurde sie mit dem Röntgenbild verlegt, aber eine Drainage wurde nicht eingelegt. Es kommt einem Wunder gleich, daß sie überlebt hat.

Arterielle Luftembolie

Die arterielle Luftembolie ist eine reelle Gefahr bei jedem Thoraxtrauma, besonders aber bei penetrierenden Thoraxverletzungen. Sie wird in der Regel aber nicht erkannt. Um vieles gefährlicher als die venöse Luftembolie, entsteht sie, wenn bei gleichzeitiger Eröffnung von Alveolaranteilen und Lungenvenen unter der Beatmung Luft über die Lungenvenen direkt ins linke Herz eingepreßt wird. Minimale Mengen von Luft können tödlich sein, wenn sie so in die Koronararterien gelangen [16, 28].

Der in Abb. 3 dargestellte Fall einer massiven arteriellen Luftembolie mit Luft im ganzen Herzen ist mit dem Überleben nicht mehr vereinbar.

Rationales und Irrationales in der Behandlung des instabilen Thorax

Klinische Arbeiten zur Behandlung von Rippenserienfrakturen sind in ihrer Aussage verblüffend diskrepant. Es finden sich anscheinend klare Beweise für die Überlegenheit jeder Therapieform [10]. Drei extreme Beispiele seien dazu wiedergegeben:

Paris und Mitarb. fanden bei Patienten mit frei beweglichen Thoraxwandanteil unter Beatmung eine Letalität von 73%; beatmete und gleichzeitig operativ stabilisierte Patienten zeigten eine Letalität von 40%, während von den Patienten mit operativer Stabilisierung der Thoraxwand ohne Beatmung überhaupt keiner starb [24]. Diese Zahlen zeigen vor allem, daß Paris anscheinend ein besserer Chirurg als Intensivmediziner ist, denn eine Letalität von 73% bei Beatmung wegen Rippenserienfrakturen ist nicht akzeptierbar.

Malm aus Malmö hat gezeigt, daß man eine Langzeitbeatmung bei instabiler Thoraxwand mit einer Letalität von nur 3% durchführen kann [17].

Trinkle und Mitarb. andererseits erzielten eine Letalität von 21% bei beatmeten Patienten mit einer durchschnittlichen Hospitalisationsdauer von einem Monat. Ohne Beatmung, aber auch ohne Operation, lediglich mit guter Atemtherapie, sank die Letalität auf 0% und die Hospitalisationsdauer auf 10 Tage [29]. Trinkle schloß daraus, daß die „mechanische Beatmung" eine Triumph der Technik über den gesunden Menschenverstand sei".

Warum sind Rippenfrakturen gefährlich?

Hier sind es zunächst die *Begleitverletzungen*, die eine akute Bedrohung darstellen können; neben dem häufigen Hämatothorax und Pneumothorax besonders auch die Lungenkontusion.

Die hauptsächlichste Gefährdung entsteht durch die *Schmerzen*. Sie erschweren oder verunmöglichen eine adäquate Inspiration und dadurch die genügende Blähung der Lunge, andererseits aber auch die Exspektoration. Die Folgen sind Atelektasenbildung, Sekretverhaltung und allenfalls Infektion.

Überdies kann die Beatmung beeinträchtigt sein aus *mechanischen Gründen*, durch das Vorliegen einer paradoxen Atmung bei instabiler Thoraxwand.

Auch wenn Oxygenierung und $PaCO_2$ noch normal oder wenig beeinträchtigt sind, ist bei Patienten mit Rippenserienfrakturen die forcierte Vitalkapazität massiv eingeschränkt, und beträgt im Durchschnitt nur noch 40% des Normwertes. Bei instabiler Thoraxwand ist diese Lungenfunktion noch mehr eingeschränkt [12]. Es ist nun wichtig zu wissen, daß diese Werte unter Spontanatmung bis zum zweiten Tag nach dem Unfall noch weiter absinken; erst dann kommt es sehr langsam und sehr mühsam zum Wiederanstieg. Noch viel eindrücklicher ist die Verminderung des Atemgrenzwertes.

Soll nun die Beeinträchtigung und die Gefährdung des Patienten durch Rippenserienfrakturen beurteilt werden, sind solche funktionellen Untersuchungen viel aussagekräftiger als die Blutgasanalyse, die erst dann wesentlich beeinträchtigt ist, wenn der Patient respiratorisch insuffizient wird. Patienten von normaler Größe mit einem Atemgrenzwert unter 18 l/min sind in der Regel manifest respiratorisch insuffizient, benötigen also Respiratortherapie. Mit einem Atemgrenzwert zwischen 18 und 28 l/min sind die Patienten im kritischen Zustand; die Spontanatmung ist noch möglich, der Patient steht aber an der Schwelle des Respirators. Über 28 l/min ist ein Management in der Regel ohne Respiratoreinsatz möglich.

Ein wesentlicher Abfall des arteriellen PO_2 ist also meistens Ausdruck einer pulmonalen Schädigung oder der totalen Dekompensation. In diesem Zusammenhang muß darauf hingewiesen werden, daß eine Hypovolämie in der Regel nicht zum Abfall des PaO_2 führt. Im hypovolämen Schock sinkt natürlich das Herzzeitvolumen, der Patient ventiliert aber mehr, das Ventilations-Perfusionsverhältnis ist erhöht und die arterielle Blutgasanalyse bleibt weitgehend normal. Fällt das arterielle PO$_2$ ab, ist dies in der Regel der Ausdruck einer pulmonalen Schädigung.

Therapeutische Möglichkeiten

Mechanische Beatmung. Die mechanische Beatmung kann in der Regel das respiratorische Problem lösen, allerdings zu einem hohen Preis. Es muß festgehalten werden, daß eine paradoxe Atmung an sich keine Indikation für die Beatmung darstellt, höchstens die dadurch entstehende respiratorische Insuffizienz. Es muß aber auch festgehalten werden, daß es Fälle gibt, bei denen die Beatmung unumgänglich ist, nicht wegen der Rippenfrakturen, sondern wegen der entsprechenden Lungenschädigung. Die Beatmung wird also zur Therapie der Lungenverletzung. Sie ist oft auch zum allgemeinen Management des Patienten unerläßlich, wie beim schweren Schädel-Hirn-Trauma. In einzelnen Fällen ist eine Beatmung also unumgänglich.

Operative Stabilisierung der Thoraxwand. Eine operative Stabilisierung ist in vielen Fällen möglich. Die paradoxe Atmung wird dabei behoben. Die in Abb. 4 gezeigte Methode ist allerdings historisch; ich selbst verwende bei parasternalen Frakturen einen halb geschlossenen unter dem Sternum eingeführten Stahlstab, für Rippenfrakturen im lateralen Abschnitt Rekonstruktionsplatten der AO [13].

Es sei aber festgehalten, daß viele Rippenosteosynthesen, die heute durchgeführt werden, unnötig sind, weil der Patient auch ohne sie nicht respiratorisch insuffizient ist. Muß der

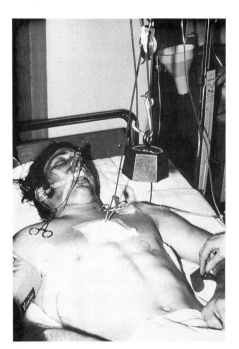

Abb. 4. Stabilisierung der vorderen Thoraxwand durch Extension über eine im Sternum verankerte Tuchklammer, wie wir sie vor 20 Jahren auf unserer Intensivstation durchführten. Heute gibt es elegante operative Methoden (s. Text)

Patient aus pulmonalen Gründen beatmet werden, läßt sich dies nicht durch eine Rippen-osteosynthese verhindern. Die respiratorische Insuffizienz bei diesen Patienten wird allzu oft als rein mechanisches Problem betrachtet. Dabei spielt die Atemmechanik wahrscheinlich eine recht untergeordnete Rolle.

Schmerztherapie. Schmerzen haben eine enorme klinische Bedeutung bei Frakturen des Brustkorbes; dies wird meist unterschätzt. Schmerzen bei Rippenfrakturen führen zur Schonatmung und zur erschwerten Exspektoration, zur Sekretanschoppung und dann zu sekundären pulmonalen Problemen.

Lloyd [16] und später Dittmann [6] haben beobachtet, daß unter Epiduralanalgesie das Ausmaß einer paradoxen Atmung sich vermindert. Man würde das Gegenteil erwarten. Durch eine bessere und tiefere Inspiration entsteht ein erhöhter negativer intrapleuraler Druck; dadurch würde die paradoxe Atmung verstärkt. Die oben genannte Beobachtung ist nur erklärbar, daß unter der Schmerztherapie die notwendige Atemarbeit abnimmt. Der Patient muß weniger atmen, und so verringert sich die paradoxe Atmung. Das ist eine wichtige Beobachtung.

Zur Schmerztherapie stehen einerseits *allgemein applizierte Analgetika* zur Verfügung; bei Rippenserienfrakturen sind hier Morphinderivate unumgänglich, die in festen Abständen, z.B. alle 3 Stunden, appliziert werden. Einen hohen Stellenwert bei respiratorisch gefährdeten Patienten nimmt die *Epiduralanalgesie* ein. In diesem Zusammenhang muß aber auch die *Rippenosteosynthese* betrachtet werden; sie stellt eine ausgezeichnete Schmerztherapie dar. Die operative Stabilisierung der Thoraxwand tritt also nicht so sehr in Konkurrenz zur Beatmung, sondern vor allem zur Epiduralanalgesie. Patienten, die wir beatmen müssen, werden in der Regel aus pulmonalen oder allgemeinen Gründen ohnehin beatmet.

Schlußfolgerung. Die Wahl der Therapie muß die Gesamtsituation des Patienten berücksichtigen. Es ist die Frage zu beantworten, wie weit eine Schmerzminderung überhaupt möglich ist und wie kooperativ der Patient ist. Dazu gehört die Analyse, wie weit bei einer allfälligen respiratorischen Insuffizienz mechanische Faktoren, Schmerzen und pulmonale Veränderungen eine Rolle spielen. Daraus muß unser Behandlungskonzept geschneidert werden. Wir brauchen ein Konzept, das auf den einzelnen Patienten zugeschnitten ist [10].

Herztamponade

Dieses pathophysiologisch und klinisch besonders bedeutsame Verletzungsbild ist meist die Folge einer penetrierenden Herzverletzung, seltener von Rupturen im Bereich des Herzens durch stumpfes Trauma [9, 11]. Sie ist dann fast immer auch die Todesursache.

Die Aussage von Naclerio, die Herztamponade sein ein „zweischneidiges Schwert, lebensrettend und tödlich" [20] ist sehr treffend. Sie verhindert zunächst, daß der Patient verblutet; wird aber auf der anderen Seite selbst tödlich. In diesem zeitlichen Ablauf liegt aber die Chance, rechtzeitig operativ einzugreifen.

Der erhöhte Venendruck ist das Leitsymptom zur Diagnostik. Die anderen klassischen Symptome einer Herztamponade – abgeschwächte Herzgeräusche, Hypotonie – finden sich nur in 35% bis 40% der Fälle [19, 27]. Das Perikard ist wenig elastisch. Schon 150 ml Blut im Herzbeutel führen zu hämodynamischen Auswirkungen.

Pathophysiologisch ist es nicht etwa die Unmöglichkeit, daß Blut aus dem Venenbereich ins Herz nachströmt, sondern es ist primär die Behinderung der Ventrikeldilatation in der Diastole durch den intraperikardialen Druck. Dadurch, daß das normale Druckgefälle zwischen Vorhof, vor allem auf der linken Seite, und linkem Ventrikel in der Diastole nicht mehr vorhanden ist, kommt es zu Kreislaufinsuffizienz [15]. Dies erklärt auch, warum durch Entfernung geringer Flüssigkeitsmengen aus dem Perikard bereits schon eine wesentliche Besserung entstehen kann (eine Beobachtung von Pories [24]). Es erklärt überdies auch, warum die Zufuhr von Volumen auch zur Besserung führt: Durch Erhöhung des Druckes im linken Vorhof wird das linke Herz besser gefüllt.

Natürlich darf die Behandlung dieser Situation nicht in der Volumenzufuhr oder lediglich in einer Perikardpunktion bestehen; die Herztamponade muß behoben werden, was in der Regel wegen der Koagulabildung im Perikard durch Punktion nicht zu bewerkstelligen ist. Diese Patienten brauchen die sofortige Thorakotomie mit Eröffnung des Perikards. Durch Behebung der Tamponade ist schon viel gewonnen; die Blutstillung am Herzen selber erfolgt zunächst durch digitale Kompression. Ist sie besonders schwierig, kann dazu immer noch ein Herzchirurg zugezogen werden. Nur wenn die Patienten in der dramatischen Situation einer Herztamponade durch den Allgemeinchirurgen operiert werden, werden diese auch im peripheren Krankenhaus und nicht nur in Zentren mit herzchirurgischen Abteilungen gerettet werden können.

Literatur

1. Ayella RH, Hankins JR, Turney SZ, Cowley RA (1977) Ruptured thoracic aorta due to blunt trauma. J Trauma 17:199–205
2. Bonbled F, Voordecker G (1990) Traumatic asphyxia and mass asphyxia: The lessons of the Heysel diasaster. In: Besson A, Wedd WR (eds) Chest injuries. International trends in general thoracic surgery. Vol 9. Mosby St. Louis, Toronto, Princeton
3. Brauer L (1909) Erfahrungen und Überlegungen zur Lungenkollapstherapie. Beitr Klin Tuberk 12:49–154
4. Carey JS, Hughes RK (1968) Hemodynamic studies in open pneumothorax. J thorac cardiovasc Surg 55:538–545
5. Clemedson CJ (1956) Blast injury. Physiol Rev 36:336–354
6. Dittmann M, Ferst A, Wolff G (1975) Epidural analgesia for the treatment of multiple rib fractures. Europ J Intensive Care Med 1:71–75
7. Duff JH, Goldstein M, McLean AP, Agrawala AL (1968) Flail chest: A clinical review and physiological study. J Trauma 8:63–74
8. Ebbell B (1939) Die alt-ägyptische Chirurgie. Die chirurgischen Abschnitte der Papyrus E. Smith und Papyrus Ebers. Skrifter Det Norske Videnskaps-Akademi, Oslo. Dybwad J, Oslo
9. Glinz W (1979) Thoraxverletzungen. Diagnose, Beurteilung und Behandlung. 2., überarbeitete Auflage. Springer, Berlin Heidelberg New York
10. Glinz W (1985) Rationale Therapie des instabilen Thorax. In: Encke A (Hrsg) Chirurgische Intensivmedizin. Urban & Schwarzenberg, München 197–201
11. Glinz W, Turina M (1986) Stumpfe Herzverletzungen. Langenbecks Arch Chir 369:129–138
12. Glinz W (1986) Problems caused by the unstable thoracic wall and by cardiac injury due to blunt injury. Injury 17:318–321

13. Glinz W (1989) Eingriffe bei Verletzungen der Thoraxwand, Lunge, Bronchien, Trachea und des Zwerchfells. In: Gschnitzer F Chirurgie des Thorax; Breitner Chirurgische Operatinslehre. Band II Urban & Schwarzenberg, München, Wien, Baltimore, 354–360
14. Glinz W (1990) Intrathoracic fluid effusions. In: Besson A, Wedd WR (eds) Chest injuries. International trends in general thoracic surgery. Vol 9. Mosby St. Louis, Toronto, Princeton
15. Isaacs JP (1959) Sixty penetrating wounds of the heart. Clinical and observations. Surgery 45:696–707
16. Lloyd JW, Smith AC, O'Connor BT (1965) Classification of chest injuries as an aid to treatment. Brit med J 1:1518
17. Malm A (1978) Early and late results of controlled ventilation in flail chest. In: Hallén A, Johansson L, Nyström SO (eds) Abstracts Scand Ass thorac cardiovas surgery: Annual meeting, Uppsala
18. Maloney JV, Schmutzer KJ, Raschke E (1961) Paradoxical respiration and „pendelluft". J Thorac cardiovasc Surg 41:291–198
19. Martin JW, Schenk WG (1960) Pericardial tamponade. Amer J Surg 782–787
20. Naclerio EA (1971) Chest injuries: Physiologic principles and emergency management. Grune & Stratton, New York, London
21. Nissen R (1955) Erlebtes aus der Thoraxchirurgie. Thieme, Stuttgart
22. Paris F, Tarazona V, Blasco E, Canto A, Casillas M, Pastor J, Paris M, Montero R (1975) Surgical stabilization of traumatic flail chest. Thorax 30, 521–527
23. Perthes G (1899) Über ausgedehnte Blutextravasate am Kopf infolge von Compression des Thorax. Dtsch Z Chir 50:436–443
24. Pories WJ, Gaudiani VA (1975) Cardiac tamponade. Surg Clin N Amer 55:573–589
25. Rutherford RB, Hurt HH, Brickman RD, Tubb JM (1968) The pathophysiology of progressive tension pneumothorax. J Trauma 8:212–227
26. Schönberg S (1912) Bronchialrupturen bei Thoraxkompression. Berl klin Wschr 49:2218–2221
27. Shoemaker WC, Carey JC, Yao ST, Mohr PA, Printen KJ, Kark AE (1973) Hemodynamic monitoring for physiologic evaluation, diagnosis, and therapy of acute hemopericardial tamponade from penetrating wounds. J Trauma 13:36–44
28. Thomas AN, Stephens BG (1974) Air embolism: A cause of morbidity and death after penetrating chest trauma. J Trauma 14:633–638
29. Trinkle JK, Richardson JD, Franz JL, Grover FL, Arom KV (1975) Management of flail chest without mechanical ventilation. Ann thorac Surg 19:355–363
30. Yao ST, Vanecko RM, Printen K, Shoemaker WC (1968) Penetrating wounds of the heart. Ann Surg 168:67–78
31. Zehnder MA (1974) Unfallmechanismen und Unfallmechanik zur traumatischen Aortenruptur. Langenbecks Arch Chir 337:325–328
32. Zuckerman S (1940) Experimental study of blast injuries to the lungs. Lancet II: 219–224

Pathophysiologie der Lungenkontusion

G. Schlag[1], H. Redl[1], W. Buchinger[2] und H. P. Dinges[3]

[1] Ludwig-Boltzmann-Institut für experimentelle und klinische Traumatologie (Leiter: Prof. Dr. G. Schlag), Donaueschingenstraße 13, A-1200 Wien
[2] Unfallabteilung, A. ö. Krankenhaus Horn (Vorstand: Prim. Dr. W. Buchinger), Spitalgasse 10, A-3580 Horn
[3] Institut für Pathologie der Universität Graz (Vorstand: Prof. Dr. H. Denk), Auenbruggerplatz 25, A-8036 Graz

Die posttraumatische Lungenschädigung muß grundsätzlich pathogenetisch in einen direkten und indirekten Lungenschaden unterteilt werden.

Unter direkter Lungenschädigung versteht man die Kontusion, Aspiration und Inhalation, während der indirekte Schaden vorwiegend durch Meditoren im Rahmen des Schockgeschehens ausgelöst wird. Besonders schwer verläuft die kombinierte Schädigung, die beim Polytraumatisierten durch einen hypovolämisch-traumatischen Schock und eine zusätzliche Lungenkontusion hervorgerufen werden kann. Diese Fälle können zu einem raschen Lungenversagen (frühen Organfehler) führen und mit einer hohen Letalität belastet sein.

Die Lungenkontusion ist eine anatomische und funktionelle Schädigung der Lunge als Folge einer nicht-penetrierenden Kompressions-Dekompressionsverletzung des Thorax [15]. In Verbindung mit dem Polytrauma konnten Zierrott und Schröder [18] in 66% eine Lungenkontusion finden, während in unserer Studie an 57 polytraumatisierten Patienten (ISS ≤ 30) eine Kontusion in 42% zu beobachten war (nicht publizierte Ergebnisse). Die Lungenkontusion ist eine häufige Begleitverletzung des Polytraumatisierten, die für den posttraumatischen Verlauf besonders im Hinblick auf die Morbidität aber auch für die Letalität von Bedeutung sein kann. Um so mehr erscheint daher die Frühdiagnose und auch Behandlung wichtig zu sein, wobei die Pathogenese und Pathophysiologie zum besseren Verständnis viel beitragen kann.

Bei den Kontusionen unserer Polytraumatisierten (n = 24) wurde innerhalb der ersten drei Tage post Trauma in 58% ein Organfehler-2 nach dem Scoring System von Goris [5] festgestellt (Tabelle 1), das heißt diese Patienten mußten schon frühzeitig beatmet werden. Im Vergleich dazu hatten polytraumatisierte Patienten ohne Lungenkontusion in 52% einen Organfehler-2 der Lunge innerhalb der ersten drei Tage. Es war also im Auftreten des frühen Organfehlers der Lunge kein wesentlicher Unterschied.

Tabelle 1. Goris-Score: „Organfehler Lunge"

Grad	Beatmung	Peep	FiO_2
0	nicht beatmet		
1	mechanische Beatmung	< 10 cm	< 0,4
2	mechanische Beatmung	> 10 cm	> 0,4

Hefte zur Unfallheilkunde, Heft 223
Zusammengestellt von W. Buchinger
© Springer-Verlag Berlin Heidelberg 1992

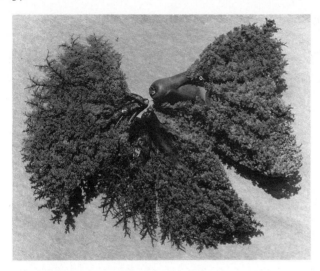

Abb. 1. Kunststoffausguß des Bronchialbaumes einer kontusionierten Lunge mit anschließender Mazeration des Gewebes. Deutlich sind am Mittellappen nur die größten Bronchialäste ohne die peripheren Areale dargestellt, deren Bronchialstrukturen durch alveoläre Blutungen dem Kunststoff nicht zugänglich waren. (Dieses Ausgußpräparat wurde freundlicherweise von M. Tschabitscher, Universität Wien, hergestellt)

Morphologie der Lungenkontusion

Im Rahmen des direkten Traumas kommt es zu Laesionen bis Rupturen von bronchialen Atemwegen und Alveolen, zu Schäden der vaskulären Struktur bis zum Auftreten von intrapulmonalen Haematomen und Parenchymzerreißungen. Diese Erscheinungen können isoliert und auch mehrfach über beide Lungen verteilt auftreten.

Im experimentellen Kontusionsschaden kann man durch Gefäß- und Bronchialausgüsse die zerstörten Abschnitte sichtbar machen, wobei es zum Beispiel zu kompletten bronchialen Abbrüchen kommen kann (Abb. 1).

Histologisch findet man intraalveolär Blutungen (Abb. 2), die zur Haematombildung führen können. Sehr rasch kommt es zur Sequestrierung beziehungsweise Einwanderung (Chemotaxis) der polymorphkernigen Neutrophilen (PMN), die aufgrund ihrer Aktivierung zur Freisetzung von gewebstoxischen Mediatoren (Proteinasen, toxische Sauerstoffradikale, Eicosanoidderivate) führen (Abb. 3) [7].

Diese histologischen Veränderungen lassen auf die Vielfalt der Gewebsschädigung (direktes und indirektes Trauma via PMN) schließen.

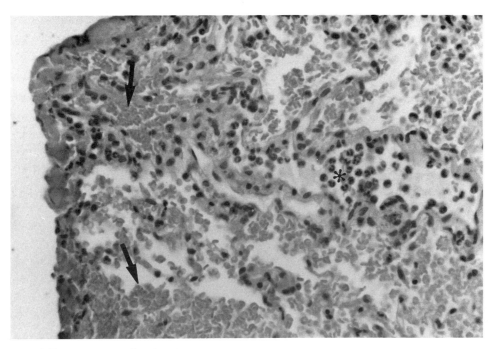

Abb. 2. Im subpleuralen Bereich einer kontusionierten Lunge sind alveoläre Blutungen (*Pfeile*) und Leukostase (*) zu beobachten. LM Vergrößerung 100 x

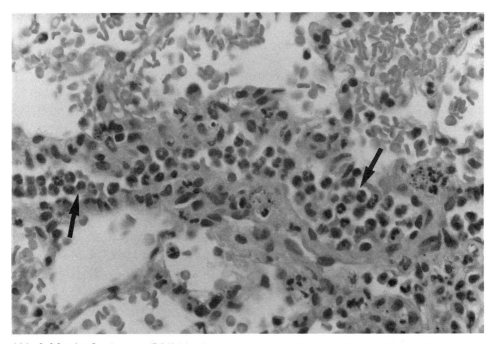

Abb. 3. Massive Leukostase (*Pfeile*) in einer kontusionierten Lunge. LM Vergrößerung 400 x

Pathophysiologie der Lungenkontusion

Schon nach Glinz [4] unterscheidet man bei der Lungenkontusion jene ohne und mit respiratorischen Störungen. Die Kontusion ohne respiratorische Störungen führt meistens sehr rasch zu einer restitutio, falls keine zusätzliche infektiöse Komponente auftritt.

Als wichtiges Symptom kommt es bei der Kontusion zu einer posttraumatischen Hypoxämie [2], deren Ursache (Abb. 4) vor allem in der rasch auftretenden interstitiellen und intraalveolären Blutung und im Ödem zu suchen ist. Als Folge des Ödems und der Blutung kommt es zu einer Abnahme der funktionellen Residualkapazität (FRC). Durch die Abnahme der FRC kommt es zu einer Abnahme des Verschußvolumens und zu einem Verschluß der terminalen Luftwege mit einem peripheren Kollaps der Alveolen. Das Shuntvolumen nimmt durch die Ventilations-Perfusionsstörung zu und daraus resultiert eine Hypoxämie, die sehr rasch auftreten kann.

Andererseits kann es auch zu einer Zunahme der pulmonalen vaskulären Resistenz (PVR) infolge reflektorischer Gefäßkonstriktionen im Pulmonalisgebiet bei gleichzeitigem Abfall der „Compliance" (C) kommen, die auch teilweise als Folge eines rasch auftretenden interstitiellen Ödems sowie Blutung bei großen Kontusionsherden verursacht wird. Die weiter auftretenden Verteilungsstörungen ($\dot{V}$/Q) können einerseits durch Hypoventilation (C-Abfall), aber auch durch Zerstörung des Surfaktants im Alveolarbereich infolge Übertritts von Blut und insbesondere Fibrin mit Ausbildung von massiven Atelektasen bedingt sein. Diese wiederum führen zu weiteren Ventilations/Perfusionsstörungen. Es werden dadurch die Voraussetzungen zu einer weiteren Hypoxämie geliefert, die als wichtiges Symptom der schweren Lungenkontusion das klinische Bild beherrscht.

Experimentell kann die Hypoxämie mit einem massiven Abfall von pO_2 und Anstieg von pCO_2 innerhalb von Minuten nachvollzogen werden, wobei die Bronchoskonstriktion im Vordergrund steht und zur Hypoxie führt. Auch hier kommt es zu ausgedehnten Verteilungsstörungen, die schlußendlich zur Hypoxämie führen.

Die bakterielle Infektion der Lunge in Verbindung mit einer Kontusion wurde sehr häufig beobachtet [1, 8, 10, 15]. Richardson et al. [11] studierten bei experimentellen Lungenkontusionen die bakterielle Clearance-Rate von Staphylokokkus aureus und Klebsiella pulmoniae und fanden dabei keine Beeinträchtigung. Ganz anders bei gleichzeitig bestehendem hypovolämisch-traumatischen Schock mit rascher Wiederauffüllung des Kreislaufes. Hier kam es zu einer deutlichen Abnahme der „Clearance". Gerade das Polytrauma,

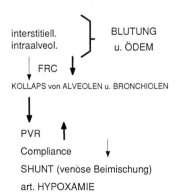

Abb. 4. Ursache der rasch auftretenden posttraumatischen Hypoxämie im Zuge einer Lungenkontusion

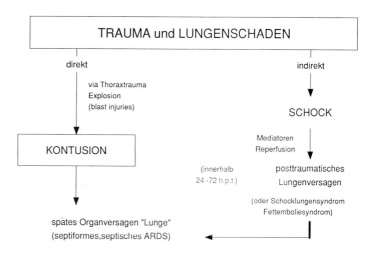

Abb. 5. Möglicher Ablauf von Reaktionen, die zum späten Organschaden der Lungen führen können

welches mit Blutverlust einhergeht, ist der Gefahr einer Pneumonie bei kontusionierter Lunge ausgesetzt. Dabei spielt der indirekte Lungenschaden, verursacht durch den Einstrom von PMN mit Freisetzung von gewebsschädigenden Mediatoren eine wichtige pathogenetische Rolle. Wie wir an der kontusionierten Lunge zeigen konnten, kommt es auch ohne Schock zu einer Leukostase der Lunge. Die primäre, durch die Mediatoren hervorgerufene Schädigung der Ultrastruktur ist vor allem durch eine nichtbakterielle Entzündung bedingt, die zum frühen Organfehler der Lunge führen kann, auch in Kombination mit dem direkten Lungenschaden „Kontusion". Diese Lungenschädigung stellt einen „locus minoris resistentiae" gegenüber Infektionen verschiedener Ursache (nosokomial, Translozierung aus dem Darm) dar, die zu einem septischen Organfehler der Lunge (später Organschaden) führen kann (Abb. 5). Nach Regel et al. [9] war bei den Lungenkontusionen ihrer Patienten keine höhere Pneumonieinzidenz gegenüber dem nichtkontusionierten vergleichbaren Patientenkollektiv, aber dafür eine wesentlich höhere ARDS-Rate (4 versus 1 – je 8 Patienten). Das ARDS als später Organfehler scheint eine häufige Komplikation der Lungenkontusion zu sein (59%). Im posttraumatischen Verlauf der Lungenkontusionen konnten Tranbaugh et al. [14] und Oestern et al. [6] einen Anstieg des extravaskulären Lungenwassers (EVLW) finden, welches sich nach dem zweiten bis dritten Tag normalisierte und unabhängig vom Flüssigkeitsersatz während der Schockbekämpfung war (Blut, Kristalloide). Ein deutlicher Anstieg des EVLW in der zweiten Hälfte der ersten posttraumatischen Woche läßt auf ein septisches Geschehen schließen und ist meistens mit einem beginnenden ARDS verbunden.

Schlußfolgerungen

Die Lungenkontusion ohne respiratorische Insuffizienz führt zu einer restitutio ad integrum. Die primär mit respiratorischen Störungen einhergehenden Kontusionen zeigen sehr rasch eine Hypoxämie, die teilweise auf reflektorische (Bronchokonstriktion), aber vorwiegend auf mechanische Ursachen zurückzuführen ist (Parenchymschäden). Der direkte Lungenschaden zeigt sehr rasch eine Leukostase der Lunge, die zusätzlich aufgrund der Aktivierung von polymorphkernigen Neutrophilen zu einem indirekten Gewebsschaden infolge toxischer Mediatoren führt. Diese vorerst nichtbakterielle Entzündung kann zum frühen Organfehler der Lunge führen, der je eher er auftritt, sowohl im Hinblick auf Morbidität als auch Letalität eine sehr schlechte Prognose aufweist. Die kontusionierte Lunge ist eher als die nichtkontusionierte Lunge für ein später auftretendes ARDS (später Organfehler Lunge) prädisponiert. Die Lungenkontusion zeigt in den letzten zwei Jahrzehnten eine unveränderte Letalität zwischen 15 bis 28% [3, 12, 13, 17, 18], wenn man von den wenigen schwerstpolytraumatisierten Patienten von Regel et al. [9] mit 50% absieht.

Das bessere Verständnis der pathomorphologischen und -physiologischen Grundlagen der Lungenkontusion ist die Basis für eine rechtzeitige und adäquate Behandlung.

Literatur

1. Ashbaugh D, Peters GN, Halgrimson CG (1967) Chest trauma; Analysis of 685 patients. Arch Surg 95:546–555
2. Buchinger W, Schlag G, Redl H, Thurnher M (1990) Tierexperimentelle Untersuchungen zum Abulauf der Lungenkontusion (in diesem Band)
3. DeMuth WE jr, Smith JM (1965) Pulmonary contusion. Am J Surg 109:819–823
4. Glinz W (1978) Thoraxverletzungen – Diagnose, Beurteilung und Behandlung. Springer, Berlin Heidelberg New York
5. Goris RJA, Nuytinck HKS, Redl H (1987) Scoring system and predictors of ARDS and MOF. In: Schlag G, Redl H (eds) Progress in clinical and biological research, First Vienna Shock Forum, Monitoring and Treatment of Shock, vol 236-B. Liss, New York, pp 3–15
6. Oestern HJ, Sturm JA, Nerlich M, Pahlow J (1982) Das Thoraxtrauma bei Schwerverletzten: Auswirkungen und therapeutische Möglichkeiten. Hefte Unfallheilkd 158:380–383
7. Obertacke U, Joka T, Jochum M, Assenmacher S, Schmit-Neuerburg KP (1989) Frühe alveoläre Reaktionen bei Lungenkontusion. Hefte Unfallheilkd 207:49
8. Reid JM, Baird WL (1965) Crushed cest injury: Some physiologic disturbances and their connection. Br Med J 544:1105–1111
9. Regel G, Sturm JA, Friedl HP, Nerlich M, Bosch U, Tscherne H (1988) Die Bedeutung der Lungenkontusion für die Letalität nach Polytrauma. Möglichkeiten der therapeutischen Beeinflussung. Chirurg 59:771–776
10. Relihan M, Litwin MS (1973) Morbidity and mortality associated with flail chest injury: A review of 85 cases. J Trauma 13:663–671
11. Richardson JD, Woods D, Johanson WG jr, Trinkle JK (1979) Lung bacterial clearance following pulmonary contusion. Surgery 86:730–735
12. Sankaran S, Wilson RF (1970) Factors affecting prognosis in patients with flail chest. J Thorac Cardiovasc Surg 60:402–409
13. Svennevig JL, Pillgram-Larsen J, Fjeld NB, Birkeland S, Semb G (1987) Early use of corticosteroids in severe closed chest injuries: a 10-year experience. Injury 18:309–312
14. Tranbaugh RF, Elings VB, Christensen J, Lewis FR (1982) Determinants of pulmonary interstitial fluid accumulation after trauma. J Trauma 22:820–826
15. Trinkle JK, Furman RW, Hinshaw MA, Bryant LR, Griffen WO (1973) Pulmonary contusion. Pathogenesis and effect of various resuscitative measures. Ann Thorac Surg 16:568–573

16. Trinkle JK, Richardson JD, Franz JL, Grover FL, Arom KV, Holmstrom FMG (1975) Management of flail chest without mechanical ventilation. Ann Thorac Surg 19:355–363
17. Wawersik J (1971) Prognose, klinisches Erscheinungsbild und Therapie der Thoraxkontusion. Langenbecks Arch Chir 329:190–201
18. Zierott G, Schröder L (1979) Klinische Schweregrade der Lungenkontusion. Prax Pneumol 33:436–438

Pathophysiologie des Thoraxtraumas im Experiment

V. Vécsei

1. Chirurgische Abteilung mit Unfallabteilung, Wilhelminenspital der Stadt Wien (Leiter: Prof. Dr. V. Vécsei), Montleartstraße 37, A-1160 Wien

Das Experiment zielt generell auf die Beantwortung konkreter Problemstellungen ab, die auf Grund ihrer Komplexität häufig in Einzelfragen aufgesplittert werden, um jeweils den Anteil dieser am Gesamtkomplex bestimmen zu können.

Das akute Lungenversagen ist eine offensichtlich uniforme Reaktion des Respirationsorgans auf diverse Schäden: Schock, Lungenkontusion, Thoraxwandfraktur, Pneumo- und Haematothorax, Sepsis etc.

Nachdem in der Klinik zumeist Kombinationen dieser Ursachen auf das Erfolgsorgan einwirken, liegt es nahe, sich die Frage vorzulegen, welchen Stellenwert die Einzelkomponenten am Geschehen besitzen.

Wir fragen nach den Veränderungen nach:

1. Lungenkontusion,
2. Thoraxwandfraktur,
3. Schockgeschehen

Die Lungenkontusion

Die Lungenkontusion ist durch mechanische Quetschung einzelner Lungenabschnitte imitierbar. Morphologisch resultiert eine direkte Schädigung der Alveolarmembran und der Kapillaren mit Überflutung der Alveolen.

Durch definierte Quetschung des rechten Unterlappens der Lungen an Bergziegen in Inhalationsnarkose konnten wir unter Kontrolle atemmechanischer Paramter folgende Änderungen feststellen:

Abnahme des Atemzugvolumens, des Atemvolumens und der Compliance und Zunahme der Totraumbelüftung, der funktionellen Residualkapazität und der Atemfrequenz [1, 2, 5, 8, 12, 13].

Blutgasanalytisch ist eine Zunahme des arteriellen Kohledioxiddruckes und eine pH-Abnahme zu beobachten. Daraus folgt eine Zunahme der AaDo2, auch das Shuntvolumen

Hefte zur Unfallheilkunde, Heft 223
Zusammengestellt von W. Buchinger
© Springer-Verlag Berlin Heidelberg 1992

($\dot{Q}s/\dot{Q}t$) nimmt naturgemäß zu. Über nicht näher bekannte Mechanismen, vermutlich über Schädigung des Surfactant-Systems ist die Atelektaseneigung auch unbeschädigter Lungenabschnitte gegeben [8].

Infolge der großen Kompensationsfähigkeit der Lunge muß jedoch die isolierte Lungenkontusion großflächig genug erfolgen, um zum akuten Lungenversagen Anlaß zu geben.

Der Endzustand nach Lungenkontusion ist eine Vernarbung der mechanisch zerstörten Lungenabschnitte und damit ein definierter Verlust an Atemfläche, welche langfristig gesehen in Bezug auf die Restitution nicht zu Buche schlägt.

Die Thoraxwandfraktur

Die Thoraxwandfraktur mit paradoxer Atmung imitieren wir auf zwei Wegen:

– Im Tierversuch durch zweifache Durchtrennung der Rippen 5–10 rechts lateral in einem Abstand von mindestens 15 cm, und
– an einem mechanischen Lungenmodell mit einem Balgsystem, welches mit einer Starling-Pumpe „beatmet" wurde und in das einseitig eine sog. parasitäre Einheit geschaltet werden konnte.

In beiden Fällen konnten paradoxe Segmentbewegungen erzielt werden [13, 14, 15].

Die Resultate durch Registrierung der atemmechanischen Werte stimmten gut überein. Folgende pathophysiologischen Veränderungen wurden beobachtet:

Die Compliance, der transpulmonale Druck, das Atemvolumen, die alveoläre Kohlendioxydausscheidung, der arterielle Sauerstoff-Partialdruck, das pH-Sinken, die Atemfrequenz, die Totraumventilation, der arterielle Kohlendioxyd-Partialdruck, der Atemwegswiderstand, das Shuntvolumen und Atemarbeit steigen.

Die ventilatorische Funktion ist eingeschränkt, es kommt zur Acidose. An diesem Geschehen nimmt die sogenannte Pendelluft keinen Anteil, da sie nicht existiert [4, 11, 13].

Die Lunge im Schock

Um die mit dem Schockgeschehen einsetzenden Lungenveränderungen im Ansatz verstehen zu können, haben wir eine tierexperimentelle Untersuchung durchgeführt, indem wir intubierte, analgesierte Hunde kontinuierlich in ein heparinisiertes Reservoir entbluten ließen, bis ein systolischer Blutdruck von 40 mm Hg erreicht wurde. Für die Dauer von 2 Stunden wurde dieser Druck beibehalten, anschließend erfolgte eine rapide Re-Transfusion des Reservoirblutes unter kontinuierlicher Analyse der Blutgase [3].

In der Versuchsanordnung lehnten wir uns an Moss und Mitarbeiter an [7].

Nach 30 Minuten wurde eine offene Lungenbiopsie zur lichtoptischen und ultramorphologischen Untersuchung durchgeführt.

Die Ergebnisse:

1) Die Entblutung und die Heparinisierung, zweistündige Hypotension, Retransfusion, führt zu definierten morphologischen Veränderungen des Lungenparenchyms: diese

sind akutes Emphysem, erweiterte Kapillaren, Stase, Ödem in den Alveolarmembranen, Erythropedese und Austritt von Flüssigkeit in den Alveolarraum, seltener Risse in der Alveolarmembran, Fettvorkommen in den Kapillaren. Somit tritt das Bild der Lunge im Schock und partiell das Bild der Schocklunge auf [1, 3, 6, 8, 9, 10].

2) Die Veränderungen der Lunge sind konstant.

3) Einseitige und beidseitige Denervation (Durchtrennung des Truncus Vago Symphathicus haben das morphologische Resultat nicht beeinflußt.

4) Die Gabe von verschiedenen Medikamenten, wie Methylprednisolon, Hydantoin, Arfonade und Dibenylin, die zum Zeitpunkt des Beginnes der Entblutungsphase verabreicht wurden, haben die Veränderungen nicht aufhalten können.

5) Die Blutgasanalysen haben lediglich betreffend des $paCO_2$ eine signifikante konstante Veränderung gezeigt, indem es zu einem vorübergehenden Abfall desselben bis zur Retransfundierung kam, dem dann ein Anstieg in den folgenden Minuten gefolgt war.

Folgerungen:

1) Die Frühphase des Schocks besteht in der Entwicklung einer metabolischen Azidose, die respiratorisch kompensiert wird.

2) Der nach Retransfusion auftretende paO_2-Anstieg bzw. $paCO_2$-Anstieg ist mit der Tatsache der Entwicklung einer metabolischen Azidose nicht korrelierbar, da im Fall einer zu erwartenden respiratorischen Kompensation mit einem $paCO_2$-Abfall zu rechnen wäre. Man könnte zwar den $paCO_2$-Anstieg mit hämodynamischen Veränderungen in der Lungenstrombahn interpretieren, jedoch müßte diese von einem paO_2-Abfall begleitet sein. Trotz der bestehenden kapillaren Prästase und Stase beobachten wir den Anstieg des Sauerstoffpartialdruckes, obwohl diese Erscheinung mit der Läsion der Alveolo-Kapillar-Membran nicht vereinbar ist, umsoweniger, als der Unterschied in der Diffusionskonstante zwischen O_2 und CO_2 in diese Interpretation Eingang finden müßte.

3) Folgerichtig müssen wir kausal in der Entstehung der Schocklunge die Hypothese der CO_2-Transportschädigung postulieren, die medikamentös nicht beeinflußbar ist [3].

Wird der Schockzustand nicht unterbrochen, kommt es zu den morphologischen und biochemischen Veränderungen, die an den Arteriolen, Kapillaren, im Interstitium und in den Alveolen stattfinden und zum klassischen Bild des Lungenversagens führen.

Die maßgebenden zu beobachtenden Veränderungen sind in diesem Zusammenhang: $AaDO_2\uparrow\uparrow$, $C\bar{v}O_2\downarrow$, $avDO_2\uparrow$, HMV$\downarrow$, Shuntvolumen$\uparrow$.

Atemvolumen und Compliance sinken, Totraumbelüftung, funktionelle Residualkapazität, Atemminutenvolumen und Atemfrequenz steigen [1, 5, 6, 12].

Zusammenfassung

Das Thoraxtrauma ist im Experiment imitierbar. Es gelang über diesen Weg, Detailkenntnisse über das pathophysiologische Geschehen zu erlangen und auch Therapiekonzepte zu überprüfen.

Literatur

1. Ahnefeld FW, Bergmann H, Burri C, Dick W, Halmagyi M, Hossli G, Rügerheimer E (1979) Akutes Lungenversagen. Springer, Berlin Heidelberg New York
2. Comroe JH, Forster RE, Dubois AB, Briscoe WA, Carlsen E (1972) Die Lungen – Klinische Physiologie und Lungenfunktionsprüfung. Schattauer, Stuttgart–New York
3. Frenyó S, Vécsei V, Réffy A, Frenyó V (1983) Tierexperimentelle Untersuchungen zur medikamentösen Verhütung der Schocklunge. Hefte Unfallheilkd 156:467
4. Galle P (1972) Untersuchungen über die Atemstörungen beim Thoraxwandbruch mit paradoxer Beweglichkeit. Wien Klin Wochenschr 84:677
5. Glinz W (1978) Thoraxverletzungen. Springer, Berlin Heidelberg New York
6. Matthys H (1979) Veränderungen der Lungenfunktion des Gasaustausches beim akuten Lungenversagen und Möglichkeiten seiner diagnostischen Erfassung. Siehe [1]
7. Moos G, Stein A (1976) The centrineurogenic etiology of the respiratory distress syndromes. Am J Surg 132:352
8. Morgenroth K (1986) Das Surfactantsystem der Lunge. De Gruyter, Berlin New York
9. Schlag G, Redl H (1983) Lunge im Schock. Hefte Unfallheilkd 156:29
10. Schlag G, Voigt WH, Redl H, Glatzl A (1980) Vergleichende Morphologie des posttraumatischen Lungenversagens. Anaesth Intensivther Notfallmed 15:315
11. Trinkle JK (1977) Flail chest – facts and fantasies. In: Williams WG, Smith RE (eds) Trauma of the Chest. Wright, Bristol
12. Ulmer WT, Reichel G, Nolte D (1976) Die Lungenfunktion. Thieme, Stuttgart
13. Vécsei V (1978) Zur Pathophysiologie des stumpfen Thoraxtraumas. Acta Austr. Chir [Suppl] 24
14. Vécsei V (1982) Instabiler Thorax – chirurgische Therapie. Hefte Unfallheilkd 158:353
15. Vécsei V (1985) Definition der Thoraxwandinstabilität, ihre Pathophysiologie und Komplikationen. Hefte Unfallheilkd 174:209

Plethysmographische Aufzeichnungen der Thoraxwandmechanik

J. Poigenfürst[1], P. Krösl[2], K. Ströbinger[2], H. Röggla[2] und Z. Khakpour[2]

[1] Unfallkrankenhaus Lorenz-Böhler der Allgemeinen Unfallversicherungsanstalt (Ärztlicher Leiter: Prim. Prof. Dr. J. Poigenfürst), Donaueschingenstr. 13, A-1200 Wien
[2] Ludwig-Boltzmann-Institut für experimentelle und klinische Traumatologie (Leiter: Prof. Dr. G. Schlag), Donaueschingenstr. 13, A-1200 Wien

In der Beurteilung des verletzten Thorax bleibt neben den meßbaren Daten immer noch ein breiter Spielraum für die rein subjektive Bewertung der Instabilität oder der paradoxen Brustwandbewegung. Um auch diese Ungenauigkeit beseitigen zu können, wurde das Ludwig-Boltzmann-Institut für experimentelle und klinische Traumatologie in Wien zur Mitarbeit eingeladen. Das Resultat war die Erarbeitung der Lungenfeldplethysmographie mit der es möglich ist, den Grad der Atemmechanikstörung zu erfassen und den Therapieerfolg zu beurteilen [3].

Dazu werden dem Patienten über „Stromelektroden", die handelsüblichen EKG-Elektroden entsprechen, 2 konstante Ströme von ca. 1 mA und einer Frequenz von 60 bzw.

Hefte zur Unfallheilkunde, Heft 223
Zusammengestellt von W. Buchinger
© Springer-Verlag Berlin Heidelberg 1992

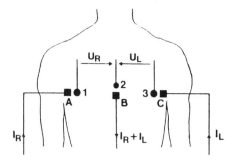

Abb. 1. Anordnung der Stromelektroden (A, B, C...) und der Spannungselektroden (1, 2, 3...) [1]

100 kHz eingeprägt (**Abb. 1**). Es kommt damit zur Ausbildung eines elektrischen Strömungsfeldes im Körper und einer elektrischen Potentialverteilung an dessen Oberfläche. Änderungen der geometrischen und elektrischen Größen im betrachteten Thoraxbereich, insbesondere eine Verringerung der Leitfähigkeit des Lungengewebes bei Luftaufnahme, beeinflussen diese Potentialverteilung. Diese Änderungen der Potentialverteilung werden mit Hilfe der „Spannungselektroden" registriert und geben Aufschluß über die Atemtätigkeit bzw. über die Thoraxexkursionen des betreffenden Gebietes [1]. Die Untersuchung belastet den Patienten nicht und erlaubt eine gute quantitative Aussage über das Atemvolumen [2].

Das Meßprogramm erstellt dann 4 Kurven (**Abb. 2**). Diese zeigen im Normalfall kongruente Kurven für das Atemzugvolumen links und rechts. Die Differenzkurve zeigt im Idealfall keine Schwankungen sondern eine gerade Linie. In einer anderen Darstellung ergibt sich bei seitengleicher Impedanz im Koordinatensystem eine Gerade unter einem Winkel von 45°. Diese Kurve stellt eine Zusammenfassung aus Amplitude und Atemphase beider Seiten dar.

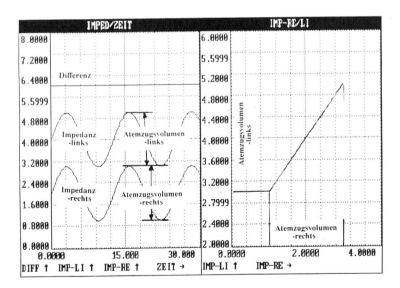

Abb. 2. Darstellung des idealen Kurvenverlaufes bei idealen respiratorischen Verhältnissen

24

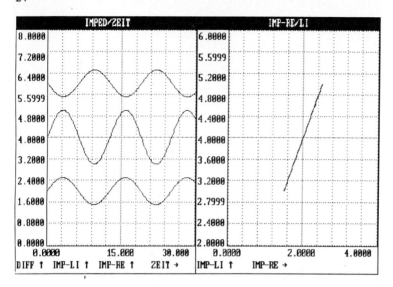

Abb. 3. Schematische Darstellung des Verlaufes bei verminderter Respiration rechts ohne Phasenverschiebung und ohne Paradoxie

Wird eine Lunge bei Phasengleichheit schwächer belüftet, zeigt die Kurve dieser Seite eine niedrigere Amplitude und die Differenzkurve entsprechende Abweichungen von der O-Linie. Die vierte Kurve bleibt eine Gerade, dreht sich aber aus dem Winkel von 45° in der Richtung zur besser belüfteten Seite (Abb. 3). Eine links-rechts Verschiebung der Atemphasen ohne Differenz der Atemvolumina verwandelt die Impedanzkurve rechts-links in eine Ellipse (Abb. 4). Bei der Kombination von Phasenverschiebung und einseitig

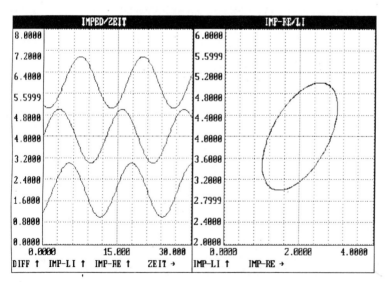

Abb. 4. Schematische Darstellung des Kurvenverlaufes bei paradoxer Atmung mit Phasenverschiebung aber ohne Seitendifferenz

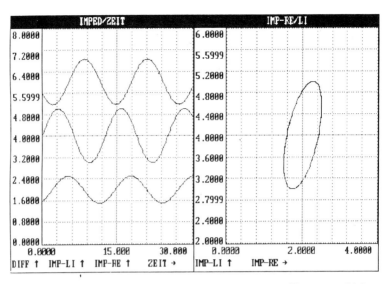

Abb. 5. Schematische Darstellung des Kurvenverlaufes bei Seitendifferenz und Phasenverschiebung durch paradoxe Atembewegung

verminderter Ventilation dreht sich die Achse dieser Ellipse aus dem Winkel von 45° in der Richtung zur besser belüfteten Seite (Abb. 5).

Dafür einige klinische Beispiele:

W.H., w. 76 a. Als Fußgängerin gegen eine Straßenbahn gelaufen. Verletzungen: Schädel, Thorax, Becken. Während der ersten zwei Tage bei Maskenatmung, bzw. bei Servoventilation Verschlechterung der Blutgase. Die Plethysmographie zeigt eine stark verringerte Ventilation der rechten Lunge mit Phasenverschiebung und paradoxer Atmung. Nach der

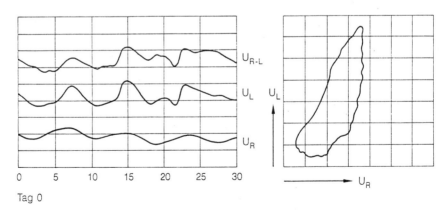

Abb. 6. W.H., 76 Jahre alte Frau. Serienrippenbrüche rechts. Verringerte Amplitude rechts mit Phasenverschiebung und paradoxer Atmung. Die Differenzkurve (oberste Linie) verläuft nicht als Gerade. Die Impedanzlinie (rechts) ist in eine Ellipse umgewandelt und aus dem Winkel von 45° in der Richtung zur linken Seite verdreht

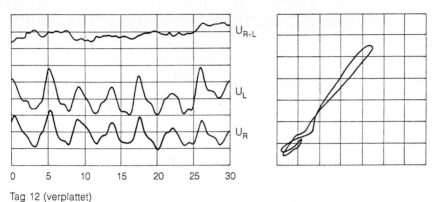

Tag 12 (verplattet)

Abb. 7. W.H., 76 Jahre alte Frau. Nach Rippenverplattung rechts. Die Kurven der rechten und linken Lunge zeigen fast gleich hohe Amplituden und synchronen Verlauf. Die Differenzkurve nähert sich einer Geraden. Die Impedanzkurve nähert sich wieder einer geraden Linie und verläuft unter einem Winkel von 45°

Verplattung langsame, dem Alter entsprechende Besserung der Respiration. Extubation am 22. Tag bei guten Blutgaswerten. Die Plethysmographie zeigte schon am 12. Tag praktisch normale Kurven ohne Seitendifferenz und ohne paradoxe Atembewegung (Abb. 6, 7).

H.J., m. 44 a. Motorradsturz. Verletzungen: Thorax, Oberschenkel, Unterschenkel. Anfangs PO_2 immer unter 90, PCO_2 unter 35. Im Plethysmogramm verminderte Belüftung der rechten Lunge ohne paradoxe Atmung nach 14 Tagen Normalisierung der Impedanzkurve (Abb. 8, 9).

G.M., m. 31 a. Autounfall. Verletzungen: Schädel, Thorax (mit Scapula), Urethra. Bei guter Sauerstoffsättigung immer etwas erhöhtes PCO_2. Im Plethysmogramm verminderte

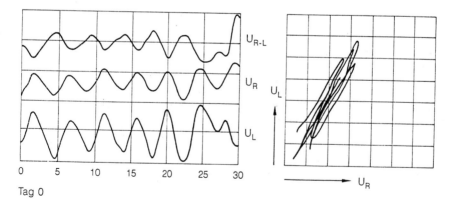

Tag 0

Abb. 8. H.J., 44 Jahre alter Mann. Polytrauma mit Brustkorbverletzung. Verminderte Amplitude rechts ohne Phasenverschiebung mit entsprechender Differenzkurve (oberste Linie). Die Impedanzkurve (rechts) verläuft annähernd als Gerade, ist aber aus dem Winkel von 45° in der Richtung zur besser belüfteten linken Seite verdreht

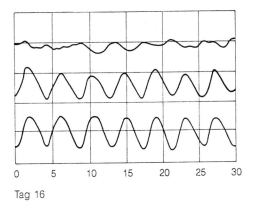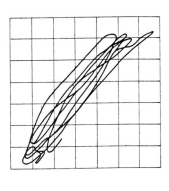

0   5   10   15   20   25   30

Tag 16

Abb. 9. H.J., 44 Jahre alter Mann. 14 Tage nach dem Unfall und nach konservativer Therapie. rechte und linke Kurve verlaufen synchron mit annähernd gleicher Amplitude. Dementsprechend ist die Differenzkurve (oberste Linie) einer Geraden angenähert. Die Impedanzkurve (rechts) verläuft als flache Ellipse unter einem Winkel 45°

Ventilation der linken Lunge mit deutlichem Absinken der links-rechts Kurve zur besser belüfteten rechten Seite und später beginnende paradoxe Atembewegung. Nach der Verplattung praktisch innerhalb von einem Tag Normalisierung der Atemtechnik und innerhalb von 5 Tagen auch der Blutgaswerte (Abb. 10).

Bis September 1989 wurde die Lungenfeldplethysmographie bei 19 Verletzten durchgeführt. 17 hatten eine primäre Impedanzdifferenz links-rechts, 10 eine gemessene paradoxe Atmung. In 7 Fällen wurde die Rippenverplattung durchgeführt, wobei die Plethysmographie zur Indikationsstellung mitherangezogen wurde. Das Verfahren ist nach unserer Meinung ein weiterer Weg zur Verbesserung der Diagnostik bei Brustwandinstabilitäten und zur Überprüfung des Behandlungserfolges. Damit ist auch die Atemmechanik einer objektiven Messung zugänglich.

Erläuterungen

Impedanzmessung. Messung des elektrischen Widerstandes eines Wechselstromkreises nach dem Wheatstone-Brückenprinzip mit Wechselströmen variabler Frequenz (lat. impedire = behindern).

Plethysmographie. Fortlaufende Aufzeichnung von Volumsschwankungen eines Körperabschnittes oder eines isolierten Organes (griech. pletys = Fülle).

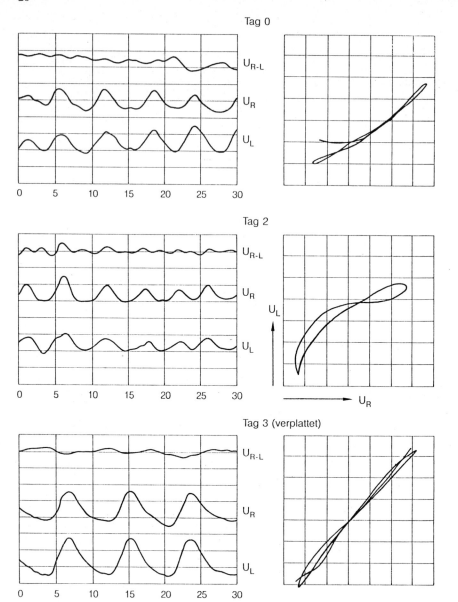

Tag 0

Tag 2

Tag 3 (verplattet)

Abb. 10. G.M., 31 Jahre alter Mann. Polytrauma mit Rippenserienbrüchen links. Tag 0: annähernd synchrone, seitengleiche Belüftung beider Lungen, die Impedanzkurve (rechts) weicht aber in die Richtung zur besser belüfteten rechten Seite ab. Tag 2: Verminderte Amplitude links mit beginnender Phasenverschiebung. Umwandlung der Impedanzkurve in eine Ellipse. Tag 3: Nach der Verplattung: seitengleich Amplitude und Phase. Die Differenzkurve (oberste Linie) verläuft fast als Gerade. Die Impedanzkurve (rechts) stellt eine Linie unter einem Winkel von 45° dar

Literatur

1. Futschik K, Pfützner H, Ströbinger K et al. (1989) Untersuchung der paradoxen Atmung mittels der elektrischen Feldplethysmographie. Physik und Technik in der Traumatologie, Intensivmedizin und Rehabilitation. 14. Jahrestagung der Öst. Ges. f. Biomedizinische Technik. Hausdruckerei der Allg. Unfallversicherungsanstalt, Wien, S208–210
2. Futschik K, Pfützner H, Ströbinger K, Doblander A, Schenz G, Zwick H (1989) Quantifizierung mittels der Feldplethysmographie – ein Vergleich mit spirometrischen Messungen. Physik und Technik in der Traumatologie, Intensivmedizin und Rehabilitation. 14. Jahrestagung der Öst. Ges. f. Biomedizinische Technik. Hausdruckerei der Allg. Unfallversicherungsanstalt, Wien, S210–213
3. Ströbinger K (1988) Lungenfeldplethysmographie zur getrennten Überwachung der Ventilationsanteile der beiden Lungen. Diplomarbeit, Wien

Aktivierung von zellulären und humoralen Systemen nach Lungenkontusion – Ihre Bedeutung für die Entwicklung des ARDS

G. Regel, A. Dwenger und G. Schweitzer

Unfallchirurgische Klinik, Medizinische Hochschule Hannover (Vorstand: Prof. Dr. H. Tscherne), Konstanty-Gutschow-Straße 8, W-3000 Hannover 61, Bundesrepublik Deutschland

Die Letalität nach Polytrauma wird zu einem erheblichen Anteil von dem Ausmaß der Verletzung parenchymatöser Organe bestimmt [1, 3].

Eine Sonderstellung nimmt dabei das Thoraxtrauma und hier speziell die Lungenkontusion ein. Hier wird in vielen Fällen neben dem lokalisierten Parenchymschaden durch die stumpfe Gewalteinwirkung, ein progressives interstitielles Ödem beider Lungenanteile nachgewiesen [3, 5]. Diese Komplikation wurde früher als „contre coup" Phänomen angesehen, erst später erkannte man die diffuse Kapillarendothelschädigung der Lunge, sowohl der kontusionierten, als auch der nicht kontusionierten Seite.

Obwohl auch hier histologisch eine Akkumulation von Entzündungszellen in den kontusionierten Arealen beschrieben wurde, konnte ein eindeutiger Zusammenhang zwischen Kapillarschaden und toxischer Potenz dieser Zellen nicht nachgewiesen werden [1, 3].

Der Zusammenhang zwischen der Entstehung eines progressiven Kapillarschadens der Lunge und der Funktionsänderung unspezifischer Immunzellen durch vorgeschädigte Lungenareale (Lungenkontusion) wurde daher von uns untersucht.

Hefte zur Unfallheilkunde, Heft 223
Zusammengestellt von W. Buchinger
© Springer-Verlag Berlin Heidelberg 1992

Methodik

Zwischen 1985 und 1988 wurden insgesamt 24 Patienten in einer prospektiven Studie über einen 14tägigen Zeitraum untersucht. 7 Patienten mit isolierter Lungenkontusion (IL) und 17 polytraumatisierte Patienten (PT) wurden hinsichtlich einer PMNL Funktionsänderungen nach Trauma verglichen. Alle erfüllten dieselben Eingangskriterien und wurden entsprechend dem Studienprotokoll behandelt.

Die Diagnose *Lungenkontusion* wurde nach klinisch-radiologischen und zusätzlich nach bronchoskopischen Gesichtspunkten gestellt. Ein *ARDS* wurde gemäß den Kriterien von Lewis definiert [1].

Bei allen Patienten wurde in Anlehnung an die Technik von McGuire et al. alle 48 Stunden parallel zu den Blutabnahmen eine bronchoalveoläre Lavage (BAL) durchgeführt:

Das Bronchoskop (Olympus BF 1T10 Olympus Corp. New Hyde Park N.Y.) wird dazu in einem Bronchus 4. Ordnung einer nicht traumatisierten (Lungenkontusion) Lungenseite eingeführt und unter Sicht in die sog. „wedge-position" vorgeschoben. Der Bronchus ist damit von oben „abgedichtet". Dies ermöglicht die isolierte Spülung eines representativen Lungensegmentes, ohne Verunreinigung aus proximal gelegenen Atemtraktanteilen. Jede Lavage wurde durch Injektion von 40 ml steriler 0,9%iger Kochsalzlösung und anschließendem Absaugen der dann gewonnenen Lavageflüssigkeit durchgeführt.

Nach Zitratbeimischung zur Antikoagulation erfolgte die Filtration durch Baumwoll-Gaze und anschließend die Separation der zellulären Komponente. Die neutrophilen Granulozyten (PMNL) wurden über einem modifizierten Percollgradienten unter Zentrifugation isoliert und anschließend unmittelbar der Chemilumineszenzmessung (CL) zugeführt.

Neben der Basisaktivität wurde die Zymosan A-stimulierte und Luminol verstärkte *Chemilumineszenz CL* isolierter PMNL aus Blut und BAL mit einem Sechskanal-Biolumat LB 9505 gemessen. Die Photonenemission (CL) wurde für mindestens 60 min aufgezeichnet. Das *Peak maximum* (CLPM) (cpm/25000 PMNL für isolierte Zellen ist die Grösse der maximalen Lichtemission und repräsentiert die phagozytäre Kapazität der Zelle.

Ergebnisse

Die Ergebnisse der CL-Untersuchungen sind in Abb. 1–3 zusammengefaßt. Es wurde zwischen einer Kontrollgruppe, der Gruppe mit isolierter Lungenkontusion (IL) und den Polytraumatisierten (PT) unterschieden. CL Basisaktivität und CL Aktivität nach Zymosanstimulierung sind aufgezeichnet.

Abbildung 1 zeigt auf der linken Seite die Basisaktivität peripher isolierter Zellen. Ein signifikanter Gruppenunterschied kann hier nicht festgestellt werden. Nach Zymosanstimulierung wiederum ist ein erheblicher Unterschied mit einer zweifach höheren Chemilumineszenz bei den IL-Patienten im Vergleich zu den Polytraumatisierten und dreifach höher als bei den Kontrollpatienten.

Abbildung 2 vergleicht die Blut- und BAL Messungen in den beiden Traumagruppen. Hierbei zeigt sich bei der Basisaktivität eine höhere CL in der BAL, als in der Blutprobe, sowohl in der LK- als auch in der PT-Gruppe.

Anderseits ist die CL Antwort nach Zymosanstimulierung signifikant niedriger in den BAL Proben als bei den vergleichbaren Blutmessungen in beiden Gruppen. Der Effekt der

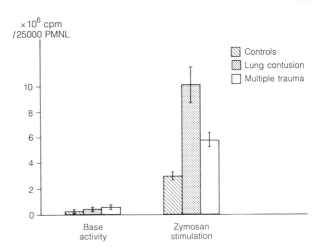

Abb. 1. Chemilumineszenz (CL), Basisaktivität und Zymosanstimulierung bei isolierter Lungenkontusion (IL) und Polytrauma (PT)

Stimulierung ist fast doppelt so groß in der IL Gruppe als bei den polytraumatisierten Patienten.

Abbildung 3 unterscheidet zwischen CL Messungen polytraumatisierter Patienten mit Lungenkontusion (n = 9) und ohne Lungenverletzung (n = 8). In allen Fällen zeigt sich eine niedrigere Aktivität in der Gruppe mit Lungenkontusion.

Diskussion

Wir konnten in vorangegangenen Untersuchungen feststellen, daß sich die erhöhte Letalität polytraumatisierter Patienten mit begleitender Thoraxverletzung auf eine gesteigerte Inzidenz posttraumatischem Organversagens ARDS und MOV zurückzuführen ist. Die Ursache hierfür war bisher unbekannt [1, 2, 5].

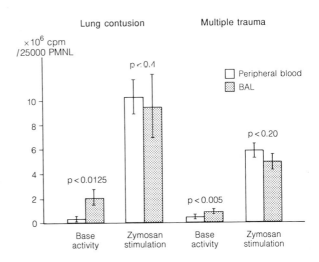

Abb. 2. CL der Blut und BAL PMNL im Vergleich der Gruppen IL und PT

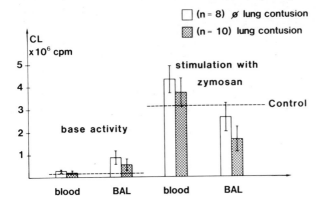

Abb. 3. CI der Blut und BAL PMNL im Vergleich der PT Gruppe mit und ohne begleitende Lungenkontusion

In dieser Studie versuchten wir den Zusammenhang zwischen posttraumatischen Kapillarschaden der Lunge und einer veränderten Funktion der unspezifischen Immunabwehr (PMNL) nachzuweisen. Eine isolierte Verletzung der Lunge (Lungenkontusion) führt hierbei zu einer erhöhten Aktivität dieser Zellen (IL), insbesondere nach Passage durch die Lunge (BAL) (Abb. 3). Diese Aktivität ist in allen Messungen höher als in der Gruppe der Polytraumatisierten (PT) (Abb. 2).

Der Vergleich der Polytraumatisierten mit und ohne Lungenkontusion (Abb. 3) ließ jedoch eine niedrigere CL-Aktivität in der Gruppe mit Lungenkontusionen sowohl in der Blut- als auch in der BAL-Messung nachweisen.

Man muß daher annehmen, daß die Lungenkontusion als isolierte Verletzung (IL) zu einer Stimulierung unspezifischer Immunzellen (PMNL) führt. Gleichzeitig kann jedoch im Rahmen des Polytraumas diese Verletzung zu einer „Überstimulierung") der PMNL beitragen. Wahrscheinlich ist die gesteigerte Degranulation dieser unspezifischen Immunzellen, mit zusätzlich verstärkter Produktion von Sauerstoffradikalen für die Entstehung des generalisierten Kapillarschadens der Lunge verantwortlich. Dieser führt letztlich zu einem progressiven Versagen der Lunge (ARDS) und erklärt die erhöhte Letalitätsquote in dieser Patientengruppe.

Literatur

1. Bugge-Asperheim JL, Svennevig JL, Birkeland S (1980) Hemodynamic and metabolic consequences of lung contusion following blunt chest trauma. Scand J Thorac Cardiov Surg 14:295
2. Dougall AM, Paul ME, Finley R (1977) Chest trauma – Current morbidity and mortality. J Trauma 17:547
3. Fulton RL, Peter ET (1970) The progressive nature of pulmonary contusion. Surgery 67:499
4. Lewis FR, Elings VB (1982) The measurement of extravascular lung water by thermal green dye indicator dilution. Ann NY Acad Sci 384:394
5. Moseley RV, Doty DB, Pritt BA (1969) Physiologic changes following chest injury in combat casualties. Surgery 129:233

Die Dynamik des extravaskulären Lungenwassers (EVLW) beim Thoraxtrauma

M. Neumann[1], N. Mutz[1], C. Putensen[1] und A. Genelin[2]

[1] Universitätsklinik für Anästhesie und allgemeine Intensivmedizin der Universität Innsbruck (Vorstand: Prof. Dr. H. Benzer), Anichstr. 35, A-6020 Innsbruck
[2] Universitätsklinik für Unfallchirurgie der Universität Innsbruck (Vorstand: Prof. Dr. E. Beck), Anichstr. 35, A-6020 Innsbruck

Pulmonale Dysfunktion beim Schwerverletzten mit Thoraxtrauma kann sowohl direkt durch das Thoraxtrauma als auch durch den Einfluß extrathoracaler Verletzungen verursacht werden. Um die Rolle der direkten Thoraxverletzung bei der Entstehung einer posttraumatischen pulmonalen Insuffizienz beim Schwerverletzten näher zu untersuchen, verglichen wir in einer prospektiven klinischen Studie das isolierte Thoraxtrauma mit dem Thoraxtrauma in Rahmen des Polytraumas anhand zweier wichtiger Merkmale des Lungenversagens, nämlich der Hypoxämie und der Ausbildung eines interstitiellen Lungenödems. Die Bestimmung des extravasculären Lungenwassers bietet die Möglichkeit, das interstitielle Ödem zu entdecken, bevor schwerwiegende klinische Veränderungen auftreten, wie alveoläres Ödem, Verschlechterung der Compliance und der Blutgase. Die Schwierigkeit, das Ausmaß einer Lungeninsuffizienz anhand der arteriellen Sauerstoffspannung abzuschätzen liegt darin, daß diese von mehreren Variablen abhängig ist und daß sie weitgehend durch die Beatmung korrigiert werden kann. Deshalb wurde zur Beurteilung auch ein quantifizierender Parameter für die Invasivität der benötigten Beatmung herangezogen.

Patienten und Methodik

Wir untersuchten prospektiv den Verlauf des extravasculären Lungenwassers bei 33 Patienten (x = 33a), die ein schweres Thoraxtrauma erlitten hatten.

Alle Verletzungen waren stumpfe Traumen, Patienten mit penetrierenden Verletzungen wurden von der Untersuchung ausgeschlossen. Das Thoraxtrauma bestand aus 2 oder mehr der folgenden Verletzungen: Rippenserienfrakturen, Sternumfraktur, Hämathothorax, Pneumothorax, Spannungspneumothorax, Lungenkontusion.

Der Schweregrad der Verletzungen wurde initial nach dem Injury Severity Score (ISS), abgeleitet vom Hospital Trauma Index (HTI), beurteilt [1]. Nur Patienten mit einem Schweregrad des Thoraxtraumas, der einem ISS von 16–25 entsprach, wurden in die Studie aufgenommen und anschließend nach dem Verletzungsmuster einer der beiden Gruppen zugeteilt:

Gruppe A. Diese Gruppe umschloß 15 Patienten (x = 32a) mit einem mittleren ISS von 29. Die Hauptverletzung dieser Patienten bestand in einem schweren Thoraxtrauma. Der hohe ISS von 29 ist durch zusätzliche Verletzungen wie kleine Frakturen und Schnittverletzun-

Hefte zur Unfallheilkunde, Heft 223
Zusammengestellt von W. Buchinger
© Springer-Verlag Berlin Heidelberg 1992

gen verursacht, die aber für die Beeinflussung des Krankheitsverlaufes als nicht relevant betrachtet wurden.

Gruppe B. Diese Gruppe umschloß 18 Patienten (x = 33a) mit einem mittleren ISS von 43, die außer dem Thoraxtrauma zusätzliche schwere Verletzungen, wir Frakturen langer Röhrenknochen, instabile Beckenfraktur, Bauchtrauma, Schädeltrauma aufwiesen.

Alle Patienten wurden vom Tag der Aufnahme an bis zu Entlassung oder aber über einen Zeitraum von mindestens 10 Tagen untersucht. Das extravasculäre Lungenwasser (EVLW) wurde innerhalb der ersten 6 Stunden nach Aufnahme an die Intensivstation und danach in einem Abstand von 24 Stunden mittels Temperatur-Farbstoff Dilutionsmethode und eines bettseitigen Lungenwasser Computers bestimmt (Am. Edw. Lab., Mod. 9310) [2].

Sämtliche Patienten mußten bereits initial, also bei der Aufnahme an die Intensivstation, differenziert kontrolliert beatmet werden. Gleichzeitig mit den Lungenwasserbestimmungen wurden Blutgasanalysen zur Berechnung des A-aDO2 Quotienten (pA02-pa02/ pA02 = Q) [3] durchgeführt und darüber hinaus die aktuelle Respiratoreinstellung registriert. Aus den Parametern PEEP, I:E Verhältnis und Fi02 wurde ein Produkt gebildet, dieser Wert wurde zur Quantifizierung der Beatmung verwendet (PEEP X I:E X Fi02 = PIF) [4].

Ergebnisse

Extravasculäres Lungenwasser (EVLW) (Abb. 1). Bei den Patienten der Gruppe A war das Verhalten des extravasculären Lungenwassers während der gesamten Beobachtungsperiode im Bereich der Norm.

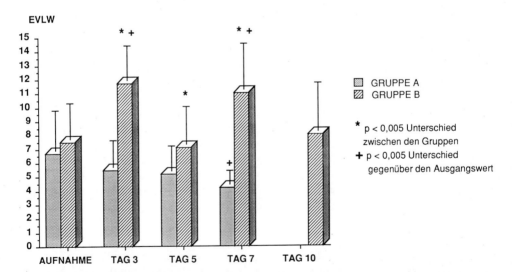

Abb. 1. Verhalten des EVLW bei traumatisierten Patienten (Gruppe A, ISS 29) im Gegensatz zu polytraumatisierten Patienten (Gruppe B, ISS 43) über einen Zeitraum von 10 Tagen, beginnend bei der Aufnahme an die Intensivstation

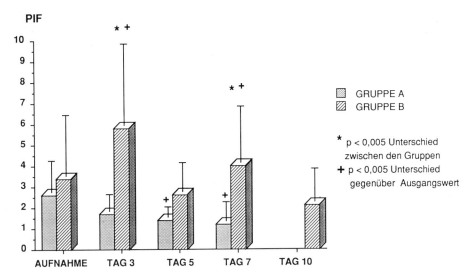

Abb. 2. Verhalten des PIF (PEEP x I:EFIO2) bei traumatisierten Patienten (Gruppe A, ISS 29) im Gegensatz zu polytraumatisierten Patienten (Gruppe B, Iss 43) über einen Zeitraum von 10 Tagen, beginnend bei der Aufnahme an die Intensivstation

Allerdings konnte eine statistisch signifikante Abnahme des EVLW von Werten im oberen Normbereich am Aufnahmetag zu Werten im unteren Normbereich verzeichnet werden.

Die Initialwerte des EVLW der Gruppe B unterschieden sich bei den polytraumatisierten Patienten nicht von jenen der Gruppe A. Bis zum 3. posttraumatischen Tag kam es jedoch bei diesen Patienten zu einem signifikanten Anstieg des EVLW, gefolgt von einer vorübergehenden Abnahme am 5. Tag und einem neuerlichen, signifikanten Anstieg am 7. posttraumatischen Tag. Der Endwert unterschied sich jedoch nicht vom Ausgangswert.

Beatmung (PIF) (Abb. 2) und Oxygenierung (Q) (Abb. 3). In der Gruppe A waren die PIF-Werte am ersten Tag am Maximum und konnten in der Folge täglich reduziert werden. Der Ausgangswert des PIF unterschied sich in den beiden Gruppen nicht wesentlich, war jedoch in Gruppe B von einer deutlichen Erhöhung am 3. und 7. Tag gefolgt.

Unterschiede im Verhalten des Quotienten waren in den beiden Gruppen nicht signifikant. Allerdings konnte in beiden Gruppen eine kontinuierliche Verbesserung dieses Parameters über den Beobachtungszeitraum hinweg festgestellt werden.

Diskussion

Trotz vergleichbarer Ausgangswerte des EVLW bei unseren Patienten wiesen die beiden Patientengruppen jedoch deutliche Unterschiede im Verlauf des EVLW auf.

Patienten mit Thoraxtrauma ohne zusätzliche schwere Verletzungen entwickelten keine feuchte Lunge. Daß es zu keinem wesentlichen Anstieg des Lungenwassers kam, könnte entweder mit einem minimalen zugrundeliegenden Lungentrauma erklärt werden, oder daß

36

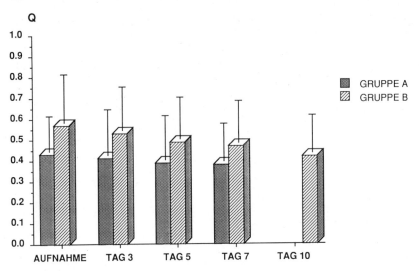

Abb. 3. Verhalten des Quotienten (Q) bei traumatisierten Patienten Gruppe A, ISS 29) im Gegensatz zu polytraumatisierten Patienten (Gruppe B, ISS 43) über einen Zeitraum von 10 Tagen, beginnend bei der Aufnahme an die Intensivstation

die agressive Beatmung zu Beginn die Lunge schützte, so daß in Abwesenheit eines peripheren Gewebetraumas eine rasche Erholung der Lunge möglich war. Der relativ hohe PIF in der Initialperiode ist möglicherweise hauptsächlich der Brustwandkomponente zuzuschreiben.

Die Patienten mit Polytrauma hatten abgesehen von den Initialwerten durchwegs höhere Lungenwasserwerte und wiesen überdies einen biphasischen Verlauf auf. Der erste Gipfel deutet darauf hin, daß ein schweres extrapulmonales Trauma in einer pulmonalen microvasculären Gefäßschädigung resultieren kann. Der Anstieg am 3. posttraumatischen Tag, welchen wir bei unseren Patienten erkennen konnten, steht im Einklang mit den Resultaten auch anderer Autoren. Eine meßbare Flüssigkeitsakkumulation ist erst 48 Stunden nach der unmittelbar dem Trauma folgenden Lungenpermeabilitätsstörung zu erwarten, da die Lunge in der Lage ist, eine erhöhte Permeabilität über einen weiten Bereich durch einen erhöhten Lymphabfluß zu kompensieren [5].

Patienten mit Polytrauma sind durch eine Reihe von Ereignissen für eine Lungengefäßpermeabilitätsstörung prädisponiert, z.B. stellen die ausgedehnten peripheren Verletzungen potentielle Mediatorquellen dar, die in der Lage sind, einen entzündlichen Zustand zu kreieren und zu unterhalten. Weiters werden diese Patienten aufgrund ihrer Verletzungen wesentlich häufiger langen operativen Eingriffen unterzogen, welche oft zu hämodynamischer Instabilität führen können. Darüber hinaus werden auch wesentlich häufiger Verabreichung von Bluttransfusionen und Blutprodukten notwendig, welche ebenfalls als Risikofaktoren für eine Lungengefäßschädigung gelten.

Der Zweite Gipfel in der Entwicklung des EVLW bei unseren Patienten entspricht auch dem Zeitpunkt des Auftretens septischer Komplikationen (verbleibender entzündlicher Focus, größerer und längerer Bedarf an zentralvenösen Leitungen, Notwendigkeit einer längeren Respiratortherapie) [6, 7].

In beiden von uns untersuchten Gruppen konnte mit individuell angepaßter Atemhilfe ein adäquater Gasaustausch aufrechterhalten werden, wie auch aus dem von uns erfaßten und kontinuierlich sich verbessernden Quotienten hervorgeht. Das erforderliche Ausmaß der Atemhilfe war jedoch bei den polytraumatisierten Patienten (Gruppe B) wesentlich größer als bei den Patienten mit niedrigerem ISS (Gruppe A) und zeigte einen korrespondierenden Verlauf mit der Entwicklung des extravasculären Lungenwassers. Diese Ergebnisse weisen darauf hin, daß insbesondere extrathoracale Verletzungen eine wesentliche Rolle bei der Entwicklung einer posttraumatischen Lungendysfunktion und damit verbundenen Vitalstörungen spielen.

Literatur

1. Goris RJA (1983) The Injury Severity Score. World J Surg 7:12–18
2. Lewis FR, Elings VB, Hill S, Christensen I (1982) The measurement of extravascular lung water by thermo-green dye indicator dilution. Ann NY Acad Sci 384:394–410
3. Benzer H, Haider W, Mutz N, Geyer A, Goldschmied W, Pauser G, Baum M (1979) Der alveolo-arterielle Sauerstoffquotient = „Quotient" = pA02-pa02/pA02. Anasthesist 28:533–539
4. Koller W, Benzer H, Duma S, Mutz N, Pauser G (1983) Ein Modell zur einheitlichen Behandlung und Therapieauswertung beim schweren ARDS. Anasthesist 32:576–580
5. Sturm JA, Wisner DH, Oestern HJ, Kant CJ, Tscherne H, Creutzig H (1986) Increased lung capillary permeability after trauma: a prospective clinical study. J Trauma 26:409–418
6. Goris RJA, te Boeckhorst TPA, Nuytinck JKS, Gimbrere JSF (1985) Multiple-organ failure. Arch Surg 120:1190–1115
7. Montgomery AB, Stager MA, Carrico CJ, Hudson LD (1985) Causes of mortality in patients with the adult respiratory distress syndrome. Am Rev Resp Dis 132:485–489

Tierexperimentelle Untersuchungen zum Ablauf der Lungenkontusion

W. Buchinger[1], G. Schlag[2], H. Redl[2] und M. Thurnher[2]

[1] Unfallabteilung des A. ö. Krankenhauses Horn (Vorstand: Prim. Dr. W. Buchinger), Spitalgasse 10, A-3580 Horn
[2] Ludwig-Boltzmann-Institut für experimentelle und klinische Traumatologie (Leiter: Prof. Dr. G. Schlag), Donaueschingenstraße 13, A-1200 Wien

Diagnostik und Therapie der Lungenkontusion stellen uns im klinischen Alltag oft vor Probleme.

Zum einen verlassen uns bei der Akutdiagnostik die gängigen physikalischen Untersuchungsmethoden, der Röntgenbefund korreliert nicht mit der Schwere des Lungentraumas, zum anderen ist die einzige Therapie die wir kennen – die Beatmung – eine Therapie der Folgen einer Lungenkontusion, nämlich der respiratorischen Insuffizienz, und keine kausale Therapie.

Hefte zur Unfallheilkunde, Heft 223
Zusammengestellt von W. Buchinger
© Springer-Verlag Berlin Heidelberg 1992

38

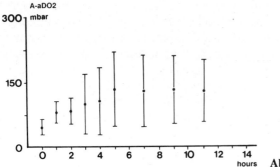

Abb. 1. siehe Text

Am Ludwig-Boltzmann-Institut für experimentelle und klinische Traumatologie wurde eine Studie durchgeführt mit dem Ziel, ein reproduzierbares Tiermodell zu finden, um die Pathophysiologie der unmittelbaren Folgen einer Lungenkontusion untersuchen zu können.

Zur Methodik: An Bastardhunden mit einem durchschnittlichen Körpergewicht von 30,6 kg wurde in Anästhesie mit Rompun Isoflorane Sauerstoff bei den Zeep-beatmeten Tieren eine Lungenkontusion durch einen Hochgeschwindigkeitsbolzen, der auf eine auf der rechten Thoraxseite anliegende Bleiplatte aufschlug, hervorgerufen. Durch die Dezentrierung der auftretenden Gewalt wurde der rechte Mittel- und Unterlappen kontusioniert. Der Beobachtungszeitraum betrug 5 Stunden, der Versuchsablauf entspricht dem Schweregrad 2 der schwedischen Richtlinien für Tierversuche und stand unter Beobachtung und Sanktionierung der Ethikkommission.

Es sollen hier vor allem die Ergebnisse der Bronchoskopie und der Histologie des Ablaufes der Lungenkontusion vorgestellt werden, die pathophysiologische Progredienz des Verlaufes sei lediglich anhand von 4 Parametern demonstriert:

Als Ergebnis der Diffusionsstörung (Zunahme der alveoloarteriellen Sauerstoffdifferenz, (Abb. 1), der Zunahme des intrapulmonalen Rechts-links-Shunts (Abb. 2) und der Abnahme der Compliance (Abb. 3) resultiert eine progrediente Azidose der Peripherie (Abb. 4).

Nicht konstant, aber in den meisten Fällen fanden sich bei der ersten Bronchoskopie 5 min nach dem Trauma geringe, streifige, schleimig-blutige Auflagerungen in der Trachea oder

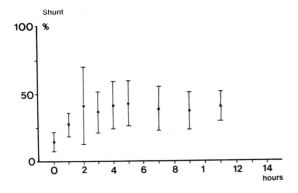

Abb. 2. siehe Text

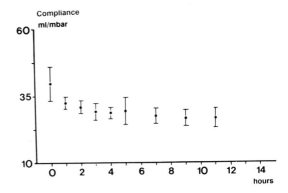

Abb. 3. siehe Text

im Hauptbronchus (Abb. 5). In den einsehbaren Segmentbronchien waren zu dieser Zeit noch keine Verletzungsfolgen zu erkennen.

Innerhalb der nächsten 20 Minuten zeigten sich bereits geringe Sickerblutungen aus den Ostien der traumatisierten Mittel- oder Unterlappensegmente (Abb. 6). Dieses erste Zeichen einer Gewebszerreissung, die Blutung, wird in weiterer Folge von einem sich zentripetal entwickelnden interstitiellen und intraalveolären Ödem begleitet, histologisch finden sich nebeneinander Gewebszerreissung, Blutung und Ödem, das Bronchialsystem wird zunehmend mit Blut und Ödem erfüllt (Abb. 7). Das dieser Situation entsprechende bronchoskopische Bild zeigt an den Segmentostien austretendes Blut und Ödem (Abb. 8).

Wenig später zeigen die am schwersten geschädigten Segmente an ihren Ostien eine radiäre Streifung (Abb. 9). Hier handelt es sich noch nicht um submuköse Einblutungen, diese Blutauflagerungen kommen durch inkonstantes Überlaufen und Regurgitieren des ein Segment ausfüllenden Blutes zustande.

In späterer Phase führen Gefäßläsionen zu dissezierenden Ringblutungen (Abb. 10). Bronchoskopisch sind nun submuköse Einblutungen feststellbar (Abb. 11).

Die Kontraktion der Bronchialwand (Abb. 10) sowie das umgebende Ödem (Abb. 12) führen zum bronchoskopischen Bild der verbreiterten, verplumpten Carinae (Abb. 13).

Ist schließlich das Segment durch einen Fibrinclott verschlossen, dann ist dessen Schicksal besiegelt (Abb. 14, 15). Histologisch ist schon nach 5 Stunden Leukostase in einer noch teilweise erhaltenen und mit Blut erfüllten Alveolarstruktur nachzuweisen, in der Folge kommt es dann zum progredienten Einwandern von zellulären Elementen, zum Verlust der Alveolarstruktur und zur völligen Obliteration (Abb. 16).

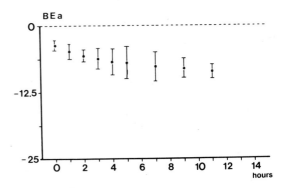

Abb. 4. siehe Text

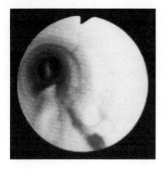

Abb. 5. Streifig-blutige Auflagerungen in der Trachea 5 min nach Trauma

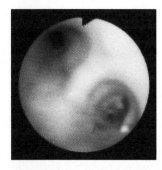

Abb. 6. Sickerblutungen aus den Segmentostien

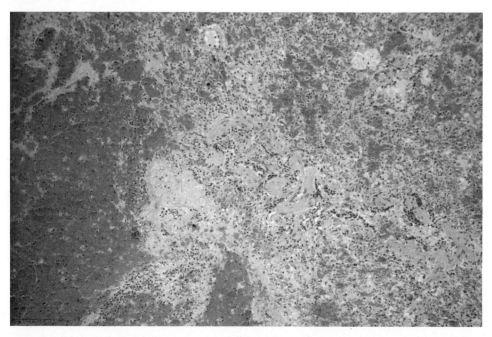

Abb. 7. Im linken Bildabschnitt Gewebezerreißung mit Einblutung, im rechten Bildabschnitt Einblutung in eine teilweise noch erhaltene Alveolarstruktur, ein längsgetroffener Bronchiolus ist mit Blut und Ödem erfüllt

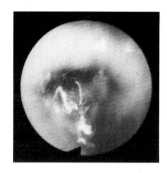

Abb. 8. Austritt von Blut und Ödem aus den Segmentostien

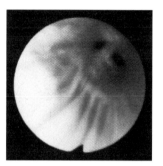

Abb. 9. Radiäre Streifung durch Blutauflagerungen um die Segmentostien

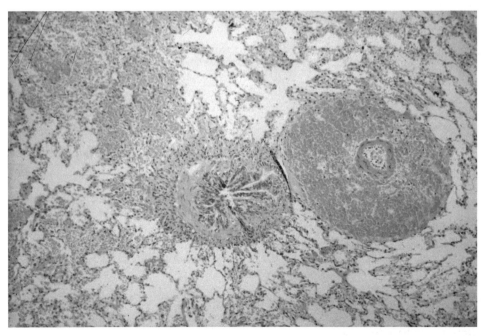

Abb. 10. Dissezierende Ringblutung um eine Pulmonalarterie (rechts), links davon ein kontrahierter, von Ödemsaum umgebener Bronchiolus

42

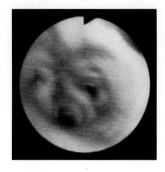

Abb. 11. Submuköse Einblutungen um Segmentostien

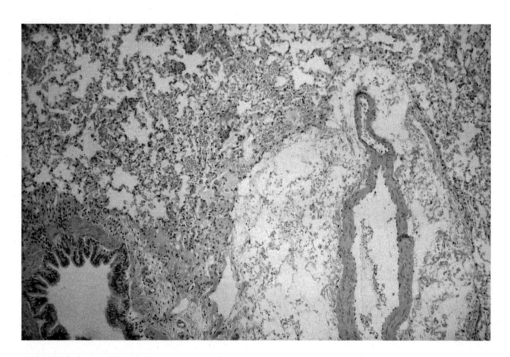

Abb. 12. Ödemsäume um Gefäße und Bronchien

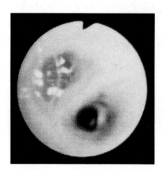

Abb. 13. Verbreiterte, verplumpte Carina mit Ödemaustritt aus einem Segmentostium

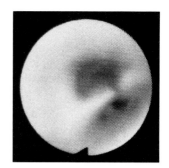

Abb. 14. Verschluß eines Segmentostiums durch Fibrinclott

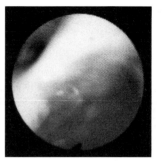

Abb. 15. Nahaufnahme des durch Fibrinclott verschlossenen Segmentostiums

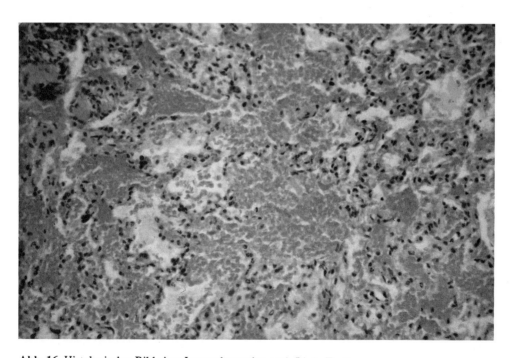

Abb. 16. Histologisches Bild einer Lungenkontusion nach 5 h (s. Text)

Schlußfolgerung

Wenn wir bei einem Thoraxtrauma mit Hypoxämie differentialdiagnostisch die Lungenkontusion, die Aspiration und die Lunge im Schock in Betracht ziehen müssen, so ist die
Abgrenzung eines direkten Lungenschadens (also einer Lungenkontusion) wie auch der
Schweregrad und die Progredienz der pathologischen Veränderungen durch die Bronchoskopie möglich.

Diskussion

Mutz, Innsbruck: Herr Glinz, Sie zeigen uns eine Fülle von Möglichkeiten, die im Ver-
laufe eines Thoraxtraumas sehr dramatisch sind. Zu welchen Verletzungen es kommen
kann, die eben frühzeitig erkannt werden müssen, wie beispielsweise die Bronchusruptur,
die Aortenruptur, die Herzkontusion. Was würden Sie in der Klassifizierung zur Diagnostik empfehlen? Beispielsweise ein Patient kommt in den Schockraum und nun müssen wir
zu einer Frühdiagnostik kommen, zu einer möglichst umfassenden Frühdiagnostik kommen, aber sehr oft ist ja das Thoraxtrauma nicht das einzige Trauma. Also wie würden Sie
die Rangordnung vorschreiben, um solche gravierende Dinge nicht zu übersehen?

Glinz, Zürich: Sie sprechen eine praktisch sehr wichtige Frage an. Der Polytraumatisierte,
der in den Schockraum kommt, muß ja zunächst einmal grob beurteilt werden, bevor wir
weitere Untersuchungen haben. Vom Thoraxtrauma her gibt es eigentlich vier Situationen,
die wir sofort erkennen müssen. Die wir erkennen müssen, bevor wir überhaupt zum nächsten Schritt, nämlich zum Röntgenbild kommen. Das ist der Spannungspneumothorax, der
ist klinisch diagnostizierbar. Das ist die Situation des offenen Pneumothorax, das ist klinische eine sehr leichte Diagnose. Das ist diese Wunde mit dem Geräusch der ein- und aus-
strömenden Luft durch die Thoraxwunde hindurch und das ist selbstverständlich die ganz
schwere Hypovolämie. Die muß ohnehin separat behandelt werden. Das läuft dann weiter
während wir den Zugang legen für die venöse Auffüllung, dann werden wir den Patienten
weiter beurteilen. Und schlußendlich die Herztamponade. Die Herztamponade ist eigentlich eine primäre klinische Diagnose, die wir stellen müssen aufgrund der Anamnese, vor
allem Schußverletzungen. Schwierig ist die Diagnose dort, wo es ein stumpfes Trauma ist.
Da denkt man eben nicht an die Herztamponade. Aber diese vier Situationen, die beinhalten eine unmittelbare therapeutische Aktion, die nicht auf weitere Abklärungen warten
soll. Nämlich das Einlegen einer Thoraxdrainage bei Verdacht auf Spannungspenumotho-
rax ohne Röntgenbild spart sicherlich Leben auch, weil wir dann nicht zu spät kommen,
denn gerade durch diesen heute fast nicht mehr loszulösenden Zusammenhang, daß wir sagen der Patient ist respiratorisch insuffizient, er wird beatmet, ist natürlich dann die Kata-
strophe bei Vorliegen eines Spannungspneumothorax ja schon gegeben. Herztamponade
ist klar, heißt Operation, auch ohne Thoraxbild, und offener Pneumothorax heißt Intubation und Beatmung. Ich wollte das nur sagen weil es Dinge gibt, die wir erfassen können

Hefte zur Unfallheilkunde, Heft 223
Zusammengestellt von W. Buchinger
© Springer-Verlag Berlin Heidelberg 1992

ohne daß wir ein Thoraxbild haben. Der weitere Schritt ist eindeutig das Thoraxröntgenbild. Das Thoraxröntgenbild ist der Schlüssel zur Diagnose aller weiteren Verletzungen, die wir vorfinden. Das zeigt auch, ob wir dann weiter abklären müssen. Bronchusruptur braucht weitere Abklärung durch Bronchoskopie. Aortenruptur oder Verdacht auf Aortenruptur braucht weitere Abklärung durch eine Aortographie und nicht durch ein Computertomogramm. Der Schlüssel dazu liegt aber im Thoraxröntgenbild und da muß man nur noch sagen, daß das Thoraxröntgenbild natürlich zwei Dinge nicht kann. Es kann keinen Verlauf voraussagen. Was das Thoraxbild jetzt zeigt heißt nicht, daß in einer halben Stunde ein Spannungspneumothorax trotzdem vorliegen kann zum Beispiel und es gibt keine Auskunft über die Funktion. Wir können nicht die respiratorische Insuffizienz durch das Thoraxröntgenbild beurteilen. Dazu braucht man die arterielle Blutgasanalyse.

Mutz, Innsbruck: Was mir auch aufgefallen ist und ich habe das Gefühl, daß das etwas ausgeklammert ist, das ist das Wirbelsäulentrauma, das damit verbunden ist mit dem schweren Thoraxtrauma. Wir sehen doch immer wieder Kombinationen mit einer Fraktur beispielsweise der Halswirbelsäule beim schweren Thoraxtrauma. Ich erinnere an einen Patienten, der jetzt auf unserer Intensivstation liegt. Inwieweit ist hier eine Wertigkeit zu suchen in der Frühdiagnostik, die auch hier in diese Klasterung hineinpaßt.

Glinz, Zürich: Es gibt natürlich viele Verletzungen, die mit dem Thoraxtrauma wesentlich kombiniert sind und die ganze Situation erschweren können. Ich glaube beim ansprechbaren Patienten ist das Wirbelsäulentrauma eigentlich nicht das große Problem. Erstens haben wir eine zuverlässige klinische Untersuchung bezüglich Paresen oder Paraplegien. Das müssen wir natürlich erfassen und zweitens gehört zur ersten routinemäßigen Untersuchung mindestens sowie wir Rippenfrakturen klinisch feststellen, ein Abtasten der gesamten Wirbelsäule. Das heißt nicht, daß wir dadurch wesentliche Verletzungen auch übersehen können, aber ich würde meinen, das steht dann nicht mehr in der Priorität. Wir können einfach in der akuten Situation nicht alles abklären. Aber Sie haben insofern recht, daß natürlich auf jedem Thoraxröntgenbild die Wirbelsäule mit, gleichsam gratis, wenn auch nicht sehr perfekt abgebildet ist. Es lohnt sich, diese Thoraxröntgenaufnahme bezüglich der Wirbelsäule auch anzuschauen, denn oftmals sieht man sekundär nicht beachtete Befunde, die schon ganz klar auf dem primären Thoraxröntgenbild sichtbar sind.

Schlag, Wien: Ich möchte auf die Untersuchungen von Herrn Buchinger eingehen und vielleicht damit auch Herrn Glinz an Hand eines Beispieles fragen: Es wird ein polytraumatisierter Patient eingeliefert, ohne Schädel-Hirn-Trauma, bei vollem Bewußtsein, ohne sichtbarer Thoraxverletzung und trotzdem besteht eine schlechte Gasanalyse. Wie wir ja wissen, ist die Lungenkontusion oft erst später erkennbar. Würden Sie in diesem Zustand bronchoskopieren, um festzustellen ob es sich um eine direkte Lungenschädigung, wie zum Beispiel Aspiration, oder Kontusion handelt, wo Sie vielleicht Blut nachweisen können?

Kuderna, Wien: Entschuldigen Sie, daß ich mich da mit eindränge. Ich möchte noch eine Frage anschließen. Sie haben gesagt, wenn primär keine schlechte Gasanalyse besteht, sondern die nachher schlechter wird, dann ist das eigentlich schon ein Zeichen der Dekompensation. Man muß ihn respiratorisch beurteilen. Können Sie das bei dieser Frage gleich mitbeantworten? Machen Sie primär eine Messung der respiratorischen Parameter?

Glinz, Zürich: Vielleicht darf ich auf Ihre Frage, Herr Kuderna, zuerst eingehen, weil das ist ja die Situation der noch guten Blutgasanalyse. Dort machen wir bei jedem Patienten, wo wir eine wesentliche mechanische Beeinträchtigung erwarten, also bei jedem Patienten mit Rippenserienfrakturen, ob das nun ein paradox beweglicher Thoraxanteil ist oder nicht, machen wir eine Messung der forcierten Vitalkapazität, des Atemgrenzwertes. Es gibt heute kleine elektronische Apparate, die das sehr leicht messen lassen. Aufgrund dieser Messungen entscheiden wir nicht nur, also immer, vorausgesetzt, arterielles paO_2 ist kein Problem, allenfalls mit etwas Sauerstoff, entscheiden wir nicht nur die Therapie, die wir einschlagen wollen, sondern wir entscheiden auch, ob wir diesen Patienten auf die Intensivstation nehmen oder auf eine normale Abteilung legen. Wenn wir nämlich in einem Bereich sind, wo wir in die Respiratornähe kommen, heißt das noch nicht, daß der Patient besser sein wird, wenn wir zum Beispiel eine bessere Atemtherapie oder eine Epiduralanaesthesie machen, aber es heißt, daß wir dann eine Therapie einleiten müssen, die wir auf einer normalen Abteilung in der Regel nicht machen können. Wir machen diese Messung so früh wie möglich, wir verwenden diese Messung dann jeden Tag und beurteilen eigentlich auch die Gefährdung des Patienten. Wir wollen ja mit einer Epiduralanaesthesie oder mit der Rippenosteosynthese oder was immer, nicht erst dann kommen, wenn der Patient schon dekompensiert ist. Es kommt ein wichtiger Punkt noch dazu. Das klingt vielleicht ein bißchen nach „Hausmannskost", aber im Prinzip ist es so. Es ist viel einfacher zu verhindern, daß der Patient mit Rippenfrakturen, Atelektasen weitere Probleme macht, als aus einer schon entstehenden Atelektase wieder herauszukommen, mit der gleichen mechanischen Situation an der Thoraxwand. Mit anderen Worten, die Therapie sollte dahingehen, daß der Patient gar nicht in Schwierigkeiten kommt, keine Atelektasen macht. Wenn er sie hat, dann müssen wir in vielen Fällen, wenn auch nur kurzfristig, beatmen.

Aber jetzt zur Frage von Herrn Schlag. Es sind ja wirklich wesentliche Fragen, das ist klar. Keine Ursache für eine Störung der Blutgasanalyse und eine schwere Beeinträchtigung der Oxygenierung, das meinten Sie ja eigentlich, die Oxygenierung bei normalem pCO_2, heißt im Prinzip Auftreten von Shuntphänomenen. Bei einem Polytraumatisierten heißt das für mich im Prinzip frühes ARDS oder eine Lungenbeeinträchtigung und diesen Patienten würde ich nicht bronchoskopieren, diesen Patienten, immer vorausgesetzt er hat andere Verletzungen, würde ich nicht weiter abklären, sondern den würde ich intubieren und beatmen. Dann ist wahrscheinlich diese Lungenproblematik in einem halben Tag oder in einem Tag völlig gelöst.

Mutz, Innsbruck: Womit wir zu einem wichtigen Problem kommen das ja direkt überleitet zum Vortrag von Herrn Schlag, nämlich die Einschränkung der funktionellen Residualkapazität, die ja, wie wir aus sehr vielen Arbeiten kennen, faktisch bei jedem Thoraxtrauma eintritt. Das heißt, die funktionelle Residualkapazität wird kleiner, dadurch wird die belüftbare Oberfläche kleiner, dadurch sinkt à la longue der Partialdruck für Sauerstoff im arteriellen Blut und das führt letztendlich natürlich zur Hypoxie und Hypoxaemie, was wiederum zum Auftreten von Mediatoren führt. Meine Frage an Herrn Schlag wäre die, daß es nun nach einer gewissen Periodik zu einer sogenannten „nicht-bakteriellen" Entzündung kommt, wie wir ja auch auf dem letzten ZAK auch mit Goris diskutiert haben. Wir kennen das ja vom Staub'schen Schafmodell und von neueren Untersuchungen, insbesondere von Demling, die ja nachgewiesen haben, daß es da zum Multiorganversagen darüber kommen kann. Nun meine dezitierte Frage: Erachten Sie das ARDS bei der Lungenkontusion beim direkten Thoraxtrauma als einen Frühteil des Multiorganversagens als Initialzünder des Multiorganversagen, oder schon als einen Teil des Multiorganversagens, wie beispielsweise es sehr oft auftritt, wie Sie es gezeigt haben, auch nach Infektionen über den Darmweg hinweg?

Schlag, Wien: Wenn es sich um ein frühes ARDS handelt, welches innerhalb der ersten drei Tage auftritt würde ich das als erstes Organversagen bezeichnen. Dieses erste Organversagen, was noch gar keine Infektion beinhalten muß, hat eine sehr schlechte Prognose. Ich kann natürlich, wie Herr Glinz sagt, intubieren, beatmen – das ist selbstverständlich, aber die Letalität ist bei diesem massiven Lungenschaden hoch. Wenn das ARDS später auftritt, zum Beispiel am Ende der ersten Woche, dann sprechen wir von einem Organversagen im Rahmen des septischen Geschehens. Hier kann das späte Lungenversagen meistens auch mit einem Leberversagen verbunden sein. Die Prognose des späten ARDS ist viel günstiger, soweit es nicht mit einem Multiorganversagen verbunden ist. Das frühe ARDS, innerhalb der ersten drei Tage, stellt das gefährliche ARDS dar und ist meistens, nach unserer Einteilung, ein kombinierter Lungenschaden, zum Beispiel Kontusion und Schock.

Buchinger, Horn: Herr Glinz, zur forcierten Vitalkapazität. Die forcierte Vitalkapazität ist doch ein äußerst von der Mitarbeit des Patienten abhängiger Parameter. Ich habe bei nicht frisch traumatisierten Patienten diese Nachuntersuchungen gemacht und feststellen müssen, daß es schon da manchmal sehr schwierig ist, die Mitarbeit zu erzielen. Gehört das zu den harten Daten, die wir verwenden können?

Glinz, Zürich: Sie haben recht, daß es die Kooperation des Patienten braucht und wenn die nicht gegeben ist, dann streichen Sie die Untersuchung. Es geht nicht bei jedem Patienten, aber ich würde meinen bei weitas den meisten Patienten sind die Werte absolut zuverlässig. Viel zuverlässiger als die forcierte Vitalkapazität ist die Bestimmung des maximalen Atemgrenzwertes, weil das für den Patienten viel leichter zu erfassen ist. Wir sehen auch, wenn wir unsere Streuung der Messungen ansehen, daß beim Atemgrenzwert die Messungen viel weniger gestreut sind. Die sind fast auf den Liter genau. Das ist sehr reproduzierbar. Nur, wir müssen uns im klaren sein, die Veränderungen, die wir messen, das sind massivste Veränderungen. Ein normaler Atemgrenzwert ist 120 und wir wollen feststellen ob der Patient 20 oder 30 erreicht. Wenn er über 30 ist, ist er schon in der guten Phase. So ist es auch mit der Vitalkapazität. Da sind Senkungen bis auf 20% des Normalwertes, also ganz massive Veränderungen, die wir beobachten wollen.

Kapral, Melk: Darf ich auf etwas ganz anderes zu sprechen kommen. Sie haben angezogen die massive Luftembolie des linken Ventrikels nach der Beatmung eines thoraxtraumatisierten Patienten. Meine Frage an Sie: Kann man sich dagegen schützen oder ist das ein elementares Ereignis?

Glinz, Zürich: Nein, Sie können sich nicht schützen, es sei denn Sie beatmen den Patienten nicht. Das tun wir bei den penetrierenden Thoraxverletzungen, wo wir ja annehmen müssen, daß eben wirklich Luftwege und venöse Anteile in der Lunge verletzt sind. Wir vermeiden eine Beatmung, wenn es nicht absolut notwendig ist, bei penetrierenden Thoraxverletzungen. In vielen Fällen ist es eben nicht notwendig. Oftmals wird ein Patient gerade nur beatmet, weil man denkt der sei so schwer dran. Aber sonst können Sie es nicht vermeiden. Es ist nur gerade bei diesen blast injuries ja etwas ganz Merkwürdiges. Wenn Sie die Literatur anschauen, heißt es überall, Patienten mit blast-Verletzungen ertragen die

Narkose schlecht. Es ist ganz klar warum. Weil die, in dem Moment, wo man die Narkose macht, eben ihre arterielle Luftembolie machen mit diesen schweren Verletzungen. Trotzdem werden Sie einen Patienten, wenn Sie ihn nicht anders managen können, beatmen müssen.

Mutz, Innsbruck: Darf ich zur Atmung und Beatmung etwas sagen. Ich glaube, es ist ganz gefährlich in diesem Zusammenhang die Beatmung eines solchen Patienten als „toxisches" Agens zu bezeichnen. Wir haben sehr viele Methoden der künstlichen Beatmung und der Atemhilfe. Ich denke da insbesondere an Untersuchungen die Pinsky aus Pittsburg gemacht hat, daß es sehr, sehr wichtig ist, das System als System zu betrachten, nämlich Lunge und Haemodynamik. Wenn ich versuche die Haemodynamik einzustellen in Gemeinsamkeit mit der Verbesserung des Gasaustausches – das ist nun entweder der Gasaustausch für Sauerstoff, wo ich gar nicht zu beatmen brauche, weil die Ventilation funktioniert, oder die Hilfe der CO_2-Elimination, dann komme ich gar nicht so in die Schere. Denn nur dann, wenn ich eine sehr invasive Beatmungsmethodik wähle, beispielsweise mit hohem Peep, oder mit sehr hohen Atemwegsdrucken überhaupt und bei gleichzeitig minimiertem haemodynamischen Füllungsvolumen, dann wird es natürlich gefährlich und dann treten Komplikationen auf. Ich glaube, das ist die Problematik hier richtige Mittellinie zu finden und die angepaßte Atemhilfe zu bringen.

Glinz, Zürich: Ich möchte dazu etwas sagen, weil ich nicht mißverstanden werden möchte. Dies ist die spezielle Frage der arteriellen Luftembolie. Das ist natürlich eine mögliche Schädigung, die eben atmungsbedingt ist, aber die spielt im ganzen Geschehen eine sehr untergeordnete Rolle. Ich habe das eigentlich nur gebracht, weil nie jemand daran denkt, aber es ist ganz klar, daß das keine Grund sein darf, um eine nötige Atemhilfe oder Beatmung hinauszuzögern, und daß wir natürlich durch die Beatmung gerade beim Thoraxtrauma um vieles mehr gewinnen, als wir je überhaupt damit schaden können.

Neumann, Hannover: Ich habe eine Frage an Herrn Vecsei, um etwas in die Praxis einzusteigen. Die Untersuchungen mit den Ziegen zeigen beim Vergleich Standard und Lungenkontusion keinen Unterschied in der Blutgasanalyse als Nettoeffekt der Lungenfunktion. Dann haben Sie Thoraxwanddefekte gesetzt. Eine Vergleichsgruppe zur Analgesie fehlt. Vielleicht bei Ziegen schlecht möglich, aber immerhin hinkt dadurch das Modell etwas. Was ist jetzt Ihre gezielte, klare Indikation, wann eine Thoraxwandinstabilität stabilisiert werden muß? Wann machen Sie eine Verplattung der Rippen – nicht im Experiment, sondern im klinischen Alltag?

Vecsei, Wien: Ich mache eine Verplattung, wenn sehr rasch eine respiratorische Insuffizienz eintritt und nehme darauf unter Umständen keine Rücksicht, daß der Patient eventuell weiter beatmet werden muß, weil eben die beiden Verletzungen so kombiniert sind, daß man sie nicht zwangsläufig auseinanderhalten kann. Es geht ja im Grunde genommen sehr klar um die Indikation. Des weiteren, seit dem wir in einzelnen Fällen computertomographische Untersuchungen gemacht haben, sehen wir welche Deformierungen des Brustkorbes vorhanden sind, ist für mich eine Indikation, wenn tatsächlich eine Verkleinerung der einen Thoraxhälfte um die Hälfte des normalen vorhanden ist und ich verplatte sie.

Neumann, Hannover: Wie messen Sie – radiologisch, im Computertomogramm?

Vecsei, Wien: Im Computertomogramm.

Neumann, Hannover: Dann bestimmen Sie wahrscheinlich auch die totale Lungenstruktur.

Vecsei, Wien: Ja.

Neumann, Hannover: Das ist auch eine Frage an den Vortrag von Herrn Buchinger mit der Lazaration des Lungengewebes. Sie haben mit einem Bolzen gezielt – Mittel- und Unterlappen. Wie ist es mit der Druckwelle? Der Oberlappen kommt ja auch nicht ganz gut dabei weg. Wie bestimmen Sie das defekte Volumen? Wir wollen ja auch dahin kommen – können wir anhand dieser experimentellen Daten was für die Klinik mitnehmen? Wo lassen sich prognostische Parameter vielleicht erkennen?

Buchinger, Horn: Eine direkte Lungenlazaration durch Anspießung durch Rippen haben wir nicht oder kaum gesehen und können damit diese direkte Lazaration ausschließen.

Zur Thoraxwandinstabilität ein Vorschlag. Wir haben morgen eine ganze Sitzung über die Thoraxwand und die Thoraxwandinstabilität und ich glaube, da wird noch sehr viel dazu zu sagen sein.

Mutz, Innsbruck: Darf ich zum Vortrag von Herrn Poigenfürst kommen. Wie sieht das nun in der klinischen Praxis, um das gleich weiterzuspinnen, aus mit der sehr interessanten Methode dieser Plethysmographie, die mich irgendwo im Hintergrund an die Impedanzmessungen nach Kubitschek erinnern, die dann fortgeführt wurden und dann auf einmal weg waren, die jetzt etwas anderes zu sein scheinen. Wie schaut das in der klinischen Praxis aus? Ist es leicht durchzuführen? Bietet uns wirklich diese Methode diese Entscheidungshilfe?

Poigenfürst, Wien: Sie ist an sich leicht durchzuführen. Man braucht nur einen entsprechenden Computer dafür, der dann diese Kurven berechnet, aber es ist für den Patienten nicht belastend, man legt ihm diese Elektroden auf und prägt ihm diesen Strom auf, den er ja auch nicht spürt. Man muß das Meßgerät und das Programm haben. Es ist auch keine besondere Belastung des Betriebs auf der Intensivstation.

Mutz, Innsbruck: Bietet es Ihnen wirklich eine Entscheidungshilfe für Operation oder konservative Behandlung, oder ist das nur ein Agens, das dabei?

Poigenfürst, Wien: Es ist eine Möglichkeit, noch einen Parameter zu messen, den wir bis jetzt rein gefühlsmäßig beurteilt haben. Es gibt eine Entscheidungshilfe gerade bei diesen Zwischenregionen, wo man keine eindeutige Indikation zur Verplattung hat und wo man vielleicht durch die Verplattung doch dem Patienten eine längere Intubation ersparen kann. Es geht ja auch um Zeit. Man kann sehr oft durch die operative Stabilisierung Beatmungszeit einsparen.

Schlag, Wien: Die Messung ist zwar etwas aufwendig, aber das wird im Laufe der Zeit sicher einfacher werden. Ganz wichtig bei dieser Messung ist – wie wir an den einzelnen Fällen gesehen haben – die Früherkennung der Instabilität. Der Thorax kann früh stabilisiert werden, sodaß der Patient gar nicht in diesen Zustand kommt. Wenn man wartet bis das pO_2 fällt und das CO_2 ansteigt, dann ist es schon reichlich spät, den Patienten zu operieren. Die Prophylaxe bei einer subtilen Diagnose ist beim Polytrauma alles.

Poigenfürst, Wien: Natürlich, darum geht es ja eigentlich. Wir haben jetzt durch die Epiduralanalgesie die Möglichkeit, die Patienten lange Zeit schmerzfrei zu erhalten. Die Atemmechanik bessert sich dadurch meistens und können die Patienten relativ lang auch bei relativ guten Blutgasen erhalten. Aber dann, irgendwann, wie Sie bei der alten Frau gesehen haben, nach 2, 3 Tagen, dann stürzen sie doch ab. Wenn man ihnen die Dauerbeatmung ersparen will, dann muß man doch hie und da einmal stabilisieren und diese Plethysmographie ist meiner Meinung nach eine zusätzliche Methode uns zur Indikation zu verhelfen.

Buchinger, Horn: Ich habe eine Frage an die Intensivmediziner. Es gibt eine Untersuchung von Oppenheimer, der nachgewiesen hat, daß die Progredienz einer Lungenkontusion unter Peep-Beatmung progredienter, rascher, foudroyanter verläuft, als unter ZEEP-Beatmung. Jetzt – eine primäre respiratorische Insuffizienz beim Patienten ist ganz klar, daß der intubiert werden muß und daß dafür zunächst für weitere diagnostische Abklärungen keine Zeit besteht. Aber ist das auch beim Menschen bekannt? Er hat das im Tierversuch nachgewiesen. Hätte das nicht dann auch Konsequenzen in der Humanmedizin?

Mutz, Innsbruck: Im wesentlichen geht es, wie Herr Glinz so schon gesagt hat, wie auch aus dem Vortrag Schlag herausgekommen ist und sehr gut herausgekommen ist, um das Ventilations-Perfusionsverhältnis. Im selben Moment, wo ich das Ventilations-Perfusionsverhältnis auf regionaler Ebene stabilisieren kann, liege ich gut. Beim Thoraxtrauma kommt es zu einem mis-match in dem Sinn, daß die ventilatorische Seite dieses Quotienten heruntergeht und zunächst die Perfusion noch angeheizt wird. Es kommt zur Perfusion von nekrotischem Gewebe oder von minderventiliertem Gewebe und dadurch letztendlich zu den bekannten Schäden, zum Auftreten von Mediatoren, die diesen Zustand unterhalten. Ich denke da nur an die Peroxidasen beispielsweise, aber das wird Herr Schlag sehr viel besser erklären können, oder an das Lostreten der Arachidonsäureachse mit dem Zyklooxygenase- und dem Lipoxygenaseweg, womit wir natürlich à la longue in die Schere kommen. Wenn es mir nun gelingt die funktionelle Residualkapazität bei so einem Patienten frühzeitig zu stabilisieren, das heißt beispielsweise durch Anlegen eines CPAP oder Peep, dann wird es mir auch gelingen das Ventilations-Perfusionsverhältnis zumindest teilweise zu stabilisieren und ich werde gar nicht so sehr in diese Problematik kommen. Da sprechen ja auch die Untersuchungen meiner Mitarbeiterin Neumann, die sehr viel auf diesem Gebiet getan hat, dafür, daß es so ist. Zur Stabilisierung der Atemmechanik und damit auch des Gasaustausches.

Neumann, Hannover: Da habe ich gleich eine Frage zu Frau Neumann: Welche Rolle haben bei Ihren Untersuchungen HZV und MPAP gespielt?

Neumann, Innsbruck: Das HZV haben wir gleichzeitig mit dem Lungenwasser gemessen, linksseitigen Cardiac output. Der Cardiac output war in beiden Gruppen vergleichbar.

Glinz, Zürich: Eine kurze Frage an Frau Neumann, denn Ihr biphasischer Verlauf des extravaskulären Lungenwassers ist ja sehr irritierend, entspricht eigentlich nicht unseren Erfahrungen. Wenn wir diesen PIF, diese schöne Neubildung betrachten, dann muß man doch sagen, daß mindestens zwei Komponenten dieses PIF's, also das P und das I eine wesentliche therapeutische Funktion auch haben. Von Sauerstoffkonzentrationen ist sicher abzusehen. Diese therapeutische Wirkung, die kann ja im Prinzip das extravaskuläre Lungenwasser senken. Also Sie beeinflussen mit Ihrem PIF ja auch Ihren Meßwert. Ist es nun nicht so, daß eigentlich dieser Anstieg des extravaskulären Lungenwassers kommt, am zweiten Tag, am dritten Tag ist er zum Beispiel bei uns am Maximum, und jetzt haben Sie einfach Ihre Beatmung, weil die Oxygenierung besser ist, zu früh zurückgestellt. Würde nicht dieser zweite Anstieg nicht kommen, wenn Sie jetzt einfach weitergehen mit dieser rigoroseren Beatmung, also etwas mehr PEEP, etwas mehr Inspirationsdauer.

Neumann, Innsbruck: Möglicherweise, das können wir nicht ganz ausschließen. Möglicherweise ist es auch ein Einfluß der Beatmung auf die Messung direkt, nämlich durch die höheren mittleren Atemwegsdrucke in der Gruppe mit den höheren PIF-Werten. Das könnte möglicherweise die Messung beeinflussen, wodurch wir falsch niedrige Werte bekommen. Aber zum anderen glaube ich ja doch auch, daß dieser zweigipfelige Verlauf doch zunächst eine mikrovaskuläre Lungenschädigung ist, die Lunge erholt sich, und dann kommt die zweite Phase, die den septischen Komplikationen aus verschiedenen Ursachen entspricht und daß die Lunge zum Zielorgan wird von anderen Einflüssen wie zentralvenöser Katheter, längere Beatmungsdauer usw. Ob jetzt die Beatmung das Lungenwasser beeinflußt oder das Lungenwasser die Beatmung kann man aus dieser Studie nicht ganz klar schließen.

Mutz, Innsbruck: Ich muß die Diskussion jetzt leider abbrechen. Es wäre noch sehr viel zu sagen, aber infolge der Tatsache, daß wir schon einiges überzogen haben, bedanke ich mich aber trotzdem bei Ihnen sehr herzlich für Ihre Mitarbeit. Ich bedanke mich bei Ihnen, daß Sie so lange ausgehalten haben.

Diagnostik

Radiologische Diagnostik beim Thoraxtrauma

H. Jantsch

Röntgenabteilung der I. Chirurgischen Universitätsklinik Wien (Vorstand: Prof. Dr. A. Fritsch), Alser Straße 4, A-1090 Wien

In Anbetracht der anderen Referate wird hauptsächlich auf die Technik und Aussagekraft des Nativröntgens eingegangen.

Soll die Lungenstruktur beurteilt werden so sollte eine Hartstrahltechnik, für den knöchernen Thorax (Rippen, Wirbelsäule) Weichstrahltechnik verwendet werden. Speziell für die Hartstrahltechnik benötigt man ein leistungsstarkes Gerät, das kurze Expositionszeiten von 10 bis 20 msec ermöglicht. Das Gerät soll mit einem kleinen Brennfleck der Röntgenröhre und einem hellen Lichtvisier ausgestattet sein, damit optimal eingeblendet werden kann (Strahlenschutz!).

Für Lungenaufnahmen sollte man einen speziellen Lungenfilm mit großem Kontrastumfang verwenden, zur Verringerung der Strahlenbelastung haben sich seltene Erdenfolien in den letzten Jahren durchgesetzt.

Der Film-Fokus-Abstand soll groß sein (mindestens 1,2 m), um auch den Hals und das obere Abdomen mitabzubilden, speziell bei einem frisch traumatisierten oder beatmeten Patienten. Bei letzterem ist auch die Angabe der Beatmungsart und die genaue Beschriftung der Bilder wichtig (Tabelle 1).

Die Vorteile der Hartstrahltechnik liegen in der besseren Durchdringungsfähigkeit, dem dadurch geringeren Milliampèresekundenprodukt und, resultierend daraus, die geringere Strahlenbelastung. Geringere Absorptionsunterschiede zwischen Knochen und Weichteilen vermindern den Kontrast zwischen diesen Strukturen, der knöcherne Thorax wird „glä-

Tabelle 1. Technik des bettseitigen Thoraxröntgen

Hartstrahltechnik (125–150 kVp)
Leistungsstarkes Gerät (kurze Expositionszeiten, 10–20 msec)
Größtmöglicher FF-Abstand, kleiner Brennfleck (< 1 mm^2)
Helles Lichtvisier mit drehbarer Blende
Rasterkassette, Lungenfilm, SE-Folien
Großes Filmformat (z.B. 35 x 43 cm zur Mitabbildung des Halses u. des oberen Abdomen)
Genaue Filmbeschriftung (fortlaufende Numerierung, Tag, Uhrzeit, Patientenposition, Expositionsdaten, Beatmungsart und -drucken)

Hefte zur Unfallheilkunde, Heft 223
Zusammengestellt von W. Buchinger
© Springer-Verlag Berlin Heidelberg 1992

Tabelle 2. Analysegang Lungenröntgen

Tubes and Lines
Knöcherner Thorax
Weichteile
Zwerchfell
Sinus
Lungenstruktur
Hili
Mediastinum
Herzgefäßschatten

---

sern" dargestellt. Der Kontrast zwischen Weichteilen und Luft bleibt unverändert erhalten, deshalb kann die Lungenstruktur bei Hartstrahltechnik gut beurteilt werden. Durch die Durchdringungsfähigkeit bei Hartstrahltechnik kann im Gegensatz zur Weichstrahltechnik besonders das Mediastinum sowie die retrocardiale Lunge gut beurteilt werden. Nachteilig bei der Hartstrahltechnik ist der größere Streustrahlenanteil, der mit einem Streustrahlenraster vermindert werden muß. Bei Bettaufnahmen kann eine Verkippung des Rasters zum Zentralstrahl eine einseitig verschattete Lunge vortäuschen, dieser Artefakt (Grideffekt oder Rastereffekt) ist an dem ipsilateral verschatteten Schultergelenk jedoch leicht zu erkennen.

Zur Beurteilung eines Lungenröntgens sollte man sich an einen Analysegang halten, um nicht Veränderungen zu übersehen, wie es häufig bei globaler Betrachtung der Bilder vorkommt. Vor allem bei Bettaufnahmen sollten zunächst Katheter und Tuben in ihrer Lage kontrolliert werden – schon um nicht iatrogene Komplikationen zu übersehen. Nach einer groben Beurteilung des knöchernen Thorax und der Weichteile (Emphysem), sollte das Zwerchfell (Höhe, Wölbung), die Sinus (Entfaltbarkeit), die Lungenstruktur (Helligkeit, umschriebene Verdichtungen, Ödem), die Hili (Stauungszeichen, Lymphknoten), das Mediastinum und der Herzgefäßschatten (Größe) beurteilt werden (Tabelle 2).

Speziell bei Thoraxverletzungen sollte besonderes Augenmerk auf freie Luft gelegt werden, wie etwa auf ein Weichteil- und Mediastinalemphysem und auf das Vorliegen eines (Spannungs-) Pneumothorax, ob eine Lungenlazeration oder Atelektasen, ob eine Mediastinalverbreiterung als Hinweis für eine mediastinale Blutung oder ein größerer pleuraler Erguß (Hämatothorax), ob Rippenfrakturen vorliegen.

Diagnostische Probleme beim Pneumothorax können besonders beim liegenden Patienten auftreten. Entsprechend der Schwerkraft sammelt sich die Luft ventral im Thoraxraum an, die Lunge rotiert um den Hilus nach laterodorsal, und es kommt erst bei einem großen Pneumothorax (> 25–30%) zu einer Öffnung des lateralen Sinus und damit zur Darstellung eines Pneuspaltes. Hinweise für einen Pneumothorax auf der Lungenaufnahme können ein neues Weichteil- oder Mediastinalemphysem sein, die Öffnung des vorderen costophrenischen Sulcus, ein einseitiges Vorwölben der Lunge in die Intercostalräume, wobei die letzten zwei Zeichen sogar auf einen Spannungspneumothorax hinweisen. Hier kann eine Schrägaufnahme bzw. Tangentialaufnahme, die ebenfalls bettseitig im Liegen durchgeführt wird zusätzliche Informationen bringen. (Die Röhre wird ca. 30–45° geneigt, die Kassette wird parallel zur Röhre tangential zur Thoraxwand mit einem Polster fixiert).

Beim liegenden Patienten rotiert die Lunge beim Pneumothorax nach dorso-lateral, wie schon oben erwähnt. Es kommt manchmal zu Abbildung eines medialen Pneuspaltes, also zwischen Pleura mediastinalis und medialer Pleura visceralis. Bei Verdacht auf einen medialen Pneumothorax kann man zur genaueren Abklärung entweder eine Tangentialaufnahme oder eine Aufnahme im Sitzen bzw. Halbsitzen anfertigen.

Häufig schwierig ist auch die Diagnose eines Fluidopneumothorax beim liegenden Patienten zu stellen. Die diagnostisch wichtigen Spiegelbildungen fehlen auf der Aufnahme im Liegen. Solange der Erguß medial der Lungenperipherie liegt, wird durch den tangentialen Röntgenstrahl die viscerale Pleura und damit der Pneuspalt dargestellt. Steigt der Erguß über die Thoraxmitte an, so wird die pleurale Linie durch den Erguß ausgelöscht. Die radiologische Differenzierung ist jedoch klinisch wichtig, da die Therapie entweder eine dorsale (Erguß) oder ventrale (Pneu) Drainage erfordert.

Differentialdiagnostisch müssen von einem Pneumothorax Hautfalten, wie sie besonders bei älteren und kachektischen Patienten vorkommen, abgegrenzt werden. Eine Hautfalte bedingt eine Dichtezunahme nach lateral und jenseits der verdächtigen Umschlagfalte eine Aufhellung. Die Lungenstruktur lateral hat ungefähr die gleiche Dichte wie die paramediastinale Lunge. Bei einem Pneumothorax kollabiert die Lunge aufgrund der elastischen Retraktionskraft kontinuierlich und zeigt keine Dichtezunahme zum Pneuspalt. Die Pleura visceralis ist als dichte, weiße, sehr dünne Linie zu erkennen. Die Dichte im Pneuspalt ist dann wesentlich geringer. Hautfalten reichen auch oft über den Hemithorax hinaus.

Häufig ist es schwierig bei einer Aufnahme im Liegen Atelektasen von Ergußverschattungen bzw. eine Kombination der beiden zu differenzieren, dies ist mit der Sonographie sehr einfach und zuverläßlich möglich.

Eine Zwerchfellruptur tritt überwiegend links auf, rechts besteht durch die Leber eine Schutzwirkung. Nativradiologisch sieht man bei der Zwerchfellruptur meist nur einen Zwerchfellhochstand, in der Durchleuchtung eine fehlende Zwerchfellbeweglichkeit. Und manchmal intrathorakale Luft-Flüssigkeitsspiegel (im Stehen oder in Seitenlage mit horizontalem Strahlengang), Bei Unklarheit können durch Gabe von Kontrastmittel in den Thoraxraum prolabierte Magenanteile und Darmschlingen dargestellt werden.

CT des Thorax beim Polytrauma

G. Schindler[1] und G. Lazarus[2]

[1] Abteilung für Röntgendiagnostik an der Chirurgischen Universitätsklinik Würzburg (Leiter: Prof. Dr. G. Schindler), Josef-Schneider-Straße 2, W-8700 Würzburg, Bundesrepublik Deutschland
[2] Institut für Anästhesiologie, Universität Würzburg (Leiter: Prof. Dr. G. Lazarus), Josef-Schneider-Straße 2, W-8700 Würzburg, Bundesrepublik Deutschland

Im Vordergrund der Diagnostik beim Polytrauma steht die konventionelle Thoraxaufnahme: Sicherung und Überwachung der Vitalfunktionen von Atmung und Kreislauf.

Hefte zur Unfallheilkunde, Heft 223
Zusammengestellt von W. Buchinger
© Springer-Verlag Berlin Heidelberg 1992

Pathologische Veränderungen im Thorax, *die den Gasaustausch behindern* sind möglich durch direkte Verletzungen von Lunge und Pleura, sowie durch sekundäre Veränderungen der Lunge im Gefolge des Traumas.

Direktes Trauma:

- Hämato-/Serothorax
- Pneumothorax
- Lungenkontusion
- Lungenzerreißung
- Atelektase

Sekundäre Veränderung der Lunge:

- Schock
- Sepsis   Radiologische Phänomene
- Pneumonie   oftmals nicht klar zuzuordnen
- ARDS

Bei beiden Schädigungsfolgen besitzt die CT zwar keine obligate Rolle im diagnostischen Procedere, doch vermag sie für die adäquate Behandlung des polytraumatisierten Patienten wichtige morphologische Details besser und sicherer zu erkennen als die zwar leicht verfügbare, aber nicht immer ausreichend aussagekräftige konventionelle Thoraxaufnahme a.p. in Rückenlage.

Direktes Trauma

Direkte Verletzungen des Thorax werden in 30 [7] bis 50% [11] aller polytraumatisierten Patienten angegeben. Im eigenen Patientengut von 192 Polytraumatisierten waren es 148, entsprechend einer Quote von 77%.

Thoraxorganverletzungen entstehen meist durch stumpfe Traumata: Plötzliche Dezelerationen, meist bei einem Verkehrsunfall, sind die häufigste Ursache, im eigenen Patientengut zu 75%. Dazu kommen Stürze aus größerer Höhe in 18% und verschiedene Arbeitsunfälle bei 7%.

Beim Polytrauma müssen zunächst lebensbedrohliche Verletzungen des Thorax ausgeschlossen werden. Dazu zählen Blutungen, Spannungspneumothorax, offener Pneumothorax und Herztamponade [5].

Verletzungen der Pleura mit Hämato- bzw. Serothorax und/oder Pneumothorax stellen die häufigsten Thoraxverletzungen überhaupt dar, 70% nach Glinz [5], in unserem Patientengut 53%, davon 39% auf pleurale Einlagerungen, 14% auf den Pneumothorax. Etwa 1/4 aller pleuralen Flüssigkeitseinlagerungen entziehen sich der konventionellen Diagnostik und werden nur in der CT erkannt. Zunehmend wird die Sonographie, obligat beim Polytrauma eingesetzt, auch beim Nachweis kleinerer Flüssigkeitsmengen fündig. Die Dichtebestimmung der Flüssigkeit ist allerdings nur mit der CT möglich, und damit die Differenzierung in serösen Erguß und Hämatothorax.

Die Angaben zum *Pneumothorax* schwanken von 8 [14] bis 18% [5], im eigenen Patientengut liegt der Anteil bei 14%. Die Diagnose eines größeren Pneumothorax gelingt in aller Regel mit der konventionellen Röntgenaufnahme. Kleine pleurale Lufteinschlüsse

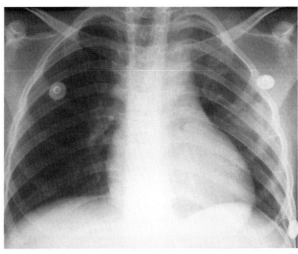

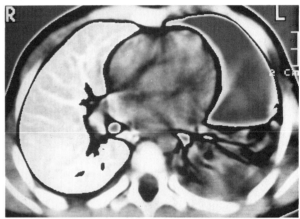

Abb. 1 a, b. Polytrauma mit Thoraxkontusion links. Patient unzureichend oxygenierbar. **a** Konventionelle Thoraxaufnahme a.p. in Rückenlage. Linke Lungenhälfte mit inhomogener Eintrübung des Mittelfeldes: Kontusionelle Einblutung? Kein Pneumothorax sichtbar. **b** CT des Thorax in Höhe der Ventilebene des Herzens/unterer Hiluspol: komplette Unterlappen-Atelektase mit großem ventral gelegenen Pneumothorax

entgehen jedoch oftmals der konventionellen Diagnostik [4, 6, 14]. Die Gefahr des kleinen Pneumothorax bei fortbestehender Ursache, am häufigsten Rippenfrakturen, besteht darin, daß bei einer für die Versorgung des Patienten notwendigen Operation mit Überdruck beatmet werden muß: So kann sich aus dem maskierten Pneumothorax schnell ein lebensgefährlicher Spannungspneumothorax entwickeln [3, 4, 5]. Hierin liegt eine besondere Bedeutung der CT als aussagekräftige und zuverlässige Untersuchung besonders dann, wenn durch Teilatelektase der betroffenen Lungenhälfte und Adhäsionen die von der parietalen Pleura abhebende viscerale Pleura in der a.p.-Projektion aus rein abbildungsgeometrischen Gründen nicht darstellbar ist. (Abb. 1a, b).

Die Ergebnisse unserer Untersuchungen bestätigen diese Aussage: 40% der Pneumothoraces konnten nur mit Hilfe der CT nachgewiesen werden! Bei schlecht oxygenierbaren Patienten nach Thoraxtrauma sollte immer nach dem maskierten Pneumothorax gesucht werden.

Verletzungen der Lunge sind beim direkten Thoraxtrauma häufig, in unserem Patientengut zu 37%.

Die *Lungenkontusion* ist die häufigste Verletzungsart. Sie tritt typischerweise innerhalb der ersten 6 Stunden nach dem Trauma auf und bildet sich nach 2 bis 3 Tagen wieder zurück [6, 14]. Sie bietet diagnostisch mit den kleinen fleckförmigen Verdichtungen bis zur Verschattung eines ganzen Lungenlappens wenig Schwierigkeiten. Der Befund kann in den ersten 24 Stunden zunehmen [5]. Schwierig wird es, wenn sich die Phänomene der Lungenkontusion mit denen der Schocklunge überlagern.

Die *Lungenparenchymzerreißung* entsteht in der Regel durch eine penetrierende Verletzung, kommt aber auch beim stumpfen Trauma durch Dezeleration vor. Bleibt hierbei die Pleura intakt, bildet sich eine traumatische Lungenzyste, die sich mit Blut füllen kann. Lungenrisse werden konventionell in der Regel erkannt, mit der CT können sie topographisch besser zugeordnet werden.

Die *Atelektase* ist ein in der konventionellen Diagnostik nur teilweise gut erfaßbarer Kollaps einzelner Lungenabschnitte. Als Ursache ist sowohl eine Kompression von außen, z.B. durch einen Hämatothorax, als auch eine endobronchiale Obstruktion durch Blut oder aspiriertes Material möglich [6, 13, 14]. Die Diagnose der Atelektase gelingt mit der CT weit besser als mit der konventionellen Aufnahme. Die Vorteile liegen hier vor allen Dingen beim Nachweis kleinerer Atelektasen [14], die retrocardial und in den basodorsalen Zwerchfellsinus liegen. In unserem Patientengut wurden mit Hilfe der CT 60% mehr Atelektasen nachgewiesen als auf der konventionellen Aufnahme. Häufigste Ursache war die Kompression durch pleurale Flüssigkeitseinlagerung.

Von enormer Bedeutung sind diese maskierten Atelektasen in den abhängenden Lungenpartien bei der Entwicklung und beim therapierefraktären Fortbestehen im Rahmen eines ARDS, s.u.

Aus den genannten Anteilen der unterschiedlichen Verletzungen von Pleura und Lunge wird klar, daß die Verletzungen oftmals gleichzeitig vorliegen. Mit Hilfe der Computertomographie sind sie sehr gut zu differenzieren, da sich gewebefreier Luftraum beim Pneumothorax sehr leicht gegen entfaltetes und atelektatisches Lungengewebe und pleurale Flüssigkeit abgrenzen läßt (s. Abb. 1a, b). Die sichere topographische Zuordnung der einzelnen Pathologika geben dem Anästhesisten die Möglichkeit, gezielt zu therapieren.

CT beim ARDS

Die Diagnose „ARDS" wird derzeit von 4 Kriterien bestimmt [1]:

1. adäquates auslösendes Ereignis,
2. schwere Gasaustauschstörung,
3. panlobuläre alveoläre Infiltrate einer oder beider Lungenhälften,
4. Ausschluß linksventrikulärer Ursachen.

Nach dieser Definition kommen beim Thoraxtrauma als Ursachen in Frage:

1. Lungenkontusion,
2. Aspiration,
3. Reexpansionsödem,
4. Diffuse Erhöhung der Kapillarpermeabilität als indirekte Traumafolge.

Kombinationen der Ursachen sind nicht selten.

Pathophysiologische Endstrecke des ARDS ist eine Erhöhung der Kapillarpermeabilität mit zunächst interstitieller Extravasation, die rasch auf die alveolo-kapilläre Grenzfläche übergreift. Verletzung der Oberflächenintegrität (Surfactant) führt letztlich zu einer Retraktion von Lungengewebe mit Ausbildung atelektatischer Areale, unter Beatmung vornehmlich in den basal-dorsalen Lungenpartien. Diese Lungenareale sind beim ARDS von Exsudation und Volumenminderung besonders betroffen, werden aber aus gravimetrischen Gründen bei der Überdruckbeatmung – infolge des erniedrigten transpulmonalen Druckes – benachteiligt. Ihre Wiedereröffnung wird mit der Zeit immer schwieriger, und es droht eine Diskriminierung der Lunge in atelektatische und überblähte Kompartimente [8]. Bleibt es bei diesem Teilerfolg, etablieren sich basale und dorsale Minderbelüftungen, die in der a.p.-Aufnahme des Thorax im Liegen meist unterschätzt, und nur mit Hilfe der CT sicher zu erfassen und zu quantifizieren sind [10].

Für den Kliniker ergeben sich in dieser Phase aus engmaschigen Röntgenkontrollen unmittelbare therapeutische Konsequenzen:

1. Gezieltes Angehen der minderbelüfteten Areale durch regionale Erhöhung des transpulmonalen Druckes, sei es durch Umlagerung des Patienten, oder durch seitendifferente Beatmung [2, 9].
2. Eine Diskrepanz zwischen konventionell-radiologisch scheinbar normalem Befund und einer anhaltenden schweren Gasaustauschstörung gibt den Hinweis auf die oben beschriebene regionale Belüftungsstörung. Sie sollte computertomographisch gesichert werden, und das unter 1. beschriebene differenzierte Beatmungsregime zur Folge haben.
3. Die radiologisch nachprüfbare und im CT meßbare Entwicklung des interstitiellen Ödems dient neben anderen, hämodynamischen Kriterien als Entscheidungshilfe bei der Flüssigkeitsbilanz.

Literatur

1. Artigas A (1988) Adult respiratory distress syndrome: Changing concepts of clinical evolution and recovery. In: Vincent JL (ed) Update in intensive care and emergency medicine. Springer, Berlin Heidelberg New York, p 98
2. Brismar B, Hedenstierna G, Lundquist H, Strandberg A, Svensson L, Tokics L (1985) Pulmonary densities during anesthesia with muscular relaxation – A proposal of atelectasis. Anesthesiology 62:422
3. Dinkel E, Uhl H, Reinbold WD, Wimmer B, Wenz W (1987) Computertomographie beim Thoraxtrauma. Radiologe 27:391
4. Glinz W (1985) Pleuro-pulmonale Verletzungen. Chirurg 56:129
5. Glinz W (1987) Stellenwert der bildgebenden Verfahren bei Diagnose und Therapie von schweren Thoraxverletzungen. Radiologe 27:38
6. Hagemann J, Gürtler K-F (1984) Thoraxverletzungen. In: Heller M, Jend H-H (Hrsg) Computertomographie in der Traumatologie. Thieme, Stuttgart S 58
7. Kraft-Kinz J, Szyskowitz R (1980) Dringliche Diagnostik und Therapie bei begleitendem Thoraxtrauma. Langenbecks Arch Chir 352:239
8. Lachmann B (1987) The role of pulmonary surfactant in the pathogenesis and therapy of ARDS. In: Vincent JL (ed) Update in intensive care and emergency medicine. Springer, Berlin Heidelberg New York, p 132
9. Langer M, Mascheroni D, Marcolin R, Gattinoni L (1988) The prone position in ARDS patients. A clinical study. Chest 94:103

10. Lazarus G, Sold M (1988) Methods of increasing FRC in acute respiratory failure. In: Vincent JL (ed) Update in intensive care and emergency medicine. Springer, Berlin Heidelberg New York, p 735
11. Roscheck H, Marohl K, Lenz J (1989) Therapie und Prognose des Thoraxtraumas. Wehrmed Mschr 33:297
12. Schild H, Strunk H, Stoerkel S et al. (1986) Computertomographie der Lungenkontusion. Fortschr Röntgenstr 145:519
13. Schild H, Weitz M, Strunk H et al. (1987) Computertomographie der Atelektase. Fortschr Röntgenstr 147:493
14. Toombs BD, Sandler CM, Lester RG (1981) Computed tomography of chest trauma. Radiology 140:733

Korrelation zwischen dem Röntgenbefund und dem pathologisch-anatomischen Substrat beim stumpfen Trauma der Thoraxwand

U. Kroitzsch, W. Buchinger und W. Zellner

Unfallabteilung des A. ö. Krankenhauses Horn (Vorstand: Prim. Dr. W. Buchinger), Spitalgasse 10, A-3580 Horn

Wir haben das alte Problem bei der Evaluierung von Patienten mit Thoraxtraumen, die Diskrepanz zwischen dem klinischen Zustand, der Anzahl der tatsächlich gebrochenen Rippen, der eventuell entstandenen Instabilität des Thorax einerseits und dem Thoraxröntgen mit seinem manchmal enttäuschenden Befund auf der anderen Seite zum Thema unserer Untersuchung gemacht. Wir versuchten festzustellen, ob ein sogenannter „Instabiler Thorax" auf Grund des „ap" Röntgenbildes auch dann angenommen werden könnte, wenn nur einzelne Rippenfrakturen zu sehen sind. Wir vermuteten den Dislokationsgrad einzelner Rippenfrakturen im Röntgen als Hinweis auf eine ausgedehnte Zerreißung der Intercostalmuskulatur in Verbindung mit einer weiteren, undislozierten Fraktur der gleichen Rippe werten zu können.

Anatomische Vorbemerkungen

1. Rippenwirbelgelenke. Die Achse des Halses der 5. Rippe liegt in einem Winkel von 45° sowohl zur Frontal- als auch zur Saggitalebene. Nach isolierter Darstellung der 5. Rippe ergibt sich ein Bewegungsausmaß von 16° in der Saggitalebene sowie von 35° in der Frontalebene entlang des Rippenhalses, der sowohl mit dem Wirbelkörper als auch mit dem Querfortsatz artikuliert. Die Kombination dieser beiden Gelenke hat die Hauptfunktion eines Zapfengelenkes. Die cranial liegenden Rippen rotieren um die Achsen der Rippenhälse, die caudal liegenden Rippen führen dagegen eher Scherbewegungen aus, die einer Erweiterung der unteren Thoraxapertur dienen.

Hefte zur Unfallheilkunde, Heft 223
Zusammengestellt von W. Buchinger
© Springer-Verlag Berlin Heidelberg 1992

2. Intercostalmuskulatur. Die Musculi intercostales externi, die von dorsal cranial nach ventral caudal schräg verlaufen, dienen der Unterstützung der Inspiration. Sie sind im dorsalen und lateralen Bereich des Thorax zu finden. Die Mm. intercost. interni, die eine zu den vorangegangenen Mm. entgegengesetzte Verlaufsrichtung aufweisen, unterstützen im Besonderen die forcierte Expiration. Gemeinsam sind sie ein wesentlicher Stabilisierungsfaktor der Thoraxwand, da sie die Rippen aneinander schienen.

3. Rippenknorpel. Diese bilden den elastischen Gegenpol zum Rippenwirbelgelenk und sind beim altersstarren Thorax zunehmend verknöchert.

Fragestellungen

1. Verhältnis der Anzahl der Rippen, die im Thoraxröntgen als gebrochen erkannt werden können und der Anzahl der tatsächlich gebrochenen Rippen.
2. Wann kann ein sog. instabiler Thorax als solcher röntgenologisch erkannt oder vermutet werden?
3. Wie weit muß die Intercostalmuskulatur beim Eintritt einer Rippenfraktur mitverletzt sein?

Versuchsanordnung

Um den röntgenologischen Unterschied zwischen einem „instabilen" und einem „stabilen" Thorax festzustellen haben wir folgenden Versuch durchgeführt. Zwei weibliche Leichen ähnlichen Alters und ähnlicher körperlicher Konstitution wurden 3 Tage post Mortem für den Versuch verwendet. Aus einer definierten Höhe von 150 cm wurden die Leichen in Rückenlage mit einem stumpfen Gegenstand standardisiert einmal von vorne beworfen. Das Zentrum des Aufschlages war links parasternal im Bereich des Ansatzes der 6. Rippe. Um den Unterschied der Bruchformen der Rippen beim „stabilen" und beim „instabilen" Thorax, sowie den Grad der entstanden Rippendislokation erkennen zu können wurden bei der zweiten Leiche vor dem Versuch die Rippen 3–5 links im knorpeligen Anteil durchtrennt.

Der Wurfkörper war zylindrisch (h = 25 cm, U = 75 cm) und hatte ein Gewicht von exakt 20 kg (homogen verteilt). Die Achse des Zylinders war zur Zeit des Abwurfes wie auch zur Zeit des Aufpralles waagrecht, in der Frontalebene und in der Horizontalebene des Körpers liegend. Das Zentrum des Aufschlages wurde an der Leiche markiert und die Abwurfposition mit einem Lot ermittelt. Unmittelbar vor und nach dem Versuch wurden Röntgenaufnahmen des Thorax durchgeführt und die Obduktion angeschlossen.

Die Geschwindigkeit des Aufpralles errechnet sich wie folgt:

$$h = \frac{g}{2} t^2 \qquad\qquad t = \sqrt{\frac{2h}{g}} \qquad\qquad v = gt = g \sqrt{\frac{2h}{g}} = \sqrt{2hg}$$

Parameter: Fallhöhe (h) = 1,5 m

Erdbeschleunigung (g) = 9,81 $\frac{m}{sec^2}$

Masse des Wurfkörpers (m) = 20 kg

Kraft (p) = Masse (m) $*$ Beschleunigung (g)

Auftreffgeschwindigkeit (v):

$$v = 5,42 \frac{m}{sec} = 19,5 \frac{km}{h}.$$

Energie des Aufpralles errechnet aus der physikalischen „Arbeit":

$$\text{Arbeit} = \text{Kraft (p)} * \text{Weg (h)} = \frac{m\,v^2}{2} = \frac{20 * 5,42^2}{2}\ \text{kp m} = 2887\ \text{J} = 2887\ \text{Wsec.} =$$

0,802 Wh.

Röntgenergebnis

Leiche 1: (75 a, 69 kg, card. Decomp., weiblich, etwas starrerer Thorax als Leiche 2) 3–9 Stückbrücke nicht erkennbar. 4. und 6. Rippe komplett disloziert.

Leiche 2: (73a, 60 kg, Herzinfarkt, weiblich etwas schlanker, weicherer Thorax als Leiche 1) 3–9 Stückbrüche nicht sicher erkennbar.

Obduktionsbefund

Leiche 1: 2–10, 5.–7. Rippe doppelt

Leiche 2: 2–10, 4 + 5 nochmals an der Knorpel-Knochengrenze gebrochen, 6. Rippe normaler Stückbruch

Eine Zerreißung der Intercostalmuskulatur war nur unmittelbar im Bereich der Frakturen erkennbar und fand sich hauptsächlich an der Leiche mit der etwas starreren Thoraxwand. Hier war die Muskulatur zwischen den schaftbreit dislozierten Rippenfrakturen durchgerissen. Ein besonderer Zusammenhang mit den vorangegangenen Durchtrennungen der knorpeligen Rippenanteile ließ sich nicht erkennen. An den beiden durchgeführten Experimenten konnte der erwartete Zusammenhang zwischen der Tatsache eines Rippenstückbruches und der Dislokation im Röntgenbild nicht sicher dargestellt werden. Insbesonders war die erwartete Zerstörung der Intercostalmuskulatur weit geringer als erwartet. Beim Vorliegen von Stückbrüchen wie auch bei der vorangegangenen Durchtrennung der Rippenknorpel war die Intercostalmuskulatur im sogenannten instabilen Bereich der einzelnen Rippen intakt. Die immer ventral der röntgenologisch sichtbaren Frakturen liegenden Zweitfrakturen, wie auch die gesetzten Knorpelläsionen blieben immer undisloziert, obwohl bei den gesetzten Verletzungen im knorpeligen Bereich die zwischen den Knorpeln gelegene Intercostalmuskulatur mit durchtrennt worden war.

Schlußfolgerungen

1. Eine große Anzahl von nicht dislozierten Zweitfrakturen der Rippen beim Thoraxtrauma bleibt unentdeckt. Diese Tatsache ist auch aus dem Obduktionsgut bekannt. Da diese Rippenfrakturen jedoch ohne Zerreißung der Intercostalmuskulatur vorliegen, sind sie funktionell bedeutungslos.
2. Eine einseitige Instabilität im knorpeligen Anteil der Rippen scheint keinen wesentlichen Einfluß auf die Gesamtstabilität des Brustkorbes zu haben.
3. Ein instabiler Thorax (multiple Rippenstückbrüche) kann auf Grund des Dislokationsgrades der röntgenologisch sichtbaren Rippenfrakturen nicht sicher abgeschätzt werden.
4. Eine wesentliche Zerreißung der Intercostalmuskulatur ist beim Eintritt einer Rippenfraktur nicht erforderlich. Beim Vorliegen von Serienrippenbrüchen mit Dislokation der Frakturen sind nur die Intercostalmuskeln zu den Frakturen der Nachbarrippen hin zerrissen.

Lungenkontusion beim Thoraxtrauma

V. Ranić, B. Hranilović, V. Nanković und R. Pardon

Unfallklinik Zagreb und Institut für Lungenkrankheiten und Tuberkulose der Klinik „Dr. M. Stojanović", Zagreb, Jugoslavien

Obwohl schon im Jahre 1761 die durch eine Kontusion verursachte Lungenverletzung beschrieben wurde [1], wird erst in letzter Zeit über die traumatisierte Luge bzw. das intrapulmonale Hämatom immer mehr gesprochen und geschrieben [2, 3, 4, 5, 6, 7, 8]. Dabei wird der Befund an den Lugen gewöhnlich als sphärischer scharf begrenzter Schatten beschrieben, der sich auf der Röntgenaufnahme im Bereich des Kontusionszentrums projiziert. Auch der klinisch-röntgenologische Verlauf mit allen seinen Erscheinungsformen – von posttraumatischer Zystenbildung bis zur Restitution ad integrum – ist wohlbekannt [2, 7, 8].

Um einen Einblick in Häufigkeit, Art, Verlauf und Ergebnis der durch Brustkorbverletzung hervorgerufenen pleuropulmonalen Veränderungen zu erhalten, haben wir die Krankengeschichten und Röntgenbefunde aller traumatisierten in der Unfallklinik Zagreb behandelten Patienten in dem vierjährigen Zeitraum von 1985 bis 1989 analysiert (Tabelle 1).

In dem genannten Zeitraum wurden 446670 Patienten ambulant untersucht und von denen 20791 hospitalisiert. Unter ihnen waren 1 215 Patienten (5,8%) mit unterschiedlichen Brustkorbverletzungen (Tabelle 2).

Klinische Erscheinungsformen des Thoraxtraumas sind verschieden und abhängig von den verletzten Organen und den aufgetretenen Komplikationen (Pneumothorax, Häma-

Hefte zur Unfallheilkunde, Heft 223
Zusammengestellt von W. Buchinger
© Springer-Verlag Berlin Heidelberg 1992

Tabelle 1. Verletzte, die in der Unfallklinik Zagreb von
1985 bis 1989 behandelt wurden

Untersuchte	446 670
Hospitalisierte	20 791
davon mit Brustkorbverletzungen	1 215

tothorax, Schock usw.). Im Bezug auf den Schweregrad des Traumas konnte in unserem
Krankengut bei der initialen Untersuchung keine positive Korrelation zwischen dem klinischen Bild und dem Röntgenbefund festgestellt werden.

Von allen posttraumatischen pleuropulmonalen Veränderungen ist die Lungenkontusion am schwierigsten zu diagnostizieren [9, 10, 11], obwohl sie fast jedes Thoraxtrauma
begleitet. Die Laborbefunde bewegen sich bei der Aufnahme meist innerhalb normaler
Werte, insbesondere wenn der Patient unmittelbar nach der Verletzung untersucht wird.
Meistens deckt erst die Röntgenaufnahme die im Kontusionsbereich der Lunge lokalisierten Veränderungen auf.

Obwohl die Röntgenaufnahmen der pulmonalen Veränderungen in Art und Umfang
sehr unterschiedlich sind, konnten wir durch eine sorgfältige Analyse vier Grundtypen
röntgenologisch sichtbarer Veränderungen an den Lungen unterscheiden (Tabelle 3):

- azinonodöse Veränderungen,
- noduläre und lobuläre Veränderungen
- nodulär-konfluente Veränderungen
- „Infiltrationen".

Bei der Beobachtung des Verlaufs der Kontusionsveränderungen an den Lungen konnten
wir in unserem Krankengut fast regelmäßig eine gleiche Aufeinanderfolge dieser Veränderungen feststellen: klein-fleckige azinonodöse Veränderungen, die unmittelbar nach der
Kontusion sichtbar waren, beginnen sich nur wenige Stunden nach dem Trauma zu verändern, entweder im Sinne einer spontanen Regression, oder die Veränderungen werden
nodulär bzw. lobulär – die Schatten nehmen gröbere Fleckenform an und werden teilweise
konfluent. Diese Veränderungen ändern sich weiter entweder im Sinne einer Regression,
oder sie konfluieren, so daß eine massive Infiltration entsteht, die später allmählich regrediert (Tabelle 4).

Tabelle 2. Verletzungen des Brustkorbs bei hospitalisierten Patienten
in der Unfallklinik Zagreb von 1985 bis 1989

Verletzungen	Zahl		%
Brustbein	50		4,12
Rippen	439		36,13
Rippen und Pleura	222		18,27
Rippen, Pleura und Lunge	241		19,84
Rippen und Lunge	200	504	16,46
Lunge	63		5,18
Insgesamt	1 215		100,00

Tabelle 3. Röntgenologische Veränderungen an den Lungen von Patienten, die von 1985 bis 1989 wegen Brustkorbverletzungen in der Unfallklinik Zagreb hospitalisiert waren.

Veränderungen an der Lunge	Zahl	%
Azinonodöse	273	54,17
Noduläre und lobuläre	179	35,52
Nodulär-konfluente	11	2,18
„Infiltrationen"	41	8,13
Insgesamt	504	100,00

Bei schweren Kontusionen sind die Veränderungen bereits von Angang an gröber-flekkig, lobulär-nodulär, konfluent oder massiv infiltrativ, aber ihr Verlauf ist in der Regel dem oben geschriebenen identisch.

273 unserer Patienten hatten bei der Aufnahme klein-fleckige azinonodöse Veränderungen an der Lunge. Bei 150 (54,95%) von ihnen sind die Veränderungen direkt regrediert. Bei 93 Patienten ging der Verlauf über gröber-fleckige noduläre Veränderungen vor sich, und 30 Patienten hatten schon bei der ersten Kontrolle Zeichen ausgeprägter Konfluenz. Bei nur 9 der 273 Patienten entwickelte sich ein Bild dichter Infiltration (Tabelle 5).

Von 179 Patienten, die schon bei der Aufnahme ausgedehnte noduläre und lobuläre Veränderungen hatten, ist es bei 75 Patienten (41,90%) zu einer direkten Regression gekommen. Bei 104 Patienten ging der Verlauf über konfluente Veränderungen vor sich, und das Bild massiver Infiltration entwickelte sich bei 27 von 179 Patienten (Tabelle 6).

Bei allen Patienten, die schon bei der Aufnahme ausgedehnte nodulär-konfluente Veränderungen oder sogar massive Infiltrationen hatten, kam es zur Regression dieser Veränderungen.

Schlußfolgerung

Brustkorbverletzungen, über die in letzter Zeit immer mehr geschrieben wird stellen, 5,8% aller Verletzungen dar.

Tabelle 4. Verlauf der Veränderungen an den Lungen von Patienten mit Lungenkontusion

Azinonodöse Veränderungen	Regression
Noduläre und lobuläre Veränderungen	Regression
Nodulär-konfluente Veränderungen	Regression
„Infiltrationen"	Regression

Tabelle 5. Verlauf der azinonodösen Veränderungen an den Lungen
von Patienten, die von 1985 bis 1989 wegen Brustkorbverletzungen
in der Unfallklinik Zagreb hospitalisiert waren.

Azinonodöse Veränderungen	273	Regression 150 (54,95%)
Noduläre und lobuläre Veränderungen	93	Regression 37 (13,55%)
Nodulär-konfluente Veränderungen	86	Regression 77 (28,20%)
„Infiltrationen"	9	Regression 9 (3,30%)

Tabelle 6. Verlauf der nodulären und lobulären Veränderungen an den
Lungen von Patienten, die von 1985 bis 1989 wegen Brustkorbverletzungen in der Unfallklinik Zagreb hospitalisiert waren.

Noduläre und lobuläre Veränderungen	179	Regression 75 (41,90%)
Nodulär-konfluente Veränderungen	104	Regression 77 (43,02%)
„Infiltrationen"	27	Regression 27 (15,08%)

Bei fast 60% aller Patienten mit Thoraxtrauma bestehen auch Veränderungen an der
Lunge und Pleura, was heißt, daß etwa 3% aller Traumatisierten Lungen- oder Pleuraverletzungen haben.

Veränderungen an der Lunge bei Traumatisierten haben typische röntgenologische Er-
scheinungsbilder, sowie auch einen typischen klinisch-röntgenologischen Verlauf, der bei
1.215 Patienten mit Thoraxtrauma analysiert und im einzelnen beschrieben wurde.

Die Lungenkontusion ist eine Begleitverletzung beim Thoraxtrauma und hat oft verschiedene Komplikationen zur Folge und deswegen kann sie nicht isoliert behandelt werden. Patienten mit Lungenkontusion werden einer komplexen Behandlung von Brustkorbverletzungen unterzogen.

Literatur

1. Morgagni GB (1761) De sedibus et causis morborum, Venetiis 1761, Lib. IV: De morbis chirur-
   gicis et universalibus epist. Anatom Medica Lib III: De vulneribus et ictibus colli, pectoris et
   dorsi. Actic XXXI–XXXIII
2. Diller WF, Endrei E (1962) Posttraumatische Rundherde der Lunge. Fortschr Röntgenstr 96:3–8

3. Rube W (1967) Der Lungenrundherd. Thieme, Stuttgart
4. Azanjac R, Antonijevic (1970) Posttraumatski okrugli hematom pluca. Plucne Bol Tuberk 22:99–104
5. Johnson JA, Cogbill T, Winga ER (1986) Determinants of outcome after pulmonary contusion. J Trauma 26/8:695–697
6. Clark GC, Schecter WP, Trunkey DD (1988) Variables affecting outcome in blunt chest trauma: flail chest vs. pulmonary. J Trauma 28:298–303
7. Florikian AK, Zaitsev VT, Grigorian GO, Goloborodko NK, Levendiuk AM (1988) Clinical x-ray characteristics of lung contusion in closed chest trauma. Klin Khir 10:7–9
8. Hill JW, Deluca SA (1988) Pulmonary contusion. Am Fam Physician 38:219–20
9. Joka T, Obertacke U. Herrmann J (1987) Frühdiagnostik der Lungenkontusion durch Bronchoskopie. Unfallchir 90/6:286–291
10. Regel G, Sturm JA, Neumann C, Bosch U, Tscherne H (1987) Bronchoskopie der Lungenkontusion bei schwerem Thoraxtrauma. Unfallchirurgie 90/1:20–26
11. Wagner RB, Jamieson PM (1989) Pulmonary contusion. Evaluation and classification by computed tomography. Surg Clin North Am 69/1:31–40

Primäre Diagnostik und Erstversorgung beim isolierten stumpfen Thoraxtrauma

A. Bettermann und H. Ecke

Unfallchirurgische Klinik der Justus Liebig Universität Gießen (Leitender Arzt: Prof. Dr. H. Ecke), Klinikstraße 29, W-6300 Gießen, Bundesrepublik Deutschland

Auch ohne weitere Verletzungen stellt das stumpfe Thoraxtrauma oft ein bedrohliches Krankheitsbild dar. Grund hierfür ist die mehr oder weniger stark ausgeprägte Lungenkontusion, die weder am Unfallort erkannt noch insgesamt kausal adäquat therapiert werden kann. Dennoch sollte lediglich unter dem Verdacht einer initialen Parenchymschädigung der Lunge keine prophylaktische Intubation erfolgen, ohne daß das Röntgenthoraxbild und die Blutgasanalyse hierzu zwingen, da die septischen Komplikationen nach der Intubation mit zunehmender Beatmungsdauer dramatisch ansteigen, was dann häufig den limitierenden Faktor eines derartigen Krankheitsbildes darstellt. Das Zusammentreffen des häufig erst 3–4 Tage nach dem Unfall eintretenden ARDS und septischen Temperaturen (Pneumonie) führt bei bereits am Unfallort intubierten Patienten zu einer um 32% längeren Gesamtbeatmungszeit als in einem Vergleichskollektiv das erst mit dem Eintreten des ARDS intubiert wurde und noch keine infektiösen Parameter bot.

Auch im Verlauf von 64 im Notarztwagen intubierten Patienten mit isoliertem Thoraxtrauma (Rippenserienbrüche ohne Thoraxwandinstabilität und ohne auskultatorisch und perkutorisch initial verifiziertem Verdacht auf Hämato- und/oder Pneumothorax) erwies sich in 12 Fällen retrospektiv diese Vorgehensweise als nicht ausreichend gerechtfertigt. Die Extubation konnte in der Klinik nach Abklingen von Sedierung und Relaxierung innerhalb von 12 h erfolgen, wobei jedoch 10 x im weiteren klinischen Verlauf eine

Hefte zur Unfallheilkunde, Heft 223
Zusammengestellt von W. Buchinger
© Springer-Verlag Berlin Heidelberg 1992

Pneumonie eintrat, die sich häufig lediglich durch eine bei der Intubation erfolgte Aspiration erklären läßt.

In diesem Zusammenhang sei darauf hingewiesen, daß auch die schmerzbedingte Hypokapnie beim isolierten stumpfen Thoraxtrauma oft besser durch entsprechende Analgetika als durch die primäre Intubation behandelt werden kann.

Auch die Thoraxdrainage bedarf einer strengen Indikationsstellung. Nur der durch Auskultation und Perkussion gesicherte Hämato- und/oder Pneumothorax darf unter den am Unfallort stets erschwerten Bedingungen drainiert werden, wobei dies immer in Form einer Minithorakotomie erfolgen sollte.

In diesem Zusammenhang sei einmal mehr darauf hingewiesen, daß durch die Intubation bei entsprechender Vorschädigung ein Spannungspneumothorax entstehen kann, weswegen die Intubationsbereitschaft, die nach einem Thoraxtrauma zweifellos für einige Tage permanent aufrecht zu erhalten ist, auch immer mit der Bereitschaft zur Thoraxdrainage verbunden sein muß. Bei entsprechender Kapazität rechtfertigt dies auch eine intensivmedizinische Überwachung. Die Komplikationen unsachgemäß eingelegter Thoraxdrainagen sind hinlänglich bekannt, das Spektrum reicht von der ineffektiven Positionierung bis hin zur schweren Lungenverletzung, die nicht selten die Thorakotomie notwendig macht.

Im oben genannten Kolletiv (aus 6350 Notarztwagenprotokollen resultieren 482 Thoraxtraumen in Kombination mit anderen Verletzungen und 89 isolierte Thoraxtraumen) wird bei 43 Patienten am Unfallort oder im Notarztwagen eine Thoraxdrainage gelegt, wobei in 2 von 8 später notwendig werdenden Lungenteilresektionen der Operateur die Vermutung äußert, daß es sich bei dem eingetretenen Schaden nicht um eine Folge des Unfallgeschehen handelte. Bei 2 Patienten wurde der Hämatopneumothorax überhört – dieser Prozentsatz liegt bei polytraumatisierten mit einem Thoraxtrauma doppelt so hoch. Die polytraumatisierten Patienten waren sämtlich intubiert, erhielten jedoch am Unfallort keine Thoraxdrainage (sondern erst in der Klinik nach entsprechender Diagnostik). Die beiden überhörten Hämato-Pneumothoraces erhielten erst in der Klinik Tubus und Bülau-Drainage, was aber im weiteren klinischen Verlauf keine erkennbaren Nachteile gegenüber einer Sofortversorgung erkennen ließ. Schweregrad des Thoraxtraumas und Altersverteilung waren vergleichbar.

Nach Erreichen der für das Thoraxtrauma adäquat ausgerüsteten Klinik (Bronchoskopie) sind die kinematographischen Verfahren der Durchleuchtung und der Sonographie zur weiteren Diagnostik angezeigt. Nur so können neben der Atemexkursion und Lungenausdehnung auch die Herzaktion (Herzbeuteltamponade) und das Mediastinum (Verbreiterung und/oder Emphysem) verifiziert werden. Die Röntgenthoraxaufnahme dient dann zur Dokumentation der Effektivität bereits eingeleiteter therapeutischer Konsequenzen und der Feststellung des wahren Verletzungsausmaßes, vor allem der primär ausschließlich radiologisch feststellbaren Parenchymschädigung (Lungenkontusion). Zur weiteren Diagnostik dieses in seinem wahren Ausmaß auch radiologisch nicht immer schon initial verifizierbaren Schadens bietet sich heute die Bronchoskopie als Methode der Wahl an, da hierbei gleichzeitig eine gezielte Absaugung (Aspiration, Einblutung) erfolgen kann.

Die Behandlung der Thoraxkompressionssyndrome (Spannungspneumothorax, Mediastinalemphysem, Herzbeuteltamponade) bedarf am Unfallort ebenso der raschen und sicheren Diagnosestellung, wie der sofortigen Behandlung. Dennoch muß vor heroischen

Maßnahmen im Straßengraben dringend gewarnt werden, wenn Unsicherheiten über die Indikation bestehen.

Die Diagnose der Thoraxwandinstabilität ist palpatorisch zu stellen und sollte nach unseren Erfahrungen operativ versorgt werden, was im Sinne eines Notfalleingriffes umgehend zu erfolgen hat. Die von Rehm in Gießen entwickelten Platten haben sich in zahlreichen Fällen bewährt.

Literatur

1. Breitfuß H, Glaser F, Muhr G (1987) Prognose und Therapie des schweren stumpfen Thoraxtrauma. Unfallchirurg 90:539
2. Glinz W (1978) Thoraxverletzungen. Springer, Berlin Heidelberg New York
3. Kopp KH, Blanig J, Rabenschlag R, Vogel W (1979) Die Intensivtherapie bei Thoraxtraumen. Prax Klin Pneumol 33/1:493
4. Lauterjung KL, Hofmann GO, Mittlmeier TH, Huf R (1987) Thorax- und Abdominalverletzungen beim Polytrauma. Chirurg 58:641
5. Muhr G, Kayser K (1987) Mehrfachverletzungen – Rettungssysteme, Bergung und Erstversorgung. Chirurg 58:625
6. MacLean LD (1982) Colloids versus crystalloids for lung contusion. Can J Surg 25:116
7. Pichlmaier H, Zieren HU (1989) Lungenverletzungen. Langenbecks Arch Chir 374:131
8. Regel G, Sturm JA, Neumann C, Bosch U, Tscherne H (1987) Bronchoscopie der Lungencontusion bei schwerem Thoraxtrauma. Unfallchirurgie 90:20
9. Rehm KE (1986) Die Osteosynthese der Thoraxwandinstabilitäten. Hefte Unfallheilkd 175:5
10. Richardson JD, Adama L, Flint ML (1982) Selective management of flail chest and pulmonary contusion. Ann Surg 196:481
11. Roscheck H, Marohl K, Lenz J (1989) Therapie und Prognose des Thoraxtraumas. Wehrmed Mschr 7:297
12. Taylor GA, Miller HA, Shulman HS (1982) Controversies in the management of pulmonary contusion. Can J Trauma 25:167
13. Uecker RA (1985) Erfahrung in der Therapie der Lungenkontusion. Zentralbl Chir 110:849
14. Vécsei V (1985) Definition der Thoraxwandinstabilität, ihre Pathophysiologie und Komplikationen. Hefte Unfallheilkd 174:209
15. Vock B (1989) Das Thoraxtrauma in der Prähospitalphase. Aktuel Traumatol 19:17
16. Zierott G, Schröder L (1979) Zur Klinik des Lungentraumas. Aktuel Traumatol 9:23

Diagnostische Probleme bei Mediastinalverletzungen

G. Wagner, G. J. Szabó und L. Bohár

Zentralinstitut und Lehrstuhl für Traumatologie der Universität für ärztliche Fortbildung (Direktor: Prof. Dr. A. Renner), Mezö Imre Ut. 17, H-1081 Budapest

Im Zentralinstitut für Traumatologie hatten wir bei schweren Thoraxverletzungen mehrmals diagnostische Schwierigkeiten bei breitem Mediastinum oder mediastinaler Luft auf den Röntgenaufnahmen.

In unserem Institut wurden von 1981–1988 50 Mediastinalverletzte behandelt. Bei 2 von 28 geschlossenen Verletzungen bestand aufgrund des Decelerationsmechanismus, der charakteristischen Beschwerden und der Symptome der Verdacht auf Verletzung der Aorta. Im dritten Fall bestanden bei dem bewußtlosen Patienten ähnliche Symptome. Auf den Thoraxaufnahmen war das obere Mediastinum verbreitert, der Aortenbogen verflacht, Trachea und Bifurkation nach rechts disloziert. Bei 2 Patienten erfolgte wegen des rapiden, fatalen Verlaufes keine Angiographie. Bei einem Patienten fanden wir bei der Angiographie eine spindelförmige Ausweitung. Das ist charakteristisch für die partielle Verletzung der Intima des Isthmus und die langsame Dissektion. Die stärkere Mediastinalpleura kann das Einbrechen des Hämatoms in die Brusthöhle bis zu 24–72 Stunden verhindern. Dieser Patient wurde operiert, der Operationsbefund bestätigte unsere Diagnose. Ein ähnliches klinisches Bild kann aber auch nach anderen Verletzungen entstehen. Im Hintergrund von 10 geschlossenen Mediastinalhämatomen fanden wir 5-mal Frakturen der Wirbel und des Brustbeins.

Bei einem Polytraumatisierten mit Decelerationsmechanismus wiesen verbreitetes Mediastinum und gleichzeitige Paraplegie auf dissezierende Aortaverletzung hin. Auf den Röntgenaufnahmen der Wirbelsäule diagnostizierte Frakturen der oberen thorakalen Wirbel erklärten aber beide Symptome. Probleme gibt es, wenn bei verbreitertem Röntgenschatten des Mediastinums die unteren Brustwirbel frakturiert sind. Sorgfältige klinische Untersuchung, wiederholte Thoraxaufnahmen, Angiographie können zur genauen Diagnose verhelfen. Bei einem anderen Patienten besserten sich die Symptome nach der Thoraxdrainage, wie das primär breite Mediastinum und der linke Röntgenschatten. Es handelte sich um eine Kompressionsverletzung. Nach einer Woche ließen plötzlicher Blutdruckabfall, breites Mediastinum, linksseitiger Schatten den Verdacht der dissezierenden Aortaverletzung aufkommen. Er wurde mit Aorta-Angiographie ausgeschlossen. Bei der Operation sahen wir als Ursache des klinischen Bildes eine intercostale Blutung, ins Mediastinum.

Tabelle 1. Gesamtzahl der Thoraxverletzungen (1981–1988) (n = 3184)

Mediastinalverletzungen (n = 50)	
Mediastinalemphysem	32
Mediastinalhämatom	14
Mediastinitis	4

Hefte zur Unfallheilkunde, Heft 223
Zusammengestellt von W. Buchinger
© Springer-Verlag Berlin Heidelberg 1992

Tabelle 2. Gedeckte Mediastinalverletzungen (n = 28)

Mediastinalhämatom (n = 10)

Ursachen:	Aortenruptur	3
	BWK-Frankfurt	3
	Sternumfraktur	2
	I. c. Gefäßläsion	1
	Andere Ursachen	1

Bei 18 von 28 geschlossenen Mediastinalverletzungen bestand ein Mediastinalemphysem. Meistens handelte es sich um eine starke Kompressionsverletzung. Charakteristisch ist in solchen Fällen die nasale Stimme. Laut Röntgenbefund war die Mehrzahl der mediastinalen Luftansammlungen Folge eines Spannungspneumothorax In 4 Fällen ließen trotz Saugdrainage langsam progredierendes subkutanes Emphysem, fortschreitende Ateminsuffizienz, geringe Hämotptoe den Verdacht der Bronchusverletzung aufkommen. Diese wurde mit Bronchoskopie nachgewiesen. Akut führen wir keine Bronchoskopie durch, wir halten sie für kontraindiziert. Kleinere Verletzungen des Hauptbronchus verursachen keine großen Blutungen in die Atemwege mit vehementen Symptomen und heilen in der Mehrzahl der Fälle spontan.

Bei penetrierenden Verletzungen des Mediastinums halten wir die operative Freilegung für absolut indiziert, deshalb legen wir das Gewicht auf die intraoperative Diagnostik. In 14 von 22 offenen Verletzungen sahen wir auf den Thoraxaufnahmen mediastinale Luft, sowie Pneumothorax, Hämatothorax. Wegen des Verdachtes auf Trachea- und Ösophagusverletzung führten wir in 6 Fällen Bronchoskopie oder Schluckproben mit wasserlöslichen Kontrastmittel durch. Bei Stich- und Schußwunden durch das Jugulum gelangte die Luft meist von außen in das Mediastinum.

Breites Mediastinum sahen wir in 4 Fällen. Da die Verletzungen vom Jugulum oder Hals in Richtung Brusthöhle verliefen, erfolgte wegen Verdachtes auf Gefäßverletzung die sofortige Operation, dabei wurden die Blutungsquellen identifiziert. Bei den 22 penetrierenden Verletzungen gab die präoperative Diagnostik nur einen Anhalt für die Wahl der Freilegung.

Eine charakteristische Gruppe der Mediastinalverletzungen ist die Ösophagusperforation durch Fremdkörper. Bei unseren 4 Patienten waren die kleineren Verletzungen nicht durch Luftaustritt gekennzeichnet. Die genaue Lokalisation erfolgte mit Kontrastmittelröntgen. Bei diesen Verletzungen droht die Mediastinitis. Sofortiges Wahrnehmen der beginnenden Symptome hat lebensrettende therapeutische Konsequenzen. Fieber, Tachykardie, Hinfälligkeit und progredierendes Mediastinalödem weisen auf Mediastinitis hin. Bei Besserung zeigt sich Regression des Ödems, Erscheinen der Randkonturen und Aufklärung der Lungenzeichnung.

Tabelle 3. Gedeckte Mediastinalverletzungen (n = 28)

Mediastinalemphysem (n = 18)

Ursachen:	Bronchusruptur	4
	bei PTX	13
	ohne	1

72

Tabelle 4. Offene Mediastinalverletzungen (n = 22)

Mediastinalemphysem (n = 14)	
Tracheaverletzung	1
Lungenverletzungen	3
Schuß/Stichverletzungen der Jugulumregion	10
Mediastinalhämatom (n = 4)	
V. anonyma	1
A. subcalvia	1
A. intercostalis	1
A. mamaria int.	1
Mediastinitis (n = 4)	
Ösophagusperforation	4

Zusammenfassend kommen bei der Diagnostik der geschlossenen und offenen Verletzungen neben den modernen instrumentellen, invasiven und non invasiven Untersuchungen auch der klinischen Untersuchung, der sorgfältigen und vielseitigen Bewertung der Beschwerden und Symptome eine wichtige Rolle zu.

Der traumatische Chylothorax

H. J. Geisl

Unfallabteilung des A. ö. Niederösterreichischen Landeskrankenhauses Mödling (Ärztlicher Leiter: Prim. Dr. A. Pühringer), Weyprechtgasse 12, A-2340 Mödling

Verletzungen des Ductus thoracicus mit konsekutiver Ausbildung eines Chylothorax sind eher selten. Wir haben bei umfangreichem Literaturstudium an die 350 veröffentlichte Fälle gefunden, davon 6 Einzelbeobachtungen eines beidseitigen Chylothorax.

Der erste beschriebene Chylothorax geht auf Bartolet aus dem Jahr 1633 zurück, ein erster authenter Bericht hinsichtlich Ätiologie und Therapie stammt von Quinke aus dem Jahr 1875.

Aus dem Prinzip verletzungsfördernden Wirren der Kriege liegen kaum Berichte über solche Verletzungen vor, 2 aus dem 2. Weltkrieg, 5 von 2811 schweren Brustkorbverletzungen aus dem Koreakrieg.

Der Grund dafür liegt wohl darin, daß der Ductus thoracicus vitalen Strukturen – speziell den großen Gefäßen – so benachbart liegt, daß die Wahrscheinlichkeit, den im Schnitt nur 6 mm im Durchschnitt haltenden Gang zu treffen, ohne eine tödliche Blutung auszulösen, äußerst gering ist (Abb. 1).

Hefte zur Unfallheilkunde, Heft 223
Zusammengestellt von W. Buchinger
© Springer-Verlag Berlin Heidelberg 1992

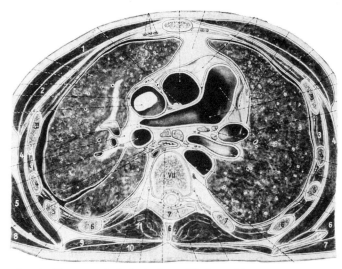

Abb. 1. Lage des Ductus Thoracicus im Transversalschnitt (n. Lanz-Wachsmuth)

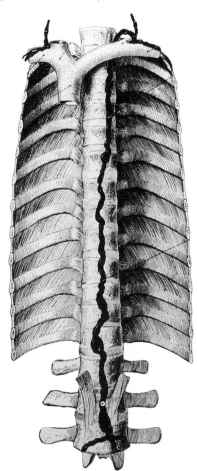

Abb. 2. Der Verlauf des Ductus Thoracicus im Transversalschnitt (n. Lanz-Wachsmuth)

74

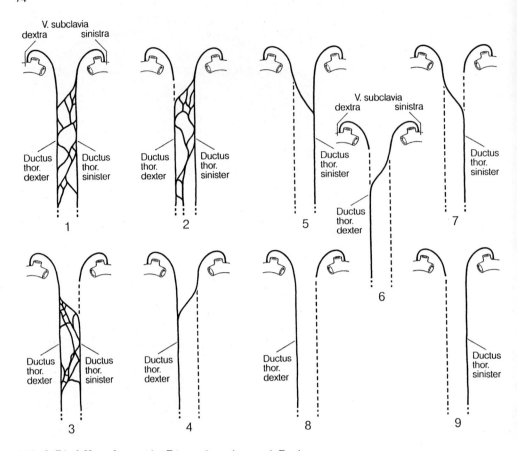

Abb. 3. Die 9 Hauptformen des Ductus thoracicus nach Davis

Der Ductus thoracicus beginnt als Cysterna Chylii im Abdomen in Höhe L 2 und wird von den beiden lumbalen und den Eingeweidelymphgängen gespeist. Er läuft rechts und hinter der Aorta, verläßt das Abdomen durch den Hiatus aorticus und liegt im hinteren Mediastinum zwischen Aorta und V. acygos. In Höhe D3–D6 biegt er im Regelfall nach links, läuft im oberen Mediastinum hinter dem Aortenbogen und der linken A. subclavia, um in den Venenwinkel zwischen linker V. subclavia und V. jugularis interna zu münden (Abb. 2).

Bedingt durch Differenzen in der embryonalen Entwicklung, gibt es im Aussehen und im Verlauf eine extreme Vielfalt, Davis hat 1915 9 Hauptformen beschrieben (Abb. 3).

Aconto dieses Verlaufes kann es je nach Lokalisation der einwirkenden Noxe in folgenden Regionen zum Ausfließen des Chylus und zur Ausbildung eines Chyloms kommen: in der subcutanen Oberschenkelregion, im Retroperitoneum, im Abdomen, im Mediastinum, in einer oder beiden Pleurahöhlen und in der Halsregion.

Bei Rupturen des Ductus thoracicus bildet sich zunächst ein mediastinales Chylom und erst nach Einreißen der Pleura – sei es traumatisch bedingt oder durch Drucknekrose – kommt es zum Einströmen des Chylus in die Pleurahöhle, wobei in der Regel distale

Rupturen zum rechtsseitigem, proximale zum linksseitigem und Rupturen in Höhe D3–D6, entsprechend der Kreuzung von rechts nach links, zum beidseitigem Chylothorax führen.

Die eigentlichen Symptome zeigen sich erst nach Abklingen des Verletzungsschockes, wenn nach Wiederaufnahme der Nahrung der Chylusfluß einsetzt. Durch das Ausströmen des Chylus in den Brustraum kommt es durch das entsprechende Fehlen im Kreislauf zu einem Absinken der Serumspiegel von Fett, Eiweiß, der Elektrolyte (Ca^{++}), der Lymphozyten und der Eosinophilen, was zu einer progressiven Verschlechterung des Allgemeinzustandes des Patienten mit Müdigkeit, Gewichtsverlust, Dehydration, dem Auftreten von peripheren Ödemen und bei langem Verlauf zur Kachexie und sogar zum Tod führt.

Charakteristisch ist eine Latenzzeit von 2–8 Tagen, nach der es zu einer fortschreitenden oder plötzlichen Dyspnoe und der Ausbildung einer Schocksymptomatik, oft verbunden mit subfebrilen Temperaturen und sub- beziehungsweise retrosternalen Schmerzattacken, kommt. Die Analyse der Ursachen der in der Literatur beschriebenen Fälle eines Chylothorax ergab folgendes:

18% sind Folge eines externen Traumas, wobei hierzu sowohl Verletzungen des Ductus thoracicus durch penetrierende Wunden als auch geschlossene Verletzungen mit Hyperextensions- oder Flexionstraumen des Ductus – oft vergesellschaftet mit Wirbel-, Rippen- oder Schlüsselbeinbrüchen, zählen.

In einem Fünftel der Fälle kam es zum Auftreten eines traumatischen postoperativen Chylothorax im Gefolge von Operationen am Herzen, den großen Gefäßen, am Grenzstrang, am Ösophagus, an der Brustwirbelsäule, nach translumbalen Aortographien oder Mediastinoskopien.

In 40% der Fälle sind maligne Prozesse ursächlich für das Auftreten eines Chylothorax wobei hauptsächlich Lymphosarkome, sowie Carcinome des Magens und der Lunge – mit oder ohne Metastasierung – sowie die nötige Bestrahlungstherapie – verantwortlich gemacht werden.

14% der berichteten Fälle werden als „spontan" oder „idiopathisch" angegeben, wobei es sich jedoch meist um Folgeerscheinungen von Minimaltraumen auf einen durch verschiedene Gründe vorgeschädigtes Ductus, wie zum Beispiel der plötzlichen intraabdominellen Druckerhöhung bei Thorax- oder Bauchprellungen, dem Heben schwerer Lasten, bei Preßwehen oder Hustenanfällen handelt, so daß man einen Teil dieser Gruppe sicherlich den traumatisch bedingten Fällen zuordnen kann.

Die letzte Gruppe der beschriebenen Fälle beinhaltet diverse seltene Ursachen wie angeborene Mißbildungen oder Atresie des Ductus, Arrodierung desselben durch ein Aortenaneurysma, Verschluß des Ductus durch Thrombose der V. subclavia oder durch Wurmbefall, sowie Einwachsen von gutartigen Tumoren oder Lymphknoten im Rahmen der Tuberkulose.

Die Diagnostik ist durch das klinische Bild mit allen seinen Stoffwechselveränderungen, durch Röntgen, CT und evtl. der Sonographie mit anschließender Punktion sowie der makroskopischen, cytologischen, bakteriologischen und chemischen Analyse gegeben.

Beschrieben ist als Diagnostikum auch die orale Gabe von 131-J-Triolein und die anschließende Radioaktivitätsmessung, wobei diese Methode nur von Bedeutung ist, wenn auf eine Punktion verzichtet werden sollte.

Die Verwendung von oral zugeführten fettlöslichen Farbstoffen und secundäre Identifikation im Punktat scheint genauso wie die Lymphographie heute nicht mehr zeitgerecht.

Chylus hat ein milchiges Aussehen und rahmt beim Stehenlassen auf, er ist alkalisch, ätherlöslich, geruchlos, steril und bakteriostatisch, spezifisches Gewicht um 1,012, kann mit gewöhnlichen Fettfarbstoffen – z.B. Sudan III – gefärbt werden, enthält Lymphocyten und fakultativ Blut.

Der Gesamtproteingehalt schwankte je nach Nahrungsaufnahme zwischen 2,2 und 6 g %, ebenso der Fettgehalt zwischen 0,4 und 6 g %, Triglyceride, Cholesterin, Glucose und Elektrolyte sind in plasmaäquivalenter Konzentration enthalten, Chylus enthält die fettlöslichen Vitamine und die exokrinen Pankreasenzyme.

Die Differentialdiagnose zu pseudochylischen Ergüssen – wie sie Empyeme, aber auch pleurale Ausschwitzungen bei der Tuberkulose oder rheumatoiden Arthritis darstellen – ergibt sich durch den unterschiedlichen Gehalt an neutralen Fetten bzw. den Fettsäuren, im Lecithin- und Cholesteringehalt, der Nichtfärbbarkeit der pseudochylischen Ergüsse mit Sudan III und der Nichtlöslichkeit mit Äther.

Eine gute differentialdiagnostische Untersuchung stellt die Lipoproteinelektrophorese dar:
Chylöse Ergüsse haben ein Cholesterin-Triglycerid-Verhältnis kleiner 1, nicht chylöse Ergüsse größer 1.

Nach Berechnungen von Bruce und Mitarbeitern sind Ergüsse mit einem Triglyceridgehalt von über 110 ml/dl zu 99% Chylus, während Ergüsse mit einem Triglyceridgehalt von unter 50 mg/dl zu 95% kein Chylus sind (Abb. 4 und 5).

Die Therapie des Chylothorax sollte immer primär konservativ versucht werden.

Die Entlastungspunktion oder Drainage soll eine möglichst vollständige Entleerung des Chylus und dadurch volle Entfaltungsmöglichkeiten für die Lunge ergeben, da sonst der Tamponadeeffekt zwischen Lunge und Pleura wegfällt und auch Chylusreste die Verklebung an der Rupturstelle verhindern.

Die Infusionstherapie soll neben der Berücksichtigung der Vitalparameter den entstandenen Flüssigkeits- und Plasmavolumenverlust, sowie die Hypocalciämie, Hypoprotein-

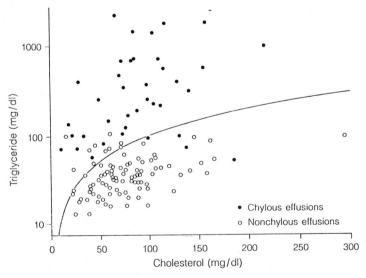

Abb. 4. Lipoproteinelektrophorese: Chylöse Ergüsse haben ein Cholesterin-Triglycerid-Verhältnis kleiner 1, nicht chylöse Ergüsse ein solches von größer 1. (n. Bruce)

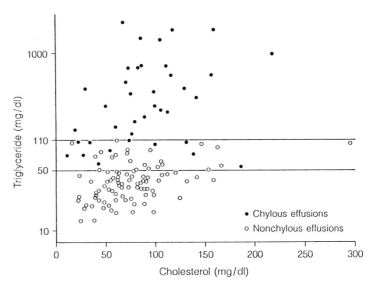

Abb. 5. Lipoproteinelektrophorese: Ergüsse, mit einem Triglyceridgehalt von über 110 ml/dl sind zu 99% Chylus. Ergüsse mit einem Triglyceridgehalt von unter 50 ml/dl sind zu 95% kein Chylus (n. Bruce)

ämie und Hypoalbuminämie ausgleichen. Bevorzugt werden Plasma, Aminosäurengemische, Albumine und Intralipid, wobei sich die Verabreichung mit mittelkettigen Triglyceriden, welche – ohne über den Lymphweg zu gehen – direkt in den portalen Kreislauf absorbiert werden, als Vorteil erwiesen haben.

Nicht zu empfehlen sind physiologische Kochsalzlösungen und Glucose, da diese den Lymphfluß steigern können.

Primär ist eine absolute Nahrungskarenz von rund 5 Tagen notwendig, sogar Wasserzufuhr vergrößert den Lymphfluß.

Wenn die orale Nahrungsaufnahme wieder möglich ist, sollte eine fettarme, kohlehydrat- und eiweißreiche Kost in kleinen Dosen, evtl. in Kombination mit weiterlaufendem Flüssigkeitsersatz per Infusionen, gegeben werden.

Die Operationsindikation beim Chylothorax ist gegeben, wenn die täglich bei der Punktion oder über eine Drainage geförderte Chylusmenge beim Erwachsenen 1500 ml, beim Kind 100 ml pro Lebensjahr durch 5 Tage beträgt, wenn ein andauernder Chylusfluß länger als 14 Tage anhält oder wenn es zum Auftreten von Stoffwechselproblemen kommt, die mit Infusionstherapie nicht beherrscht werden können.

Die Methode der Wahl ist die Ligatur des Ductus thoracicus im Mediastinum, wie sie 1948 von Lampson erstmalig beschrieben wurde und mit der die bisdahin mit rund 50% hohe Letalitätsrate des Chylothorax auf rund 10% gesenkt werden konnte.

Bei rechtsseitigem oder bilateralem Chylothorax ist der Zugang über eine rechtsseitige Thorakotomie im 7. ICR, bei linksseitigem durch eine linksseitige Thorakotomie vom 4. ICR aus.

Die Identifikation des Ductus ist durch eine präoperative Gabe von Schlagobers oder ähnlichen fetthaltigen Speisen zu erleichtern, bei trotzdem bestehenden Problemen der

78

Identifikation ist die En-bloc-Ligatur des posterioren Mediastinalgewebes ohne weiteres möglich.

Erwähnt werden in der Literatur auch die Deckung von Chylusfisteln durch Pleura- oder Muskellappen, bei älteren Fisteln gelingt auch die direkte Naht, ein Versuch der Fibrinklebung ist gescheitert. Die Implantation des Ductus in die V. acygos wurde ebenfalls beschrieben, der Wert dieser Methode ist jedoch durch die fehlende Klappe an der Implantationsstelle und die durch den dadurch ausgelösten Chylusrückstau entstehende Thrombosierung eher anzuzweifeln.

Literatur beim Verfasser.

Respiratorische Komplikationen bei Rippenserienbrüchen und ihre Behandlung

I. Jekić und M. Jekić

Chirurgischer Dienst des Klinischen Krankenhauses Zemun-Belgrad, Sonje Marinkovic 14, YU-11080 Zemun

Die absolute Häufigkeit der Thoraxtraumen beträgt etwa 20% bei isolierten Verletzungen und 50% bei Mehrfachverletzungen. Unter den Thoraxverletzungen verdienen die Rippenserienbrüche eine besondere Beachtung. Die Zahl der Komplikationen ist proportional der Schwere und der Lokalisation der Verletzung der knöchernen Brustwand: Durchschnittlich ist in etwa 40% der Rippenserienbrüche damit zu rechnen. Einzelne Autoren sahen sogar in 2/3 der Fälle Komplikationen oder Organverletzungen. Unter den Komplikationen bei Rippenserienbrüchen unterscheidet man:

1. Störungen der Atemmechanik durch pathologische Brustwandmobilität,
2. Raumfordernde Flüssigkeits- oder Luftansammlungen im Pleuraraum,
3. Verletzungen der Lunge infolge von Parenchymzerreißungen,
4. Verlegung der Bronchien mit Atelektasebildung,
5. Verletzungen im Mediastinum,
6. Gefässverletzungen,
7. Bronchusrupturen,
8. Zwerchfellrupturen,
9. Abdominelle oder retroperitoneale Begleitverletzungen und
10. Extrathorakale Komplikationen (Schädelhirntrauma mit Bewußtlosigkeit)

Bei komplizierten Thoraxverletzungen spielen funktionelle Momente der Atmung eine wichtige Rolle. Bei ausgedehnten Läsionen der Thoraxwand ist die Atemtechnik erheblich gestört. Hypoventilation umschriebener Lungenabschnitte oder Auftreten von Pendelluft sind die Folge. Bei Verletzungen des Lungenparenchyms durch Gewebszerreißung, intra-

Hefte zur Unfallheilkunde, Heft 223
Zusammengestellt von W. Buchinger
© Springer-Verlag Berlin Heidelberg 1992

pulmonale Hämatome oder Kompressionsatelektasen kann es zu Störungen des Ventilations-Perfusionsverhältnisses und dadurch zur Verschlechterung der respiratorischen Funktion kommen. Diffusionsstörung bei pulmonaler Fettembolie oder Lungödem sind weitere Ursachen einer Ateminsuffizienz. Auch einfache Rippenserienbrüche können zu ganz erheblichen Atemstörungen führen, wenn präexistente Erkrankungen der Lunge oder der Atemwege vorliegen.

Aus diesen Gründen sollte jede Thoraxverletzung, so ungewohnt dieser Gesichtspunkt derzeit vielleicht noch ist, möglichst frühzeitig einer atemphysiologischen Untersuchung zugeführt werden.

Das Ausmaß der Untersuchung richtet sich nach dem Allgemeinzustand des Patienten. In schweren Fällen muß die Bestimmung der Blutgase allein genügen. Sobald es der Allgemeinzustand jedoch erlaubt, ist auch in Hinblick auf eine spätere Begutachtung eine komplette Ventilationsprüfung mit Bestimmung der Atemgase angezeigt. Früher haben sich die ärztlichen Bemühungen bei Rippenserienbrüchen auf eine mehr oder weniger gute äußere Stabilisierung der Thoraxwand durch Cingulum oder Lokalanaesthesie der frakturierten Rippen beschränkt, während heute der funktionellen Wiederherstellung größere Bedeutung beigemessen wird. Außerdem ist es jetzt durch Einsatz moderner Respiration möglich, auch Patienten mit schwersten Thoraxverletzungen am Leben zu erhalten.

Krankengut

Wir möchten aus unserem Krankengut (250) schlagwortartig die Krankengeschichten einiger Patienten nach Verkehrsunfällen herausgreifen und an Hand dieser die Problematik und die Therapie besprechen.

Fall 1: Rippenserienfraktur mit Hämatothorax und Spätpneumothorax. 42 jähr. Patientin: Rippenserienbruch (5–11), Hämatothorax links. In den folgenden Tagen langsame Zunahme der linksseitigen Verschattung. Kurzatmigkeit bei körperlicher Belastung. Sinustachykardie. Dreimalige Abpunktion von je 800 ml Blut führte zur Entleerung des Hämatothorax. Eine Woche nach der letzten Pleurapunktion nach einem Hustenstoß plötzlich Atemnot, Schweißausbruch: Pneumothorax links mit Kollaps der linken Lunge. Nach Saugdrainage im 2. Intercostalraum vorne Entfaltung der Lunge. Subjektiv beschwerdefrei, jedoch deutliches Zurückbleiben der linken Thoraxhälfte bei der Atmung.

Atemphysiologische Untersuchung 8 Wochen nach dem Unfall: Mäßige Verkleinerung des Lungengesamtvolumens und Vergrößerung des ventilatorischen Totraumes. Als Folge der ungleichmäßigen Belüftung in Ruhe arterielle Hypoxämie.

Infolge des Hämato- und Pneumothorax Schwartenbildung. Dadurch pleurale Fesselung und ungleichmäßige Belüftung der Lunge. Daher Beginn mit gezielter Atemtherapie und Atemgymnastik. 5 Monate später deutliche Besserung des Ventilationsbefundes und der respiratorischen Funktion. Lungengesamtvolumen noch unter der Norm, offenbar durch pleurodiaphragmale Adhäsion bedingt. Bei Kontrolle nach 1 Jahr Ventilationsbefund und kardiorespiratorische Leistungsfähigkeit völlig normalisiert. Beendigung der Atemgymnastik 1 Jahr nach dem Unfall. Durch die Atemgymnastik sind sicher nicht sämtliche pathologischen Veränderungen verschwunden. Ihre Auswirkung auf die Funktion konnte aber weitgehend verhindert werden.

Fall 2: Rippenserienbruch, Hämatothorax, Hautemphysem, Leberruptur, 25jähr. Patient: Rippenserienbruch (2–10), Hämatothorax rechts und Hautemphysem sowie Leberruptur. Höchstgradiger hämorrhagischer Schock, flache, oberflächliche, sehr frequente Atmung und Abwehrspannung im Oberbauch. Mediane Oberbauchlaparotomie: Hämaskos von 2,5 Liter, Leberruptur dorsal und lateral der Leberkuppe, die von einer medianen Oberbauchlaparotomie aus nicht zu versorgen war. Daher Thorakotomie. Im Thorax ca. 1 Liter Blut. Die 30 cm lange sehr tief ins Parenchym reichende Ruptur wurde transdiaphragmal mit Matratzennähten versorgt und subphrenisch drainiert. Übernähung mehrerer durch Rippenanspießung entstandener, stark blutender Lungenriße im Unterlappen. Patient erhielt in den ersten Stunden insgesamt 6,5 Liter Blut und Plasmaexpander. Atemphysiologische Untersuchung (4 Wochen nach dem Unfall erst möglich): Weitgehender Funktionsausfall der rechten Lunge, überraschendes Ergebnis in Anbetracht des klinischen Wohlbefindens und des Röntgenbildes. Lungengesamtvolumen auf 53% des Sollwertes reduziert, dem Volumen der linken Lunge entsprechend. Deutliche Verkürzung der Kreislaufzeit als Ausdruck einer Rarefizierung des pulmonalen Gefäßbettes. Dies konnte als refletorische Sperre der rechten Pulmonalarterie erklärt werden (Euler-Liljestrand-Reflex). Für eine weitgehende Durchblutungsverminderung sprach auch die Tatsache, daß keine Anhaltspunkte für Rechts-Links-Shunts vorhanden waren. Die Blutgase entsprachen einer normalen Funktion der linken Lunge. Bestätigung der herabgesetzten Durchblutung der rechten Lunge durch die Lungenszintigraphie.

5 Wochen nach dem Unfall Beginn der Atmungstherapie mit dem Bird-Respirator, kombiniert mit Atemgymnastik und Atemtraining. Langsame Besserung des Ventilationsbefundes und Normalisierung der Kreislaufzeit. Die Blutgase waren sowohl in Ruhe wie auch unter leichter körperlicher Belastung normal.

Bemerkenswerterweise können auch ausgedehnte Funktionsausfälle der klinischen Beobachtung entgehen. Eine gezielte, intensive Atmungstherapie und Atemgymnastik ermöglicht eine wesentlich bessere und raschere Rehabilitation. Diesem Patienten konnte durch den Erfolg der Atmungstherapie eine Decortikation erspart werden, die im Frühstadium diskutiert, wegen des unbeweglichen Zwerchfelles und der gleichzeitigen schweren Leberverletzung aber abgelehnt worden war. Ein halbes Jahr nach dem Unfall war der Patient völlig beschwerdefrei.

Fall 3: Impressionsfraktur der Thoraxwand (anterior flail chest) mit paradoxer Atmung. 44jähr., 120 kg schwerer Patient: Einlieferung in moribundem Zustand. Die vordere seitliche, eingedrückte Brustwand (6–9. Rippe links, 20 x 26 cm) zeigte paradoxe Atmung. Nebenverletzung: Hüftgelenksverrenkung, Gehirnerschütterung. Patient zeigte lediglich Schmerzreaktion bei tiefer Palpation des linken Oberbauches, Atmung flach, frequent, tiefe Cyanose und immer wieder Schweißausbrüche mit Pulsanstieg Milzruptur nicht auszuschließen. Blutgaswerte: Schwere respiratorische Insuffizienz auf Basis einer alveolären Hypoventilation infolge Auftretens von Pendelluft.

Anlegen eines Pelottenverbandes und intermittierende Beatmung mit dem Bird-Respirator: schlagartige Besserung des Allgemeinzustandes. Bei der äußeren Fixierung der frakturierten, paradox verschieblichen Thoraxwandpartie durch einen Pelottenverband wurde mit dem Respirator eine ausreichende Zwerchfell- und auch Bauchatmung erreicht und die respiratorische Insuffizienz rasch überwunden. Patient wurde anfänglich stündlich, später in größer werdenden Intervallen 10–15 min lang beatmet, bis er sich selbständig des Bird-Respirators bedienen konnte. Atemphysiologische Untersuchung 3 Wochen nach dem Unfall: Normaler Befund, die respiratorische Beweglichkeit des Thorax zufriedenstellend.

Bei den Thoraximpressionsfrakturen steht man vor der Entscheidung zwischen einer konservativen oder operative Therapie. Bei diesem Falle ermöglichte das Anlegen einer Pelotte eine Respirationsbehandlung.

Die entfaltete Lunge diente gleichsam als „innere Schienung", so daß das Thoraxwandfragment knöchern ausheilen konnte. Mit Pelottenverband und Respiratorbehandlung kann man derartige Thoraxwandverletzungen mit mehr Aussicht auf Erfolg auch konservativ behandeln. Die zusätzliche Operationsbelastung ist bei solchen Verletzten nicht ganz ungefährlich.

Am 2. Tag nach dem Unfall ist eine schwere respiratorische Insuffizienz erkennbar, die auch durch Sauerstoffatmung nicht wesentlich gebessert werden kann und deren Ursache in einer partiellen Hypoventilation und Auftreten von Pendelluft zu suchen ist. Sofortiger Beginn mit einer Beatmungstherapie. Nach 3 Wochen weitgehende Normalisierung des Befundes.

Fall 4: Rippenserienbruch, chronische Bronchitis mit Bronchopneumonie 65jähr. Patient: Sturz gegen die Sesselkante, Einweisung wegen Kurzatmigkeit, Schmerzen in der linken Thoraxhälfte: Rippenserienfraktur (7–9), Patient litt seit seinem 25. Lebensjahr an einer chronischen Bronchitis, Versorgung mit Cingulum. 4 Tage nach dem Unfall zunehmende Kurzatmigkeit, Schmerzen in der linken Thoraxhälfte, Hustenreiz, keine Expectoration. Fieber über 39°. Thoraxröntgen: Fleckige, streifige Verschattung im linken Untergeschoß.

Atemphysiologische Untersuchung: Verkleinerung der Atemoberfläche durch schlechte Belüftung der linken Lunge. Mittelschwere, obstruierende Bronchitis, respiratorische Insuffizienz auf Basis einer partiellen alveolären Hypoventilation.

Bei diesem Patienten, der seit 40 Jahren an einer chronischen Bronchitis leidet, war es durch Rippenserienfraktur und der damit verbundenen schmerzbedingten Hemmung der Atmung zu einer Bronchopneumonie im linken Unterlappen gekommen. Nach gaben von Breitbandantibiotika, einer intermittierenden Bird-Beatmung hustete der Patient große Mengen eines putrides Sputum aus, die Temperaturen sanken, die Kurzatmigkeit besserte sich deutlich. Eine kombinierte Beatmungstherapie und Atemgymnastik wurde auch nach der Entlassung des Patienten ambulant fortgesetzt.

Diskussion

40–60% der Rippenserienbrüche verlaufen unkompliziert und bieten therapeutisch keine Probleme, weil die Atemmechanik durch die verletzte Thoraxwand nicht wesentlich gestört ist.

Bei komplizierten Rippenserienfrakturen oder bei einfachen Brustkorbverletzungen mit präexistenten Lungenerkrankungen muß aber mit weiteren Komplikationen gerechnet werden, die ein buntes klinisches Bild ergeben: die Hauptkomplikation ist die Ateminsuffizienz.

Komplizierte Rippenserienfrakturen

Zur Feststellung einer derartigen Atemstörung ist eine klinische, röntgenologische und atemphysiologische Untersuchung notwendig. Eine Indikation zur dringlichen Thorakotomie scheint gegeben bei

– kontinuierlichen Blutverlusten (von über 1500 ml) über eine weitlumige Bülau-Drainage,
– mißlungener Expansion der Lunge,
– größeren geronnenen Blutmengen im Thorax und
– Gasverlust durch eine Bronchusfistel über 1/3 des Atemminutenvolumens.

Die Behandlung der durch Atemstörungen komplizierten Fälle soll neben den chirurgischen Gesichtspunkten auch die funktionellen Aspekte berücksichtigen. Die respiratorische Insuffizienz kann infolge eines vielgestaltigen Verletzungsbildes leicht durch Blutungen oder zentrale Atemstörungen – z.B. bei Schädelhirnverletzungen – überdeckt oder verschleiert werden.

Der wesentliche Fortschritt in der Behandlung der komplizierten Rippenserienbrüche ist die Beatmungstherapie mit einem Respirator. Die Indikation dazu ist eine drohende oder manifeste respiratorische Insuffizienz. Entscheidend neben der klinischen Untersuchung ist die Blutgasanalyse. Bei Vorliegen einer Hypoxämie muß man entscheiden, welche Form der Beatmungstherapie angezeigt ist. die intermittierende mit Gesichtsmaske bzw. Mundstück, oder die Dauerbeatmung mit Intubation bzw. Tracheotomie.

Nach unseren Erfahrungen genügt in den meisten Fällen die intermittierende Beatmung, sofern der Patient ansprechbar und imstande ist, das Mundstück zu halten. Der Patient wird einmal in der Stunde 10 bis 15 Minuten lang beatmet. Das Intervall kann dann jeweils nach dem Befinden des Patienten und nach Kontrolle der Blutgase verlängert werden. Das Gerät, das sich bisher am besten bewährt hat, ist der Mark VIII von der Firma Bird. Über die praktische Durchführung der intermittierenden Beatmung verweisen wir auf einschlägige Literatur.

Vorteile der intermittierenden Beatmung sind:

1. Laufende Kontrolle der Blutgase und der Serumelektrolyte ist nicht notwendig, weil sich der Säure-Basenhaushalt in den Beatmungspausen spontan einreguliert.
2. Dem Patienten wird die Tracheotomie mit ihren Komplikationen erspart.
3. Die Gefahren der „Respirator-Lunge" werden weitgehend vermieden.
4. Durch die Beatmungstherapie ist es möglich, die Bildung pleuraler Schwarten zu verhindern bzw. ihre Auswirkung auf die Funktion zu reduzieren.
5. Bei Thoraxwandimpressionsbrüchen mit paradoxer Atmung ist u.U. zu entscheiden, ob man mit konservativen Maßnahmen auskommt oder eine operative Stabilisierung der Thoraxwand notwendig ist.

Nachteile der Überdruckbeatmung

1. Bei Beatmung eines Pneumothorax bestehen besondere Verhältnisse. Der Überdruck im Pleuraraum muß über eine Bülaudrainage abgeleitet werden. Mit einer weitlumigen Drainage kann auch ein Pneumothorax beatmet werden. Wenn sich der positive Inspirationsdruck direkt auf den Pleuraraum und damit auf das Überdruckgefäß auswirkt, ist dies ein Hinweis auf einen größeren Lungenriß bzw. eine Bronchusfistel. In solchen Fällen ist von einer Beatmung Abstand zu nehmen, da sie unwirksam wäre muß man sich zunächst mit einer reinen Bülaudrainage begnügen. Wenn sich die Bronchusfistel nicht schließt, wird eine operative Revision notwendig.
2. Bei Verdacht einer Verletzung der Trachea oder der großen Bronchien ist wegen der Gefahr eines Mediastinalemphysems bzw. eines Spannungspneumothorax von einer positiven Druckbeatmung abzuraten. Die bronchoskopische Untersuchung ist in solchen Fällen von entscheidender Bedeutung.

Unkomplizierte Brustkorbverletzungen mit präexistenten Lungenerkrankungen

Leicht, im traumatologischen Sinne unauffällige Rippenserienbrüche können zu beachtlichen Störungen der Respiration führen, wenn eine präexistente Erkrankung der Lunge und der Atemwege vorliegt, in erster Linie eine chronische, spastische obstruierende Bronchitis, mit oder ohne Emphysem. Bedingt durch die Schmerzhaftigkeit der Thoraxbewegung wird besonders bei älteren Patienten die Atmung flach und oberflächlich, sie vermeiden jeden tiefen Atemzug und jede Expectoration. Durch die schlechte Belüftung der ganzen Lunge oder umschriebener Lungenabschnitte kommt es zu Sekretsammlungen in den Bronchialwegen, zu Sekretstauung mit nachfolgender Entzündung. Fieberhafte eitrige Bronchitiden und Bronchopneumonien sind die Folge. Durch oberflächliche Atmung und Zunahme der bronchialen Obstruktion wird eine vorher latente respiratorische Insuffizienz manifest.

Ältere Patienten sind daher ganz besonders zum Durchatmen und Aushusten anzuhalten. Diese Maßnahmen sollten unterstützt werden durch:

- Gaben von Analgetika (ohne zentraldämpfende Wirkung!);
- Lokalanästhesie (Depot) der frakturierten Rippen;
- Fixierung der Thoraxwand durch ein Zingulum und durch eine intermittierende Beatmung mit einem Bird-Respirator.

Durch die Beatmung wird das Aushusten des bronchialen Sekretes erleichtert, die Zwerchfellatmung unterstützt, wodurch es zu einer besseren Belüftung der basalen Lungenabschnitte kommt.

Bei hartnäckigen Fällen mit Sekretstauung in den Bronchialwegen und Unfähigkeit, das Sekret auszuhusten (mucoid impaction), sowie bei Atelektasen oder Aspiration ist darüber hinaus eine frühzeitige, gezielte bronchoskopische Sekretabsaugung notwendig.

Jede Beatmungstherapie soll, sobald es der Allgemeinzustand erlaubt, durch Atemgymnastik und Atemtraining ersetzt werden. Eine Normalisierung der Funktion wird oft erst nach einem halben Jahr erreicht. Die Atemgymnastik nach einem komplizierten Thoraxtrauma sollte daher ein halbes Jahr lang fortgesetzt werden, um bestmögliche Ergebnisse zu erzielen. Dazu ist die Mitarbeit des Patienten notwendig, was allerdings bei der Indolenz mancher Patienten ein eigenes Problem darstellt. Auf diesen Punkt möchten wir besonders hinweisen, weil diese Lethargie nicht so selten von ärztlicher Seite unter dem Schlagwort „Schonung" noch unterstützt wird.

Literatur

1. Jekić I, Jekić M (1989) Operationen im Schock bei Polytraumatisierten. 9. Internationaler Kongress für Notfallchirurgie, 26.–29.6.1989, Strasbourg
2. Jekić I, Jekić M (1989) Initial management of the critically injured patients. 9th International Congress of Emergency Surgery, 26.–29.06.1989, Strasbourg
3. Jekić M, Jekić I (1988) Thoracic injury requiring surgery. XXVI. World Congress of the International College of Surgeons, Milan, July, 3–9,1988
4. Jekić M (1987) Thoracic injury requiring surgery as prevention of respiratory complications. 8th Intern. Congr. of Emergency Surgery, Milan, June 21–24, 1987
5. Das Polytrauma, Urban & Schwarzenberg, München Wien Baltimore, 1985

Der Einsatz des Ultra-Low-Field-Magnetresonanztomographen (ULF-MRT) beim Thoraxtrauma

W. Schüller und A. Janousek

Unfallkrankenhaus Lorenz Böhler der Allgemeinen Unfallversicherungsanstalt (Ärztlicher Leiter: Prim. Prof. Dr. J. Poigenfürst), Donaueschingenstraße 13, A-1200 Wien

Seit Juli 1987 steht im Unfallkrankenhaus Lorenz Böhler ein ULF-MRT mit einer magnetischen Feldstärke von 0.02 Tesla in Betrieb. Das Gerät hat sich als wichtiges ergänzendes Instrument in der Diagnostik und zur Kontrolle schwerer Thoraxverletzungen erwiesen.

Dank der niedrigen Feldstärke können auch beatmete Patienten untersucht werden, zusätzlich ist eine intensivmedizinische Betreuung möglich. Im Gegensatz zu den Geräten mit höherer Feldstärke sind die flow- und atmungsbedingten Artefakte tolerabel, auf eine EKG-Triggerung kann verzichtet werden.

Routinemäßig wird in axialer und coronaler Schnittebene mit einer eher T2-gewichteten Sequenz untersucht. Fallweise kommen T1-gewichtete Sequenzen und sagittale Schnittebenen zum Einsatz.

Mit Hilfe der T1 und T2 gewichteten Sequenzen, lassen sich sowohl anatomische Strukturen als auch pathologische Zustandsbilder anhand des charakteristischen Signalverhaltens differenzieren.

Normale Anatomie

Normales Lungengewebe stellt sich auf dem T2 – gewichteten Bild (T2-WI) mit herabgesetzter und auf dem T1 – gewichteten Bild (T1-WI) mit deutlich herabgesetzter Signalintensität dar.

Fettgewebe zeigt auf T1-WI's und T2-WI's deutlich angehobene Signalintensität.

Muskulatur stellt sich in beiden Gewichtungen mit mittlerer Signalintensität dar.

Pathologische Anatomie

Bei einem Pneumothorax stellt sich die Luft auf Bildern beider Gewichtungen signallos dar.

Ein Erguß zeigt sich auf T2-WI's deutlich hyperintensiv und auf T1-WIs deutlich hypointensiv.

Hämatom und Hämatothorax weist im T2-WI je nach Alter der Blutung und Feldstärke des Gerätes niedrige bis hohe Signalintensität und im T1-WI immer deutlich erhöhte Signalintensität auf.

Die Atelektase zeigt ein ähnliches Signalverhalten wie der Erguß.

Septen und Verschwartungen stellen sich auf den T2-WIs mit mittlerer und eher niedriger Intensität dar und sind im T1-WI hypointens.

Hefte zur Unfallheilkunde, Heft 223
Zusammengestellt von W. Buchinger
© Springer-Verlag Berlin Heidelberg 1992

Die MRT beim Thoraxtrauma hat sich in der Praxis als hilfreiche Untersuchungsmethode bewährt.

Beim Polytraumatisierten ist ja die native Röntgendiagnostik erschwert – die sogenannte „Bettlunge" oft schwer zu beurteilen. Besonders für diesen Patienten liefert die MRT oft wichtige Informationen bezüglich Art und Ausmaß von pathologischen Veränderungen.

Diskussion

Beck, Innsbruck: Ein großer Teil dieses Vormittags hat sich mit den bildgebenden Verfahren beschäftigt. Die Sonographie war nicht als eigener Vortrag vorgesehen, wurde aber doch erwähnt und zum Schluß ist zur Ergänzung noch das MRI erwähnt worden, das natürlich nicht überall zur Verfügung steht. Ich würde daher vorschlagen, daß wir zunächst über die bildgebenden Verfahren diskutieren und darf um Wortmeldungen bitten.

Schindler, Würzburg: Herr Jantsch, ich habe eine Frage beziehungsweise eine Anmerkung. Das Problem der Zwerchfellrupturen sind ja nicht die primären, vollständigen Rupturen, sondern die zweizeitigen. Wir können etwa sagen, daß etwa die Hälfte aller Zwerchfellrupturen zweizeitig erfolgt. Wie helfen Sie sich da diagnostisch?

Jantsch, Wien: Man kann es radiologisch nur dann diagnostizieren, wenn man etwas sieht. Wenn man nichts sieht, kann man es nicht diagnostizieren. Ich meine, wenn es erst zweizeitig rupturiert. Aber man sieht doch relativ häufig im Ultraschall schon bei einem polytraumatisierten Patienten ein Haematom dort. Das ist doch dann schon ein Hinweis, daß sich dort etwas abspielt.

Beck, Innsbruck: Wenn ich dazu noch eine Bemerkung machen darf. In beiden Vorträgen ist mir die radiologische Abklärung des Mediastinums etwas zu kurz gekommen und ich darf Sie vielleicht bitten zu sagen, was machen Sie, wenn Sie ein verbreitetes Mediastinum beziehungsweise Mittelschatten haben.

Jantsch, Wien: Beim verbreiteten Mediastinum muß man sich halt immer fragen, ob es durch den Zwerchfellhochstand ist, oder ob eine tatsächliche Verbreiterung vorliegt. Wenn es tatsächlich verbreitert ist, ist die Computertomographie heute die Methode der Wahl. Wenn dort irgendwelche Zweifel offenbleiben, ist die Angiographie indiziert.

Beck, Innsbruck: Und bei Verdacht auf Aortenruptur?

Jantsch, Wien: Ist an und für sich Geschmacksache, ob man angiographiert oder CT macht.

Beck, Innsbruck: Und wenn Angiographie von der A. femoralis aus. Ich habe heute eine Reihe von Bildern gesehen, die alle von der A. femoralis aus gemacht wurden, und ich kann mich an Zeiten erinnern, wo wir das immer über die A. brachialis machen mußten,

Hefte zur Unfallheilkunde, Heft 223
Zusammengestellt von W. Buchinger
© Springer-Verlag Berlin Heidelberg 1992

weil man angeblich bei der Punktion beziehungsweise Katheterisierung von der A. femoralis aus Löcher setzen könnte in der Aorta. Ich habe das selbst nicht gesehen. Haben Sie so etwas gesehen?

Jantsch, Wien: Wir machen es von femoral aus mit einer weichen Pig-tail-Spirale. Das war nie ein Problem.

Beck, Innsbruck: Das geht viel leichter.

Glinz, Zürich: Ich muß hier ein bißchen Ihren Enthusiasmus für die Computertomographie bei der akuten traumatischen Aortenruptur dämpfen. Ich weiß, daß die Computertomographie heute als Mittel der Wahl sowohl von den Radiologen wie von den Herzchirurgen betrachtet wird, um ein dissozierendes Aortenaneurysma zu diagnostizieren. Darüber ist kein Zweifel. Das ist eine zuverlässige Methode mit großer Aussagekraft. Bei der traumatischen Ruptur sind wir lange Zeit von der Voraussetzung ausgegangen, daß die traumatische Aortenruptur dadurch ein breites Mediastinum hervorruft, daß es zur Blutung von der Ruptur in das Mediastinum kommt. Also im Prinzip eine Art Aneurysma vorliegen würde. Das ist aber in vielen Fällen nicht der Fall. Das breite Mediastium, das wir sehen, einer ganzen Reihe von Fällen kommt dadurch zustande, daß ein Haematom im hinteren Mediastium entsteht durch eine Verletzung in der Gegend der Aorta. Wenn wir nun auch in diesen Fällen hingehen und die Aortenruptur suchen, dann finden wir in vielen Fällen eine Aortenruptur. Das Haematom ist also nicht durch die Aortenruptur entstanden, sondern ist entstanden durch andere Gewalteinwirkung, ist aber ein Zeichen dafür, daß dort hinten eine wesentliche Einwirkung von Gewalt stattgefunden hat. Ich sage das nur, denn wenn wir jetzt hingehen und diese Patienten mit Computertomographie untersuchen, dann sehen wir zwar Haematome irgendwo im Mediastium, aber wir kommen zum Schluß, daß die Aortenruptur, die eben in der Angiographie keinen Kontrastmittelaustritt zeigt oder fast keinen, eigentlich nicht erkannt werden kann. Vor allem noch, weil ja die Ruptur horizontal zur Schnittrichtung läuft, also eigentlich parallel zur Schnittrichtung horizontal im Patienten – die klassische Ruptur. Wir haben inzwischen eine ganze Reihe von Fällen gesammelt mit Aortenrupturen, bei denen kein Kontrastmittelaustritt nachweisbar ist und trotzdem war die Aortenruptur in der Angiographie klar erkennbar, aber in der Computertomographie nicht. Und da möchte ich eigentlich davor warnen, ein endgültiges Urteil aufgrund einer Computertomographie bezüglich traumatischer, frischer Aortenruptur zu stellen.

Jantsch, Wien: Oft sieht man ja die Dissektion in der Computertomographie auch und ich habe ja gesagt, wenn irgendwelche Zweifel offen bleiben, angiographieren wir nach wie vor. Das ist gar keine Frage, aber ich glaube die primäre Untersuchung kann heute durchaus die Computertomographie sein. Ich meine, das hängt halt auch von der Klinik ab wie dringlich das alles ist, daß man keine Zeitverzögerung hat, aber im Prinzip sehen Sie sehr oft das Dissekat, wenn Sie Kontrastmittel injizieren, in der Computertomographie.

Glinz, Zürich: Ja, nur was nützt uns dann die Computertomographie, wenn sie wirklich den Ausschluß nicht gewährleistet? Man muß sich doch im Klaren sein, daß wir viele Leute heute angiographieren mit einem breiten Mediastinum, die keine Aortenruptur haben. Nur 15 oder 20% haben eine Aortenruptur. Also müssen wir dann alle diese Fälle im Prinzip in einem Zeitpunkt, wo doch ein Zeitgewinn wichtig ist, durch zwei Untersuchungswege schleusen. Erst Computertomographie, dann die Angiographie. Wir sind aus diesem Grund ganz eindeutig immer noch zum Schluß gekommen, eigentlich zusammen mit anderen Traumatologen auch, die diese frischen Rupturen sehen, daß die primäre Abklärung beim breiten Mediastinum nicht die Computertomographie sein soll, es sei denn, man hat ohnehin den Patienten im Computertomographen, sondern die Angiographie.

Schindler, Würzburg: Unser Verfahren ist so und zwar kommen wir darauf zurück, es ist nämlich ein Zeitgewinn. Die Angiographie sollte nicht verzögert werden. Sie sagten ganz richtig, der Patient ist sowieso im CT. das breite Mediastinum alleine ist nicht ausschlaggebend. Das kann ja auch Fett sein. In dem Augenblick – so verfahren wir – wo wir im Mediastinum Blut sehen, egal wo es herkommt, eine Sickerblutung, wird angiographiert. Das Polytrauma ist bei uns immer im CT. Sei es wegen Schädel, Abdomen, Becken oder wegen Thorax. Wenn Blut im Mediastinum, sofort Angiographie und zwar intraarteriell. Bitte nicht transvenöse DSA, diese Verfahren kaschieren das ganze Bild. Katheter in die Aorta.

Poigenfürst, Wien: Ich muß Herrn Glinz Recht geben. Wir sind zu dem Schluß gekommen, daß uns die Computertomographie, die bei den zweifelhaften Fällen, bei denen alle nicht-invasiven Methoden inklusive der Ösophagussonde nicht aufschlußreich waren, daß uns bei denen die Computertomographie eigentlich auch nicht zur Diagnose verholfen hat. Die Kernspintomographie ist besser, gibt eine bessere Darstellung, aber ich glaube, wenn man eine schnelle Diagnose möchte, dann muß man den Patienten angiographieren.

Pühringer, Mödling: Es gibt im westpannonischen Bereich Österreichs doch einige Krankenhäuser, die keine Computertomographie haben. Die haben aber eine normale Tomographie. Man kann auch mit der normalen Tomographie gewisse Dinge herausholen aus der Diagnostik, die wir mit dem normalen Bild nicht finden können. Ich glaube, man sollte auch die normale Lungentomographie nicht vergessen.

Kuderna, Wien: Ich habe noch eine Frage zu den bildgebenden Verfahren. Wie sieht das mit der Strahlenbelastung aus? Die ist überhaupt nicht angesprochen worden. Herr Jantsch, könnten Sie dazu etwas sagen? Computertomographie, konventionelle Radiologie?

Jantsch, Wien: Bei der Computertomographie haben Sie eine relativ hohe Strahlenbelastung. Die bewegt sich in der Größenordnung von einigen wenigen Röntgen. Ein Lungenhartstrahlröntgen ist so in der Größenordnung von 30 bis 100 Milliröntgen. Das sind alles Werte, die im Prinzip klein sind und keine Rolle spielen. Ein Lungenröntgen, wenn es notwendig ist, ist einfach durchzuführen, ohne über die Strahlenbelastung nachzudenken.

Schindler, Würzburg: Es geht doch hier um oft sehr ernsthafte Zustände und ich glaube, hier ist die Strahlenbelastung, drei Schnitte durch den Thorax, Oberflächendosis jeweils 1 Rad, das ist also durchaus gewährleistet, gemessen an dem diagnostischen und therapeutischen Gewinn.

Kuderna, Wien: Sie meinen, da ist die Strahlenbelastung zu vernachlässigen, die Bedrohung steht sicherlich im Vordergrund. Da haben Sie schon recht, nur es bleibt ja meistens nicht bei diesen drei Schnitten, sondern es werden ja dann ganz wesentlich mehr gemacht, überhaupt wenn der polytraumatisierte Patient auf alle Fälle in die Computertomographie kommt, so wie Sie das vorhin sagten. Es ist bei uns die Situation ganz gleich.

Schindler, Würzburg: Er ist ja oft wegen anderer Dinge im Computertomographen, wegen des Schädels in erster Linie und drei Schnitte durch den Thorax, weil der Anaesthesist möchte ja an den Patienten. Und da reichen drei Schnitte: apikal, Hilus und basal.

Jantsch, Wien: Im Vergleich dazu ist vielleicht noch zu sagen, daß ein Transatlantikflug wahrscheinlich mehreren Computertomographien entspricht in der Strahlenbelastung aufgrund der Nähe zur Sonne. Ich glaube, man kann es wirklich vergessen.

Schüller, Wien: Ich habe zwei Fragen an Herrn Schindler. Sein Abschnitt im Vortrag über das ARDS, da zeigt er einige sehr schöne Computertomogramme mit allerdings lokalisierten Atelektasen im basalen dorsalen Bereich. Die Frage ist, ob sich das wirklich um ein generalisiertes ARDS handelt, das wir eher über die ganze Lunge verteilt annehmen, und diese basalen Atelektasen doch eher auf mechanische Verschlüsse zurückführen beim längerliegenden Patienten. Die zweite Frage ist – ich weiß nicht, ob ich es richtig verstanden habe – ob Sie die oberen Thoraxsegmente komprimieren, wenn Sie basale Atelektasen haben.

Schindler, Würzburg: Ich habe ja ausgeführt, wie es zu dieser Atelektase in den basalen Lugenabschnitten kommt. Es ist so, daß durch die Peep-Beatmung die Oberlappen überbläht werden und daß die Unterlappen weniger gut belüftet werden. Dort wirkt sich eben das ARDS, sozusagen die Retraktion der Lunge, besonders stark aus. Das ist etwas, was bei uns in der Anaesthesiologie sehr konsequent angegangen wird. Es handelt sich bei diesen Unterlappenabschnitten, die Sie gesehen haben im CT, die relativ dicht sind, um eine Summation von Atelektase plus alveoläre Exudation. Wir haben einige Fälle – ich wollte das jetzt vom therapeutischen Prozedere nicht angehen – wo dann durch Einnehmen der Bauchlage innerhalb von wenigen Stunden diese atelektatischen Areale sich lösen. Wir haben auch Fälle wo es in den Oberlappen gelegen war, nach einem Pneumothorax häufiger in den Oberlappen, daß dann durch Aufsetzen der Patienten der transpulmonale Druck so günstig umverteilt wird, daß eben diese vormals retrahierten Areale aufgehen. Zur zweiten Frage. Bei Patienten, bei denen über mehrere Tage durch die Peep-Beatmung basale Abschnitte nicht wieder eröffnet werden können, der Patient auch nicht in Bauchlage gebracht werden kann, dort gelingt es durch eine Bandagierung der Oberlappen, also des oberen Thorax, durch eine Kompression sozusagen eine zwangsweise Belüftung der Unterlappen, bei der Überdruckbeatmung diese aufzubekommen. Und als Fortführung dazu, daß man einen – da sind wir gerade dabei, das zu entwickeln – luftdichten Abschluß im Abdomen, einen Sog ansetzt, um dadurch das Zwerchfell nach unten zu bringen, um eben den Kompressionseffekt auf die basalen Lungenabschnitte herabzusetzen und dadurch die unteren Lungenabschnitte für die Ventilation freizubekommen. Beim Peep können Sie bis 12, 15 cm Wasser geben, Sie können nicht weiter hinauf, weil dann die kardialen beziehungsweise kardiovaskulären Parameter dagegensprechen. Sie müssen durch Umlagerung diese Areale freibekommen. Das sind Atelektasen, alveoläre Exudation.

Kuderna, Wien: Macht dieser Sog mit der Bauchsaugglocke am Abdomen nicht Kreislaufprobleme?

Schindler, Würzburg: Nein, es ist so, daß das immer nur über Stunden und immer nur über Areale halbstundenweise angewandt wird. Über zwei Tage jeweils eine halbe Stunde, dann können beide Unterlappen rekrutiert werden für die Ventilation.

Kuderna, Wien: Herr Bettermann hat noch etwas ganz wichtiges gebracht, nämlich diese kinematographischen Verfahren zur Beobachtung, um zu sehen was sich während der Atmung tut. Könnten Sie uns da vielleicht ein bißchen nähere Auskunft darüber geben, wie Sie das machen?

Bettermann, Gießen: Wir haben die Möglichkeit bereits in dem Notaufnahmeraum, einem Reanimationsraum mit dem Durchleuchtungsgerät, nicht nur um den übrigen Körper nach Verletzungen des Skelettsystems abzusuchen, sondern auch die Thoraxorgane – sowohl das Herz als auch die Lunge – auf ihre Aktion zu überprüfen. Das ist heute im Prinzip auch noch aussagefähiger oder -kräftiger als die Sonographie, weil eine gute Lungenentfaltung ist sicherlich besser in der Durchleuchtung zu sehen als mit dem Sonographiegerät.

Kuderna, Wien: Sie machen das mit dem Bildverstärker?

Bettermann, Gießen: Ja, prinzipiell ja.

Kuderna, Wien: Machen Sie eine Aufzeichnung davon?

Bettermann, Gießen: Davon kann man auch Aufzeichnungen machen.

Kuderna, Wien: Ja, eben, ich wollte das herausbringen, weil gerade das ist ja wertvoll. Wenn man eine Bandaufzeichnung hat, man braucht den Patienten nicht so lange durchleuchten, kann sich das dann immerwieder vorspielen, denn meistens braucht man, bis man das alles überblickt und perzipiert hat, ein bißchen länger und das läßt sich halt technisch sehr, sehr einfach installieren, daß man eine Bandaufzeichnung macht.

Bettermann, Gießen: Ja, einfach sich das vom Video abfragen.

Kuderna, Wien: Herr Bettermann, ich möchte Sie auch bitten, noch beim nächsten Teil dazubleiben. Sie haben einen sehr wichtigen Punkt in die Diskussion gebracht, der sicher dann noch ins nächste Thema hereinspielt. Ich muß mich entschuldigen, wir haben Sie vielleicht hier auch nicht ganz richtig eingeordnet. Aber ich habe eine Frage: Welche Diagnostik machen Sie, um die Entscheidung zu treffen, soll am Unfallort intubiert werden oder nicht?

Bettermann, Gießen: Wesentlich ist sicherlich der Auskultationsbefund, der immer wieder vernachlässigt wird. Viele Leute, die dann schnell in den Wagen laden, losfahren und zum Beispiel sagen, daß man im Auto nicht richtig auskultieren könne, was sicher zum Teil wegen der Nebengeräusche richtig ist. Deshalb ist es um so wichtiger am Unfallort zu sagen, Perkussion und Auskultation müssen mir klar darüber Auskunft geben – gut, wenn ich eine periphere Zyanose habe, ist das noch nicht endgültig aussagefähig darüber, wie gut die Durchblutungssituation oder die Sauerstoffsättigung ist, sondern ich muß mir über die Belüftung der Lunge einfach durch diese Standardverfahren Auskunft geben. Ich glaube, darauf sollte man auch Wert legen und nicht jetzt irgendwelche anderen technische Dinge suchen. Zum Beispiel die Blutgasanalyse am Unfallort, ist sicherlich eine nicht sehr sinnvolle Maßnahme, zumal sie dann mit Sicherheit mit großen Fehlerquellen überlagert ist.

Brenner, Eisenstadt: Sie stehen hier konträr zu der derzeit verbreiteten Meinung der Notarztversorgung. Man sagt heutzutage, wenn man an die Intubation denkt, so soll man sie durchführen. Warum hat man das gesagt? Weil man gesehen hat, daß durch die frühzeitige Intubation und die ordnungsgemäße Wundversorgung es zu wesentlichen Verbesserungen des Ausgangs gekommen ist. Nun, eine kühne Behauptung ist, eine nichtindizierte Intubation bedingt eine Aspiration. Das kann man nicht im Raum stehen lassen, denn meistens sind Sie nicht dabei, wenn dieser Patienten bereits aspiriert hat, nach einem Trauma. Das ist in der Zeit, in der Sie zum Unfallort fahren. Weiter haben wir gesehen, daß bei früh intubierten Patienten, beim frühversorgten Patienten, es niemals zu dem von Ihnen angesprochenen septischen ARDS kommt, zu der sogenannten septischen Pneumonie, zum späten ARDS nach 48 Stunden. Viele haben das dann gesehen, wenn der Patient nicht versorgt war, wenn er entweder ein isoliertes Thoraxtrauma, ein stumpfes Thoraxtrauma hatte, oder wenn er ein Polytrauma hatte. Ich muß dazu sagen, aus unserer Erfahrung – ich bin jetzt in Eisenstadt seit fast neun Jahren – habe ich gesehen, daß je besser eine Versorgung, je eher eine Versorung stattfindet, desto besser auch der Ausgang für den Patienten ist.

Bettermann, Gießen: Zunächst zum Problem der Aspiration. Ich sprach von einem isolierten Thoraxtrauma und ich glaube, daß die Aspiration vor allem bei gleichzeitig staffindendem Schädel-Hirn-Trauma eintritt, so daß man diese Dinge etwas differenzieren muß. Zum anderen, das Problem der Intubation als der Warnung für den septischen Verlauf. Ich meine, das ist unbestreitbar. Jeder Patient, der intubiert ist, muß auf eine Intensivstation. Es wird niemand bezweifeln, daß die septischen Komplikationen auf diesen Stationen sehr viel höher sind als auf peripheren Stationen, wo sie sicherlich auch dann ganz andere Muster von Keimen haben.

Brenner, Eisenstadt: Das kann ich natürlich auch nicht im Raum stehen lassen. Wenn Sie einen Patienten intubiert haben, so ist es klar, daß er möglicherweise ein verschlechtertes out-come dadurch hat, daß Sie ihn langzeitbeatmen müssen. Sie verwechseln bitte Intubation mit Langzeitbeatmung. Das ist ein großer Unterschied. Wir wissen aus diversen Arbeiten, daß die septischen Komplikationen des beatmeten, des langzeitbeatmeten Patienten nach 48 Stunden einsetzen, das ist richtig, aber das ist die gram-negative Influenz vom Magen-Darm-Trakt her. Wenn man das im Griff hat, werden Sie auch sehen, daß diese Komplikationen weniger stark sind. Bitte, verwechseln Sie nicht Intubation mit Langzeitbeatmung.

Bettermann, Gießen: Nur, wenn die Intubation durch die dann stattfindende Aspiration die Langzeitbeatmung erforderlich macht, ist das ganze ein circulus vitiosus.

Brenner, Eisenstadt: Eine Intubation macht Ihnen keine Langzeitbeatmung notwendig, sondern es ist nur ein Hilfsmittel. Langzeitbeatmung wird dadurch notwendig, daß der Patient einen massiven Schaden primär schon hat. Pulsoxymetrie gibt Ihnen im Notarztwagen bereits eine Auskunft darüber, wie schlecht es dem Patienten wirklich geht und da muß ich sagen, wenn man an die Intubation denkt muß sie durchgeführt werden. Das einzige, was noch dazu kommt, ist das, daß derjenige der intubiert, auch Komplikationen seines Handelns a) erkennen und b) behandeln kann.

Kuderna, Wien: Das war jetzt ein wichtiger Hinweis. Auf das wollte ich eigentlich hinaus. Was sind jetzt wirklich die Indikationen? Welche Diagnostik habe ich im Notarztwagen zur Verfügung, um die Indikation zu stellen?

Ecke, Gießen: Ich muß noch einmal darauf aufmerksam machen, daß die Fälle, die Herr Bettermann aufgearbeitet hat, ausschließlich Thoraxtraumen waren und die Leute am Unfallort wach und ansprechbar waren. Das heißt, ich kann mir wirklich nicht erklären, woher die ihre Aspiration bekommen haben sollten. Wir haben aber diesen Verlauf gesehen. Ich weiß von anderen Kollegen eben auch, daß man etwas kritischer sein muß mit der Intubation. Daran denken – immer, machen – differenziert.

Kuderna, Wien: Leider ist unsere Diskussionszeit zu Ende, wir werden aber sicher noch in der nächsten Sitzung über diese wichtige Frage sprechen müssen.

Indikationen, präklinische Versorgung des Thoraxtraumas

Die präklinische Versorgung des Thoraxtraumas

R. Reschauer und R. Fröhlich

Abteilung für Unfallchirurgie des A.ö. Krankenhauses der Stadt Linz (Vorstand: Prim. Prof. Dr. R. Reschauer), Krankenhausstraße 9, A-4020 Linz

In Industriestaaten stirbt derzeit jeder 2. Verkehrstote an den Folgen eines Thoraxtraumas und davon wiederum jeder 2. innerhalb der ersten 2 Stunden nach dem Unfall [19]. In Friedenszeiten treten die offenen Thoraxverletzungen gegenüber den geschlossenen zahlenmäßig und an Schwere zurück – sie machen nur etwa 2–10% aus [4, 19].

Die Gesamtletalität der stumpfen Thoraxtraumen wird in Abhängigkeit zu den meist vorhandenen Begleitverletzungen wie Schädelhirntrauma, Abdominaltrauma und Extremitätenfrakturen in der Literatur von 10–70% angegeben [3, 4, 19].

Dieses schlechte Ergebnis läßt sich wahrscheinlich verbessern, wenn eine konsequente Sofortbehandlung der Atem- und Kreislaufstörungen durchgeführt wird. Dazu zählen nach dem heutigen Standard ausreichende Volumensubstitution mit kristalloiden ggf. auch kolloidalen Lösungen über großlumige peripher-venöse Zugänge, frühzeitige Intubation und PEEP-Beatmung (Cave Schädelhirntrauma!), großzügiger Einsatz von Thoraxdrainagen und schließlich nach erfolgter suffizienter Erstversorgung der zügige Transport in ein für entsprechende Fälle ausgerüstetes und personell wie auch interdisziplinär geeignetes Traumazentrum.

Präklinisch bedeutende Thoraxverletzungen und deren Diagnostik

In Tabelle 1 und 2 ist die Symptomatik der präklinisch relevanten und zu therapierenden Thoraxverletzungen dargestellt.

Die Diagnostik der Thoraxverletzungen muß sich am Notfallort auf einfache physikalische Untersuchungen beschränken.

In den meisten Fällen wird damit eine ausreichende Diagnostik betrieben werden können, wenngleich Maßnahmen wie Auskultation und Perkussion durch den Umgebungslärm am Unfallort erfahrungsgemäß nur eingeschränkt zu beurteilen sind [24].

Hefte zur Unfallheilkunde, Heft 223
Zusammengestellt von W. Buchinger
© Springer-Verlag Berlin Heidelberg 1992

Tabelle 1. Diagnostik am Notfallort [4, 24]

Anamnese	Unfallhergang
	Schmerz, Atemnot
Inspektion	Prellmarken
	Deformitäten, äußere Verletzungen
	Fremdkörper
	paradoxe Atmung
	Zyanose, Einflußstauung
Palpation	Kompressionsschmerz, Krepitation
	Instabilität
	Hautemphysem
Perkussion	Dämpfung
	hypersonorer KS
	Darmgeräusche
Auskultation	einseitige Dämpfung
Absaugung/bronchial	Blut, Aspirat
Probepunktion	Blut, Luft

Therapeutische Maßnahmen

Prinzipiell müssen Diagnostik und Therapie Hand in Hand gehen – das eine darf das andere weder ausschließen noch behindern! Der Notarzt ist verpflichtet die wichtigsten Handgriffe und Maßnahmen zu beherrschen und fortlaufend auch im klinischen Bereich zu üben, um im Notfall keine zeitliche Verzögerung aufkommen zu lassen. So sollte die Technik der Anlage der Thoraxdrainage am Unfallort und deren Indikationen heutzutage als unbestritten gelten und zu keiner wie in der Literatur oft geführten Diskussion Anlaß geben [1, 6, 19, 22].

Technik der Thoraxdrainage: Metallkanülen mit geschlitztem Fingerling sind als obsolet zu betrachten – nur zu oft entstehen dadurch insbesondere bei falscher Diagnose unnötige iatrogene Schädigungen [6].

Die Therapie der Wahl ist eine Drainage nach Monaldi im 2. oder 3. ICR, wobei routinemäßig eine Silikon-Drainage von 20–28 Ch zur Anwendung kommt. Die Drainage im 5.–6. ICR in der Axillarlinie sollte im präklinischen Bereich nur in Ausnahmefällen gelegt

Tabelle 2. Präklinisch relevante Thoraxverletzungen [4, 19, 24]

Pneumothorax (hämodynamisch wirksamer Hämatothorax)
Spannungspneumothorax
offene Thoraxverletzung
Pericardtamponade
Trachealabriß

Tabelle 3. Indikation zur Thoraxdrainage am Notfallort

Relativ:	Pneumothorax (Spontanatmung)
	offene Thoraxverletzung
Absolut:	Pneumothorax (Beatmung, Lufttransport)
	Spannungspneumothorax
	instabiler Thorax (Beatmung, Lufttransport)
	Rippenserienfraktur (Beatmung, Lufttransport)

werden (Verunreinigung – größere Bodennähe und Gefahr von Verletzung von Intestinalorganen bei gleichzeitig vorliegender Zwerchfellhernie).

Unter sterilen Bedingungen wird distal der vorgesehenen Perforationsstelle incidiert, tunneliert, die Pleurahöhle digital eröffnet und ausgetastet, und die Drainage unter Führung des Zeigefingers der anderen Hand eingelegt. Die Verwendung eines Doppelventiles nach Heimlich ist in jedem Falle indiziert, beim nichtbeatmeten Patienten sollte ein zusätzlicher Sog errichtet werden.

Die Indikationen zur Thoraxdrainage am Notfallort sind in Tabelle 3, die Indikationen zur Intubation am Unfallort in Tabelle 4 dargestellt.

Penetrierende und perforierende Thoraxverletzungen

Die alte Lehrbuchmeinung des luftdichten Verbandes muß heutzutage differenziert betrachtet werden [1]. Zu groß ist die Gefahr des dadurch resultierenden Spannungspneumothorax. Die zusätzliche Thoraxdrainage schließt diese schwerwiegende Komplikation praktisch aus [6].

Obligat ist eine Drainage beim beatmeten Patienten einzulegen. Bei penetrierenden Thoraxverletzungen mit Beteiligung des Herzens bzw. großer Gefäße (mitunter auch beim stumpfen Trauma!) bringt eine mitunter massive Hämorrhagie den ohnehin geschädigten Patienten in eine schwere Krise, da der Tamponadeeffekt der Pleura entfällt. In diesen Fällen ist eine Abklemmung des Drains indiziert und oft die einzige Maßnahme, die eine Stabilisierung der Kreislaufsituation ermöglicht.

Bei Pfählungsverletzungen muß, wenn irgendwie möglich, der perforierende Gegenstand (in unserem Falle eine Eisentraverse bei einem 36jährigen Bauarbeiter, der in eine 3 m tiefe bewehrte Grube stürzte) in situ belassen werden, da nicht stillbare Blutungen resultieren können. Entsprechende Werkzeuge der Feuerwehr wie Bolzenschneider und

Tabelle 4. Indikation zur Intubation am Notfallort

Reanimation
Schweres SHT
Respiratorische Insuffizienz
Schweres Thoraxtrauma (offen, stumpf)
Polytrauma
Schwerer hypovolämischer Schock

Trennschleifer sind eine gute Hilfe, den Patienten einerseits zu bergen und andererseits den inkorporierten Gegenstand auf transportgerechte Größe zu bringen. In jedem Fall ist die zusätzliche Anlage einer Thoraxdrainage indiziert, insbesondere bei Lufttransport.

Pericardtamponade

Technik-Percardpunktion (6)

Ist bei entsprechender Klinik ein Spannungspneumothorax ausgeschlossen oder drainiert, so geben Symptome wie Druckabfall trotz ausreichender Volumenzufuhr, sowie zunehmender Zyanose und Einflußstauung den hochgradigen Verdacht auf eine Pericardtamponade [6, 24].

Die Herzbeutelpunktion und Aspiration von Blut sichern die Diagnose und führen bereits bei geringen Punktatmengen ab ca. 20 ml zu einer deutlichen Verbesserung der Kreislaufsituation, die u.U. lebensrettend sein kann [6].

Anders liegt die Situation bei penetrierenden Herzverletzungen mit begleitender Tamponade. In diesen Fällen sollte man sich, wie uns die angloamerikanische Literatur lehrt [2, 12], nicht mit meist kaum zeitgewinnenden Punktionsversuchen aufhalten, da nur der raschest mögliche Transport und die notfallmäßige Thoracotomie (wenn möglich im Schockraum) eine signifikante Verbesserung der oft infausten Ausgangslage bringen kann. (Bis zu 17% Überlebensrate in der Literatur [2, 12, 18]). Dieses Vorgehen (Scoop and run) ist auch bei den glücklicherweise in Europa seltenen Fällen favorisiert.

Eigene Fälle

Im Zeitraum Januar 1988 bis Juni 1989 wurden vom Notarztteam des RTH Martin-II insgesamt 362 Traumapatienten versorgt.

In unserer retrospektiven Studie fanden sich 71 Patienten mit isoliertem bzw. begleitendem Thoraxtrauma (Tabelle 5).

Männliche Patienten im Alter von 20–50 Jahren waren am häufigsten betroffen (Tabelle 5).

In 49 Fällen (= 69%) lag als Ursache ein Verkehrsunfall vor, in 40 Fällen (= 56%) war der Patient PKW-Insasse (Tabelle 6).

Nur bei 14 Patienten (= 20%) lag ein isoliertes Thoraxtrauma vor, bei 80% waren schwerwiegende Begleitverletzungen wie Schädel-Hirntrauma (63%) und Abdominaltrauma (35%) zu verzeichnen. 18 Patienten (25%) waren polytraumatisiert (Tabelle 7).

42 Patienten (59%) fanden sich beim Eintreffen des Notarztes im manifesten Schockzustand, bzw. lag bereits ein Kreislaufstillstand vor (10/14%). Eine manifeste respiratorische Insuffizienz fand sich initial bei 38 Patienten (53%), ein Atemstillstand bei 12 Fällen (17%) (Tabelle 8).

Tabelle 5. Isoliertes bzw. begleitendes Thoraxtrauma

Altersklassen	(n = 71)	
0–10	1	(1,4%)
11–20	7	(10%)
21–30	19	(27%)
31–40	8	(11%)
41–50	10	(14%)
51–60	12	(17%)
61–70	8	(11%)
71–80	6	(8%)
Geschlecht	(n = 71)	
Männlich	50	(70%)
Weiblich	21	(30%)

Therapie und weiterer Verlauf

25 Patienten (35%) wurden am Unfallort intubiert und beatmet, davon in 12 Fällen (17%) mit PEEP. Eine Thoraxdrainage wurde in 9 Fällen (13%) gelegt (Tabelle 9).

Im Mittel wurden pro Patient über 1,8 peripher venöse Zugänge 1450 ml Volumenersatz mit Verteilung kristalloid: kolloid von 1:1,2 verabreicht (Tabelle 10).

Tabelle 6. Verkehrsunfälle

Unfallart	(n = 71)	
Verkehrsunfall	49	(69%)
Arbeitsunfall	12	(17%)
häusl. Unfall	4	(5%)
Sportunfall	4	(5%)
Suicid/Fremdversch.	2	(2,3%)

Unfallbezeichnung	(n = 71)	
PKW	40	(56%)
Sturz (Baum/Dach)	7	(10%)
Motorrad	6	(8%)
Traktor	7	(10%)
Alpinunfall	2	(2,8%)
Reitunfall	2	(2,8%)
Fahrrad	2	(2,8%)

Steinschlag
Fußgänger gegen PKW
Skiunfall   } jeweils 1 (1,4%)
Schußverletzung
Pfählungsverletzung

PKW-Unfall 40 Patienten

Im PKW eingeklemmt	22 Patienten
Aus dem PKW herausgeschleudert	4 Patienten
Keine näheren Angaben	14 Patienten

Tabelle 7. Begleitverletzungen I (n = 71)

Isoliertes Thoraxtrauma	14	(20%)
SHT-Gesichtsschädel	45	(63%)
Abdominaltrauma	25	(35%)
Beckenverletzung	12	(17%)
Wirbelsäule	11	(15%)
Fraktur-OE	25	(35%)
Fraktur-UE	22	(31%)

Insgesamt 57 von 71 Patienten mit Begleitverletzungen (80%),
18 Patienten (25%) waren polytraumatisiert!

Tabelle 8. Kreislaufverhältnisse und respiratorische Funktionen

Initiale Kreislaufverhältnisse	(n = 71)	
kein Schock	5	(7%)
drohende Schocklage	24	(34%)
manifester Schock	32	(45%)
Kreislaufstillstand	10	(14%)
Initiale Respiratorische Funktion	(n = 71)	
Keine respiratorische Insuffizienz	3	(4%)
Beginnende respiratorische Insuffizienz	18	(25%)
Manifeste respiratorische Insuffizienz	38	(53%)
Atemstillstand	12	(17%)

Tabelle 9. Therapeutische Maßnahmen-Respiration (n = 71)

O_2-Maske	41	(58%)			
Prophylaktische Frühintubation	10	(14%)			
Zwingende Intubation	15	(21%)			
Reanimation	11	(15%)			
Keine Maßnahmen (Exitus)	4	(5,5%)			
PEEP-Beatmung	12	(17%)			
Absaugen	16	(23%)			
Thoraxdrainage prophylaktisch	4	(7%)	} Gesamt	9	(13%)
Thoraxdrainage zwingend	5	(9%)			

Tabelle 10. Kreislauf

Venöse Zugänge peripher (n = 71)	1 Zugang	32	(45%)
	2 Zugänge	18	(25%)
	3 Zugänge	12	(17%)
	4 Zugänge	3	(4%)

| _Zentralvenöser Zugang_ | 5 | (7%) |

Im Mittel wurden pro Patient 1,8 peripher-venöse Zugänge gelegt

Infusionsbehandlung (n = 71)

500 ml	16	(23%)
1000 ml	20	(28%)
1500 ml	6	(8%)
2000 ml	12	(16%)
3000 ml	7	(10%)
4000 ml	3	(4%)

Bei 7 Patienten (10%) wurde aufgrund Exitus keinerlei Infusionstherapie durchgeführt.

Infusionslösungen (Verteilung) I (n = 64)

Kristalloide Lösung (Ringer) : kolloidale Lösung (Hämaccel)
   43 l : 51 l
Verhältnis   1 : 1,2

Bis zu 1000 ml Gesamtmenge überwiegt die Gabe von Ringerlactat, über 1000 ml wurde mehr kolloidale Lösung verabreicht.

---

18 Patienten (26%) kamen ad exitum, davon 10 am Unfallort, 1 beim Transport und 7 im Rahmen der klinischen Phase. Die Diagnosen und Todesursachen sowie das Intervall sind in Tabelle 11 aufgelistet.

Die thoraxspezifische präklinische Vermutungsdiagnose der Notärzte lag mit der tatsächlichen klinischen Diagnose in überraschend hohen 97% in Übereinstimmung. Die exakte Auflistung erfolgt in Tabelle 12.

Diskussion

Aufgrund des im Rettungsdienst häufig vorkommenden schweren Thoraxtraumas mit vitaler Gefährdung ist eine sichere Diagnostik und Therapie in der Prähospitalphase ausschlaggebend. Daß eine sichere Diagnose auch ohne apparative Hilfsmittel möglich ist, beweist unser eigenes Krankengut mit 97% richtigen präklinischen Angaben.

Unstrittig ist ferner, daß die frühzeitige PEEP-Beatmung am Unfallort die Letalität des Polytraumas senkt, zu einer Verkürzung der Intensivpflege, zu schnellerer Rehabilitation führt und damit letztendlich auch zur Kostensenkung beiträgt [1, 23].

Da bei Überdruckbeatmung des Schwerverletzten durch begleitende Rippenserienfrakturen in ca. 50% der Fälle mit einem Hämatopneumothorax zu rechnen ist [1, 6, 7] und somit auch die drohende Gefahr des Spannungspneumothorax besteht, muß die präklini-

Tabelle 11. Verstorbene Patienten (n = 18, 26%) (von 71)

Tod am Unfallort	10
Tod beim Transport	1
Tod im Krankenhaus	7

Tod im Krankenhaus (n = 7) – Todeszeitpunkt

Tod innerhalb	2 h	2
Tod innerhalb	24 h	1
Tod innerhalb	1 Woche	2
Tod innerhalb	1 Monat	2

Todesursachen der im KH verstorbenen Patienten

1. Männl./44a/ Z.n. Renimation /1 h/ Todesursache: Herz-Kreislaufversagen
2. Männl./19a/ Polytrauma /2 h/ Todesursache: nicht beherrschbare intraabdominelle Blutung
3. Männl./60a/ Polytrauma /24 h/ Todesursache:Herz-Kreislaufversagen im Rahmen des Polytraumas
4. Männl./32a/ Polytrauma/ Z.n. Reanimation /3d/ Todesursache: ischämische Darmnekrose
5. Männl./63a/SHT/ Lungenkontusionen /6d/ Todesursache: Schädelhirntrauma
6. Männl./38a/Aortenruptur/Hämatopneumothorax /15d/ Todesursache: Sepsis nach traumatischer Darmperforation
7. Männl./56a/ Polytrauma /25d/ Todesursache: traumatische nekrotische Pankreatitis

Tabelle 12. Thoraxspezifische präklinische Vermutungsdiagnosen durch den Notarzt (n = 71)

Stumpfes Thoraxtrauma	51/72%
Rippenserienfraktur	12/17%
Pneumothorax	5/7%
Hämatothorax	2/2,8%
Instabiler Thorax	2/2,8%
Spannungspneumothorax	2/2,8%
Penetrierendes Thoraxtrauma	2/2,8%
Herzkontusion	2/2,8%
Lungenkontusion	2/2,8%
Sternumfraktur	1/1,4%
Hautemphysem	3/4,2%

Definitive Klinische Diagnosen I (n = 61)

Contusio thoracis	11	
Einfache Rippenfrakturen	9	
Rippenserienfraktur	28	einseitig: 19 (links 15/rechts 4), beidseitig: 9
Pneumothorax	6	einseitig: 6, beidseitig: 0
Hämatothorax	7	einseitig: 5, beidseitig: 2
Hämatopneumothorax	17	einseitig: 11, beidseitig: 6
Lungenkontusion	16	
Zwerchfellruptur	1	
Herzkontusion	4	
Aortenruptur (thoracal)	2	
Sternumfraktur	2	
Claviculafraktur/Scapulafraktur	12	

sche Verwendung der Thoraxdrainage weiter forciert werden. Nicht zuletzt hat auch eine korrekt liegende Thoraxdrainage durch Tamponade wandständiger Lugenrisse einen blutstillenden Effekt [6, 17, 18].

An seltene Verletzungen wie Pericardtamponade und Trachealabriß sollte erst nach sicherem Ausschluß bzw. Therapie häufiger Ursachen für eine vitale Bedrohung gedacht werden, dann aber mit aller Konsequenz entsprechend gehandelt werden.

Die präklinische Therapie der meist nur klinisch zu diagnostizierenden Herzkontusion beschränkt sich auf rein symptomatische Maßnahmen entsprechend den Regeln der Myocardinfarktbehandlung in der präklinischen Situation [1, 6].

Die präklinische Stabilisierung ist, wie auch unsere Erfahrungen zeigen, eine statistisch signifikant wirksame Maßnahme zur Verbesserung des Outcome des schwerverletzten Patienten. Nichtdestoweniger sollte man sich in den seltenen Fällen schwerer intrathorakaler Massenblutungen v.a. bei penetrierendem Thoraxtrauma bewußt sein, daß diese Patienten bei schon präexistenten manifestem Schock bzw. Kreislaufstillstand kaum zu stabilisieren sind, und nur ein raschest möglicher Transport in das nächstgeeignete Traumazentrum zur notfallmäßigen Thoracotomie eine Verbesserung der meist infausten Ausgangslage bringen kann [2, 12].

Literatur

1. Adamek L (1986) Die Primärversorgung des Thoraxverletzten am Unfallort. Unfallchirurgie 12:148–152
2. Danne P, Finelli F (1984) Emergency bay thoracotomy. J. Trauma 24:796–803
3. David A, Biesing C (1985) Thoraxsaugdrainagen bei der Erstversorgung von Thoraxverletzten. Notfallmedizin 2:1481–1489
4. Engelhardt G (1979) Thoraxtrauma – Erstmaßnahmen am Unfallort. Notarzt 1:379–383
5. Fry WA, Adams WE (1967) Thorax emergencies. Arch Surg 94:532–538
6. Glinz W (1979) Thoraxverletzungen. Springer, Berlin Heidelberg New York
7. Glinz W (1985) Pleuro-pulmonale Verletzungen. Chirurg:129–135
8. Gorgaß B (1983) Die Behandlung des Pneumothorax im Rettungsdienst. Prakt Notfallmed 1:75–78
9. Gervin A, Fischer S (1982) The importance of prompt transport in salvage of patients with penetrating heart wounds. J Trauma 22:443–448
10. Hoffmann P (1983) Contusio cordis – eine nicht seltene Komplikation bei Thoraxtrauma. Notfallmedizin 9:149–152
11. Huth C, Hofmeister HE (1980) Penetrierende Thoraxverletzungen. Zentralbl Chir 105:209–219
12. Ivatury R, Roberge J (1987) Penetrating Thoracic injuries: In-field stabilization vs. prompt transport. J Trauma 24:796–803
13. Kirndorfer D, Fillen D (1980) Das Thoraxtrauma. Zentralbl Chir 105:209–219
14. Lauterjung K, Utz F (1985) Traumatische Zwerchfellrupturen. Chirurg 56:140–146
15. Muhr G (1987) Mehrfachverletzungen-Rettungssystem. Bergung und Erstversorgung. Chirurg 58:625–630
16. Pons T, Honigman B (1985) Prehospital advanced trauma life support for critical Penetrating wounds to thorax and abdomen. J Trauma 25:828–832
17. Rodewald G (1974) Allgemeine Problematik des Hämatothorax. Langenbecks Arch Chir 337
18. Rosenblatt M, Lemer J (1980) Thoracic wounds in Israeli battle casualties during 1982. J Trauma 25:350–356
19. Spelsberg F (1980) Verletzungen des knöchernen Thorax und der Lunge. Notfallmedizin 6:943–957

20. Sunder-Plassmann L, Brandl R (1986) Penetrierendes und perforierendes Thoraxtrauma. Chirurg 57:668–673
21. Specht G (1985) Verletzungen der Trachea und Bronchien Chirurg 56:140–146
22. Spilker E (1982) Thoraxdrainage – Pro und Contra. Notfallmedizin 8:32–39
23. Sefrin P (1985) Frühzeitige Beatmung im Rettungsdienst bei Polytrauma. Notfallmedizin 10:1040–1045
24. Vock B (1989) Das Thoraxtrauma in der Prähospitalphase. Aktuel Traumatol 19:17–21
25. Zichner L, Glinz W (1974) Schußverletzungen im Thoraxbereich. Brun's Beitr Klin Chir 221:25

Die Bedeutung der präklinischen Behandlung beim schweren Thoraxtrauma

A. Karlbauer[1], F. Genelin[2] und H. Möseneder[2]

[1] A. ö. Krankenhaus Oberwart (Leiter: Prim. Dr. A. Karlbauer), Dornburggasse 80, A-7400 Oberwart
[2] Unfallkrankenhaus Salzburg der Allgemeinen Unfallversicherungsanstalt (Ärztlicher Leiter: Prim. Prof. Dr. H. Möseneder), Dr. Franz Rehrl-Platz 6, A-5020 Salzburg

In einschlägigen Veröffentlichungen besteht weitgehende Übereinstimmung hinsichtlich des Stellenwertes der frühzeitigen Intubation und Beatmung beim polytraumatisierten Patienten, bei der schweren Schädel-Hirn-Verletzung und bei der schweren isolierten Thoraxverletzung. Ziel dieser Behandlungsmaßnahme ist die Sicherung einer ausreichenden Gewebsoxygenation zur Prophylaxe des posttraumatischen Lungenversagens. Es besteht auch Einigkeit darüber, daß diese Maßnahmen bereits am Notfallort eingeleitet werden sollen.

Ausgehend von dieser Prämisse, haben wir versucht, die im Titel aufgeworfene Frage zu beantworten und zu überprüfen wieweit es gelungen ist im Rahmen des organisierten Rettungsdienstes, diesen anerkannten Forderungen gerecht zu werden.

Methode und Patienten

Ausgewertet wurden die Behandlungsunterlagen von Patienten des Unfallkrankenhauses Salzburg (Zeitraum 1983 bis 1987) und die umfangreiche, während der Pilotstudie Hubschrauberrettung Salzburg (Allgemeine Unfallversicherungsanstalt) erstellte Dokumentation. Damit stützt sich unsere gegenständliche Untersuchung auf die Behandlungsunterlagen von 216 Patienten, die ein relevantes Thoraxtrauma überlebt haben.

Bei 141 dieser Patienten (65%) handelte es sich um schwere Thoraxverletzungen im Rahmen eines Polytraumas (Tabelle 1 und Tabelle 2).

Aus Tabelle 1 und 2 erkennt man, daß nicht bewußtlose Patienten mit einem isolierten stumpfem Thoraxtrauma nahezu ausschließlich mit dem Rettungs- oder Krankentransport-

Hefte zur Unfallheilkunde, Heft 223
Zusammengestellt von W. Buchinger
© Springer-Verlag Berlin Heidelberg 1992

Tabelle 1. Rettungsmittel bei Patienten mit Polytrauma
oder isoliertem Thoraxtrauma (n = 216)

RTW	56%
NAW	18%
RTH	26%

wagen, und damit ohne präklinische ärztliche Behandlung eingeliefert worden sind. Bemerkenswert erscheint, daß während des gleichen Zeitraumes der RTH und der NAW bei anderen Verletzungsmustern (Polytrauma, SHT, isolierte Oberschenkelfrakturen, – ja sogar bei peripheren Amputationsverletzungen) ungleich öfter angefordert und auch eingesetzt wurden.

Angesichts dieser Zahlen ist der Schluß naheliegend, daß bei den Rettungsorganisationen, aber vielfach auch bei Ärzten, dem Thoraxtrauma nicht der entsprechende Stellenwert beigemessen wird.

Unsere Untersuchung bestätigte eine, im Jahre 1985 bei der Rettungshubschrauber-Pilotstudie durchgeführte Auswertung, wonach bei insgesamt 31% aller Unfallpatienten am Notfallort eine, als ernst zu bewertende Atemstörung vorlag, jedoch nur in jedem zweiten Fall bereits präklinisch die entsprechende therapeutische Konsequenz gezogen worden ist.

Während beim gegenständlichen Patientenkollektiv (RTH und NAW) bewußtlose Patienten nahezu ausnahmslos am Notfallort intubiert und in der Folge beatmet wurden, überblicken wir nur 2 Fälle, wo primär bewußtseinsklare Patienten mit schwerem stumpfem Thoraxtrauma intubiert und beatmet (in einem Fall auch mit liegendem Thoraxdrain) eingeliefert wurden.

In einigen Fällen waren für die Unterlassung frustrane Intubationsversuche, Wetter oder Gelände ausschlaggebend. In der überwiegenden Zahl der Fälle wurde vom Erstbehandler das Ausmaß der Atemstörung nicht realisiert, oder es war die Hemmschwelle zu groß, am Unfallort bei einem ansprechbaren Patienten die adäquate Behandlung einzuleiten.

Zwei typische Fallbeispiele sollen diesen Phänomen verdeutlichen:

Ein 71jähriger Mann wird von einem Traktor überrollt.

Auszug aus dem Einsatzbericht des Notarztes:

Diagnose:	– offene Kieferverletzung
	– Brustkorbprellung
	– Verdacht auf Milzruptur

Tabelle 2. Rettungsmittel bei Patienten
mit Polytrauma (n = 141)

RTW	37%
NAW	20%
RTH	43%

Befund: – ansprechbar
            – Atmung spontan, ausreichend
            – mäßig schockiert
Therapie: – Infusion (ca. 800 ml Ringer-Lösung)

Auszug aus dem Aufnahmebefund des Krankenhauses:

Diagnosen: – Gesichtswunde
            – Serienrippenbrüche und Hämatothorax beidseits
Befund: – voll ansprechbar
            – ausgeprägte Cyanose, Dyspnoe
Therapie: – Thoraxdrainagen beidseits
            – *maschinelle Beatmung (12 Tage)*

Ein 67jähriger Mann wird nach einem Autounfall primär in einem peripheren Krankenhaus behandelt.

Diagnose: Serienrippenbrüche und Hämatothorax beidseits
Therapie: – Volumenzufuhr (ca. 1000 ml), Legen eines Blasenkatheters
            – Dann wird der Patient mit dem Krankentransportwagen (ohne ärztliche Begleitung), spontan atmend mit Sauerstoffinsufflation über eine Maske, unter der Begründung „respiratorische Insuffizienz bei instabilem Thorax" in das Unfallkrankenhaus weitertransportiert.

Fünf Stunden nach dem Trauma gelangt der Patient bei uns zur Aufnahme. Er ist „voll ansprechbar, schweißig, hochgradig zyanotisch und dyspnoisch". Nach der Verlegung auf die Intensivstation muß der Patient *16 Tage maschinell beatmet* werden.

Ergebnis der Auswertung

In Tabelle 3 handelt es sich um Patienten mit schweren Thoraxtraumen (isoliert oder im Rahmen eines Polytraumas), wo eine maschinelle Beatmung erforderlich war.

Es zeigt sich, daß unter gleichen therapeutischen Rahmenbedingungen und bei vergleichbaren Verletzungsmustern in allen Fällen, wo die adäquate Therapie (Intubation und Beatmung) bereits präklinisch eingeleitet wurde, die erforderliche Dauer der maschinellen Beatmung auf der Intensivstation um etwa ein Drittel kürzer war, als bei jenem Kollektiv, wo sie erst verzögert einsetzte.

Aus diesen Zahlen schließen wir, daß beim Patienten mit schwerem Thoraxtrauma, der frühzeitigen, bereits am Unfallort eingeleiteten adäquaten Behandlung (Intubation und Be-

Tabelle 3. Dauer der maschinellen Beatmung im Krankenhaus

Patienten, bei denen bereits am Unfallort nach Intubation mit Beatmung begonnen wurde (n = 21)	8,4 Tage
Patienten ohne präklinische Beatmung, d.h. therapiefreies Intervall 2–16 h (n = 36)	12,1 Tage

atmung) ein hoher Stellenwert zukommt und der weitere Verlauf durch diese Maßnahmen günstig beeinflußt wird.

Zusammenfassung

Unsere Analysen zeigen, daß im Rahmen des organisierten Notarztdienstes und der präklinischen ärztlichen Behandlung beim schweren Thoraxtrauma die therapeutischen Möglichkeiten nicht im erstrebenswerten Ausmaß wahrgenommen worden sind. Unbeschadet der erfreulichen Tatsache, daß das Problembewußtsein für die Notwendigkeit einer adäquaten präklinischen Behandlung des Unfallpatienten (und damit der Standard dieser Behandlung) in unserer Region während der letzten Jahre verbessert werden konnte, gibt es in diesem Teilbereich noch einen erkennbaren Nachholbedarf. Daraus ergibt sich die Notwendigkeit, bei der Ausbildung von Notärzten und innerhalb der Rettungsorganisationen entsprechende Akzente zu setzen. Dadurch sollte es möglich sein, den Verlauf und die Prognose bei Patienten mit schweren Thoraxverletzungen günstig zu beeinflussen.

Die Anwendung von Thoraxdrainagen in der Prähospitalphase unter Berücksichtigung des Hubschraubertransportes

H. Winkler, B. Vock und A. Wentzensen

Berufsgenossenschaftliche Unfallklinik Ludwigshafen (Ärztlicher Direktor: Doz. Dr. A. Wentzensen), W-6700 Ludwigshafen, Bundesrepublik Deutschland

Nach einer Statistik des Rettungszentrums Köln aus dem Jahre 1986 fanden sich bei Schwerverletzten nach NACA-Gruppen 5–7 34,9% Thoraxverletzungen [3]. Nach einer Statistik von Lewis aus dem Jahre 1982 sind 25% aller zivilen traumatisch bedingten Todesfälle auf ein Thoraxtrauma zurückzuführen (nach [1]). Diese Zahlen machen die Bedeutung des Thoraxtraumas deutlich.

Präklinische Versorgung

Die Prinzipien der präklinischen Versorgung schwerverletzter Patienten sind heute unumstritten.

Vordringliche Behandlungspriorität haben die Erkennung und die Behandlung von Störungen des Sauerstofftransportes. Ursachen hierfür können sein: Rippenserienfraktur mit instabilem Thorax, Hämato/Pneumothorax oder Spannungspneumothorax durch geschlossene oder offene Traumatisierung.

Hefte zur Unfallheilkunde, Heft 223
Zusammengestellt von W. Buchinger
© Springer-Verlag Berlin Heidelberg 1992

Besonders beim Polytraumatisierten besteht die große Gefahr, daß das Thoraxtrauma wegen dramatischer anderer Verletzungen übersehen oder fehleingeschätzt wird. Der Notarzt ist bei der Diagnostik nur auf seine fünf Sinne angewiesen, andere diagnostische Möglichkeiten hat er nicht zur Verfügung.

Wenn nicht ganz sicher ist, auf welcher Seite die Traumatisierung vorliegt, plädieren wir auch für das beidseitige Anlegen einer Thoraxdrainage vor Beginn des Hubschraubertransportes.

2 Fälle von Spannungspneumothorax, die sich während eines Hubschraubertransportes entwickelten, nicht erkannt wurden und bei Übergabe in der Zielklinik zu lebensbedrohlichen Situationen entwickelt hatten, haben uns 1985 dazu bewogen die Thoraxdrainage in das Versorgungssortiment unseres Rettungshubschraubers zu übernehmen.

Technik

Für das Anlegen der Drainage kommen im wesentlichen zwei Techniken zur Anwendung:

–   digitale Thoracocentese,
–   Legen der Drainage mit Troikar.

Die digitale Thoracozentese, bei der nach Incision der Haut und Spreizen der Muskulatur die Pleura digital durchstoßen wird und über den geschaffenen Kanal eine Drainage eingelegt wird, ist u.E. das sichere Verfahren. Es schützt vor Verletzungen der Lunge wie auch von verlagerten intraabdominellen Organen [6].

In dem von uns benutzten Komplettset mit Thoraxdrainagen der Stärken Ch. 12 und 28 wird ein Troikar mitgeliefert.

Die im Notarztdienst auf dem an unserer Klinik stationierten Rettungshubschrauber Christoph 5 tätigen Ärzte benutzen teilweise die Drainage mit Troikar, teilweise haben sie sich für digitale Eröffnung des Brustkorbes entschieden.

Das verwendete Komplettset beinhaltet neben einem Thoraxtroikarkatheter, ein Heimlichventil, Einmalhandschuhe, Abdecktücher, Naht- und Verbandsmaterial sowie Punktionskanülen und ein Skalpell. Bei Benutzung des Thoraxtroikarkatheters wird in der von Glinz angegebenen Technik vorgegangen.

Das Erfragen der Anamnese, die Inspektion auf Prellmarken und Wunden, die Beobachtung der Atemexkursion und die Palpation des Thorax sowie die Auskultation machen eine erste Diagnose möglich.

Bei allen notärztlichen Maßnahmen am Thoraxtraumatisierten muß klar sein, daß das Ziel nicht unbedingt die exakte Diagnose und Beseitigung der Ursachen ist, sondern die Behandlung der funktionellen Störungen [10]. In den meisten Fällen ist die symptomatische Therapie in Form der Entlastung des Brustkorbes auch gleichzeitig die endgültige und definitive Behandlungsmaßnahme.

In nur 10–15% der Fälle muß bei Thoraxverletzungen auch thorakotomiert werden [1, 7, 11].

Indikation

Die Hauptindikation zum Anlegen einer Thoraxdrainage auch im präklinischen Bereich ist der manifeste oder drohende Spannungspneumothorax. Es handelt sich hierbei um eine lebensbedrohliche Situation, die nur durch Entlastung des Brustraumes behoben werden kann.

Im Hinblick auf die nachgewiesenen Rehabilitationserfolge durch die frühzeitige PEEP-Beatmung beim Polytraumatisierten muß diese auch bei der Thoraxverletzung zur Anwendung kommen [8]. Durch die Überdruckbeatmung ist ständig mit der Entwicklung eines Spannungspneumothorax zu rechnen [9]. Daher muß auch in der Beatmung bereits im präklinischen Bereich eine Indikation für das Legen der Thoraxdrainage gesehen werden.

Unter Berücksichtigung der beengten Verhältnisse im Hubschrauber sehen wir bei beatmungspflichtiger respiratorischer Insuffizienz, auch bei noch nicht nachgewiesenem Pneumothorax, die Indikation für das Einlegen einer Drainage. Die engen Platzverhältnisse in dem üblicherweise verwendeten Hubschraubertyp BO 105 gestatten es nicht, während des Fluges bei einem sich ausbildenden Spannungspneumothorax eine Drainage zu legen.

Zur sicheren Herstellung der Transportfähigkeit muß daher bereits am Notfallort eine Drainage gelegt werden [2].

Ergebnisse

Der Rettungshubschrauber Christoph 5, der an der Berufsgenossenschaftlichen Unfallklinik Ludwigshafen stationiert ist, hatte im Jahre 1988 1376 Einsätze.

Dabei handelte es sich um 756 Einsätze, die aufgrund von Unfällen notwendig wurden.

Im Rahmen dieser 756 Einsätze wurden 26,1% Thoraxverletzungen behandelt. Dies entspricht 197 Patienten. Bei 35 dieser Patienten wurden einseitig Thoraxdrainagen gelegt, bei 3 Patienten erfolgte das Legen der Drainagen beidseits. Durch Beachtung der Richtlinie, daß nie unterhalb der Mamille punktiert werden sollte, konnten keine Komplikationen gesehen werden, insbesondere konnten keine Infektionen, die immer wieder als Gegenargument angeführt werden, nachgewiesen werden.

Fazit

Aufgrund der bisher gesammelten Erfahrungen fühlen wir uns bestätigt in der Ansicht, die Indikation zum Legen einer Thoraxdrainage beim akuten Thorax mit respiratorischer Insuffizienz großzügig zu stellen, insbesondere unter Berücksichtigung des Hubschraubertransportes.

Wir können die Aussage von Glinz nur bestätigen, daß es oft weniger entscheidend ist, *ob* eine bestimmte Maßnahme durchgeführt werden muß, sondern vielmehr *zu welchem Zeitpunkt* sie vorgenommen wird, und dieser Zeitpunkt muß unseres Erachtens so früh wie möglich liegen [4, 5].

Die Länge des therapiefreien Intervalls kann bei der Thoraxverletzung unter Umständen lebensentscheidend sein [7].

Literatur

1. Adamek L, Izbicki JR, Izbicki W, Engelhardt GH, Lenkewitz B (1986) Die Versorgung des Thoraxtraumas am Unfallort. Notarzt 2:104–109
2. Adamek L, Lenkewitz B, Engelhardt GH (1987) Kriterien der Transportfähigkeit und der Transport schwerverletzter Patienten. Notarzt 3:78–81
3. David A, Biesing C, Kampelmann H (1985) Thorax-Saugdrainagen bei der Erstversorgung von Brustkorbverletzungen. Notfallmedizin 11:1481–1489
4. Glinz W (1985) Pleuro-pulmonale Verletzungen. Chirurg 56:129–135
5. Glinz W (1978) Thoraxverletzungen. Springer, Berlin Heidelberg New York
6. Jüttner FM, Pinter H, Friehs G (1988) Digitale Notfallthorakozentese. Risikoarme Erstbehandlung intrapleuraler Spannungszustände am Unfallort. Notarzt 4:5–8
7. Muhr G, Kayser M (1987) Mehrfachverletzungen – Rettungssysteme, Bergung und Erstversorgung. Chirurg 58:625–630
8. Sefrin P (1982) Indikation zur Beatmung und Narkose im Rettungsdienst. Perimed, Erlangen
9. Spelsberg F (1982) Thoraxdrainage – Pro und Contra. Notfallmedizin 8:212–218
10. Vock B (1989) Das Thoraxtrauma in der Prähospitalphase. Aktuel Traumatol 19:17–21
11. Wassner UJ, Zatrow F, Hampel P (1978) Thoraxverletzungen beim Polytraumatisierten. Chirurg 49:668–671

Präklinische Versorgung von Thoraxverletzungen – Möglichkeiten und Grenzen

A. Dávid, J. Eitenmüller und G. Muhr

Chirurgische Universitätsklinik „Bergmannsheil", Berufsgenossenschaftliche Krankenanstalten Bochum (Direktor: Prof. Dr. G. Muhr), Gilsingstraße 14, W-4630 Bochum, Bundesrepublik Deutschland

Die Letalität von Brustkorbverletzungen insbesondere bei Polytraumatisierten ist immer noch relativ hoch. Trotz Fortschritte in Chirurgie und Intensivmedizin versterben etwa 30% dieser Patienten und bei etwa 25% aller Verkehrstoten spielt das Thoraxtrauma eine wesentliche Rolle [8].

Die Frage ist nun in wie weit diese gefährdeten Patienten von den therapeutischen Möglichkeiten unseres modernen Rettungswesens profitieren können; welche Erstmaßnahmen am Notfallort und auf dem Transport sind sinnvoll und durchführbar?

Wesentliche Erstmaßnahmen beim Thoraxtrauma können neben der adäquaten Schocktherapie sein:

– die frühzeitige kontrollierte Beatmung mit PEEP [3, 7, 9, 10]
– die Anlage einer Thoraxsaugdrainage [1, 2, 4, 11].

In einer eigenen kontrollierten prospektiven Studie haben wir versucht das Ausmaß der Lungenfunktionsstörung bei traumatisierten Patienten am Notfallort zu erfassen und die Notwendigkeit einer präklinischen kontrollierten Beatmung zu überprüfen.

Hefte zur Unfallheilkunde, Heft 223
Zusammengestellt von W. Buchinger
© Springer-Verlag Berlin Heidelberg 1992

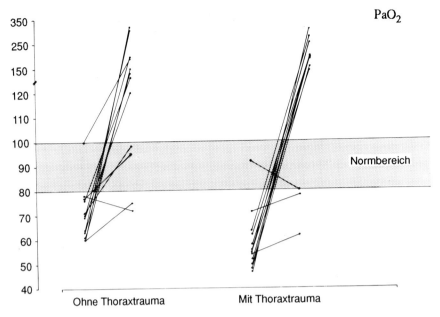

Abb. 1. PaO_2 am Unfallort und in der Klinik

Methodik

Bei insgesamt 45 Verletzten wurde zu Beginn der notärztlichen Versorgung von einem ausgebildeten Rettungsassistenten eine Blutgasanalyse aus der Arteria radialis entnommen. Die Ergebnisse dieser Analysen konnten dann mit denen verglichen werden, die unmittelbar nach Eintreffen in der Klinik gewonnen wurden.

Ergebnisse

Das entscheidende Ergebnis dieser Studie ist, daß bei Polytraumatisierten des Schweregrades 5/6 der NACA Klassifikation schon am Unfallort ausgeprägte Lungenfunktionsstörungen bestehen und zwar unabhängig davon, ob ein Thoraxtrauma vorliegt oder nicht (Abb. 1). Es wird deutlich, daß diese Mehrfachverletzten einen außerordentlich niedrigen arteriellen Sauerstoff-Partialdruck haben.

Einen deutlichen Unterschied sieht man im Verhalten des arteriellen CO_2-Partialdruckes (Abb. 2). Patienten ohne Thoraxtrauma haben normale bzw. erniedrigte CO_2-Werte, wo hingegen wir bei allen Patienten mit Thoraxtrauma eine Hyperkapnie finden.

Alle Unfallopfer wurden am Notfallort intubiert und kontrolliert mit Überdruck beatmet. Die Gegenüberstellung der Blutgasanalyse vom Notfallort und nach Einlieferung in die Klinik zeigen eine signifikante Besserung der Blutgasparameter (Abb. 1 und 2), aller-

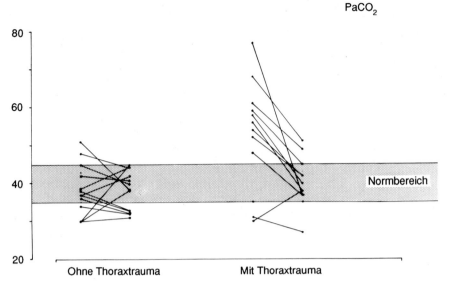

Abb. 2. PaCO$_2$ am Unfallort und in der Klinik

dings kann die am Unfallort nachzuweisende metabolische Acidose nicht voll kompensiert werden.

Die Notwendigkeit einer sofortigen präklinischen Intubation und Überdruckbeatmung wird durch diese Untersuchung aber eindeutig unterstrichen.

Kann aber eine kontrollierte Beatmung mit positiv endexpiratorischem Druck bei den Thoraxverletzten gefahrlos angewandt werden?

Muß nicht die Ausbildung eines Spannungspneumothorax befürchtet werden?

Damit stellt sich die Frage, ob solche Patienten nicht bereits vor Einlieferung in die Klinik mit einer prophylaktischen Thoraxsaugdrainage an der verletzten Seite versorgt werden sollten!

Dieser Frage wurde im Rahmen einer prospektiv offenen Studie nachgegangen.

Methodik

In einem Vierjahreszeitraum wurden bei 488 registrierten Brustkorbverletzungen am Notfallort 50 Thoraxsaugdrainagen angelegt. In der Anfangsphase wurde noch das Einmalset mit starrem Troikar benutzt, wobei streng darauf geachtet wurde, daß die Drainagen nicht unterhalb der Mammilarlinie gelegt wurden und die Spitze des Troikars bzw. des Drainagerohres mit der linken Hand gesichert wurde. Dies sollte eine zu tiefe Penetration oder Fehllage des Drains verhindern [2]. Saugdrainagen wurden durch eine Hautnaht und Verband gesichert. Neuerdings favorisieren wir auch die digitale Eröffnung der Pleurahöhle, um Verletzungen der Lunge zu meiden [6]. Angeschlossen wurden ein Heimlich-Ventil und eine elektrische Saugpumpe.

Tabelle 1. Diagnosen am Unfallort
(Mehrfachnennung möglich)

Hämatopneumothorax	32
Rippenserienfrakturen	31
Spannungspneumothorax	13

Ergebnisse

5 Drainagen wurden unter Reanimationsbedingungen gelegt. Alle diese Patienten erlagen noch am Notfallort oder kurz nach Einlieferung in die Klinik ihren schweren Verletzungen.

Von den 45 überlebenden Patienten konnte die Diagnose und Lage der Drainage röntgenologisch überprüft werden. Zugleich wurden Verlauf und Komplikationen ausgewertet.

Die am Notfallort am häufigsten gestellte Diagnose war ein Hämatopneumothorax in 32 Fällen (Tabelle 1). Bei 13 Patienten wurde ein Hämatospannungspneumothorax bzw. ein isolierter Spannungspneumothorax diagnostiziert.

Von diesen 45 Patienten hatten 31 zusätzlich Rippenserienfrakturen zumindest auf einer Seite. Während die Diagnose der Rippenserienfrakturen in allen Fällen bestätigt werden konnte, wurden bei 4 Patienten von 45 die Erstdiagnose der Lungen- und Pleuraverletzungen nicht erhärtet. Bei 2 weiteren Patienten war die Lunge nach Einlieferung in das Krankenhaus bereits entfaltet. Man sah allerdings bei beiden Patienten ein einseitiges Lungenödem auf der vermuteten verletzten Seite, das durchaus auf eine rasche Entfaltung am Pneumothorax hinweisen kann [5, 12].

Fehllagen sahen wir viermal. Einmal lag die Thoraxsaugdrainage subkutan, einmal wurde die Drainage versehentlich in einer hektischen Situation bei der Bergung des Patienten herausgerissen und einmal befand sich in der Leber. Hier hatte der Notarzt allerdings die eigenen Richtlinien mißachtet und die Drainage etwa 15 cm unterhalb der Mammilarlinie gelegt. Eine Laparatomie wurde aber nicht notwendig.

Bei 2 der 45 Patienten konnte bereits während des Transportes in die Klinik aufgrund des hohen Blutverlustes die notwendige Thorakotomie dem Einlieferungskrankenhaus angekündigt werden. Die Thorakotomie wurde von dem übernehmenden Chirurgenteam unverzüglich vorgenommen, wobei sich die relevante intrathorakale Blutung bestätigte.

Schlußfolgerungen

Die beiden vorgestellten Untersuchungsergebnisse legen folgende Schlußfolgerungen nahe:

1. Lungenfunktionsstörungen nach schweren Thoraxtraumen sind bereits am Unfallort vor den ersten notärztlichen Maßnahmen nachweisbar.
2. Die Intubation und kontrollierte Beatmung verbessert die Blutgaswerte bereits bis zur Einlieferung in die Klinik.

3. Das Legen einer Thoraxsaugdrainage am Unfallort ist bei nur geringer Gefährdung der Patienten durchaus möglich. Sie verhindert einen Spannungspneumothorax bei Überdruckbeatmung, erlaubt eine Abschätzung der auf dem Transport verlorenen Blutmenge und stellt zumeist die definitive Therapie des Thoraxtraumas dar [2, 8].

Die Grenzen für eine Primärbehandlung von Thoraxverletzten liegen aber verständlicherweise eher in der Erhebung der Diagnose am Unfallort, möglicherweise aber auch in der Ausbildung und Erfahrung der eingesetzten Notärzte.

Literatur

1. Claudi BF, Meyers MH (1984) Priorities in the treatment of the multiply injured patient with muskuloskeletal injuries. In: Meyers MH (ed): The multiply injured patient with complex fractures. Lea & Febinger, Philadelphia
2. Dávid A, Biesing C, Kampelmann H (1985) Thorax-Saugdrainagen bei der Erstversorgung von Brustkorbverletzungen. Notfallmedizin 11:1481
3. Dávid A, Biesing C, Knuth P (1986) Ergebnisse von Blutgasanalysen bei Verletzten am Notfallort. Notfallmedizin 12:738
4. Glinz W (1985) Pleuro-Pulmonale Verletzungen. Chirurg 56:129
5. Humphreys RL, Berne AS (1970) Rapid re-expansion of pneumothorax. Radiology 96:509
6. Jüttner H, Friehs G (1988) Digitale Notfallthorakozentese, risikoarme Erstbehandlung intrapleuraler Spannungszustände am Unfallort. Notarzt 4:5
7. Kunze K (1984) Die Prinzipien der Erstversorgung des Schwerverletzten am Unfallort. Unfallchirurgie 10:91
8. Mattox KL (1983) Thoracic injury requiring surgery. World J Surg 7:49
9. Muhr G, Kayser M (1987) Mehrfachverletzungen-Rettungssysteme, Bergung und Erstversorgung. Chirurg 58:625
10. Sefrin P, dePay AW (1984) Frühzeitige Beatmung im Rettungsdienst bei Polytrauma. Notfallmedizin 10:231
11. Wagner R, Zegelman M, Satter P (1989) Ein Thoraxtrauma adäquat versorgen. Notfallmedizin 15:316
12. Waquaruddin M, Bernstein A (1975) Re-expansive pulmonary edema. Thorax 30:54

Thoraxkompressionssyndrom beim Kind – Perthes-Syndrom

J. Steinböck und K. Hudabiunigg

Unfallkrankenhaus Graz der Allgemeinen Unfallversicherungsanstalt (Ärztlicher Leiter: Prim. Prof. Dr. R. Passl), Göstinger Straße 24, A-8021 Graz

Ein 7jähriger Knabe gerät im Schulhof unter einen rückwärts fahrenden PKW. Nach verzögerter und unkoordinierter Bergungsaktion erfolgte eine Laienreanimation wegen klinischen Todes. Nach der Intubation durch den Notarzt und der Herzmassage kam es schnell zu einer Spontanatmung und zu einer suffizienten Herzleistung. Das durch die Überblä-

Hefte zur Unfallheilkunde, Heft 223
Zusammengestellt von W. Buchinger
© Springer-Verlag Berlin Heidelberg 1992

hung des oberen Gastrointestinaltraktes verursachte Höhertreten der Bifurkation führte zu einer Rechtsintubation. Das aufgetriebene Abdomen, dessen Ursache auch in der Überblähung des oberen Gastrointestinaltraktes lag, sowie das Verletzungsmuster, führten zur Verdachtsdiagnose intraabdominelle Blutung mit konsekutiver Volumensubstitution. Nach Stabilisierung der Herz-Kreislauf-Situation zeigte eine neuerliche klinische Inspektion die typischen Zeichen einer selten diagnostizierten Thoraxverletzung.

Petechiale Blutungen im Bereich der oberen Thoraxapertur und des Kopfes sowie subkonjunktivale Blutpunkte führten zur Diagnose Perthes-Syndrom. Obwohl dieses Zustandsbild nach Perthes (1899) benannt wurde, wurde es schon viele Jahre zuvor von Ollivier d'Angers (1837) beschrieben. In den folgenden Jahren trat es unter zahlreichen Synonymen in der Literatur auf. Für die charakteristischen Veränderungen verantwortlich ist eine massive Erhöhung des intrathorakalen Druckes und damit die Erhöhung des zentralen Venendruckes als Folge einer Thoraxkompression bzw. seltener einer abdominellen Drucksteigerung. Dadurch wird venöses Blut in die entweder klappenlosen oder mit insuffizienten Klappen versehenen Kopf- bzw. Halsvenen gepreßt. Der erhöhte Venendruck zieht sich bis in die Venolen und Kapillaren fort und führt dort zu den punktförmigen Blutungen. Die Drucksteigerung von der Thoraxwand wird durch die auf Grund eines Glottisverschlusses luftüberfüllte Lunge deutlich verstärkt. Der gleiche Effekt kann auch ohne äußere Gewalteinwirkung, wie z.B. beim epileptischen Anfall, Asthma bronchiale oder Pertussis auftreten.

Neben den Hauptsymptomen der Blauverfärbung des Kopfes, den petechialen Blutungen kann es auch zu Blutungen in die Glaskörper der Retinae kommen. Auch tritt in etwa 20% der Fälle ein Exophthalmus auf. Während das Perthes-Syndrom außer einer evt. Berücksichtigung des hypoxischen Hirnschadens im wesentlichen keiner Therapie bedarf, sind es oft die Begleitverletzungen die einer Therapie bedürfen. Dies sind vor allem Rippenfrakturen, Wirbelfrakturen, Haemato- und Pneumothorax. Ein besonderer Hinweis ist auf die Herzkontusion zu geben, die laut Glinz in etwa 50% der Fälle auftritt. Die Prognose für das Perthes-Syndrom ist in der Regel gut und richtet sich weitgehend nach den Begleitverletzungen und der Dauer der Thoraxkompression, denn durch die venöse Rückstauung nimmt die Auswurfleistung kontinuierlich ab und es kann ein Kreislaufstillstand folgen. Auch kommt es nach Beendigung der Thoraxkompression durch das massive Einströmen des gestauten Blutes zu einem reflektorischen Herzstillstand bzw. zu einer rechtscardialen Dekompensation. In unserem Fall traten keine Begleitverletzungen auf und es kam zu einer komplikationslosen Ausheilung, nur die kurzzeitige Hypoxie hinterließ eine leichte, die Schulleistung nicht beeinträchtigende Verhaltensstörung.

Literatur

Glinz W (1978) Perthes-Syndrom. In: Glinz W (Hrsg) Thoraxverletzungen. Springer, Berlin Heidelberg New York, S 251–255
Ollivier D'Angers (1837) Relation médicale des événements survenues au Champ-de-Mars le 14 juin 1837. Ann Hyg 18:485
Perthes G (1900) Über „Druckstauung". Dtsch Z Chir 55:384–392

Das schwere Thoraxtrauma: Rettungsbedingungen und Überlebenschancen nach Verkehrsunfällen

M. Holch, D. Otte, C.-J. Kant und M. L. Nerlich

Unfallchirurgische Klinik, Medizinische Hochschule Hannover (Direktor: Prof. Dr. H. Tscherne), Konstanty Gutschow-Straße 8, W-3000 Hannover 61, Bundesrepublik Deutschland

Die Abteilung für Verkehrsunfallforschung der Unfallchirurgischen Klinik der Medizinischen Hochschule Hannover führt medizinische und technische Erhebungen am Unfallort durch. Ihr Einsatzteam wird über Funk simultan mit Polizei und Rettungskräften alarmiert [2].

Aus einer 15jährigen systematischen Dokumentation von über 6300 Verkehrsunfallverletzten wurden 670 schwerverletzte Unfallopfer untersucht, um Rettungsbedingungen zu erfassen, die die Therapiechancen eines Thoraxverletzten beeinflussen. Den 569 an Folgen des Unfalls Vestorbenen wurden anhand des Injury Severity Score (ISS) 111 Überlebende mit aequivalent schwerem Verletzungsmuster gegenübergestellt [1]. Die Verletzungsschwere in der Gruppe der Überlebenden: mean ISS: $37,8 \pm 9,1$; mittl. Hannoverscher Polytraumaschlüssel (PTS): $29,3 \pm 13,6$ Punkte. Die Unfallereignisse wurden in einem Erhebungsgebiet aufgenommen, das angesichts der anteilmäßigen Verteilung städtischer und ländlicher Verkehrsstrukturelemente und der Autobahnführung als repräsentativ für das Verkehrsunfallaufkommen und für die Rettungsmöglichkeiten gelten kann. Die Versorgung der Verletzten findet in 21 Krankenhäusern dieser Region statt, wovon 2 zur Kategorie der Maximalversorgung zählen.

Das schwere Thoraxtrauma wurde definiert ab einem AIS-Wert von mindestens 3 Punkten nach der Abbreviated Injury Scale. 3 bedeutet eine einfache Lungenruptur, Hämato- oder Pneumothorax, 4 einen beidseitigen Hämato- oder Pneumothorax, das Hämo/Pneumomediastinum, die Lungenkontusion und/oder -ruptur mit Hämato- oder Pneumothorax, die Herzkontusion und das Inhalationstrauma. 5 Punkte beschreiben die Läsion intrathorakaler Gefäße incl. der Coronarien sowie die Tracheal-, Bronchus- und Aortenruptur. Mit 6 Punkten („Maximum Injury") werden der komplette Aortenabriß oder die völlige Thoraxzerquetschung bewertet [4].

Ergebnisse

210 aller verstorbenen und 49 der überlebenden Unfallopfer wiesen eine Thoraxverletzung vom Schweregrad AIS 3 oder höher auf (Abb. 1).

Binnen 30 min verstarben 109 Patienten nach Unfallverletzung mit Beteiligung eines schweren Thoraxtraumas (insgesamt binnen 30 min 127 Verletzte mit einem mean ISS von $71,5 \pm 7,9$ Punkten).

87 u.a. Thoraxverletzte konnten in klinische Behandlung gebracht werden, verstarben aber innerhalb von 24 Stunden (der mean ISS der insgesamt 109 Patienten mit einer

Hefte zur Unfallheilkunde, Heft 223
Zusammengestellt von W. Buchinger
© Springer-Verlag Berlin Heidelberg 1992

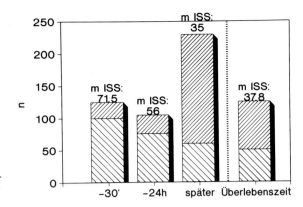

Abb. 1. Anteil des schweren Thoraxtraumas am Gesamtverletzungsmuster

Überlebenszeit bis zu einem Tag beträgt 56 Punkte). In dieser Gruppe wurde 75 mal primär intubiert und 32 mal thoraxdrainiert.

Von den 111 Überlebenden (mean ISS: 37,8 ± 9,1; mittl. PTS: 29,3 ± 13,6 Punkte) wiesen 49 einen AISThorax von 3 bis 5 Punkten auf. Hier wurde 35 mal primär intubiert und
31 mal thoraxdrainiert.

Die Versorgung der Verletzten erfolgte in 19 Kliniken der Grund- und Regelversorgung
sowie in zwei Kliniken der Maximalversorgung in einem Verteilungsverhältnis von ca.
1:1,9. Die Patientenkollektive beider Klinikkategorien weisen denselben Verletzungsschweregrad auf – sowohl nach ISS, als auch anhand des Hannover-PTS, der den erheblichen Einfluß des Alters auf die Überlebbarkeit eines Traumas berücksichtigt. Sie unterscheiden sich aber in der Inzidenz des schweren Schädelhirntraumas (18,9% bzw. 36,2%)
und des schweren Thoraxtraumas (42,5% bzw. 51,7%).

Bei der Betrachtung der frühzeitig durchgeführten spezifischen Therapiemaßnahmen
(Intubation und Thoraxdrainage) findet man erhebliche Unterschiede bei Aufgliederung
der Verletzten in Überlebende und Verstorbene innerhalb der beiden o.g. Klinikkategorien
(Abb. 2):

Verstorbene in der Regelversorgungsklinik waren nur zu 10% frühintubiert und thoraxdrainiert;

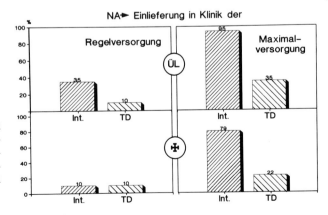

Abb. 2. Verteilung auf Kliniken
unterschiedlicher Versorgungs-
kategorie Versorgungsmaßnah-
men (frühe Intubation und Thoraxdrainage) bei überlebenden
und verstorbenen Unfallopfern

Verstorbene in der Maximalversorgungsklinik waren zwar zu 79% intubiert, jedoch auch nur zu 22% thoraxdrainiert;

Überlebende in der Klinik der Maximalversorgung waren zu 95% intubiert und zu 35% thoraxdrainiert.

Diskussion

Das stumpfe Thoraxtrauma stellt einen erheblichen Anteil der Todesursache nach schwerer Verkehrsunfallverletzung dar [3, 5]. Bei Fehlen äußerer Verletzungen ermöglicht neben der gründlichen klinischen Untersuchung vor allem Kenntnis typischer Verletzungsmechanismen und -kombinationen die frühzeitige Diagnosestellung am Unfallort. Der Ausgang kann dann durch konsequente notärztliche Maßnahmen positiv beeinflusst werden: primäre Intubation, Entlastung eines (Hämato-) Pneumothorax durch Drainage und durch schnellen Transport in eine zur Sofortversorgung von Thoraxverletzungen eingerichtete Klinik. In der vorliegenden Studie kann das konsequentere Vorgehen am Patientengut der Kliniken der Maximalversorgung damit zusammenhängen, daß dort Notarztsysteme etabliert sind mit routinierter präklinischer Traumatherapie durch Unfallchirurgen.

In der Notarztausbildung erscheint die Fähigkeit zur schnellen Orientierung über das vorliegende Verletzungsmuster als Grundlage Entscheidungsfällung zur adaequaten chirurgischen Therapie ebenso essentiell wie die Beherrschung chirurgischer Maßnahmen zur Sicherung der Vitalfunktionen und zur Herstellung der Transportfähigkeit.

Literatur

1. Bull JP (1975) The injury severity score of road traffic casualties in relation to mortality, time of death, hospital treatment time and disability. Acc Anal Prev 7:249–255
2. Otte D, Kühnel A, Suren EG, Weber H, Gotzen L (1983) Erhebungen am Unfallort. Unfall- und Sicherheitsforschung Straßenverkehr. Bundesanstalt für Straßenwesen, Köln, Heft 37
3. Otte D, Rether JR (1987) Der Hämatothorax beim Verkehrsunfallverletzten: Unfallmechanismen und Verletzungsspektrum. Hefte Unfallheilkd 189:305–310
4. Greenspan L, McLellan BA, Greig G (1985) Abbreviated Injury Scale and Injury Severity Score: A scoring chart. J Trauma 1:61–64
5. Tolonen J, Kiviluoto O, Santavirta S (1984) The effects of vehicle mass speed and safety belt wearing on the causes of death in road traffic accidents. Ann Chir Gynecol 73:14–20

Die Prognose der Serienrippenfraktur

G. Prendinger[1], W. Buchinger[2], J. Rois[1], H. Thaler[1] und L. Marosi[3]

[1] Unfallkrankenhaus Meidling der Allgemeinen Unfallversicherungsanstalt (Ärztlicher Leiter: Prim. Doz. Dr. H. Kuderna), Kundratstraße 37, A-1120 Wien
[2] Unfallabteilung des A. ö. Krankenhauses Horn (Vorstand: Prim. Dr. W. Buchinger), Spitalgasse 10, A-3580 Horn
[3] I. Medizinische Universitätsklinik Wien (Vorstand: Prof. Dr. W. Waldhäusl), Lazarettgasse 14, A-1090 Wien

Drei oder mehr Rippenfrakturen können zu einer schmerzbedingten Schonatmung, zu Begleitverletzungen im Thoraxinneren oder durch Dislokation der Frakturen zu einer mechanischen Beeinträchtigung der Atmung führen.

Wie weit sich eine Prognose vom Primärbefund ableiten läßt, wurde an Hand von 231 Patienten mit drei oder mehr Rippenbrüchen untersucht. Polytraumatisierte mit Rippenserienfrakturen wurden ausgenommen, da deren Prognose durch viele andere Faktoren beeinflußt wird.

Es handelt sich um 148 Männer und 83 Frauen mit einem Durchschnittsalter von 59 Jahren. Die häufigste Unfallursache war ein Sturz aus der Ebene, gefolgt vom Verkehrsunfall (Tabelle 1).

122 mal waren die Frakturen rechtsseitig, 105 mal linksseitig und 4 mal lagen die Frakturen beidseits vor. 4 Verletzte hatten einen instabilen Thorax. Alle Verletzungen waren geschlossen.

Die Verteilung der Rippenserienfrakturen auf die einzelnen Rippen der rechten und der linken Seite lassen sich aus Abb. 1 und 2 entnehmen.

Die häufigste Bruchlokalisation war in der Axillarlinie gelegen, und zwar bei mehr als der Hälfte aller Patienten (Abb. 3 und 4).

Auffallend war, daß bei ca. 80% der Patienten mit intrathoracalen Begleitverletzungen die Frakturen axillär, bzw. axillär und hinten lokalisiert waren. Eine Herzkontusion wurde in keinem Fall diagnostiziert (Tabelle 2 und 3).

Kein wesentlich vermehrtes Vorkommen von intrathoracalen Begleitverletzungen fanden wir bei jenen 4 Patienten mit beiderseitigen Rippenserienfrakturen, im Vergleich zu den Patienten mit einseitigen Rippenserienfrakturen. Auch die Seitverschiebung der gebrochenen Rippen hatte keinen Einfluß auf das Auftreten von intrathoracalen Begleitverletzungen.

Tabelle 1. Unfallhergang

Sturz aus der Ebene	110
Verkehrsunfall	61
Sturz aus der Höhe	54
Sport	3
Andere	3

Hefte zur Unfallheilkunde, Heft 223
Zusammengestellt von W. Buchinger

118

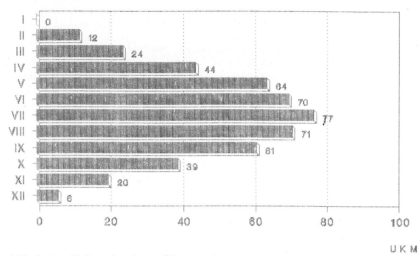

Abb. 1. Anzahl der gebrochenen Rippen rechts

Eine respiratorische Insuffizienz lag 6mal vor. Die Frakturlokalisation war in all diesen Fällen axillär, bzw. axillär und hinten. Keine Rolle spielt dabei die Anzahl und die Seitverschiebung der gebrochenen Rippen.

Behandlung

68 Patienten kamen in der ersten Stunde, 90 innerhalb eines Tages und 73 nach mehr als einem Tag in unsere Behandlung.

In 202 Fällen genügte eine systemische analgetische Behandlung. 21 Patienten erhielten eine Intercostalblockade und 4 einen epiduralen Katheter. 4mal mußte auf Grund einer

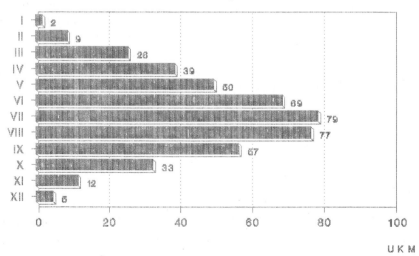

Abb. 2. Anzahl der gebrochenen Rippen links

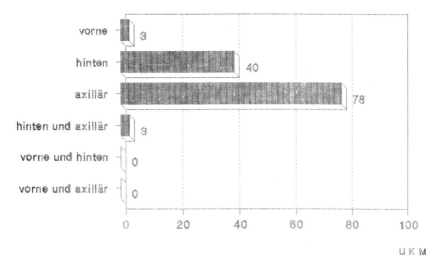

Abb. 3. Bruchlokalisation rechts

respiratorischen Insuffizienz eine sofortige Intubation vorgenommen werden. Zusätzlich wurde jeder Patient physikalisch und mit Mucolytica behandelt. Ein ruhigstellender Verband ist unserer Meinung nach kontraindiziert.

Wegen eines Hämato- bzw. Hämatopneumothorax wurde 8mal eine Bülau-Drainage gelegt. Eine primär operative Versorgung wurde in keinem Fall durchgeführt.

Von den 202 Patienten die primär mit einer systemisch analgetischen Therapie auskamen, mußte bei 28 Patienten im weiteren Verlauf, auf Grund einer schmerzbedingten Schonatmung, eine Intercostalblockade, ein epiduraler Katheter oder beides verabreicht werden.

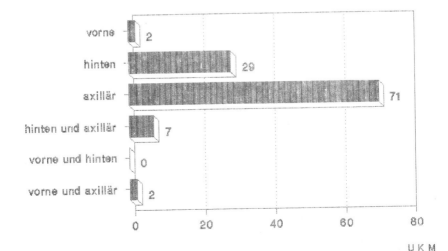

Abb. 4. Bruchlokalisation links

Tabelle 2. Begleitverletzungen am Thorax

Keine	182
Winkelerguß	37
Hämatothorax	4
Hämatopneumothorax	2
Lungenkontusion	2
Atelektase	1
Pneumothorax	1
Lungenkontusion und Hämatothorax	1
Hämatothorax und Hautemphysem	1

Tabelle 3. Knöcherne Begleitverletzungen

Clavicula	11
Scapula	8
BWS	3

5 Patienten mußten in Folge einer respiratorischen Insuffizienz im weiteren Behandlungsverlauf intubiert werden. 4 wurden kontrolliert beatmet und einer über CPAP. Ein Patient mußte tracheotomiert werden. Vom Verletzungsmuster dieser 6 Patienten war weder die Anzahl noch die Dislokation der gebrochenen Rippen auffällig, jedoch alle Frakturen waren axillär gelegen.

Zur Freihaltung der Atemwege wurde 8mal blind abgesaugt und bei 2 Patienten war eine bronchoskopische Spülung bzw. Absaugung notwendig.

6 Patienten entwickelten sekundär einen Hämatothorax und bei einem Patienten mußte auf Grund eines insuffizienten Drains eine neue Drainage gelegt werden. Mit Ausnahme eines Patienten war die Fraktur jeweils hinten oder axillär gelegen.

Wiederholte Pleurapunktionen waren 19mal vonnöten.

Die Indikation zu einer sekundären Operation wurde 3mal gestellt, zweimal auf Grund einer respiratorischen Insuffizienz bei instabiler Thoraxwand und einmal infolge eines unstillbaren Hämatothorax (Tabelle 4 und 5).

Tabelle 4. Komplikationen am Thorax

Pneumonie	5
Infect (Op)	1
Lungeninfarkt	1

Tabelle 5. Todesursache

Multiorganversagen	3
Respirator. Insuffizienz	2
Andere	1

Zusammenfassung

Prinzipiell sollte jeder Patient mit Serienrippenbrüchen auch bei einem unauffälligen Erstbefund stationär aufgenommen werden. Auch ein zunächst unauffälliger Befund schließt eine vitale Gefährdung einige Tage später nicht aus. Wie die klinische Praxis zeigte, findet sich oft erst am zweiten Tag nach dem Unfall ein markanter Abfall der Vitalkapazität. Auch ein Hämatothorax kann sich oft erst nach Tagen entwickeln. Besonders auffallend war angesichts des Verletzungsmusters dieser nachuntersuchten Patienten, daß offenkundig weder auf Grund der Anzahl noch der Dislokation der gebrochenen Rippen eine Prognose erstellt werden kann. Intrathoracale Begleitverletzungen und das Auftreten einer respiratorischen Insuffizienz fanden wir vorwiegend bei Patienten, bei denen die Fraktur axillär, hinten oder in beiden Regionen gelegen war.

Möglichkeiten und Grenzen der Entscheidungsunterstützung bei der initialen Behandlung von Thoraxtraumen durch ein Expertensystem

M. L. Nerlich[1], J. O. Schmidt[1] und D. Stark[2]

[1] Unfallchirurgische Klinik, Medizinische Hochschule Hannover (Direktor: Prof. Dr. H. Tscherne), Konstanty-Gutschow-Straße 8, W-3000 Hannover 61, Bundesrepublik Deutschland
[2] Fachbereich Elektronik der Fachhochschule Hannover, Konstanty-Gutschow-Straße 8, W-3000 Hannover 61, Bundesrepublik Deutschland

Die initiale klinische Behandlung von Thoraxtraumen ist gekennzeichnet

- durch den vital bedrohlichen Zustand des Patienten,
- durch die Vielzahl von okkulten Verletzungsmustern und entsprechenden Diagnosen,
- durch einen extrem hohen Zeitdruck
- und durch den hohen Anspruch an fachärztlicher Beratung.

Aufgrund der beschriebenen Faktoren entsteht häufig eine insuffiziente Primärbehandlung. Es stellt sich die Frage, inwieweit ein wissensbasiertes System bei der Entscheidungsfindung und Diagnostik dieser schwerverletzten Patienten hilfreich sein kann.

Aufbau der Wissensbasis

Das regelbasierte Expertensystem EXAM, Expertensystem für angewandte Medizin, wurde in Zusammenarbeit der Unfallchirurgischen Klinik der Medizinischen Hochschule Hannover mit dem Fachbereich Elektrotechnik der Fachhochschule Hannover auf der Ba-

Hefte zur Unfallheilkunde, Heft 223
Zusammengestellt von W. Buchinger
© Springer-Verlag Berlin Heidelberg 1992

sis der Expertensystem-Shell MED2 entwickelt. EXAM wird zur Diagnostik des Thoraxtraumas eingesetzt. MED2 ist eine von Puppe und Bormann in LISP programmierte XPS-Shell, die auf einem IBM-kompatiblen PC-AT mit mindestens 4 MB Hauptspeicher in einer LISP-Umgebung lauffähig ist.

Die wichtigsten Objekte der Wissensbasis sind Symptome bzw. Fragen, Diagnosen und Regeln, die aufgrund der Symptome die Diagnosen bewerten. An weiteren Objekten wurden Therapien, Fragenklassen und Lokalisationen definiert. Jede dieser Objektgruppen ist hierarchisch aufgebaut.

Inferenzstrategie

Die diagnostische Vorgehensweise eines Arztes ist hypothetisch-deduktiv. Vom ersten Patientenkontakt an werden Verdachtsdiagnosen generiert, die durch Beobachtung, Befragung und Untersuchung modifiziert und gegeneinander abgewogen werden. Die Reaktion auf therapeutische Maßnahmen bringt weitere Informationen. Aus diesen Symptomen und Beobachtungen werden Diagnosen abgeleitet. Die Inferenzstrategie von MED2 orientiert sich an der ärztlichen Vorgehensweise. Sie ist speziell für den Problemtyp „assoziative Diagnostik" entwickelt worden, die Mustererkennung aus Einzelbeobachtungen.

Die erste Phase des diagnostischen Problemlösens ist die Symptomerfassung. Sie findet ausschließlich im Rahmen eines interaktiven Dialoges statt. Die Fragen sind in zwei Ebenen gegliedert, in Fragenklassen, d.h. die Zusammenfassung aller Fragen, die in einem gewissen logischen Zusammenhang stehen, und in Einzelfragen. Zum Beispiel enthält die Fragenklasse Blutbild die Einzelfragen, Leukozytenzahl, Hämoglobingehalt, Hämatokrit, usw. Jede dieser Ebenen ist hierarchisch organisiert.

Die Symptomerfassung besitzt zwei Komponenten, eine passive und eine aktive. Im passiven Teil wählt der Benutzer beantwortbare Fragenklassen und Einzelfragen aus, im aktiven Teil stellt das System selbständig ausgesuchte Fragen. Dies sind entweder Detailfragen zur Spezifizierung von Symptomen, oder – nachdem alle vom Benutzer gewählten Fragen abgearbeitet sind – Fragenklassen, die der weiteren Abklärung von Verdachtsdiagnosen dienen oder eine etablierte Diagnose bezüglich ihres Schweregrades genauer differenzieren.

Die möglichen Diagnosen werden durch Regeln mit Punkten bewertet, aus deren Summe der Grad der Relevanz abgeleitet wird. In Zahlen: kann eine Diagnose mehr als 9 Punkte sammeln, gilt sie als verdächtigt, bei mehr als 42 Punkten als etabliert.

Sind für eine Verdachtsdiagnose Differentialdiagnosen angegeben, werden diese systematisch miteinander verglichen. Dabei muß zur Etablierung einer der Differentialdiagnosen ein Differenzschwellenwert von 20 Punkten zur nächsthöchsten Punktzahl überschritten werden.

Die bisher aufgezeigten Schritte von der Symptomerfassung bis zur Differential-Diagnostik werden wiederholt, bis entweder alle nötigen Symptome erfasst worden sind oder die Sitzung durch den Benutzer abgebrochen wird.

Die Ergebnis-Ausgabe erfolgt standardmäßig am Ende des Inferenzprozesses. Sie umfasst die bis zu diesem Zeitpunkt etablierten Diagnosen und die Therapievorschläge. Die Therapien sind nicht direkt an eine Diagnose gekoppelt, sondern es werden in Abhängigkeit von Schweregrad, Typ oder anderen Parametern einer Diagnose Punkte auf einem

Punktekonto einer Therapie addiert. Ist die Schwellenpunktzahl von 80 Punkten erreicht, wird der Therapievorschlag ausgegeben.

Eine in unserem Anwendungsgebiet spezielle Art der Therapien, die Notfall-Therapie, wird nicht erst am Schluß sondern sofort nach Etablierung der dazugehörigen Diagnose ausgegeben. Die Indikation für diese Vorgehensweise wird durch ein besonderes Attribut der Therapie-Objekte angezeigt.

Ergebnisse

Die prospektive Testung von EXAM am eigenen Krankengut ist noch nicht abgeschlossen. Bei bisher 20 Patienten mit Thoraxtrauma erfolgte die simultane Testung des Expertensystems. Bei 18 der 20 Fälle konnte die korrekte Diagnose erkannt werden. Dabei wurden Diagnosen, wie Aortenruptur, Hämatothorax, Pneumothorax oder Rippenserienfraktur ausnahmslos vom System richtig erkannt. Seltene Diagnosen, wie beispielsweise eine Lungenvenenruptur, blieben auch nach Eingabe der Symptome völlig unverdächtigt. Die Lungenvenenruptur bereitete allerdings auch dem menschlichen Experten extreme Schwierigkeiten.

EXAM befindet sich in der Tuning-Phase in der klinischen Erprobung, wo die einzelnen Bewertungen der Diagnosen überprüft und verschiedene Objekte ergänzt werden müssen.

Einsatzmöglichkeiten

Die Frage, ob EXAM bei der Entscheidungsfindung und Diagnostik des Thoraxtraumas hilfreich sein kann, darf schon zur Zeit bejaht werden.

Zur Zeit ist das Nachvollziehen des Entscheidungsprozesses vorrangig. EXAM ist schon jetzt sehr wirksam bei der präzisen Dokumentation von Thoraxtraumen. Lehrbuchwissen darüber ist reichlich vorhanden, aber der Aspekt „Mangement des Akuttraumas, welcher Befund führt am schnellsten und sichersten zur Diagnose?" wurde bisher nur in Ansätzen untersucht.

EXAM kann mit seiner Dokumentation auch klären, wie effektiv kosten-, zeit- oder personalaufwendige Untersuchungen in der Diagnostik sind. Der Gesichtspunkt der Kostenanalyse gewinnt gerade in Bezug auf die Wirtschaftlichkeitsuntersuchungen im Gesundheitswesen zunehmend an Bedeutung.

Ein anderer wichtiger Anwendungsbereich ist die Lehre. EXAM kann zur Fall-Simulation bei der Schulung des Trauma-Managements eingesetzt werden. Erweitert um eine Befund-Datenbank mit Einbeziehung von Röntgenbildern kann der Diagnose-Prozess unter Berücksichtigung des Zeitfaktors am Bildschirm simuliert werden.

EXAM ist also ein wichtiges Hilfsmittel, um den Entscheidungsprozess bei der Diagnostik von Thorax-Traumen näher kennen zu lernen.

124

Literatur

1. Gärtner P, Adler J (1988) Wissensbasiertes System für die initiale Diagnostik und Therapie. Diplomarbeit, Fachhochschule Hannover, FB Elektrotechnik
2. Puppe F (1986) Assoziatives diagnostisches Problemlösen mit dem Expertensystem-Shell MED2. Dissertation, Universität Kaiserslautern, FB Informatik
3. Schmidt JO, Stark D, Nerlich ML et al. (im Druck) Entscheidungsunterstützung bei der initialen Behandlung von Thoraxtraumen durch das Expertensystem EXAM. Tagungsband der 34. Jahrestagung der Deutschen Gesellschaft für Medizinische Dokumentation, Informatik und Statistik e.V.

Diskussion

Krösl, Wien: Danke für den interessanten Vortrag, der ja einen ganz neuen Zukunftsaspekt gebracht hat. Ob das wirklich die Zukunft sein wird werden wir sehen. Vielleicht schon. In der Lehre wird das sicher sehr wertvoll sein.

Sturm, Hannover: Ich möchte Sie einladen, mit den Rednern zu diskutieren, und zwar intensiv, möchte Sie auch auffordern, sich auf praktische Fragen zu konzentrieren, denn wir haben ja alle Probleme, diejenigen, die mit der Erstversorgung zu tun haben, diese Entscheidungen, mit so weitreichenden Maßnahmen am Unfallort, wie Thoraxdrainage, Intubation, zu treffen. Wir haben auch Probleme damit, daß den Kollegen der Anaesthesie, die teilweise ja auch Rettungssysteme besetzen, dann mit diesem chirurgischen Nachdruck, wie wir sehen, klar zu machen, oder es auch von ihnen zu erwarten. Auch da muß man differenzieren in Möglichkeit und Erfordernis. Das wollen wir bei der Diskussion möglichst herausarbeiten.

Herr Reschauer hat uns durch seine Daten zum Fortschritt aufgefordert. Das war ein bißchen problematisch, die alle in der Kürze der Zeit zu analysieren oder zu erkennen. Deswegen möchte ich Herrn Reschauer bitten, doch noch einmal das eine oder andere herauszuheben. Ich habe zum Beispiel nicht ganz verstanden, wieviele Prozent dieser polytraumatisierten Patienten wurden denn beatmet und wieviele Prozent bekamen dann eine Thoraxdrainage?

Reschauer, Linz: Polytraumatisierte waren insgesamt 18. Ich möchte auf die Gesamtzahl der Thoraxverletzungen eingehen. Wir hatten 71 Patienten, davon wurden 30 beatmet, 41 bekamen eine O_2-Maske. Es wurden 9 an Ort und Stelle mit einer Thoraxdrainage versorgt, 9 Patienten bekamen eine Thoraxdrainage im Schockraum, anschließend an die Einlieferung, und 12 bekamen dann sekundär, während des stationären Aufenthaltes eine Thoraxdrainage.

Sturm, Hannover: Diese Rate der Thoraxdrainage bei Primärversorgung differiert deutlich von anderen Zahlen, die wir gehört haben, die in Bochum bis 25% geht, in der Hannover-Statistik bis 35%, also da gibt es noch eine gewisse Spanne.

Poigenfürst, Wien: Herr Reschauer, Sie haben erwähnt, daß die Primärbehandlung der Contusio cordis eine symptomatische ist und ich möchte Sie fragen, wie Sie an der Unfallstelle die Contusio cordis diagnostizieren und ob Ihre Schlußfolgerung Scoop and run wirklich so zu verstehen ist, daß man den Patienten einladet und sich alles andere dann erst unterwegs abspielen soll, beziehungsweise dann nach der Einlieferung?

Reschauer, Linz: Die Contusio cordis ist, wie wir alle wissen, sehr schwer zu diagnostizieren. Wir müssen ja ein Langzeit-EKG auch während des stationären Aufenthaltes fordern. Das heißt also, wenn wir während der Überwachung praktisch an Ort und Stelle, nach Anlegen des EKG's, beziehungsweise während des Transportes Rhythmusstörungen feststellen, dann denken wir an eine Contusio cordis.

Scoop and run sollte heißen, daß die Thoraxverletzung als Begleitverletzung sehr häufig eigentlich irgendwie unterversorgt beziehungsweise übersehen wird. Wir sollen also daran denken, und das heißt wenn wir daran denken, dann müssen wir handeln, und zwar rasch handeln, an Ort und Stelle, aber nicht davonlaufen.

Prenner, Eisenstadt: Die Contusio cordis ist sicher ein Problem, das nicht in der Präklinik diagnostiziert wird, sondern leider erst im Lauf der klinischen Behandlungen, die durch die Vorerhebungen des Langzeit-EKGs, durch die Bestimmung der Enzyme festgelegt werden kann. Man kann daran denken, daß es eine Contusio cordis ist. Wirklich die Contusio cordis feststellen, läßt sich wahrscheinlich nur mit Isotopenmethoden. Aber, zum Scoop and run muß eindeutig gesagt werden – es heißt heute in der Notfallmedizin, der Patient darf dann transportiert werden, wenn die lebenswichtigen Funktionen ordentlich gesichert sind, oder dann, wenn eine Sicherung an Ort und Stelle aus irgendwelchen Gründen nicht möglich ist. Aber primär bitte sichern und dann transportieren. Der gesicherte Patient ist der, dem es am besten geht.

Sturm, Hannover: Ich möchte mich etwas auf seine Seite schlagen und Scoop and run eigentlich mehr für die perforierenden Verletzungen reserviert wissen. Wenn sehr massive Blutungen vorliegen, und das zeigen ja USA-Untersuchungen, dann kann man an der Notfallstelle das nicht aufholen, weil man operieren muß. Da geht es darum ins Krankenhaus zu kommen. Aber in allen anderen Fällen, und das ist die weit überwiegende Zahl im europäischen Sprachraum, sollte man das vielleicht nicht beherzigen. Frage noch einmal. Die Contusion cordis finde ich hoch interessant. Glinz sagt 50% haben eine Contusio cordis. Wieviele Prozent haben Sie denn diagnostiziert? Im norddeutschen Raum gibt es das ganz selten. Wir haben CKMB gemessen und sind da nicht dahinter gekommen, schon gar nicht mit 50%.

Reschauer, Linz: Diese Frage kann ich nicht mit absoluten Zahlen beantworten. Ich wollte darauf hinweisen, daß es sehr wichtig ist, daran zu denken. Es ist bereits aus Eisenstadt angeklungen, daß eben ein Langzeit-EKG erforderlich ist und daß zu Beispiel kurze EKG-Streifen absolut kein Hinweis für die Diagnose der Contusio cordis bieten, sondern daß sie eigentlich im Verlauf von Stunden beziehungsweise Tagen im Langzeit-EKG zum Ausdruck kommt.

Sturm, Hannover: Sollen wir die Contusio cordis in seiner Bedeutung eigentlich etwas zurückstellen?

Reschauer, Linz: In der präklinischen Bedeutung auf jeden Fall.

Poigenfürst, Wien: Aber Herr Reschauer, Sie haben gesagt, die präklinische Therapie der Contusio cordis ist eine symptomatische. Erstens ist sie selten, zweitens können wir sie an der Unfallstelle nicht diagnostizieren, also worin bestehen jetzt die Symptome, die Sie behandeln?

Sturm, Hannover: Scoop and run vergessen wir auch.

Foitzik, Rotenburg: Ich möchte zur Contusio cordis etwas sagen. Wir haben in den Jahren 1976 bis 1988 in Rotenburg 292 isolierte Thoraxtraumen gehabt und wir hatten in dieser Zeit elektrokardiographische Diagnosen Contusio cordis in 7%, aber ich möchte betonen, wir haben nicht eine einzige Contusio cordis Diagnose am ersten Tag gestellt. Wir haben diese Diagnosen gestellt aufgrund von zwei- bis dreimal täglich erfolgten EKG-Ableitungen. Es waren kardiologische Diagnosen unserer Kardiologen und sie haben auch im Zweifelsfall natürlich eine Echokardiographie durchgeführt, um eben Klappen- oder Ventrikelverletzungen oder andere Dinge festzustellen. Wir haben keine ernsthaften kardialen Komplikationen bei diesen fast 300 Patienten gehabt.

Zur Versorgung mit der Bülau-Drainage am Unfallort. Wir haben dieses nie gebraucht bei den gleichen Zahlen. Ich muß dazu sagen, darüber wird Herr Rudolph noch berichten, wir haben natürlich Haematopneumothoraces gehabt, aber wir haben eine kurze Zeit bis zum Krankenhaus und unsere Assistenten, die jüngeren vor allem, haben die Anweisung, aufgrund eines klinischen Verdachts einen Pneumothorax, intubiert oder nicht intubiert, im zweiten ICR mit einer dicklumigen Kanüle zu punktieren und diese Kanüle liegenzulassen, bis der Patient im Krankenhaus ist. Nicht alle am Notarzt beteiligten Ärzte sind in der Lage, dort vor Ort eine Bülau-Drainage zu legen. Das ist unsere Erfahrung.

Sturm, Hannover: Es wird ganz spannend, denn das ist ja beim spontan atmenden Patienten – eine Kanüle in den Thorax, der Verdacht auf einen Pneu aufweist zu legen – eine weitreichende Maßnahme, denn wenn er noch keinen hat, hat er spätestens dann, wenn Sie eine Kanüle legen, einen. Aber vielleicht sollten wir das dann diskutieren.

Wir gehen zum nächsten Vortrag und werden in den Überlegungen weiterfahren, die uns verfolgen.

Beck, Innsbruck: Eigentlich wollte ich zu Herrn Reschauer noch etwas sagen. Er hat eine sehr große Zahl von zentral-venösen Zugängen und genausogut wie man das mit einer Kanüle machen kann, kann man einen Pneumothorax aus dem zentral-venösen Zugang schaffen. Meine Frage : Haben Sie das beim zentral-venösen Zugang bemerkt?

Reschauer, Linz: Es waren nur fünf zentral-venöse Zugänge. So groß ist die Zahl nicht.

Vecsei, Wien: Ich glaube, daß es tatsächlich so gewesen sein muß, daß in Rotenburg diese Herzkontusionen keine Probleme gemacht haben können, wenn sie 24 Stunden später erst diagnostiziert wurden. Das Problem ist die primäre Rhythmusstörung, und die ist natürlich sehr selten, das ging sogar in einem unserer Fälle bis zum Vollbild des Herzinfarktes. Das kann man natürlich primär diagnostizieren, mit allen Abläufen die dazugehören. Es gehört selbstverständlich die Isotopenuntersuchung dazu, es gehört selbstverständlich die Cardiographie dazu. Wenn primär Rhythmusstörungen bestehen, sagt das Ausmaß der Rhythmusstörung über die Kontusion etwas aus. Die sind tatsächlich selten. Das wird bei Ihren 7% vielleicht 0,5% gewesen sein.

Sturm, Hannover: Ich möchte bitten, daß wir den Vortrag von Herrn Karlbauer diskutieren. Wir wollen jedem die Chance geben, zu seiner Ausführung Stellung zu nehmen.

Herr Karlbauer hat uns klar dargestellt, daß die frühe Intubation gerade bei Polytraumatisierten mit Thoraxverletzungen oder überhaupt bei thoraxverletzten Patienten zu einer Verkürzung der Behandlungszeit führt. Ich möchte dieses Statement jetzt schon ein bißchen herausfordern, denn es steht im klaren Gegensatz zu den Ausführungen, die heute morgen Herr Bettermann aus Gießen gemacht hat, daß eine frühe Intubation nicht sinnvoll ist und eine späte Beatmung sinnvoll wäre. Darf ich dazu vielleicht einen neutralen Beobachter auf diesem Gebiet, einen der Päpste, Herrn Schlag, auffordern, sich zu dieser großen Diskrepanz im Vorgehen zu äußern.

Schlag, Wien: Die Frage Frühbeatmung, Intubation, glaube ich, ist eigentlich geklärt. Wir können keinen Schritt mehr zurückgehen, denn wenn Sie sich anschauen, wie die Mortalität der Polytraumatisierten in unserer Studie zurückgegangen ist, wir haben 16% bei einem ISS über 30 und Herr Sturm liegt bei zirka 13 bis 15%, das ist einfach auf die Frühbehandlung zurückzuführen. Ich meine auch, daß bewiesen ist, daß wir durch die frühe Beatmung die Schocklunge (Fettemboliesyndrom) verhindern können. Wir haben heute respiratorische Insuffizienzen ohne direktes Lungentrauma in ungefähr 0,5%, während sie früher bei 10% gelegen sind. Ich kann nur immer wieder sagen, bleiben Sie bei der frühen Beatmung und bei der Frühintubation. Mir hat der Vortrag von Ludwigshafen sehr gut gefallen, wo auch primär die Drainage angelegt wird. Warum nicht? Wir haben bei jedem beatmeten Patienten schon damals bei Böhler prophylaktische Drainagen gelegt. Wir haben keinen einzigen Fall des Empyems gefunden. Ich glaube, das aggressive Handlen hat absolut seine Berechtigung.

Sturm, Hannover: Danke für diese klare Stellungsnahme. Herr Karlbauer hat ja auch die Gründe dafür genannt. Er sprach von einer erhöhten Hemmschwelle.

Ecke, Gießen: Herr Sturm, Sie unterliegen wahrscheinlich demselben Irrtum wie die Kollegen heute vormittags. Herr Bettermann hat von isolierten Thoraxtraumen gesprochen, die ohne Erguß, ohne nachweisbare klinisch wesentliche Beschwerden intubiert worden sind und wir haben davor gewarnt. Sie haben uns im Zusammenhang mit dem Polytrauma angesprochen. Da sind wir völlig einer Meinung.

Sturm, Hannover: Wir müssen das sehr gut herausarbeiten. Wenn Sie das so sehen, daß ein Patient, der kaum Beschwerden hat, der blutgasmäßig stabil ist, an der Notfallstelle nicht intubiert werden soll, stimme ich Ihnen absolut zu, da wird jeder zustimmen. Nur wissen wir, daß ein schweres Thoraxtrauma, auch isoliert, wenn es nicht früh beatmet wird, das ist zumindest meine Meinung, eine hohe Quote von ARDS entwickelt und wenn man dann zuspät einsteigt, dann kann das letal sein. Würden Sie da zustimmen?

Ecke, Gießen: Ja.

Sturm, Hannover: Gut, dann haben wir ja schon einen großen Schritt nach vorne getan.

Teisnig, Villach: Meine Anfrage hat sich fast erledigt, aber man muß genau definieren worüber man spricht. Herr Bettermann hat eindeutig über das isolierte Thoraxtrauma gesprochen und da gibt es gewisse Behandlungsmöglichkeiten. Das Polytrauma ist wieder etwas ganz anderes. Ich glaube, man müßte schon auch die Experten dazu bringen, daß sie sich etwas genauer ausdrücken.

Sturm, Hannover: Aber für das schwere Thoraxtrauma haben wir jetzt die Beatmungsindikation auch gestellt.

Karlbauer, Oberwart: Darf ich anschließend an die jetzige Diskussion und die offensichtlich noch immer bestehenden Mißverständnisse oder das aneinander Vorbeireden noch einmal versuchen, das zu wiederholen, was ich sagen wollte: Die Diskrepanz im Ablauf und vor allem in der Auswertung der erhobenen Befunde ergibt sich eben daraus, daß das Polytrauma mit Thoraxtrauma und isoliertes Thoraxtrauma vermischt wird. Beim Polytrauma wird selbstverständlich auch der relativ Unerfahrene, der über ein Mindestmaß an technischem Geschick verfügt, folgerichtig prophylaktisch, oder wie immer man es nennen will, intubieren, auch den Thorax entlasten. Daß aber in dem Moment, wo der Patient kontaktfähig, wo er spontan, wie schlecht auch immer, atmet, von der gleichen Personengruppe, die hier vor Ort tätig ist, plötzlich ein ganz anderes Verhalten an den Tag gelegt wird. Das ist eigentlich für mich das Erstaunlichste bei der Auswertung dieser ganzen Patientenschicksale gewesen, daß die gleichen Handelnden vergleichbare Traumen, soweit es um den Thorax geht, einmal bewußtlos mit Schädel-Hirn-Trauma, mit Extremitäten, ein anderes Mal isoliertes Thoraxtrauma, völlig verschieden therapieren. Ich glaube, isolierte Thoraxtraumen rufen relativ selten bei jenem, der die Erste Hilfe holt, aber auch bei Ärzten oder Laienhelfern dieses Alarmsignal hervor, daß dieses isolierte Thoraxtrauma unendlich viel schwerwiegender sein kann, als ein subtotal amputierter Oberschenkel oder eine spektakuläre Amputationsverletzung. Das ist der Kern des Problems.

Sturm, Hannover: Vielen Dank für die zusätzliche Erklärung. Ich würde gerne die Fragen auch an Herrn Winkler stellen.

Glinz, Zürich: Ich möchte nur noch etwas mehr präzisieren und zwar dahingehend, daß wir jetzt immer über die stumpfen Traumen gesprochen haben. Ich möchte dem zustimmen, obwohl natürlich die Zahlen von Herrn Karlbauer auch nichts beweisen, in dem Sinn, als es ja möglich wäre, daß dort einfach die unnützen Intubationen eben dann zu kürzeren Beatmungsdauer nachher geführt haben. Aber wenn wir präzisieren, würde ich denken, wir sollten das isolierte Thoraxtrauma – stumpf, ja – behandlen wie wir es besprochen haben, aber die penetrierende Thoraxverletzung, die braucht in der Regel keine Intubation, mit ganz wenigen Ausnahmen. Wenn wir primär penetrierende Thoraxverletzungen intubieren, machen die alle einen Pneumothorax, die machen, ohne Drainage selbstverständlich, einen Spannungspneumothorax, dann werden wir sehr viele dieser Fälle wahrscheinlich ungünstig beeinflussen. Ich würde meinen, dort gilt es tatsächlich nur diejenigen zu intubieren, die wirklich in der respiratorischen Insuffizienz sind. Ich möchte wieder an die Gefahr der arteriellen Luftembolie erinnern, die bei penetrierenden Thoraxverletzungen darliegt und daß eben bei penetrierenden Thorax eine umschriebene Verletzung einer Struktur vorliegt und nicht diese Schädigung, die in der Regel dann zum ARDS und zu weiteren Problemen respiratorischer Natur führt. Also hier wäre ich sehr zurückhaltend mit der primären Beatmung.

Prenner, Eisenstadt: Für chirurgisch minderbegabte Notärzte, wie zum Beispiel für mich, stellt sich immer die Frage mit der Dicke des Drains bei der Thoraxdrainage. Ist es vertretbar, das ist die Frage an Herrn Winkler vor allem, abgesehen von Charriere 26 und 28 auch noch Pleurocath einzusetzen und/oder auch andere Drianageverfahren. Wir in Eisenstadt haben es das letzte Mal mit einem Zystofix versucht, ohne Werbung zu machen und haben damit sehr gute Erfolge erzielt. Darf ich um eine Stellungnahme für Notärzte bitten.

Winkler, Ludwigshafen: Unsere Erfahrung ist die, daß wir mit diesem Set, welches wir zur Verfügung haben, ganz gut zurechtkommen. Wenn ich nichts anderes habe, dann nehme ich auch irgendeinen anderen Schlauch. Die Entlastung des Thorax ist entscheidend und dann kann ich zur Not auch mit dem Zystofix arbeiten. Ich möchte aber noch ein Wort zu den Kanülen sagen. Das ist halt immer das Problem, das wir auch bei Notärztefortbildungen erleben. Es besteht in der Tat auch eine Hemmschwelle Drainagen in einen Thorax einzulegen. Wir haben das halt so geregelt, daß innerhalb der Klinik zumindest das sicher beherrscht werden muß. Selbstverständlich ist es zunächst auf den ersten Blick einfacher und sehr viel leichter diese Hemmschwelle zu überwinden eine Kanüle zu nehmen und in einen Thorax zu stecken. Ich möchte aber davor warnen, weil ich glaube, daß man mit dem Einstechen einer Kanüle oftmals mehr Schaden anrichten kann. Ich bin mir nicht sicher, ob man da nicht leichter Lungenverletzungen verursachen kann. Bei der digitalen Thoracocentese ist man relativ sicher und wir empfehlen es allen unseren Notärzten, nur unsere Notärzte sind halt selbst verantwortlich und allein vor Ort und müssen sich selbst entscheiden.

Teisnig, Villach: Es wird von manchen Ärzten, die Hubschraubertransporte durchführen, argumentiert, daß dabei jeder Pneu bülaudrainiert werden muß, weil sich die Luft beim Aufsteigen des Hubschraubers ausdehnen würde etc. Was halten Sie davon und wie wäre die Quantität einer solchen Ausdehnung der eingeschlossenen Luft?

Winkler, Ludwigshafen: Wenn die physikalischen Druckveränderungen die einzige Begründung ist, spielt das bei den Flughöhen die wir üblicherweise mit dem Hubschrauber haben, überhaupt keine Rolle. Es treten erst ab etwa 3000 Meter Höhe Druckveränderungen auf, die sich auch intrathorakal auswirken. Für die normale Flugrettung hat das keine Bedeutung.

Passl, Graz: Wie ist das nun bei den perforierenden Thoraxverletzungen und beim Hubschraubertransport? Werden die intubiert oder nicht?

Winkler, Ludwigshafen: Wir haben es bis jetzt so gehalten, daß wir sie intubiert haben und zur Sicherung eine Thoraxdrainage gelegt haben. Ich habe diese zwei Fälle erwähnt. Das sind einfach Einzelfallerfahrungen, die wir gehabt haben, daß lebensbedrohliche Situationen eingetreten sind. Ich habe dieses eine Bild gezeigt, wie eng es im Hubschrauber ist. Sie haben keine weitere Möglichkeit mehr irgendetwas zu unternehmen. Auch wenn Sie eine Flugzeit von einer Viertelstunde haben, kann so viel passieren in der Zeit, Sie haben keine Möglichkeit irgendetwas am Patienten zu machen. Im Rettungswagen ist das sicherlich eine etwas andere Situation. Da habe ich auch eine bessere Überwachungsmöglichkeit, ich kann anhalten und kann den Patienten weiterversorgen.

Weitringer, München: Eine konkrete Zahlenangabe bezüglich Luftausdehnung. Bei einem Kabinendruck von 7500 Fuß, entspricht 2500 Meter etwa, erreicht bei einem Flug auch von Österreich nach England, beträgt die Ausdehnung von Luft einen Faktor 1,3 gegenüber Bodendruck.

Sturm, Hannover: Wir kommen zum nächsten Vortrag von Herrn David, dem ich zu seiner prospektiven Untersuchung gratulieren möchte. Zahlen die etwas aussagen.

Hertz, Wien: Sie sprechen immer von Thoraxsaugdrainage und haben das Wort „Saug", wie mir vorgekommen ist, auch betont. Womit saugen Sie und wann saugen Sie und müssen Sie saugen?

David, Bochum: Grundsätzlich reicht natürlich ein Heimlichventil aus, aber in der Anfangsphase haben wir zu dem Heimlichventil auch eine elektrische Saugung angebracht, aber diese ist sicherlich nicht nötig, insbesondere wenn der Patient intubiert ist und kontrolliert beatmet wird. Und wenn Sie einen Peep dazutun, dann erübrigt sich das.

Hertz, Wien: Sie haben gesagt Charriere 12 und Charriere 28 wurde verwendet. Ich glaube, wenn man sich schon zu einem Thoraxdrain entschließt, sollte man Charriere 28 verwenden, daß dann an der Klinik nicht noch einmal gegen ein suffizientes getauscht werden muß. Dann hätte ich noch eine Frage zum Ort der Drainage. Sie haben gezeigt, daß Sie das in der mittleren Axillarlinie, im fünften oder sechsten Interkostalraum machen – so hat man es am Patienten gesehen – und ich frage Sie: Glauben Sie nicht, daß es günstigerer wäre, das im dritten Interkostalraum in der Medioklavikularlinie zu setzen, nachdem der Patient meistens am Rücken liegt, ist der Zugang dort dann wesentlich einfacher.

David, Bochum: Also zur Charriere-Stärke, das war der Vortrag aus Ludwigshafen und nicht von uns, aber auch wir verwenden 28 Charriere bei Erwachsenen, bei Kindern den kleineren. Der Vorteil ist ja, daß dann die Thoraxsaugdrainage zugleich die definitive Versorgung darstellt. Sie können sich sofort nach der Einlieferung allen anderen Verletzungen des Patienten widmen. Der Thorax ist gesichert, der Spannungspneumothorax ist verhindert und Sie sehen sogleich an der verlorenen Menge während des Transportes, kommt der Patient in eine kritische Phase, muß thorakotomiert werden oder nicht. Die Position der Drainage, ob Sie die nun jetzt im zweite ICR bringen oder in die Position die wir bevorzugen, ich glaube der wesentliche Unterschied besteht eigentlich darin, daß Sie sie nicht intraabdominell plazieren sollten. Wenn Sie den vierten ICR oder die Mamillarlinie, bei manchen ist die Mamillarlinie natürlich variabel, wenn Sie sich ein bißchen daran halten, werden Sie keine Schwierigkeiten haben. Der Fall, den ich gezeigt habe, da hat der Notarzt eindeutig zwei handbreit unterhalb der Mamillarlinie plaziert. Dies kam in der späteren Phase der Studie nicht mehr vor.

Sturm, Hannover: Ich glaube, es wäre von großem Interesse, ein gewisses Meinungsbild für diese Lokalisationsfrage zu bekommen. Wer von Ihnen würde denn die Medioklavikularlinie vorziehen? Darf ich Sie bitten die Hände zu heben. Wer würde die Axillarlinie vorziehen? Mehr oder weniger gleich. Also wenn man in die hintere Axillarlinie geht, muß man auf jeden Fall oben bleiben.

David, Bochum: Wichtig ist, Sie haben einen Haematothorax und Sie erwarten ja auf Dauer einen liegenden Patienten und möglicherweise ist es halt doch günstiger die Drainage dorsal zu plazieren.

Glinz, Zürich: Die Antwort darauf ist relativ einfach. Sie können mit beiden Drainagen einen Pneumothorax drainieren, aber Sie können keinen Haematothorax mit der vorderen Drainage drainieren. Da der Pneumothorax drainiert ist mit der hinteren Drainage, dann ist die hintere Drainage die definitive Versorgung. In allen Fällen mit Rippenserienfrakturen, die bei uns eine vordere Drainage bekommen haben, mußten wir sekundär eine zusätzliche hintere Drainage wegen dem Haematothorax einlegen.

Buchinger, Horn: Ich glaube man muß unterscheiden, ob diese Eingriff als Noteingriff oder Wahleingriff vorgenommen wird. Beim Noteingriff wird sich ein möglichst sicheres Vorgehen über der Mamillarlinie empfehlen und zur Evakuierung, wie Herr Glinz sagte, von Blut und Luft empfiehlt sich die möglichst tiefe. Wir bringen sie im siebten ICR ein, und plazieren sie hoch hinauf.

Sturm, Hannover: Herr David, ich habe noch eine Frage an Sie. Was nennen Sie einen massiven Blutverlust und was machen Sie, wenn Sie eine Thoraxdrainage gelegt haben und es gibt einen massiven Blutverlust. Klemmen Sie sie wieder ab?

David, Bochum: Es gibt zwei Möglichkeiten. Entweder Sie haben iatrogen eine Verletzung gesetzt oder es handelt sich tatsächlich um einen relevanten Haematothorax. Wir klemmen die Drainagen in der Primärphase nicht ab, weil wir auch nicht glauben, daß es tatsächlich zu einer Tamponade kommt. Ich weiß nicht, ob das überhaupt nachgewiesen ist. Wesentlich ist, daß Sie bereits im Einlieferungskrankenhaus, und das kann ja dann nicht das nächstgelegene geriatrische Zentrum sein, sondern es wird ein Traumazentrum sein, schon ankündigen „Thoraxtrauma mit erheblichem Blutverlust unterwegs", so daß dann Operationsbereitschaft besteht. Darin liegt auch ein wesentlicher Vorteil der Thoraxsaugdrainage.

Sturm, Hannover: Eine Zahl wollen Sie uns nicht nennen – jetzt mit massivem Blutverlust?

David, Bochum: Wir kündigen sicherlich an, wenn über 500 ml innerhalb von 5 Minuten ausgelaufen sind.

Sturm, Hannover: Das ist viel. Ich darf bitten den Vortrag von Herrn Steinböck zu diskutieren, der ein interessantes Problem geschildert hat.

Passl, Graz: Ich möchte zu vorhergehendem Vortrag noch etwas sagen. Ist es eine venöse Verletzung, müssen Sie abklemmen. Wenn Sie einen massiven Blutverlust haben, innerhalb von Minuten rinnt der aus, und wenn Sie abklemmen, dann haben Sie eine Chance die Klinik zu erreichen, weil dann tamponiert ist.

Sturm, Hannover: Das war der Hintergrund meiner Frage, ob Sie das abklemmen sollen oder nicht und ich glaube, das mag in seltenen Situationen dann wirklich auch lebensrettend sein. Wir sind von den geschlossenen Verletzungen zu den perforierenden Verletzungen gekommen. Wir müssen auch auseinanderhalten eine perforierende Verletzung, die offen den Thorax hinterläßt, oder eine perforierende mit einem steckenden Messer oder eine Schußverletzung, die dann zu einem relativ geschlossenen Thorax wieder führt. Das ist in der ganzen Diskussion auch zu beachten und vielleicht kommen wir dann im Verlauf der Diskussion noch zum endgültigen Statement.

Zum Vortrag von Herrn Steinböck. Herr Steinböck, gibt es dabei auch so ein alveoläres Lungenödem bei solchen Überrolltraumen. Haben Sie das gesehen? Nein. Vielen Dank. Dann wollen wir diesen Fallbericht für sich stehen lassen und kommen zu dem Vortrag von Herrn Holch. Herr Holch hat ja eine etwas brisante Aussage am Schluß gemacht, und damit können wir vielleicht anfangen, daß Patienten, die mit einem etwas geringerem Prozentsatz von Thoraxtraumen in Krankenhäuser der Grund- und Regelversorgung eingeliefert werden, eine deutlich höhere Letalität hatten, als solche, die mit etwas mehr Thoraxtraumaanteil in große Krankenhäuser eingeliefert wurden. So eine Aussage ist nicht sehr beliebt. Die Zahlen sprechen aber für sich. Vielleicht hat dann jemand noch einen Kommentar oder eine Frage in der Beziehung. Offensichtlich ist das ganz klar.

Holch, Hannover: Ich möchte vielleicht eine kurze Interpretation dazusagen. Man kann den Gedanken ins Spiel bringen, daß das an Art und Qualität der Arztversorgung primär liegt, denn die Krankenhäuser, in die eingeliefert wird, sind doch zum großen Teil auch Standort des Notarztsystems, das den Patienten transportiert. Wenn Patienten, die in unser Großklinikum kommen, hauptsächlich vom Hubschrauber, der von unserer Klinik besetzt wird, transportiert werden, und in weiter entfernten Landkreisgebieten nun eben ein Notarztwagen mit langer Anfahrtszeit und mit einem anaesthesiologischen, internistischen Kollegen zur Rettung hinfährt, dann wird die Rate der Drainage geringer ausfallen. Unter anderem unter dem Gesichtspunkt der Hemmschwelle. Es ist ein Ausbildungsproblem. Genauso wie man uns Unfallchirurgen das Intubieren beibringen kann, und zwar gut, wie ich meine, kann man jedem anderen Notarzt auch die offene, kleine Minithoracotomie beibringen, einen völlig komplikationslosen Weg.

Foitzik, Rotenburg: Sie haben mich, glaube ich, mißverstanden. Die Anaesthesisten können sehr wohl thoraxdrainieren, aber nicht alle Jungärzte, die am Notarztwagen beteiligt sind, können das vom Anfang an. Wir bilden auch darin aus. Wenn ich vorhin von einer Kanüle gesprochen habe, so habe ich gemeint, der drohende Spannungspneumothorax läßt sich durch nichts einfacher beseitigen und verhüten, wenn ich ihn erkenne, wenn ich die Gefahr erkenne, als durch ein einfaches Ablassen von Luft. Das war damit gemeint.

Holch, Hannover: Darüber sind wir uns einig. Nur, wenn ich Werkzeug und Möglichkeit dazu habe, fühle ich mich sicherer, wenn ich den Finger in den Thorax stecken kann und die Lunge tasten kann, als wenn ich ein scharfes Instrument einführe. Da kann man dem Arzt keinen Vorwurf daraus machen, der noch nicht die Ausbildungsstufe erreicht hat und schon retten muß. Das ist das Problem.

Foitzik, Rotenburg: Da gebe ich Ihnen völlig recht. Das sehe ich auch so.

Sturm, Hannover: Kann man das so zusammenfassen, daß wir sagen: Beim Spannungspneumothorax, der eine Lebensgefahr darstellt, kann der Kollege, der keine Erfahrung in der Thoraxdrainage hat, eine Kanüle einlegen, weil eben der Patient sonst verstirbt. In anderen Fällen sollte er den Thorax, wenn Verdacht auf Pneu besteht und der Patient noch spontan atmet, möglichst in Ruhe lassen. Soll dann aber auch nicht intubieren, denn wenn er intubiert, und das muß man ganz klar festhalten, muß er bei einer Lungenparenchymlazaration mit einem Spannungspneumothorax rechnen, weil er mit Überdruck beatmet und in dem Moment muß er eine Thoraxdrainage legen können. Ist das ein Statement, das Sie akzeptieren?

Poigenfürst, Wien: Ich akzeptiere das. Man müßte nur noch sagen, um alle Mißverständnisse auszuräumen, man darf natürlich keine Metallkanüle liegen lassen, weil in dem Moment, wo sich die Lunge ausdehnt, sticht er...

Sturm, Hannover: Ja, das waren ja unsere Überlegungen dazu.

Zum nächsten Vortrag von Herrn Prendinger über die Prognose der Rippenserienfraktur. Mir ist aufgefallen, daß die Zahl der Begleitverletzungen bei Rippenserienfraktur außerordentlich gering war. Sie haben über 200 Patienten mit Rippenserienfraktur vorgestellt und von diesen hatten 180 keine Begleitverletzungen am Thorax. Ist das richtig so? Wie alt war Ihr Patientengut im Durchschnitt?

Prendinger, Wien: Das Durchschnittsalter war zirka 60 Jahre und es waren großteils Bagetellverletzungen, die diese Patienten zu uns geführt haben und daraus erklärt sich auch die geringe Anzahl der von intrathorakalen Begleitverletzungen.

Sturm, Hannover: Das erklärt auch, warum Sie so wenig Thoraxdrainagen legen und intubieren mußten.

Prendinger, Wien: Ja.

Sturm, Hannover: Jetzt, als Höhepunkt, zu dem zukunftsorientierten Vortrag von Herrn Nerlich. Herr Nerlich, wie lange braucht man, um diese Diagnostik mit dem Computer zu betreiben? Wie groß ist der Zeitaufwand?

Nerlich, Hannover: Vom Einschalten bis zur Betriebsbereitschaft dauert es 2 Minuten, dann kann man damit anfangen. Es geht an sich so schnell, wie man mit der Maus jeweils die Frage anklicken und beantworten kann. Man kann es sicher nicht allein machen. Wenn einer untersucht und einer Fragen eingibt, dann geht das simultan und es besteht somit keine Zeitverzögerung.

Sturm, Hannover: Ganz entscheidend ist aber sicher der letzte Punkt, den Sie genannt haben, die Lehre, denn man lernt entscheidungsmäßig zu denken und das ist ein ganz wichtiger Ansatzpunkt für solche zukunftsorientierten Maßnahmen.

Therapeutische Strategien – Hämatothorax, Pneumothorax

Technik und Komplikation der Thoraxdrainage

W. Buchinger[1] und H. Matuschka[2]

[1] Unfallabteilung des A. ö. Krankenhauses Horn (Vorstand: Prim. Dr. Walter Buchinger), Spitalgasse 10, A-3580 Horn
[2] Unfallkrankenhaus Meidling der Allgemeinen Unfallversicherungsanstalt (Ärztlicher Leiter: Prim. Doz. Dr. H. Kuderna), Kundratstraße 37, A-1120 Wien

Das Setzen einer geschlossenen Thoraxdrainage beim Thoraxtrauma ist mit einer Reihe von Fehlerquellen verbunden, wobei sicher zu unterscheiden ist, ob dieser Eingriff als Noteingriff – am Unfallort – durchgeführt wird, mit eingeschränkten diagnostischen Möglichkeiten und dem einzigen Ziel einer möglichst sicheren Entlastung, oder ob es sich um einen Wahleingriff handelt – nach der Klinikaufnahme – als zwar dringlicher Eingriff, aber doch mit erweiterten Diagnostik- und Therapiemöglichkeiten. Das Ziel ist hier die vollständige und dauerhafte Evakuierung von Luft und Flüssigkeit, mit einer längeren Liegezeit der Drainage muß gerechnet werden.

An materialbedingten Komplikationen kann dies in beiden Fällen zu dünn oder zu weich sein, bei länger liegenden Drainagen muß das Material so beschaffen sein, daß die Oberfläche Koagelbildung verhindert.

Um zusätzliche Verletzungen zu vermeiden, darf beim Noteingriff die Einführungsstelle nicht zu tief liegen, um eine vollkommene Entleerung des unteren Pleuraraumes zu gewährleisten, darf die definitive Drainage beim Wahleingriff nicht zu hoch eingebracht werden. Ist die Einführungsstelle zu weit hinten, kommt es zum Abknicken durch den Oberkörper oder beim Transport durch die angelegten Arme.

Eine extrathorakale Lage durch Abgleiten an den Rippen ist ebenso eine Komplikation wie Läsionen des Lungenparenchyms, kardiale Rhythmusstörungen durch Anliegen der Drainage am Herzbeutel oder – durch zu tiefe Einführungsstelle oder bei Zwerchfellhernien – Verletzungen intraabdomineller Organe. Schließlich muß die Fixierung gut und vor allem dauerhaft genug sein, um ein Herausgleiten der Drainage zu verhindern (Tabelle 1).

Hefte zur Unfallheilkunde, Heft 223
Zusammengestellt von W. Buchinger
© Springer-Verlag Berlin Heidelberg 1992

Tabelle 1. Komplikationen der Thoraxdrainage

	als Noteingriff	als Wahleingriff
Material	zu dünn	zu weich Verstopfung
Einführungsstelle	zu weit unten/hinten	zu weit oben/hinten
Lage	extrathoracal intrapulmonal cardiale Rhythmusstörung Verletzung intraabdominaler Organe	
Fixierung	Herausgleiten der Drainage	

Zum Material

In einschlägigen Publikationen und Notfallkursen werden folgende Möglichkeiten am häufigsten genannt:

1. Venenkanülen sind für eine komplikationslose Evakuierung sicherlich selbst im Notfall – auch wenn sie besonders dick und mehrfach eingebracht werden – ungeeignet. Wenn überhaupt können sie nur zur kurzzeitigen Überbrückung einer akutesten Notsituation bei Spannungspneumothorax empfohlen werden (Abb. 1a).
2. Der Ballon eines Harnverweilkatheters sichert zwar die Drainage vor dem Herausgleiten, das Material ist aber zu weich, das Lumen und die Öffnung sind zu eng um eine sichere Evakuierung zu gewährleisten (Abb. 1c).

a   b   c

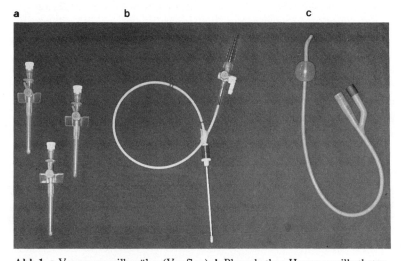

Abb 1. a Venenverweilkanülen (Venflon); **b** Pleurokath; **c** Harnverweilkatheter

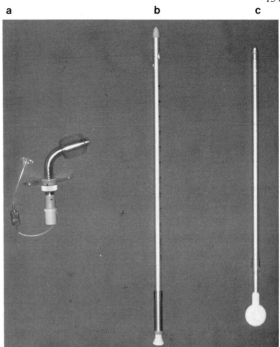

Abb. 2. a Trachealtubus; **b** Silikonschlauch mit Troikar, dessen Spitze
unter einer stumpfen, röntgendichten
Plastikkappe endet; **c** Silikonschlauch
mit spitzen Troikar, der das Ende des
Schlauches überragt

3. Ähnliches gilt für den Pleurocath. Die dünnen Schläuche mit den kleinen Öffnungen
   verstopfen sich leicht (Abb. 1b).
4. Einige Autoren empfehlen für den Notfall das Einlegen eines Trachealtubus (Abb. 2a).
   Wir haben damit keine Erfahrung, der Cuff soll den Tubus vor dem Herausgleiten sichern, das Lumen ist sicher groß genug und das Material starr genug, um eine sichere
   Evakuierung zu gewährleisten.
5. Die mit einem Troikar versehenen, gelochten Silikonschläuche sind nun schon weitver-
   breitet. Es gibt sie mit spitzen Troikar (Abb. 2c), bei denen doch bei Anwendung durch
   weniger Geübte eine Verletzungsgefahr besteht und dann solche, mit einer stumpfen,
   röntgendichten Plastikkappe, unter der Troikar endet (Abb. 2b). Diese Fabrikate verwenden wir, und zwar sowohl für den Not- wie für den Wahleingriff, wobei wir in letzterem Fall zusätzlich zwei bis drei Öffnungen in die werkseitig mit vier Löchern verse-
   hene Drainage schneiden. Die Drainage sollte auch ausreichend dimensioniert sein
   (Charrière 28 oder 32).

Zur Einführungsstelle

Im Notfall sollte die Drainage in einem Areal gelegt werden, das von folgenden vier Li-
nien eingeschlossen wird: eine Linie zwei Querfinger lateral und zwei Querfinger unter
dem Sternoclaviculargelenk, eine weitere über der Mamilla und eine vor der vorderen
Axillarlinie. Es ist gleichgültig, ob der zweite, dritte oder vierte Interkostalraum perforiert
wird (Abb. 3 und 4).

138

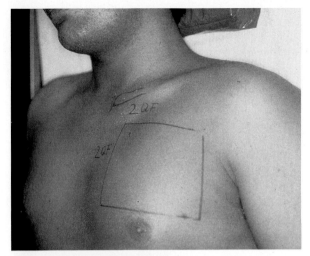

Abb. 3. „Sicherheitszone" für das Einlegen einer Thoraxdrainage im Notfall: Als Orientierungspunkte dienen Sternoclaviculargelenk, Mamilla (bzw. bei Frauen Brustansatz) und vordere Axillarlinie

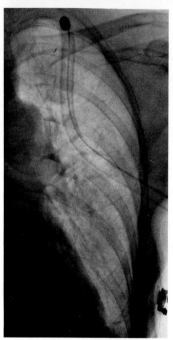

Abb. 4. Röntgenbild einer korrekt liegenden Thoraxdrainage im oberen Thoraxquadranten

Bei Wahleingriff sollte, um eine möglichst vollständige Entleerung von Flüssigkeit zu erreichen, die Drainage tiefer eingebracht werden, und zwar im siebenten Interkostalraum, zwischen vorderer und mittlerer Axillarlinie, um aber auch die Evakuierung von Luft zu erreichen, möglichst hoch hinaufgehen (Abb. 5 und 6). Zur Eröffnung des Thoraxraumes hat sich folgendes Procedere, das nun im Zusammenhang mit der Technik der Thoraxdrainage als Wahleingriff beschrieben wird, bewährt:

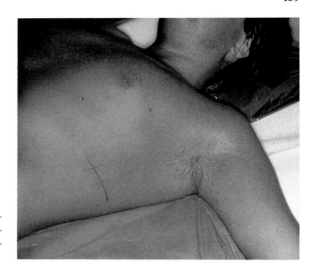

Abb. 5. Thoraxdrainage als Wahleingriff: VII. Intercostalraum, zwischen vorderer und mittlerer Axillarlinie

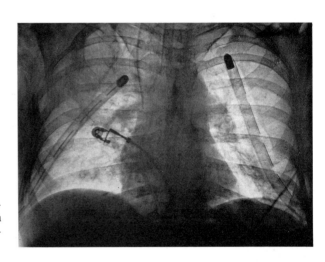

Abb. 6. Lungenröntgen mit beidseits unter Klinikbedingungen korrekt eingebrachten Thoraxdrainagen

Die Drainage wird zunächst durch das Einschneiden zusätzlicher Löcher vorbereitet, wobei es wichtig ist, daß die letzte Öffnung in den Röntgenkontraststreifen geschnitten werden soll. Sie soll etwa bei der Markierung 10–12 cm liegen (Abb. 7).

Sodann wird ein etwa 3 cm langer Hautschnitt gesetzt, die Subkutis scharf durchtrennt (Abb. 8), mit einer Kornzange wird der Oberrand der Rippe getastet, die Interkostalmuskulatur mit geschlossener Kornzange durchstoßen (Abb. 9) und dann durch Aufspreizen des Instrumentes der Pleuraraum eröffnet (Abb. 10).

Durch Einführen eines Fingers kann man sich orientieren, ob man in einen Hohlraum – den Pleuraraum – gelangt ist, man tastet die gegenüberliegende Zwerchfellkuppe (Abb. 11). Die Drainage mit Troikar wird durch die Öffnung knapp über die Thoraxwand eingeführt (Abb. 12), liegt kein wesentlicher Pneu vor, so sollte durch Zurückziehen des Troikars zunächst ein Pneu gesetzt werden (Abb. 13), dann wird die Drainage mit Troikar an

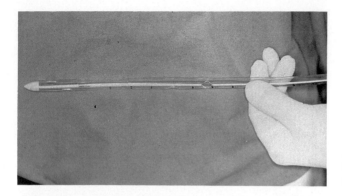

Abb. 7. Einschneiden zusätzlicher Löcher in den Drainageschlauch

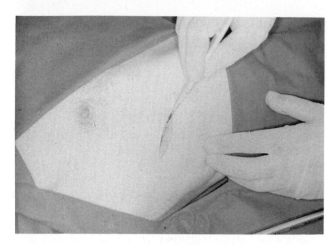

Abb. 8. 3 cm lange Incision über der VIII. Rippe mit Durchtrennung der Subcutis

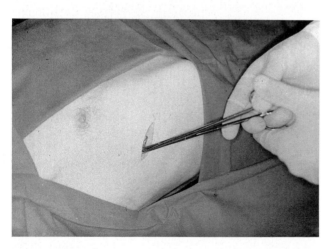

Abb. 9. Sondieren des Oberrandes der VIII. Rippe, Durchstoßen der Muskulatur und der Pleura parietalis mit einer Kornzange

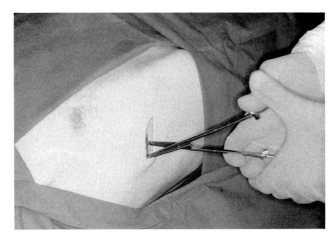

Abb. 10. Aufspreizen der Kornzange

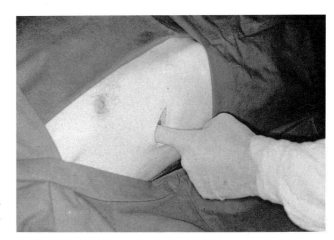

Abb. 11. Sondieren des Pleuraraumes mit dem steril behandschuhten Zeigefinger

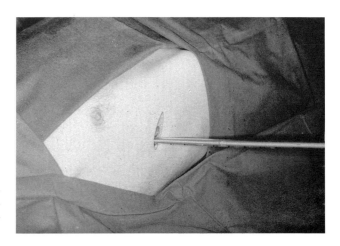

Abb. 12. Einführen der Drainage, bis die ersten Perforationsöffnungen sicher im Pleuraraum liegen

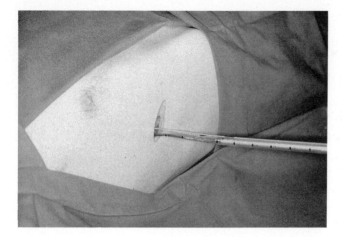

Abb. 13. Bei prophylaktischen Drainagen (etwa bei Serienrippenbrüchen) sollte man durch kurzzeitiges Zurückziehen des Troikars das Einströmen von Luft und damit das vorübergehende Entstehen eines Pneus ermöglichen, das Zurückweichen der Lunge vermindert die Gefahr einer Parenchymläsion

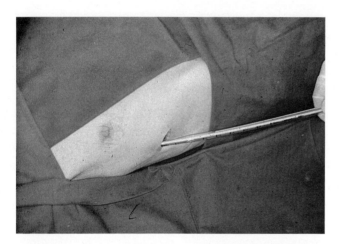

Abb. 14. Einführen der Drainage mit Troikar in spitzem Winkel zur Körperachse

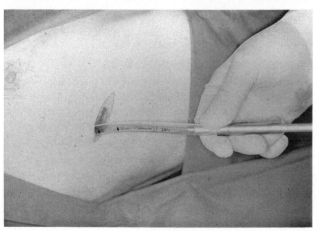

Abb. 15. Zurückziehen des Troikars, der Abstand von der letzten Öffnung der Drainage im Pleuraraum bis zur Haut sollte mindestens 6 cm (bei korpulenten Patienten entsprechend mehr) betragen

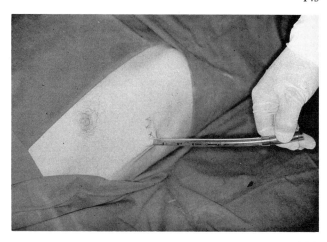

Abb. 16. Verschluß der Incisionswunde, Fixation der Thoraxdrainage

den Körper angelegt um dem Drain damit die Richtung zu geben, an der seitlichen Thoraxwand entlang nach oben zu gleiten (Abb. 14). Nur bei unsicherem Tastbefund wird man die Drainage von oben nach unten legen müssen, oder eventuell sogar in diesem Fall eine offene Thoraxdrainage in Erwägung ziehen.

Die Breite der Thoraxwand wird meist unterschätzt, der Abstand von der letzten Öffnung zur Haut sollte mindestens 6 cm betragen (Abb. 15).

Für die Fixierung gibt es kein Patentrezept, man sollte daran denken, daß bei Zug an der Drainage diese samt der Cutis abgehoben wird (Abb. 16).

Es ist nicht so selten, daß nach längerer Liegedauer plötzlich eine selbst durch Thoraxsaugung nicht zu evakuierender, persistierender Pneumothorax auftritt, und das Gespenst einer Parenchymfistel im Raume steht. Diese Situation ist in der überwiegenden Anzahl der Fälle durch ein in der Subkutis gelegenes Loch der Drainage verursacht, und die Wunderheilung gelingt meist rasch durch Entfernung der Drainage.

Die liegende Drainage darf bei beatmeten Patienten nicht geklemmt werden.

Auf die Möglichkeiten der Ableitung kann ich hier nicht näher eingehen, es wird im Einzelfall zu entscheiden sein, ob ein einfaches Wasserschloß, ein Wasserschloß kombiniert mit Überlaufdrainage oder eine Saugung angeschlossen werden muß. Für den Notfall empfiehlt sich das Heimlichventil oder der an der Spitze perforierte Gummifingerling.

Der Schockraumpatient mit Spannungspneumothorax

M. F. Fischmeister und W. Koller

Unfallkrankenhaus Linz der Allgemeinen Unfallversicherungsanstalt (Ärztlicher Leiter: Prim. Dr. G. Kukla), Blumauerplatz 1, A-4020 Linz

Der Spannungspneumothorax ist eine seltene Verletzung des Brustkorbes und der Lungen. Er wird in jedem Lehrbuch der Chirurgie und Anaesthesie beschrieben und kann unbehandelt den Tod des Patienten zur Folge haben. Die Behandlung ist einfach und effektvoll. Trotzdem ist es sinnvoll jenen Patienten nachzugehen, die mit einem Spannungspneumothorax in den Schockraum des Unfallkrankenhauses Linz eingeliefert worden sind.

Material, Methode und Ergebnisse

Es wurden für den Zeitraum vom 01.01.1977 bis 31.12.1987 alle jene Patienten über die Abteilung für medizinische Dokumentation der Allgemeinen Unfallversicherungsanstalt herausgesucht, die am Unfallkrankenhaus Linz mit der Diagnose Pneumothorax aufgenommen worden waren. Die Diagnose Spannungspneumothorax taucht im Diagnosenverzeichnis der Allgemeinen Unfallversicherungsanstalt nicht auf. Es wurden alle Röntgenbilder des betreffenden Zeitabschnitts herausgesucht und an Hand der auf den Röntgensäcken verzeichneten Diagnose und nach Einsichtnahme in alle primären Lungen- beziehungsweise Thoraxröntgenaufnahmen jene Patienten gefunden, die mit einem Spannungspneumothorax in den Schockraum gekommen sind.

Es wurden 14 Patienten gefunden, bei denen ein typisches primäres Röntgenbild vorlag und beim Operationsbefund für die Thoraxdrainage vermerkt war, daß Luft unter Druck entwich. Die Altersverteilung zeigte einen Gipfel zwischen dem 10. und dem 30. Lebensjahr. In fast allen Fällen war es eine große Gewalt, die auf den Brustkorb einwirkte (Tabelle 1).

Sechs Patienten waren innerhalb von 30 min nach dem Unfall im Schockraum, 3 Patienten innerhalb von 60 Minuten, 3 innerhalb von 90 Minuten, einer kam erst nach 100 min und ein letzter kam nach 38 1/2 Stunden, kurzatmig, zu Fuß, aber mit einem Spannungspneumothorax in das Krankenhaus. Sechs Patienten kamen zwischen 18.00 Uhr abends und 06.00 früh zur Aufnahme. Sieben von 14 Patienten waren im Schock mit systolischen Blutdruckwerten unter 80 Torr. Alle Patienten hatten vor dem Setzen des Thoraxdrains ein Lungenröntgen erhalten.

Tabelle 1. 14 Spannungspneumothoraces 1977–87, Unfallursache

Motorradsturz	4
PKW	4
Sturz aus großer Höhe	4
Andere	2

Hefte zur Unfallheilkunde, Heft 223
Zusammengestellt von W. Buchinger
© Springer-Verlag Berlin Heidelberg 1992

Tabelle 2. 14 Spannungspneumothoraces 1977–87,
extrathoracale Begleitverletzungen

SHT	5	Beckenfrakturen	2
Leberruptur	3	OA-Frakturen	2
Milzruptur	3	OS-Frakturen	4
Nierenruptur	1	US-Frakturen	2
Wirbelfrakturen	1	Schwere Fußverletzungen	3
Große Wunden	5		

An zusätzlichen Verletzungen des Brustkorbes fanden sich bei 8 Patienten Rippenbrüche, bei 2 Patienten Scapulafrakturen, bei 4 Patienten Claviculafrakturen, bei einem Patient eine Akromioclavicularluxation. Zwei Patienten wiesen einen Pneumothorax der kontralateralen Seite auf, 3 Patienten ein Hautemphysem. Zwei Patienten hatten Mageninhalt aspiriert, 2 hatten eine Aortenruptur, einer eine Bronchusruptur und ein Patient eine Contusio cordis.

Die extrathorakalen Verletzungen sind Tabelle 2 zu entnehmen. Es ist dabei sehr eindrucksvoll zu sehen, daß der Spannungspneumothorax nur einen eher bescheidenen Teil der medizinischen Probleme ausmacht, von denen diese Patientengruppe betroffen war.

Die Behandlung des Spannungspneumothorax bestand bei allen Patienten im sofortigen Anlegen einer Thoraxdrainage mit dazwischengeschaltetem Heimlich-Ventil und mit einer Saugpumpe.

Das weitere Schicksal dieser Patienten wurde vom Verlauf der Begleitverletzungen bestimmt. Vier Patienten verstarben während des stationären Aufenthaltes. 3 davon noch am selben Tag auf der Intensivstation. Sie haben die erste posttraumatische Phase nicht überlebt. Ein Patient verstarb nach einer Woche am Multiorganversagen. Drei Patienten wurden in ein anderes Krankenhaus transferiert, 2 Patienten zur operativen Versorgung (Aortenruptur und Bronchusruptur), ein Patient mit posttraumatischem Nierenversagen zur Dialyse. Zehn von 14 Patienten haben ihr Trauma überlebt.

Diskussion

Man muß bei einer jährlichen Behandlungszahl von 28000 bis 30000 Patienten am Unfallkrankenhaus Linz etwa 300000 Patienten behandeln, um im Schockraum 14 Patienten mit Spannungspneumothorax zu sehen. In der medizinischen Literatur wird der Spannungspneumothorax vorwiegend als Komplikation der verschiedenartigsten medizinischen Maßnahmen abgehandelt [1, 2, 3]. Daneben wird er als Komplikation von Bronchus- und Tracheaverletzungen beschrieben [4].

Wichtig erscheint uns die Feststellung, daß ein Spannungspneumothorax mit einem einfachen Pneumothorax der kontralateralen Seite kombiniert sein kann. Beide Patienten dieser Serie haben diese Verletzungskombination überlebt [5].

Wichtig erscheint uns die Feststellung, daß ein Spannungspneumothorax mit einem Hautemphysem kombiniert sein kann. Das Hautemphysem kann so ausgeprägt sein, daß die Lungenzeichnung gar nicht mehr beurteilt werden kann. Die Diagnose läßt sich dann am einfachen Lungenröntgen nur mehr an der Verdrängung des Mediastinums zur kontralateralen Seite und der Verdrängung des Zwerchfells in Richtung Abdomen erkennen.

Wie die Zeiten zwischen Unfall und Eintreffen im Schockraum zeigen, muß ein Spannungspneumothorax posttraumatisch nicht immer ein dramatisches Ereignis sein. Auch in dieser kleinen Serie gibt es Patienten mit eher lokal begrenzten Raumforderungen durch einen Spannungspneumothorax, wie das auch von Teplik u. Clark beschrieben wurde [6].

Zu den Faktoren, die den Verlauf eines Spannungspneumothorax beeinflussen, gehören die Größe des Ventilmechanismus, die Integrität der Thoraxwand und der Druck, der in Trachea und Bronchien wirksam ist. Wenn nun ein Patient intubiert und beatmet wird, dann bewirkt der positive Beatmungsdruck nicht nur eine Ventilation der Lungen, sondern es wird mit jedem Atemstoß durch den Respirator der bereits unter Druck stehende Pleuralraum ähnlich einem Ballon aufgeblasen. Jeder Beatmungsvorgang durch den Ventilator kann somit die hämodynamische Situation des Patienten entscheidend verschlechtern.

Für die akute Situation im Schockraum stellt sich nach Auskultation beider Lungen eines verunfallten Patienten, wenn man festgestellt hat, daß diese nicht seitengleich beatmet sind, die Frage, ob auf ein Lungenröntgen gewartet werden kann oder ob sofortiges Handeln geboten ist. Die Diagnose eines Spannungspneumothorax an einem polytraumatisierten Patienten im Schockraum oder im Notarztwagen auf Grund klinischer Untersuchung allein ist nicht so ganz einfach [7, 8]. Die Therapie des Spannungspneumothorax ist die sofortige Entlastung durch die Drainage. Beim Patienten im Schock muß man sich schnell dazu entscheiden um einen Hypoperfusionschaden möglichst gering zu halten [9]. Der Spannungspneumothorax ist in dieser Patientengruppe nur ein Teil der medizinische Probleme, und man hat in diesen Situationen ja auch für eine ganze Reihe von anderen notfallmäßig durchzuführenden Maßnahmen Indikationen zu finden oder abzulehnen.

Der Patient mit Spannungspneumothorax ist im Schockraum doch ein seltenes Ereignis. Wenn er bewußtlos, polytraumatisiert und tief schockiert ist, dann ist er eine besondere Herausforderung für unsere besten diagnostischen und therapeutischen Fähigkeiten.

Literatur

1. Samuels SI, Guthaner DF (1983) Late appearance of tension pneumothorax complicating emergency surgery. Anaesthesiol Rev 10:28–30
2. Gobien RP, Reines HD, Schabel SI (1982) Localized tension pneumothorax: unrecognized form of barotrauma in adult respiratory distress syndrome. Radiology 142:15–19
3. Schwarz S (1975) Spannungspneumothorax als Narkosezwischenfall. Wien Med Wochenschr 125:506–508
4. Specht G (1985) Verletzungen der Trachea und der Bronchien. Chirurg 56:136–139
5. Ludwig J, Kienzle GD (1978) Pneumothorax in a large autopsy population. A study of 77 cases. Am J Clin Pathol 70:24–26
6. Teplick SK, Clark RE (1974) Various faces of tension pneumothorax. Postgrad Med 56:87–92
7. Tocino IM, Miller MH, Frederick PR, Bahr AL, Thomas F (1984) CT detection of occult pneumothorax in head trauma. AJR 143:987–990
8. Muckart DJJ, Aitchison JM (1989) Fatality from blind intubation of suspected tension pneumothorax. Injury 20:175–176
9. Rojas R, Wasserberger J, Balasubramaniam S (1983) Unsuspected tension pneumothorax as a hidden cause of unsuccessful resuscitation. Ann Emerg Med 12:411–412

Therapie des Hämatopneumothorax

W. Winkler[1], C. Gross[2] und R. Reschauer[1]

[1] Abteilung für Unfallchirurgie des Allgemeinen Krankenhauses der Stadt Linz (Vorstand: Prim. Prof. Dr. R. Reschauer), Krankenhausstraße 9, A-4020 Linz
[2] Abteilung I. Chirurgie des Allgemeinen Krankenhauses der Stadt Linz (Vorstand: Prim. Prof. Dr. P. Brücke), Krankenhausstraße 9, A-4020 Linz

Das Thoraxtrauma stellt mit dem Schädel-Hirn-Trauma den wichtigsten Faktor für das Überleben im Rahmen von Mehrfachverletzungen dar. Ein Hämatopneumothorax ist eine sehr schwere Verletzung, welche jedoch in Abhängigkeit der Begleitverletzungen und bei rechtzeitiger adäquater Therapie häufig eine gute Prognose hat. Wir stellen die Diagnose Hämatopneumothorax, wenn bei radiologisch verifizierten Pneumothorax, durch die Thoraxdrainage mehr als 100 ml Blut gefördert werden.

Ein Hämatopneumothorax tritt als Folge von stumpfen sowie penetrierenden Thoraxtraumen auf.

Eine sehr große Krafteinwirkung auf den Thorax führt zu Rippenfrakturen, Einrissen der Interkostalarterien und zu Verletzungen der parietalen als auch der visceralen Pleura, manchmal auch zu Verletzungen der großen intrathorakalen Gefäße. So haben wir in unserem Krankengut bei über 85% der Hämatopneumothoraces Rippenserienfrakturen.

Entsprechend hoch ist auch der Prozentsatz an intrathorakalen Begleitverletzungen, vor allem Lungenkontusion; sehr selten kommt es zum Abriß von Bronchien oder Trachea.

Durch den Kollaps der Lunge beim Pneumothorax ergibt sich ein Fehlen des Tamponadeeffektes und es können so bis zu 2 l Blut und mehr in eine Thoraxhälfte fließen. Dies führt neben einer Kompression der Lunge und einer Verdrängung des Mediastinums häufig zum massiven Schock.

Therapie

Nach Sicherung der Herz-Kreislauf- und Atemfunktion und nach Ausschluß bzw. Therapie eines Spannungspneumothorax ist somit die Volumensubstitution zur Schockbekämpfung die wichtigste Maßnahme in der Therapie des Hämatopneumothorax am Unfallort.

Kann eine ausreichende Atemfunktion nicht erreicht werden bzw. wenn der Patient beatmet werden muß und wenn der Verdacht auf Hämato- oder Pneumothorax besteht, so ist bereits am Unfallort das Anlegen einer Thoraxdrainage zwingend notwendig.

In der Klinik sollte im Hinblick auf die Prognose die Diagnosestellung so rasch als möglich erfolgen. Im allgemeinen ist dazu eine Thoraxröntgenaufnahme in Verbindung mit dem Klinischen Befund ausreichend. Gelegentlich kann jedoch als Ergänzung eine Computer-Tomographie notwendig sein.

Das oberste Prinzip in der Behandlung des Hämatopneumothorax ist die frühzeitige und vollständige Entleerung der Pleurahöhle von Blut und Luft. Es wird dazu eine möglichst großlumige Thoraxdrainage verwendet, welche wir, wenn nicht der Verdacht auf eine Zwerchfellruptur besteht, im 5. oder 6. ICR in der mittleren Axillarlinie legen.

Hefte zur Unfallheilkunde, Heft 223
Zusammengestellt von W. Buchinger
© Springer-Verlag Berlin Heidelberg 1992

Die Indikation zur Intubation und Beatmung sollte im Hinblick auf die Entwicklung eines ARDS ebenfalls großzügig gestellt werden.

Nach dem Einlegen der Thoraxdrainage entleeren sich oft große Mengen an Blut. Durch das Entfalten der Lunge entsteht nun wieder ein gewisser Tamponadeeffekt und es kommt in den meisten Fällen zum Sistieren der Blutung. Die Drainage wird über ein steriles Einmal-System an eine Saugvorrichtung angeschlossen und ein Unterdruck von 20 cm H_2O erzeugt.

Kommt es nicht innerhalb kurzer Zeit nachdem Blut und Luft aus dem Pleuraraum abgesaugt wurden zur vollkommenen Entfaltung der Lunge, so wird eine weitere Thoraxdrainage im 2. ICR in der Medioclavicularlinie gelegt.

Nach dem Absaugen des Thoraxinhaltes gibt uns die Beobachtung der weiteren Blutfördermengen pro Zeiteinheit wichtige Hinweise, ob ein Sistieren der Blutung auf konservativem Weg erreicht werden kann, oder ob eine operative Therapie notwendig wird.

So stellen wir die Indikation zur Thorakotomie bei Stundenfördermengen von über 200 ml mit zunehmender Tendenz sowie bei nachgewiesenen Verletzungen des Herzens, der großen Gefäße, des Bronchialsystems oder der Trachea. Kommt es zum Sistieren der Blutung und zur vollkommenen Entfaltung der Lunge, so bleibt die Thoraxsaugdrainage für durchschnittlich 8 Tage liegen. Während dieser Zeit wird intensive Atemtherapie betrieben.

Als äußerst wichtig scheint uns bei vorhandener Rippenserienfraktur eine ausreichende Analgesie. Am besten eignet sich dazu die Epiduralanästhesie, welche auch beim instabilen Thorax als wichtigste Therapie angewendet wird.

Die Drainage wird nach 12stündiger Abklemmung bei Ausbleiben einer neuerlichen Ergußbildung entfernt.

Eigenes Krankengut

Im Allgemeinen Krankenhaus Linz kamen in der Zeit vom 1.5.87–1.5.89 2156 Patienten mit Thoraxtrauma in ambulante, 321 davon in stationäre Behandlung. Es wurde 23 mal die Diagnose „Hämatopneumothorax" gestellt. Es handelt sich um 16 männliche und 7 weibliche Patienten mit einem Durchschnittsalter von 34,4 Jahren. Es lag 6 mal ein rechtsseitiger, 12 mal ein linksseitiger und 5 mal ein beidseitiger Hämatopneumothorax vor. An Ursachen überwiegt der Verkehrsunfall. In 87% erfolgte eine ärztliche Versorgung bereits am Unfallort. Ein isoliertes Thoraxtrauma lag nur bei 4 Patienten vor. An Zusatzverletzungen fanden wir 15 mal ein Schädel-Hirn-Trauma, 10 mal ein Bauchtrauma, 2 mal ein Wirbelsäulentrauma, 2 mal eine Verletzung des Beckens, 8 mal der oberen und 7 mal der unteren Extremität. Es handelt sich 21 mal um ein stumpfes und 2 mal um ein perforierendes Thoraxtrauma. Die perforierenden Thoraxtraumen wurden einmal durch eine Schußkanalrevision und einmal durch eine Unterlappenresektion versorgt.

Die Thoraxdrainage wurde 4 mal präklinisch, 12 mal im Schockraum, 5 mal postoperativ und 2 mal sekundär gelegt. Die durchschnittliche Drainagedauer betrug 7,2 Tage, die durchschnittliche Intensivaufenthaltsdauer 13,7 Tage. An Komplikationen von Seiten des Thoraxtraumas zeigten sich 4 mal eine Pneumonie, 3 mal ein Wundinfekt an der Drainagestelle, einmal kam es nach OP einer Aortenruptur zu einem Pleuraempyem und Sepsis.

Technische Komplikationen, wie verstopfte Drainagen, zu früh entfernte Drains und einmal eine intrapulmonale Drainlage führten bei 6 Patienten zu insgesamt 12 Redrainagen.

6 der 23 Patienten sind im Krankenhaus verstorben, die überlebenden 17 Patienten waren durchschnittlich 26,3 Tage bei uns in stationärer Behandlung und kamen zum Großteil anschließend in ein Rehabilitationszentrum.

Literatur

1. Breitfuß H, Glaser F, Muhr G (1987) Prognose und Therapie des schweren stumpfen Thoraxtraumas. Unfallchirurg 90:539–546
2. Glinz W (1985) Pleuropulmonale Verletzungen. Chirurg 56:129–135
3. Glinz W (1979) Thoraxverletzungen: Diagnose, Beurteilung und Behandlung. Springer, Berlin Heidelberg New York
4. Heberer G (1968) Beurteilung und Behandlung von Verletzungen des Brustkorbes und der Brustorgane im Rahmen von Mehrfachverletzungen. Langenbecks Arch Chir 322:268–282
5. Pichlmaier H, Zieren H-U (1989) Lungenverletzungen. Langenbecks Arch Chir 374:131–137
6. Regel G, Sturm J-A, Friedl A, Nerlich M, Bosch U, Tscherne H (19...) Die Bedeutung der Lungenkontusion für die Letalität nach Polytrauma. Chirurg 59:771–7767
7. Regel G, Sturm J-A, Neumann C, Bosch U, Tscherne H (1987) Bronchoskopie der Lungenkontusion bei schweren Thoraxtrauma

Indikation zur Frühdekortikation beim Hämatothorax

W. Hörbst[1], K.P. Benedetto[1], L. Müller[2], K. Suckert[1] und W. Braunsperger[1]

[1] Universitätsklinik für Unfallchirurgie Innsbruck (Vorstand: Prof. Dr. E. Beck), Anichstraße 35, A-6020 Innsbruck
[2] II. Universitätsklinik für Chirurgie Innsbruck (Vorstand: Prof. Dr. E. Bodner), Anichstraße 35, A-6020 Innsbruck

An der Univ.-Klinik für Unfallchirurgie Innsbruck wurden in den Beobachtungszeiträumen 1975 bis 1979 und 1988 bis 1989 289 schwere Thoraxtraumen beobachtet und behandelt, wobei in 189 Fällen ein begleitender Hämato- oder Hämatopneumothorax vorgelegen ist.

In allen Fällen bestand die Akutbehandlung des Hämatothorax im Anlegen einer Bülaudrainage, die im weiteren Verlauf auch gelegentlich wiederholt werden mußte, bis eine Förderung von Blut oder haemorrhagischem Erguß nicht mehr möglich war (Abb. 1).

Patienten mit offenen Thoraxverletzungen oder mit Zerreißung großer interthoracaler Gefäße wurden selbstverständlich primär thoracotomiert und sind in dieser Studie nicht enthalten.

Hefte zur Unfallheilkunde, Heft 223
Zusammengestellt von W. Buchinger
© Springer-Verlag Berlin Heidelberg 1992

150

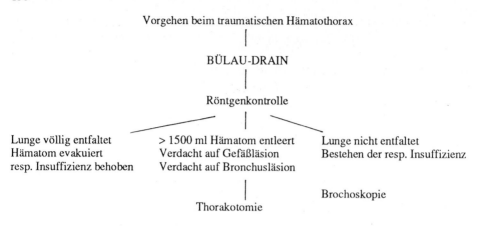

Abb. 1. Vorgehen beim traumatischen Hämatothorax

In den Jahren 1975–1979 wurden bei 208 Thoraxtraumen 144 Hämatothoraces beobachtet. Bei 79 von diesen 144 Patienten konnte zum Zeitpunkt der Entlassung ein Ergußrest röntgenologisch nicht mehr nachgewiesen werden (Tabelle 1).

Bei weiteren 20 Fällen bestanden noch kleine Sinusergüsse. Bei den verbleibenden 45 Patienten zeigte sich eine beginnende Verschwartung.

Die Patienten mit Sinuserguß oder beginnender Pleuraschwarte konnten wir nach einem Beobachtungszeitraum von 3 bis 6 Jahren nachuntersuchen. Demgegenüber stellten wir eine retrospektive Studie mit einem Beobachtungszeitraum von 3 bis 12 Monaten (Tabelle 2). Hier beobachteten wir von 81 Thoraxtraumen 45 mal einen Hämatothorax. Bei der Entlassung hatten keine Residuen 21, einen Sinuserguß 3 und eine beginnende Verschartung 21 Patienten. Auch hier wurden nur Patienten mit Sinuserguß und Pleuraschwarte nachuntersucht.

Dieses Untersuchungsprogramm umfaßt Anamnese und klinische Untersuchung, die Thoraxdurchleuchtung, ein Thoraxröntgen jeweils ap und seitlich, die Spirometrie und die szintigraphische Lungenuntersuchung.

Bei der Inhalationsszintigraphie mit 133 Xenon Gas wurden sowohl die Seitenverhältnisse als auch die Szintigramme des 1. Atemzuges, des Equilibriums und des Wash outs bewertet.

Die Perfusionsszintigraphie erfolgte mit 99 m Technitium. Dieses wurde i.v. injiziert. Die Szintigramme wurden morphologisch beurteilt, das prozentuelle Verhalten rechts/links

Tabelle 1. Retrospektive Studie 1982,
Beobachtungszeitraum 3–6 Jahre

Thoraxtrauma gesamt	n = 208
davon Hämatothorax	n = 144
bei Entlassung radiologisch:	
keine Residuen	n = 79
Sinuserguß	n = 20
beginnende Verschwartung	n = 45

Tabelle 2. Retrospektive Studie 1989,
Beobachtungszeitraum 3–12 Monate

Thoraxtrauma gesamt	n = 81
davon Hämatothorax	n = 45
bei Entlassung radiologisch	
keine Residuen	n = 21
Sinuserguß	n = 3
beginnende Verschwartung	n = 21

wurde berechnet, ebenso mit Seitentrennung die Vitalkapazität und das forcierte expiratorische Volumen (FEV$_1$) in 1 Sekunde.

Diese szintigraphische Lungenuntersuchung wurde nur bei Patienten mit Schwartenbildung durchgeführt.

Bei unserer retrospektiven Studie 1982 mit einem Beobachtungszeitraum von 3–6 Jahren kamen 15 Patienten von den 20, die bei Entlassung einen Sinuserguß aufwiesen, zur Untersuchung. Alle 15 waren klinisch und radiologisch ohne besonderen Befund (Tabelle 3).

19 Patienten mit beginnender Pleuraschwarte nach Entlassungen waren klinisch beschwerdefrei. Bei 17 wurde eine Verschwartung radiologisch festgestellt und eine szintigraphische Lungenuntersuchung und Durchleuchtung durchgeführt.

Die Ergebnisse der nuklearmedizinischen Untersuchung zeigten gute Lungenfunktionsverhältnisse. In 2 Fällen wurde die beginnende Verschwartung vollständig resorbiert.

In der Studie 1989 mit dem wesentlich kürzeren Beobachtungszeitraum von 3–12 Monaten sehen wir zwar nicht die selben Ergebnisse, jedoch für die therapeutische Konsequenz ziemlich ähnliche (Tabelle 4). 2 Patienten von 18 zeigten subjektive Beschwerden, nämlich gelegentliches Stechen auf der verletzten Seite nach längerer Belastung.

Bei 3 Patienten ergab die nuklearmedizinische Untersuchung eine Ventilationsstörung im Sinne einer Obstruktion und nicht die nach Thoraxtrauma typische funktionelle Spätveränderung im Sinne einer Restriktion.

Von diesen 3 Patienten möchte ich Ihnen nun 2 vorstellen:

Beim ersten Fall handelt es sich um einen 57jährigen Mann mit einer Rippenserienfraktur links mit begleitendem Hämatothorax. Nach Bülau-Drainage erfolgte die Aufnahme auf der Intensivstation. Dort war der Patient 5 Tage intubiert und beatmet.

Bei Entlassung bot sich radiologisch lediglich ein kleiner Sinuserguß. Nach 9 Monaten sehen wir bei einer Verlaufskontrolle eine Schwartenbildung in diesem Bereich links basal.

Tabelle 3. Ergebnisse 1982

Sinuserguß	n = 15
klinisch und radiologisch o.B.	alle
beginnende Pleuraverschwartung	n = 19
klinisch o.B.	alle
Pleuraschwarte	n = 17
Restriktion oder Obstruktion	keine

152

Tabelle 4. Ergebnisse 1989

Beginnende Verschwartung	n = 18
klinisch beschwerdefrei	n = 16
obstruktive Ventilationsstörung	n = 3

In den Lungenfunktionen fand sich nur eine obstruktive Ventilationsstörung und grenzwertige Parameter zur Beurteilung der Restriktion.

Im Perfusionsszintigramm in 6 Projektionen war eine vermehrte Anspeicherung links basal.

Da dieser Patient starker Raucher ist und bei der Untersuchung Atemnot nach längerer Anstrengung auch vor dem Unfall angab, zeigt uns dieser Fall auch die Problematik der posttraumatischen Lungenfunktionsprüfung. Die Bewertung eventueller funktioneller Spätschäden der Lunge nach Thoraxtrauma anhand der Normalwerte ist nicht ganz ideal. Da die praetraumatischen Werte so gut wie nie zur Verfügung stehen, ist dieses Vorgehen nur als Behelf aufzufassen, jedoch das einzig mögliche.

Der zweite Fall zeigt uns einen 29jährigen Sportler mit Rippenserienfraktur links und Hämatopneumothorax im Rahmen eines Polytraumas. Nach Drainage 25 Tage Aufenthalt auf der Intensivstation, davon 17 intubiert und beatmet.

Im Kontrollbild nach 1 Monat war die linke Lunge unauffällig. Rechts basal trat sekundär ein Erguß auf, der drainiert wurde, aus dem sich nach 6 Monaten eine kleine Schwarte gebildet hat.

Im Perfusionsszintigramm kam es rechts basal zu einer geringen Aktivitätsverminderung. Insgesamt hat der Patient eine obstruktive Ventilationsstörung mit einer Tiffenau von 59%. Diese ist jedoch sicher als eine sekundäre Traumafolge anzusehen.

Zusammenfassend läßt sich sagen, daß aufgrund einer Analyse unserer Ergebnisse eine Frühdekortikation nicht indiziert ist, da eine funktionelle Verbesserung dadurch nicht zu erwarten ist.

Entscheidend für die Verhinderung einer funktionell relevanten Schwartenbildung ist die adäquate Thoraxdrainage.

Diskussion

Povacz, Wels: Es sind zwei Dinge im Vordergrund: Die Thoraxdrainage im Akutfall und dann die routinemäßige Drainage. Man hat an den Bildern gesehen, daß die Drainagestellen unterschiedlich sind. Buchinger hat plädiert, daß man im siebenten Intercostalraum, möglichst weit hinten drainiert, um den Erguß voll zu entleeren. Andere haben wieder Bilder gezeigt, wo die Drainage im fünften Intercostalraum eher vorne liegt. Also da ist einmal, glaube ich, das Bestreben um möglichst eine Verletzung des Zwerchfells bezie-

Hefte zur Unfallheilkunde, Heft 223
Zusammengestellt von W. Buchinger
© Springer-Verlag Berlin Heidelberg 1992

hungsweise Abdomens zu vermeiden, auf der anderen Seite das Streben, daß man möglichst den Erguß auch ganz hinten voll ausdrainiert, damit eben solche Schwartenbildungen verhindert werden, wie es im letzten Vortrag angeklungen ist.

Nun zu den akuten Drainagen. Da glaube ich, wäre ein Hinweis das Hautemphysem. Wenn bei älteren Leuten ein Hautemphysem zu sehen ist, dann ist das meistens auch ein Zeichen dafür, daß die Lunge mit der Thoraxwand verwachsen ist, weil einer der Gründe für das Entstehen des Hautemphysems ist, daß die Lunge sich im gegebenen Fall nicht retrahieren kann, weil die verwachsen ist und dann spießt ein Rippenfragment die angewachsene Lunge und es entsteht das Hautemphysem. In so einem Fall kann es unter Umständen riskant sein, wenn man hier eine Thoraxdrainage legt, da die Lunge ja nicht ausweichen kann. Hat jemand ähnliche Erfahrungen?

Buchinger, Horn: Da bin ich vollkommen Ihrer Meinung und gerade deshalb sollte es eine conditio sine qua non sein, mit dem Finger nach Eröffnung des Pleuraraumes diesen auch auszutasten. Man tastet dann das verklebte Lungenparenchym und weiß, daß man besser an dieser Stelle nicht eingeht. Man müßte dann wahrscheinlich eine offene Thoraxdrainage machen.

Müller, Innsbruck: Darf ich eine Frage an das Auditorium stellen: Wer hat jemals mit einer Punktionskanüle einen Spannungspneumothorax nachgewiesen, suffizient entlastet?

Prenner, Eisenstadt: Als Narkosekomplikation. Bei einem in einer Narkose aufgetretenen Spannungspneumothorax, bei beiderseitiger Punktion, ließ sich dieser Spannungspneumothorax beheben.

Povacz, Wels: Nachdem ich mich auch zum Auditorium zähle, möchte ich diese Frage auch positiv beantworten. Ich war als ganz junger Arzt vor ungefähr 28 Jahren in der Situation, daß ein Bauer seine eigene Tochter mit dem Traktor überfahren hat und sie dann in ein kleines Spital gebracht hat, wo ich Turnusarzt war. Man hat dann gesehen, sie muß beidseits einen Pneumothorax haben, weil sie sterbend war. Ich habe ihr damals links und rechts eine Nadel eingestochen. Damals war es üblich, daß man im Schockraum beziehungsweise in dem Erstversorgungsraum solche Nadeln liegen hatte, auf die ein Präservativ aufgebunden war. In dieses Präservativ war ein Loch geschnitten, dadurch erzeugte man eine Art Ventil. Es wurden dann die beiden Nadeln eingestochen und nach etwa 5 Minuten hat das Kind die Augen aufgemacht und es ist alles gut ausgegangen. Also das gibt es schon.

Trojan, Wien: Ich wollte zu einem ganz anderen Thema einen Fallbericht bringen. Ich erinnere mich an einen Patienten, der vor vielen Jahren behandelt wurde. Ein junger Mann, stumpfes Thoraxtrauma, das Röntgen zeigte einen Haematothorax links, etwa der halbe Thoraxraum war gefüllt. Es wurde nur eine Entlastungspunktion gemacht und nachdem 20 bis 30 ml Blut abgelassen waren, ist der Patient plötzlich verfallen und wenige Minuten später war er tot. Die Obduktion ergab einen Riß in der V. cava. Offenbar hatte der Haematothorax diesen Riß tamponiert und durch diese geringe Entlassungspunktion kam es zu der tödlichen Blutung. Meine Frage: Wie kann man solche tödlichen Zwischenfälle vermeiden? Natürlich müßte man daran denken oder in sofortiger Operationsvorbereitung eine Punktion oder Entlastungsdrainage machen, aber in diesem Fall wären wir wahrscheinlich auch mit einer sofortigen Operation zu spät gekommen.

Buchinger, Horn: Herr Professor, ich glaube gar nicht. Ich glaube, das ist nicht zu verhindern und es liegt der Verdacht nahe, ob das nicht vielleicht auch ein Zufall gewesen ist, das plötzliche Zusammentreffen dann nach dem Ablassen von 20 bis 30 cm^3 Blut.

Glinz, Zürich: Ich glaube auch, daß man das nicht verhindern kann, man muß sich doch im klaren sein, daß eine Thoraxhöhle 6 Liter Blut enthalten kann. Bis zu 6 Liter Blut kann es in die Thoraxhöhle hineinbluten, soviel hat Platz. Und daß der negative Druck bei der Inspiration Blutung auch fördert im Pleuraspalt, also ich würde meinen, daß wir mit der Drainage eine weitere Blutung provozieren, die über das hinausgeht, ist sehr unwahrscheinlich, aber im Einzelfall einmal möglich. Auf der anderen Seite ermöglicht eben erst die Drainage die Evakuation von Blut, dadurch das Anlegen der Lungen an die Pleura und dadurch auch die Blutstillung und darum würde ich meinen, daß ein solcher Einzelfall sicher einmal vorkommen kann, aber in der Regel erreichen wir gerade mit der Drainage die entsprechende Blutstillung. Was dann noch bleibt als zusätzliche Möglichkeit der Blutstillung, gerade bei den venösen Blutungen, gerade bei den Blutungen aus der Lunge selbst, nicht aus arteriellen Blutungen aus der Intercostalarterie, das ist die zusätzliche Beatmung. Wenn wir jetzt mit Überdruck und mit PEEP beatmen, gibt es einen zusätzlichen Tamponadeeffekt. Ich kann mir vorstellen, daß gerade venöse Blutungen unter Überdruckbeatmung zur Stillung kommen, weil es ja dort um Differenzen von 10 bis 15 mm Hg geht, die wir natürlich mit der Beatmung mit PEEP erreichen.

Passl, Graz: Ich möchte auf die Bemerkung zurückkommen, die ich vormittags gemacht habe. Wir haben so einen Fall gehabt, Herr Prof. Trojan. Da ist ein junger Patient mit Serienrippenfraktur und einem massiven Haematothorax eingeliefert worden. Es wurde eine Thoraxdrainage gemacht und innerhalb von Minuten ist der Patient verfallen. Es waren eineinhalb Liter Blut in der Drainage. Wir haben abgeklemmt und haben im Schockzimmer thoracotomiert und es war die V. acygos durch eine Rippe angespießt und abgerissen. Wir haben ligiert und der Patient ist nach Hause gegangen. Aber das sind Glücksfälle. Aber ich glaube, hätten wir die Thoraxdrainage belassen, hätten wir nicht einmal diese acht Minuten Zeit gehabt, um zu einer Eröffnung des Thorax zu kommen.

Povacz, Wels: Da darf ich vielleicht einen eigenen Fall anschließen, der uns auch verlorengegangen ist, den man aber leicht hätte retten können. Das war eine Stichverletzung vorne links parasternal und da ist bei der Atmung Schaum und Blut herausgekommen. Wir haben natürlich alle angenommen, daß dies ein Herzstich wäre. In Wirklichkeit war es nur ein schräger Stich, wo die V. mamaria angestochen war und daraus ist er verblutet. Man hätte nur mit dem Finger hineinfahren und dort hindrücken müssen, dann wäre die Blutung gestanden. Bis wir das alles abgeklärt hatten, war der Patient leider schon tot.

Ich möchte noch eine andere Frage anschneiden. Es war heute vormittags schon vom Unfallkrankenhaus Meidling eine Zusammenstellung, wo relativ wenige Haematothoraces waren. Ich glaube nicht einmal 10%. Dann war ein Vortrag von Winkler, wo auch die Rate, soweit ich das in der Schnelligkeit mitbekommen habe, an Haematothoraces im Rahmen der Rippenbrüche nur 10%, aber die Innsbrucker haben 50% Haematothoraces, das sind bei 208 Verletzten 104 Haematothoraces. Mich würde interessieren, wie diese Zahl zustandekommt.

Benedetto, Innsbruck: Darf ich dazu kurz Stellung nehmen. Es ist so, daß wir in diese Studie natürlich nur die Thoraxtraumen hineingenommen haben, die schwere Thoraxtraumen waren und alles was in die Ambulanz gekommen ist als Thoraxkontusion oder isolierte Rippe, was ambulant behandelt wurde, aus dieser Studie herausfällt. Es heißt also somit, daß von den wirklich schweren Thoraxtraumen, die für längere Zeit stationär behandelt wurden, 50% einen Haematothorax hatten. Aber würden wir jede isolierte Rippenfraktur und jede Thoraxkontusion dazu nehmen, würden wir im Endeffekt über einen Beobachtungszeitraum von 10 Jahren wahrscheinlich auch auf etwa 15% Haematothorax kommen.

Prendinger, Wien: Ich möchte noch einmal betonen, daß wir Patienten mit Polytrauma ausgenommen haben. Es waren praktisch Patienten, die als „Laufkundschaft" mit Rippenbrüchen kommen, und deren Prognose wollten wir hier darstellen. Aus diesem Grund haben wir so wenige Begleitverletzungen.

Kapral, Melk: Ich möchte noch einmal auf die Technik der Thoraxdrainage zurückkommen. Da ist ja seinerzeit beim Deutschen Chirurgenkongreß in Berlin 1983 empfohlen worden, man soll eine kleine Thoracotomie machen von wenigen Zentimetern und den Pleuraraum austasten. Man hat dann auch Gelegenheit allfällig geronnenes Blut im Sinus phrenico-costalis zu entfernen und man kann dann unter Leitung des Fingers gleich das Toraxdrain an die tiefste Stelle legen. Ist das noch aktuell?

Buchinger, Horn: Ich habe eigentlich versucht, das mit meinen Dias zum Ausdruck zu bringen: Alles bis auf das Einführen der Drainage unter dem Finger. Ich glaube, wenn man mit dem Finger ausgetastet hat, kann man den Finger herausziehen und kann die Drainage einführen. Das ist der einzige Unterschied.

Kapral, Melk: Aber es ist dann doch vielleicht der Vorteil, daß man wirklich mit dem Drain auf den tiefsten Punkt kommt, was Sie ja sonst nicht immer sagen können.

Buchinger, Horn: Wir sind im siebten, manchmal auch im achten ICR. Das langt im allgemeinen aus. Wenn man mit dem Finger reinfährt merkt man, daß der Abstand zur Zwerchfellkuppel vielleicht 1,5 cm beträgt. Da ist man schon sehr tief.

Prusa, Wien: Es wurde in den Referaten sehr viel über die Anlage und Indikation zur Thoraxdrainage gesprochen, jedoch wenig über den Zeitpunkt der Entfernung. Ich meine, daß das ein wichtiger Diskussionspunkt ist und ich würde gerne einige Meinungen dazu hören.

Povacz, Wels: Das wurde aber von der Linzer Gruppe gesagt. 7 Tage ist die Drainage verblieben.

Buchinger, Horn: Es wäre vielleicht wichtig in diesem Zusammenhang festzustellen, daß die seröse Sekretion von manchmal 200 bis 300 ml am Tag keine Indikation mehr ist, die Drainage liegenzulassen. Dann ist das meist der Fremdkörperreiz und es ist dann besser die Drainage zu entfernen. Ich möchte noch einmal auf das Klemmen hinweisen. Wir machen das auch und wenn man dann auf die Drainage nicht aufpaßt, dann kommt es sehr leicht zu einem Herausgleiten der letzten Öffnung, zu einem Mantelpneu, wo dann beim Thoraxröntgen meist große Angst besteht, daß auf einmal eine Parenchymfistel aufgetreten sei. Es ist in der überwiegenden Anzahl der Fälle nur ein leicht herausgerutschtes Drain.

Povacz, Wels: Ich glaube auch, daß man keinen fixen Zeitpunkt festsetzen kann, sondern es hängt davon ab, was das Drain fördert. Üblicherweise wird es so sein, wenn das Drain nicht mehr viel fördert, daß man dann abklemmt, wie Herr Buchinger gesagt hat, und dann nach einem Tag ein Röntgen macht. Wenn sich nichts nachfüllt, dann wird es in der Regel entfernt. So machen es wir, aber das hängt davon ab, wie lange die Förderung ist.

Benedetto, Innsbruck: Ich möchte bei der Lage der Thoraxdrainage doch noch darauf hinweisen, daß man prinzipiell schon unterscheiden muß, ob man eine akute Thoraxdrainage macht bei einem akuten Ereignis, oder ob man eine Thoraxdrainage nach einigen Tagen macht, weil sich eben ein Erguß oder etwas Koagula angesammelt hat. Ich möchte insbesondere bei einer verspäteten Thoraxdrainage darauf hinweisen, daß es doch die Möglichkeit gibt, den Erguß beziehungsweise die Koagula mittels Sonographie genau zu kontrollieren, daß man dann auch unter sonographischer Kontrolle eine gezielte Thoraxdrainage anlegen kann.

Teisnig, Villach: Warum klemmt man das Drain, man kann doch jederzeit das Wasserschloß ausnützen und hat dann die ganzen Gefahren einer Drainklemmung und eines wiederentstehenden Pneus vermieden?

Povacz, Wels: Wir haben noch nie Komplikationen gehabt, wenn wir das Drain abgeklemmt haben. Wenn das richtig gemacht wird, ich weiß nicht, welche Gefahren gibt es da?

Teisnig, Villach: Es kann ja theoretisch immer noch eine Parenchymfistel vorhanden sein, pleural, und Sie können durch das Klemmen ja wieder den Pleuraraum verschließen und es kann sich wieder ein Pneumothorax, sogar Spannungspneumothorax entwickeln in so einer Situation.

Povacz, Wels: Aber das wird doch nicht akut gemacht, sondern nachdem er eine Zeit lang das Drain liegen hat und dann wird er ja kontrolliert. Der Patient liegt ja in der Regel auf der Intensivstation. Wenn sich so etwas entwickelt, dann wird das doch bemerkt. Ich kann mich an keinen Fall erinnern.

Glinz, Zürich: Der Herr Kollege hat schon Recht, denn im Prinzip provozieren wir mit dem Abklemmen, falls eine Fistel weiterbesteht, das Entstehen eines neuen Pneumothorax. Wie heilt denn ein Pneumothorax? Der Pneumothorax bei einer kleinen Lungenfistel heilt so, daß sich die Lungenwand mit der Pleurawand verklebt und dort nun eine luftdichte Vereinigung eingeht. Wenn wir abklemmen, dann geschieht nichts Lebensbedrohliches, aber wir haben wieder die Fistel von neuem, dieser Verklebeprozeß ist unterbrochen und die Drainage muß einige Tage länger belassen als sie sonst belassen werden muß. Bei uns ist es deshalb auch absolute Sitte, wir sind uns alle im klaren, wir dürften keine Drainage entfernen ohne daß wir sicher sind, daß kein Luftleak mehr besteht und wir prüfen das mit dem Ableitungssystem, mit dem Wasserschloß, und sehen dort unter dem Sog, wie eben diese Wassersäule langsam absinkt, wissen dadurch daß eine Leakage besteht, daß also die Verklebung noch nicht total ist und können wieder an den Sog gehen, ohne diesen Pneu zu provozieren und dadurch die Heilung eigentlich aufzuschieben. Natürlich geschieht nichts Lebensbedrohliches, schon einverstanden, aber wir gewinnen mit diesem Vorgehen Zeit.

Therapeutische Strategien – Thoraxwand

Die Therapie des instabilen Thorax

W. Buchinger[1], R. Maier[2], D. Eschberger[3], M. Quell[4], E. Trojan[2], J. Poigenfürst[3], V. Vécsei[4] und H. Kuderna[5]

[1] Unfallabteilung des A.Ö. Krankenhauses Horn (Vorstand: Prim. Dr. W. Buchinger), Spitalgasse 10, A-3580 Horn
[2] I. Universitätsklinik für Unfallchirurgie (Vorstand: Prof. Dr. E. Trojan), Alser Straße 4, A-1090 Wien
[3] Lorenz-Böhler-Krankenhaus der Allgemeinen Unfallversicherungsanstalt (Ärztlicher Leiter: Prim. Prof. Dr. J. Poigenfürst), Donaueschingenstraße 13, A-1200 Wien
[4] I. Chirurgische Abteilung des Wilhelminenspitales (Vorstand: Prim. Prof. Dr. V. Vecsei), Montleartstraße 37, A-1171 Wien
[5] Unfallkrankenhaus Wien-Meidling der Allgemeinen Unfallversicherungsanstalt (Ärztlicher Leiter: Prim. Doz. Dr. H. Kuderna), Kundratstraße 37, A-1120 Wien

Vor einigen Jahren haben die Autoren vorliegender Sammelstudie ihre Fälle operativ versorgter Thoraxwandinstabilitäten – damals noch jeder für sich – nachuntersucht, kritisch überdacht und publiziert. Die Anzahl der Patienten, die jeder überblickte, und damit die Aussagekraft über Indikation und Nutzen der Methode (jeder hatte etwa 8–15 Patienten) waren gering. Erstmals 1986 haben sich 3 und 1988 dann 4 Wiener Unfallabteilungen zusammengeschlossen (I. Universitätsklinik für Unfallchirurgie Unfallkrankenhaus Meidling, Lorenz-Böhler-Krankenhaus, I. Chirurgische Abteilung des Wilhelminenspitals) um gemeinsam aus den retrospektiv gewonnenen Erfahrungen an einem großen Patientenkollektiv und zwar an 74 Patienten ein Behandlungsschema der Thoraxwandinstabilität und letztlich eine möglichst exakte Operationsindikation zu stellen.

Es hat sich dabei gezeigt, daß die Gefährdung eines Patienten nicht durch Summation von Einzelverletzungen – etwas durch Verletzungsscores – sondern nur durch Betrachtung des Thorax als funktionelle Einheit gesehen werden kann.

Prinzipiell kann die funktionelle Einheit „Thorax" gestört sein durch traumatische Läsionen an der Thoraxwand, an der Thoraxwand und der Lunge und an der Thoraxwand und dem Cavum pleurae, wobei auch Kombinationen häufig sind. Ein Funktionsverlust führt zu einer respiratorischen Insuffizienz, die anerkannten und leicht erhebbaren Parameter sind die Atemarbeit und der damit erzielte Erfolg (Tabelle 1). Wichtig ist zusätzlich, ob eine Tendenz zur Verschlechterung besteht, oder der Patient schmerzfrei und ruhig atmet.

Hefte zur Unfallheilkunde, Heft 223
Zusammengestellt von W. Buchinger
© Springer-Verlag Berlin Heidelberg 1992

Tabelle 1. Klinischer Zustand des Patienten

Funktionsverlust – Respiratorische Insuffizienz

Atemfrequenz:	< 10, > 30	
Atemzugvolumen	< 7 ml/kg KG	(–500 ml)
pa CO_2	> 55 mmHg	(FiO_2 0,21)
pa O_2	< 55 mmHg	(FiO_2 0,21)

Am häufigsten und vielfach am einfachsten zu behandeln sind Ateminsuffizienzen durch traumatische Veränderungen im Cavum pleurae, also Hämatothorax und Pneumothorax, die mit Bülaudrainagen zu beheben sind.

Höhere Anforderungen stellen Unterscheidung und Behandlung von Thoraxwandinstabilitäten mit respiratorischer Insuffizienz, wobei letztere pulmonal oder mechanisch bedingt sein kann. Die Unterscheidung zwischen einer atemmechanisch ausgelösten regionalen Hypoventilation und einer Ateminsuffizienz aufgrund eines wesentlichen intrapulmonalen Rechts-Links-Shunts kann ohne besondere Instrumentierung und Monitierung durch den Oxygenationstest erfolgen. Liegt bei reiner Sauerstoffatmung durch 20 min die arterielle Sauerstoffspannung unter 250 mmHg, dann ist eine wesentliche pulmonale Kontusion anzunehmen. Die Therapie der Wahl kann hier nur die Beatmung sein (Tabelle 2, Abb. 1).

Tabelle 2. Therapie des instabilen Thorax mit respiratorischer Insuffizienz

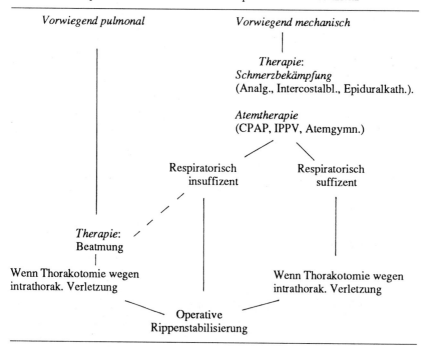

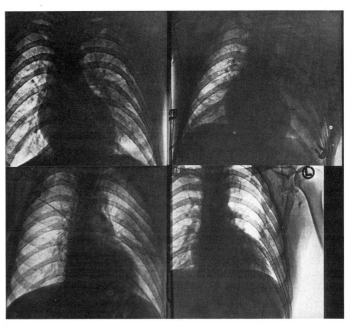

Abb. 1. 19jähriger Patient, Motorradsturz, Thoraxwandstückbruch mit Lungenkontusion und respiratorischer Insuffizienz. Intubation und Beatmung am Unfalltag, trotz IRV-Beatmung, PEEP und Plateau konnten die Blutgase gerade an der unteren Grenze der Norm gehalten werden. Das Bild *links oben* zeigt den Lungenröntgenbefund einen Tag nach dem Unfall, *rechts oben* 5 Tage nach dem Unfall. 10 Tage nach dem Unfall kommt es zu einer klinischen und radiologischen Besserung des Befundes. (Lungenröntgen *links unten*). Am 12. Tag nach dem Unfall kann der Patient extubiert werden (Bild *rechts unten*)

Der primäre Weg bei der Behandlung einer Thoraxwandinstabilität aus mechanischen Gründen ist immer ein konservativer. Die Thoraxwandinstabilität ist weder eine Indikation zur Operation, noch zur Beatmung. In den überwiegenden Fällen gelingt es, durch eine suffiziente Schmerzausschaltung und durch konsequente, durch 24 h durchgeführte Atemtherapie, eine ausreichende Spontanatmung zu erhalten oder wiederherzustellen (Tabelle 2, Abb. 2).

Gelingt es nicht, aus Gründen mangelnder Kooperation oder Unmöglichkeit der Schmerzausschaltung, eine suffiziente Atmung zu erhalten, dann sollte neben der Möglichkeit der Beatmung vorwiegend an die operative Thoraxwandstabilisierung gedacht werden. Einen respiratorisch suffizienten Patienten würden wir nur bei notwendiger Thorakotomie „auf dem Rückzug" operieren und verplatten (Tabelle 2).

In diesem Zusammenhang muß sicher auch diskutiert werden, ob die Dauer der konservativen Behandlung überzogen, und damit der optimale Zeitpunkt einer operativen Versorgung verpaßt werden kann.

Die Indikation zur sofortigen Stabilisierung sehen wir beim instabilen Thorax mit intrathorakalen Läsionen (Abb. 3) und weiters beim instabilen Thorax mit extremer Verwerfung der Fragmente – hier haben wir auch 3 offene Verletzungen gefunden. Bei konserva-

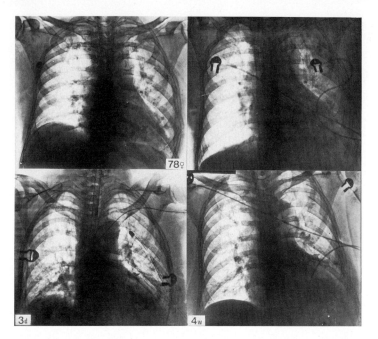

Abb. 2. 78jährige Patientin mit Thoraxwandstückbruch links, primär Epiduralkatheter, intermittierender Masken-CPAP. Wegen verminderten Aushustens und zunehmender Atelektasenbildung (Bild *rechts oben*) nasotracheale Intubation am 3. Tag nach dem Unfall zur Verbesserung der Bronchialtoilette, Ablassen eines Hämatothorax über eine Bülaudrainage, weiterhin Spontanatmung über CPAP. Nach 3 Tagen Extubation, weiter intermittierender Masken-CPAP und Entfernung des Epiduralkatheters 10 Tage nach dem Unfall. Entlassung der Patientin aus der stationären Pflege nach 4 Wochen (Bild *rechts unten*)

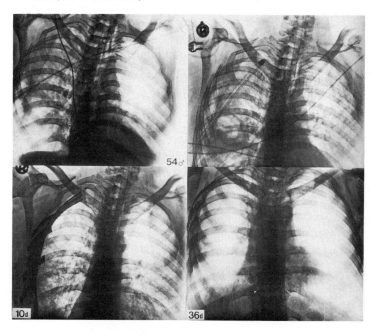

Abb. 3.

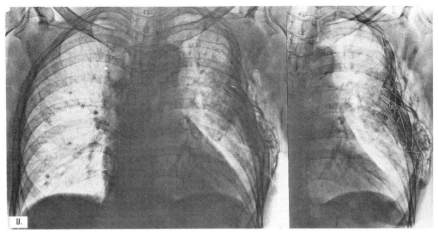

Abb. 4. 67jährige Patientin, die bei einem Sturz über die Kellerstiege Serienrippenstückbrüche der II.–VIII. Rippe links mit extremer Verwerfung der Fragmente erlitt (Fortsetzung und Fallbeschreibung Abb. 4–8)

tiver Behandlung sind hier sekundäre, intrathorakale Komplikationen und schmerzhafte Rippenpseudoarthrosen zu befürchten (Abb. 4–8).

Eine sekundäre Stabilisierung würden wir bei einem instabilen Thorax ohne wesentliche Verwerfung der Fragmente, ohne andere Notwendigkeit zur Thorakotomie dann durchführen, wenn durch Analgesie und Atemtherapie eine respiratorische Suffizienz nicht erreicht werden kann.

Wir haben früher gemeint, daß die Entscheidung zur Operation innerhalb der ersten 36 h gefallen sein sollte. Heute relativieren wir diese Grenze insofern, daß wir nicht so sehr die Zeit, sondern vor allem den Zustand des Patienten bis zum Zeitpunkt der Operation für ausschlaggebend halten (Abb. 9, 10).

Abb. 3. 54jähriger Patient mit Thoraxwandstückbruch rechts und Serienrippenbruch links, primäre Intubation und Beatmung. Daraufhin Auftreten eines Spannungspneumothorax rechts, der das sofortige Setzen einer Bülaudrainage notwendig machte. Bei gut liegender Drainage Entweichen von großen Luftmengen durch dieselbe, persistierender Pneumotorax, was zusammen mit der cystischen Aufhellung im rechten Untergeschoß zur Diagnose und schließlich operativen Versorgung einer Parenchymfistel führte (Bild *rechts oben*). Verplattung des instabilen Thorax rechts „auf dem Rückzug", Extubation nach 10 Tagen (Bild *links unten*). Entlassung aus der stationären Pflege nach 36 Tagen (Bild *rechts unten*)

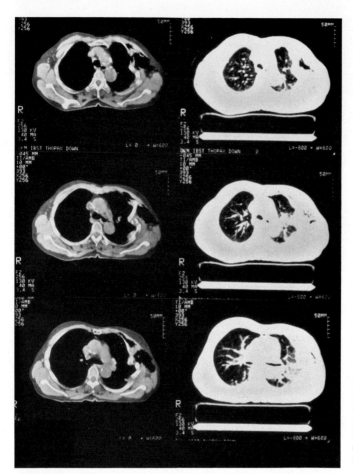

Abb. 5. Die Computertomographie zeigt die extreme Verwerfung der Fragmente mit Läsion des Lungenparenchyms. Sekundäre Komplikationen waren dadurch zu erwarten. Indikation zur Rippenverplattung

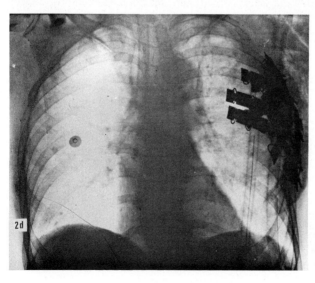

Abb. 6. Lungenröntgen 2 Tage nach Verplattung der III.–VII. Rippe mit insgesamt 10 Vecsei-Platten. An diesem Tag war auch die Extubation möglich

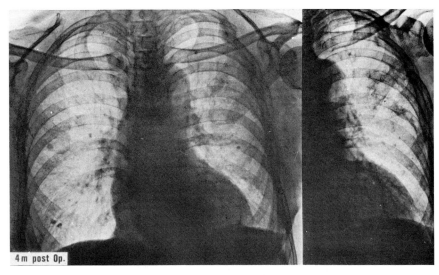

4 m post Op.

Abb. 7. Lungenröntgenkontrolle 4 Monate nach Rippenverplattung, 1 Monat nach Entfernung der Rippenplatten

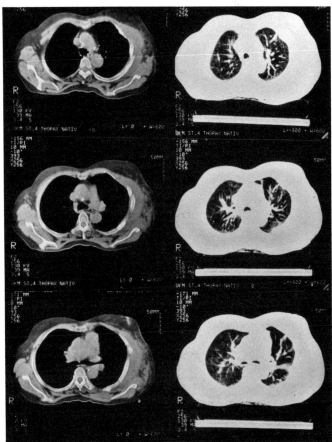

Abb. 8. CT-Kontrolle nach Plattenentfernung 3 Monate nach der Thoraxwandstabilisierung. Gute Rekonstruktion der Thoraxwand, im Weichteilfenster geringe Einengung des Cavum pleurae durch Schwartenbildung

164

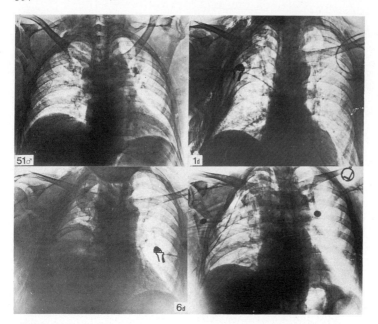

Abb. 9. 51jähriger Patient mit Thoraxwandstückbruch rechts, der zunächst mit Epiduralkatheter und intermittierendem Masken-CPAP durch 5 Tage problemlos respiratorisch suffizient gehalten werden konnte (Bild *links* und *rechts oben*). Am 6. Tag Auftreten eines Hämatothorax (Bild *links unten*), der mit einer Bülaudrainage entleert wurde (Bild *rechts unten*)

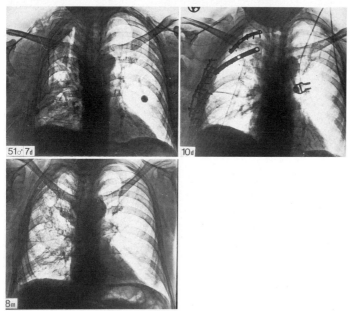

Abb. 10. Derselbe Patient wie in Abb. 9. Zusätzlich trat ein Prädelir auf, der Patient wurde mangelhaft kooperativ, tolerierte die Atemtherapie nicht mehr, infolge Auftretens von Atelektasen (Bild *links oben*), grenzwertiger Blutgase und schlechter Tendenz haben wir den Patienten am 7. Tag rippenstabilisiert. Die Extubation war am 1. postoperativen Tag möglich, das Bild *rechts oben* zeigt das Lungenröntgen am 3. postoperativen Tag, das Bild *links unten* eine Kontrolle nach 8 Monaten

Zusammenfassung

Die Therapie der Thoraxwandinstabilität kann nur im Zusammenhang mit der funktionellen Einheit „Thorax" gesehen werden. Die Mehrzahl der Fälle kann konservativ durch Schmerzausschaltung und konsequente Atemtherapie behandelt werden. Bei respiratorischer Insuffizienz und Ausschluß einer pulmonalen Ursache derselben sollte vor Einleitung einer Respiratortherapie an eine operative Thoraxwandstabilisierung gedacht werden. Über die Ergebnisse unserer operativen Thoraxwandstabilisierungen wird in einem der folgenden Vorträge berichtet.

Strategie der Thoraxwandstabilisierung

P. Vichard, A. Zeil, A. Viennet und A. Maurin

Service d'Orthopédie – Traumatologie (Directeur: Prof. Dr. P. Vichard), Centre Hospitalier 2, Place Saint Jaques, F-25000 Besançon

Die heutige Hospitalorganisation in Frankreich führt dazu, daß die Mehrzahl der schweren Thoraxverletzten direkt in eine Reanimation-Station eingeliefert werden; daher kommt es, daß fast alle diese Patienten sofort mit primärer Respiratorbeatmung versorgt werden.

Die Möglichkeiten einer lokalen Stabilisation, sei es mittels Chirurgie oder konservativer Behandlung erscheinen als veraltet, obwohl manche in Frankreich beschrieben wurden, wie z.B. von Judet. Doch in etlichen Unfallzentren wie bei uns in Besançon sieht der Traumatologe diese Patienten zuerst; deshalb konnten wir mit der Zeit eine eigene Strategie zur Behandlung der schweren Thoraxverletzten entwickeln. Wir möchten Sie kurz über unsere Erfahrung auf diesem Gebiet informieren.

Ätiologie

Wie überall kann es zu schweren Thoraxverletzungen kommen nach einem hohen Sturz oder nach direkter Zerquetschung. Solche Situationen bleiben doch die wenigsten. Die Hauptursache bleibt der Straßenverkehr und die Straßenunfälle.

Mehr noch, seit in Frankreich das Anschnallen mit dem Sicherheitsgurt die Regel ist und mehr oder weniger beachtet wird, sahen wir neue Thoraxwandläsionen, die für uns direkt auf den Sicherheitsgurt zurückzuführen sind. Meistens bestehen sie aus der Assoziation einer Sternumfraktur und Rippenfrakturen, die zu Kombinationsläsionen führen, die man leicht einteilen kann.

Hefte zur Unfallheilkunde, Heft 223
Zusammengestellt von W. Buchinger
© Springer-Verlag Berlin Heidelberg 1992

Anatomopathologie der Thoraxwandverletzungen

Unterscheiden wir die Rippenfrakturen und die Sternumfrakturen

Rippenfrakturen

Wir haben eine eigene Einteilung der Rippenserienfrakturen mit „Volet" eingeführt, um die Partikularität von jedem zu bewahren; da für uns die früheren Einteilungen nicht mehr ganz der Wahrheit entsprechen; für uns beruht die Instabilität eine „Volet" auf zwei Fakten:

- Erstens, dem Sitz des dorsalen Frakturstriches der Rippen.
  Alle Rippenbrüche, die auf dem hinteren Drittel der Rippen (also paravertebral) sitzen, sind von der Rückenmuskulatur überdeckt und sind nicht mobil. Deshalb kann nur eine Rippenfraktur, die vor dieser Linie liegt, mobil werden. Die Mobilität des „Volet" wird deswegen behindert.
- Zweitens: Je höher das „Volet" auf der Thoraxwand sitzt und je geringer seine Fläche ist, desto weniger kann es mobil werden.
  Diese Bemerkungen führten uns zu folgender Einteilung in zwei Gruppen:

VTP (Volet des Typ posterior)

Man muß unterscheiden:
- das enge VTP: beide Rippenstrichfrakturen sitzen auf dem hinteren Drittel der Rippenlängen. Dieses Volet ist immer stabil, manchmal sogar eingedrückt und besteht meistens nach direktem Schultereindruck:
- das breite VTP: dieses ist mehr mobil, da die vorderen Rippenfrakturen nicht mehr im hintern Drittel der Rippenlänge sitzen.

VTA (Volet des Typ anterior)

Wir unterscheiden:
- das VTA, das sich unilateral über dem vorderen Rippenwinkel ausdehnt;
- das Sternalvolet (dieses sitzt zwischen den vorderen Rippenwinkeln und löst total das Sternum von der Thoraxwand);
- das Pseudo-VTA mit Mobilität in einem Scharnier, das paravertebral liegt.

Alle diese VTA sind sehr mobil, sei es sofort, oder können es sehr schnell werden, und werden es zwar immer.

Diese Einteilung, die zuerst nur theoretisch war, wurde von den Röntgenaufnahmen später durch die tägliche Praxis, und zuletzt durch eine retrospektive Analyse von mehr als 188 Thoraxwandvolets unterstützt.

Die VTA sind immer unstabil, und man findet dabei den höchsten Morbiditätsgrad (Hämatopneumothorax) und den schwersten Mortalitätsgrad.

Das, was die früheren Autoren als weiche Thoraxwand beschrieben, beruht nur noch für uns auf der zu fragmentarischen Wissenschaft der Anatomopathologie solcher Verletzungen. Je mehr wir auf diesem Gebiet fortschreiten, desto geringer wird dieses Konzept der weichen Thoraxwand werden.

Sternumfrakturen

Lange wurden die Sternumfrakturen vernachlässigt, doch sollte eine solche Fraktur immer diagnostiziert werden, wenn man eine konservative Behandlung des „Volet" in Betracht nimmt durch Aufhängen mittels eines „étrier" (einer Art Bügel), oder noch um eine residuelle Instabilität zu verhindern nach Rippenosteosynthese.

Man kann verschobene oder nicht verschobene Sternumfrakturen beschreiben, doch die Problematik besteht zwischen stabiler oder unstabiler Fraktur. Bei einer stabilen Fraktur kommt es nicht zu paradoxer Atmung. Solche Frakturen sind total isoliert, sei es von nahe liegenden Rippenfrakturen oder noch von Muskulaturzerreißungen in den nahe liegenden ICR.

Doch nach einer neuen Studie dieser Sternumfrakturen konnten wir die Gruppe der unstabilen Frakturen einteilen:

–   Die isolierten Sternumfrakturen, ohne assoziierte Rippenfraktur, aber mit Zerreißung der Muskulatur des ICR. Solche Situationen wurden von uns peroperativ gefunden.
–   Die assoziierten Sternumfrakturen (Sternum- und Rippenfarkturen).

Die Rippenfrakturen sitzen auf dem vorderen Drittel der Rippenlängen oder noch auf dem Rippenknorpel und sind direkt mit dem cranialen oder caudalen Fragment des Sternums in Zusammenhang. Daher besteht eine Dissoziation der Thoraxwand sozusagen in zwei mit einem „Volet antero-superior" und einem „Volet antero-inferior".

Die sehr schweren Thoraxwandverletzungen

In manchen Fällen, die aber sehr selten sind, kann es zu multiplen Rippenfrakturen kommen mit schwerer Muskulaturzerreißung. Solche Verletzungen sind dann sehr schwer zu behandeln und die Stabilisierung solcher Frakturen ist fast unmöglich, wie bei einer Trümmerfraktur mit schwerer Weichteilverletzung.

Physiopathologie der Thoraxwandverletzungen

Wir sind überzeugt, daß die paradoxe Atmung den Atemmechanismus sehr tief beeinträchtigt, daß sie zur Bronchienhypersekretion führt mit hochgradigem Infektionsrisiko und Störungen des Gasaustausches.

Doch spricht man immer mehr von Lungenkontusion im Rahmen solcher Komplikationen. Wir meinen doch, daß die Lungeninfektionen, die auf die Respiratorbeatmung zurückzuführen sind, die wahre Verantwortung der Anoxie tragen, ohne daß man die sogenannte Lungenkontusion zuerst in Betracht nehmen muß. Diese Kontusionen, wenn sie wahr sind, bestehen immer primär nach dem Trauma und geben ein sehr typisches Röntgenbild.

Klinische und radiologische Aspekte

Was die Thoraxwandinstabilität betrifft, so sind wir der Meinung, daß eine nötige Trachealintubation nur nach einem sorgfältigen klinischen Examen vorgenommen werden darf. Denn nur die Klinik kann die Thoraxwandinstabilität untersuchen und manche sehr vordere Rippenfrakturen entdecken.

Die Röntgenaufnahmen, wie auch die Lage des Verletzten sei, zeigen immer nur mit Genauigkeit die zwei hinteren Drittel der Rippen. Das mittlere Drittel ist sehr schwer zu sehen und das vordere Drittel ist auf der Platte, die auf dem Rücken der Patienten liegt, niemals zu sehen. Und es ist unmöglich eine Röntgenaufnahme in Ventralposition mit ventraler Lage der Platte zu verlangen.

Also kann nur ein sorgfältiges klinisches Examen solche Thoraxwandinstabilitäten analysieren und das erst mit Recht, wenn keine primäre paradoxe Atmung besteht.

Verschiedene Behandlungsmöglichkeiten

Innere Schienung durch Respiratorbeatmung (SPI)

Sie benötigt Trachealintubation während der ersten Tage oder eine Tracheotomie.

Wegen der Komplikationen (Trachealstenose oder Trachealmalacie) sind wir von der Langzeitbeatmung mittels Trachealintubation abgekommen, denn wir meinen, daß eine primäre Tracheotomie auch noch andere Vorteile besitzt:

– Trachealstenosen kommen weniger vor nach Tracheotomie als nach Intubation.
– Nach Tracheotomie ist das Abnehmen der Respiratorbeatmung erleichtert, da die Patienten sie besser vertragen als die Intubation, und sie benötigt keine medikamentöse Nachhilfe wie zum Beispiel Beruhigungsmittel.

Die innere Schienung führt zu häufigen Infektionen der Bronchien und des Lungenparenchyms trotz der Verbesserungen der Respiratorbeatmung (PEEP, FiO_2 bis zu 50% IMV).

Konservative Therapie

Man kann sie als „kleine Therapie" betrachten. Die meisten Autoren benützen nicht mehr die Technik. Sie führt zu lokalen Infektionsherden, ist oftmals unwirksam, wenn lateral angebracht, mittels Nylonfäden zu Beispiel.

Diese Technik behält für uns auch einen sehr geringen Platz. Wir benützen einen „Bügel", den wir selbst entwickelten als Mischling zwischen dem von Coraud und Vanderpooten. Er wird nur bei Sternumvolet mit selbstverständlich intaktem Sternum angelegt. In solchen sehr punktuellen Situationen bleibt die konservative Therapie eine hervorragende Methode, bestimmt weniger agressiv als eine direkte Osteosynthese, die in diesem Fall bilateral sein müßte.

Rippenosteosynthese

Die direkte Osteosynthese der Rippenfrakturen ist sehr verlockend. Sie regelt rein theoretisch gesehen die Problematik der paradoxen Atmung, ihrer Komplikationen, erlaubt eine rasche Autonomie der Verletzten.

Doch wir meinen, daß der Erfolg einer Synthese von der durchgeführten Technik abhängig ist und so haben wir die Klammern von Judet verlassen, denn sie sind zu schwach, erlauben keine stabile Fixation, benötigen während des operativen Vorgangs das Freilegen der Rippen auf Fläche und auch Kanten, was zur Schwächung des Muskelnetzes des ICR führt.

Wie auch Bevilacqua und Sinigaglia benützen wir lieber Platten, sei es für die Rippenbrüche als auch für die Sternumfrakturen.

Der operative Zugang kann aus einer posterolateralen Thoracotomie bestehen falls es sich nur um Rippenfrakturen handelt und falls intrathorakale Läsionen bestehen, das nennen wir die Durchgangsosteosynthese, deren Indikation so wahr wie auch selten ist.

In den anderen Fällen, wo dann eine assoziierte intrathorakale Läsion mit Sicherheit nicht vorhanden ist, haben wir einen eigenen vertikalen antero-lateralen Zugang entwickelt, wodurch eine Rippensynthese von oben bis nach unten an der Thoraxwand ermöglicht wird, mit der lateral-paravertebralen und ventralen Ausdehnungsmöglichkeiten zu dem strategischen Punkt des vorderen Winkels der Rippen, da wo die Rippenbrüche immer operiert und stabilisiert werden müssen.

Bei assoziierter Sternumfraktur, ändern wir den taktischen Plan:

- Im Fall eine „Volet antero-superior" führt ein transversaler Schnitt zur Sternumfraktur, die durch eine Platte fixiert wird mit lateraler Ausdehnung für die Rippenfraktursynthese.
- Das „Volet antero-inferior" wird durch einen Sternumeinschnitt behandelt. Der vertikale Zugang erlaubt die Sternalsynthese. Die beiden querlaufenden Zugänge nach lateral und nach unten erlauben die Synthese der caudalen Rippenbrüche und der Rippenknorpeln.
- Die isolierte Sternalfraktur wird durch einen vertikalen Zugang operiert, mit einer langen Platte versorgt und es erscheint uns, daß diese Synthese immer sehr wirkungsvoll ist.

Unsere heutigen Indikationen

Wann operieren?

Es besteht keine paradoxe Atmung: Die „kleinen Mittel" wie Atemtherapie (aktiv und passiv), mit Inhalationstherapie und symptomatische Behandlung mit Analgetika sind indiziert. Doch eine rechte Diagnose muß bestehen, um falls nötig schnell und früh operieren zu können, denn das Risiko einer Mobilisation des „Volet" besteht.

„Ultrafrühe Stabilisierung"? Das hieße bevor eine paradoxe Atmung besteht. Wir sind nicht dieser Meinung, denn man kann immer noch operieren, sobald die paradoxe Atmung eintritt. Außerdem besteht kein wahrer Zusammenhang zwischen Mobilität des „Volet", klinische Evolution der Patienten oder noch Veränderung des Gasaustausches.

Aber die Intubation des Verletzten in „décompensation" ist dann nur der erste Schritt, der zur raschen Osteosynthese führt.

Es besteht primäre paradoxe Atmung: Diese ist eindrucksvoll durch die Veränderungen des klinischen Status und der blutgasanalytischen Kriterien. Die Synthese, falls indiziert, ist vollständig berechtigt.

Bei den klinisch unklaren Fällen sind für uns die blutgasanalytischen Kriterien maßgebend. Ihre schweren Veränderungen geben das Signal zur operativen Behandlung des „Volet".

Wie und wen operieren?

1. Im Fall eines isolierten Thoraxtraumas: Die anatomische Form der Wandinstabilität ist bekannt, die Synthese wird vorgenommen wie beschrieben. Nur das „Sternumvolet" (die Sternumklappe) ob eng oder lateral verbreitet, bleibt eine gute Indikation der orthopädischen Behandlung durch Aufhängung.

2. Bei einem Patienten aus einer Reanimationsstation, der schon mehr als 48 h durch Respiratorbeatmung behandelt wird. Bronchien und Lungenparenchym sind infiziert. Die Respiratorbeatmung und innere Schienung werden weiter geführt, da es unmöglich wäre, diese aufzugeben nach der Osteosynthese.

3. Bei assoziierten Schädel-Thorax-Läsionen. Die innere Schienung bleibt indiziert. Sie behandelt in gleicher Zeit die Wandinstabilität und, falls vorhanden, das Hirnödem.

4. Bei einem Polytraumatisierten (aber ohne Hirn-Schädelverletzung). Zwei Möglichkeiten können bestehen:

– Innere Verletzungen im Abdomenbereich haben eine lange schwierige Operation verlangt (zum Beispiel: Lebertrauma). Der generelle Zustand des Patienten bleibt gestört. Die operative Behandlung der verschiedenen anderen Verletzungen nimmt die „sekundären" Läsionen nicht in Betracht, um die Prognose nicht zu verschlechtern. In diesem Fall wird für uns eine mögliche Thoraxwandinstabilität durch innere Schienung behandelt.

– Die inneren Verletzungen konnten schnell behandelt werden (wie z.B. Splenektomie). Die Thoraxosteosynthese wird dann im Rahmen der Behandlung der peripheren Frakturen durchgeführt. Eine einzige Operation, vielleicht ein wenig lang, doch lohnend führt dazu, daß der Verletzte zu einem klinischen Status kommt, der weitere, wenn benötigt, andere paraklinischen Examen erlaubt (wie z.B. Scanner) oder noch spätere Nachoperationen.

Stabilisierte Frakturen, frühe Readaptationtherapie sind immer noch eine gute Prävention der Venenthrombose und der Pulmonalembolie und bewirken bessere Resultate als eine langzeitige Respiratorbeatmung bei einem Polytraumatisierten dessen periphere Frakturen auch noch orthopädisch durch Extension behandelt werden. Mehr noch, eine totale Anästhesie zur Behandlung peripherer Frakturen bei einem Verletzten, bei dem eine Thoraxwandinstabilität besteht, sei sie gering oder potentiell, würde unverzüglich zu einer inneren Schienung führen falls das „Volet" nicht in gleicher Zeit behandelt wäre.

Deshalb meinen wir, daß die operative Stabilisation des „Volet" die Behandlung in einer Zeit der peripheren Frakturen erlaubt, im Wissen, daß keine langzeitige Respiratorbeatmung folgen wird.

Bei solchen „tout-en-un-temps" (Alles-in-Einem-) Operationen führen wir die Thoraxwandstabilisation als letzte durch.

Schlußfolgerung

Die Osteosynthese der Thoraxwandbrüche erlaubt eine schnelle und befriedigende Behandlung etlicher schweren Instabilitäten. Die Modalität dieser Operationen führen zu befriedigenden Ergebnissen mit einfachen Folgen.

Doch ist sie nicht die einzige Behandlungsmöglichkeit solcher Läsionen. Die innere Schienung behält immer ihren Platz. Mancher Volet kann auf orthopädischem Weg durch Aufhängung behandelt werden, solche sind aber nach für immer weniger.

Man bleibt nachdenklich, wenn man die verschiedenen Methoden betrachtet, die durch verschiedene Chirurgen für die selben Läsionen angebracht werden, doch möchten wir hinzufügen, Verletzte mit Thoraxwandläsionen sollten zuerst von einem Traumatologen untersucht werden. Der Reanimationsarzt bleibt natürlich der privilegierte Kollege.

Indikation, Technik und Ergebnisse der Epiduralanästhesie

H. Rudolph[1], H. Foitzik[2], H. Schefe[1] und H. J. Herberhold[2]

[1] II. Chirurgische Klinik für Unfall-, Wiederherstellungs-, Gefäß- und Plastische Chirurgie Diakoniekrankenhaus Rotenburg (Wümme) (Chefarzt: Dr. H. Rudolph)
[2] Institut für Anästhesie und operative Intensivmedizin Diakoniekrankenhaus Rotenburg (Wümme) (Chefarzt: Dr. H. Foitzik), Elise-Averdieck-Straße 17, W-2130 Rotenburg/Wümme, Bundesrepublik Deutschland

Schwere Thoraxtraumen stellen eine absolute Indikation zur Intensivtherapie dar. Hierbei steht die Ateminsuffizienz im Vordergrund.

Hauptursachen der Ateminsuffizienz bei Thoraxtrauma sind neben der Infektion der Lunge die Lungenkontusion, der Hämatopneumothorax, der instabile Thorax sowie Aspiration und Atelektase (Abb. 1a). Atemabhängige Schmerzen führen zu einem Abfall der funktionellen Residualkapazität. Dies ist bei der Rippenfraktur in klassischer Weise der Fall. Aber auch ohne Instabilität des Thorax fallen funktionelle Residualkapazität und arterieller Sauerstoff-Partialdruck ab und die erniedrigte Vitalkapazität verhindert einen kräftigen Hustenstoß (Abb. 1b). Unter den bisher klinisch genutzten Möglichkeiten der Schmerzausschaltung benutzen wir in unserem Hause seit 1976 nahezu ausschließlich die Periduralanästhesie (Abb. 2a, b).

Hefte zur Unfallheilkunde, Heft 223
Zusammengestellt von W. Buchinger
© Springer-Verlag Berlin Heidelberg 1992

- Pneumonie
- Lungenkontusion
- Pneumothorax
- Hämatothorax
- Instabiler Thorax
- Aspiration
- Atelektase

a Lungenparenchymschädigung   Schmerzhafte Spontanatmung

Ventilations-Perfusionsstörungen

b   Art. Hypoxämie (pO$_2$ < 60 mmHg)

Abb. 1 a, b. Isoliertes Thoraxtrauma; Ursachen der Ateminsuffizienz

a Dittmann, Lehmann et al. 1977
Dittmann, Keller et al. 1978

Intercostalblockade (LA)
Kontinuierliche Interpleuralblockade
b (Nachteile: Toxizität, Unwirksamkeit)

Abb. 2 a, b. Isoliertes Thoraxtrauma, a Periduralanalgesie, b Alternativverfahren, ROW 1976–1988 (n = 292)

Erfordert:

Trendbeobachtung (Klinik, Lungenfunktion)
a *Im Zweifelsfall: Immer Beatmung!*

Voraussetzung:

Rigorose „respiratorische Therapie" (CPAP, Beatmungsinhalation)
b Optimale Personalsituation

Abb. 3 a, b. Isoliertes Thoraxtrauma. „Konservative" Atemtherapie

Ihre Effektivität hinsichtlich der Besserung der Lungenfunktion bei spontan atmenden Patienten ist inzwischen hinreichend belegt [1, 2, 3, 4, 5, 8]. Besonders unter thorakaler Analgesie normalisiert sich die Spontanatmung rasch, so daß auf Beatmung in der Regel verzichtet werden kann. Selbstverständlich darf sich die Therapie nicht in der Schmerzausschaltung erschöpfen, sondern das gesamte therapeutische Arsenal der Atemtherapie ist intensiv einzusetzen. Der Patient muß sehr intensiv überwacht werden. Hierzu gehört ganz besonders das rechtzeitige Erkennen einer zunehmenden Dyspnoe und die Beobachtung und Registrierung eines Sauerstoffdruckabfalles im Blut (Abb. 3a und 3b). Neben intensiver klinischer Beobachtung sind heute einige klar definierte Parameter der Lungenfunktion unabdingbar.

So ist weitgehend akzeptiert, daß ein arterieller Sauerstoffpartialdruck unter Luftatmung zwischen 50 und 60 mmHg erreicht werden muß und die Atemfrequenz 25 bis 30/min nicht überschreiten darf. Wir tolerieren im Einzelfall auch niedrigere Sauerstoffdruckwerte und höhere Atemfrequenzen, solange die Patienten einen ausreichenden Hustenstoß aufbringen können.

Der Einsatz der kontinuierlichen Pulsoxymetrie, in Kombination mit der Messung der endexspiratorischen CO_2-Konzentration ist eine wesentliche diagnostische Hilfe.

Die konservative respiratorische Therapie bei Thoraxtrauma erfordert auf der Intensivstation einen viel höheren Einsatz erfahrener Ärzte und Schwestern als eine Beatmungstherapie. Damit kommen wir zur Indikation der kontinuierlichen Periduralanästhesie (Abb. 4a):

1. Die schmerzhafte Atemhemmung.
2. Atemfrequenz von unter 40/min, eine Vitalkapazität von über 15 ml/kg Körpergewicht sowie ein arterieller Sauerstoff-Partialdruck unter Luftatmung unter 50 mmHg.

Wolff (1979) gibt für die arterielle O_2-Spannung unter Luftatmung einen Grenzwert von 60 mmHg und für die kritische Atemfrequenz 25/min an [7].

Bei einem Alter von mehr als 65 Jahren oder bronchopulmonalen Vorerkrankungen besteht fast immer eine absolute Indikation zur Sofortbeatmung.

	Schmerzhafte Atemhemmung	
	– Atemfrequenz	< 40 (30)/min.
	– Vitalkapazität	> 15 ml/kg KG
	– p_aO_2	> 50 (60) mmHg
a	(Zahlen in Klammern nach Literatur)	
	– Alter > 65 Jahre	
	– bronchopulmonale Vorerkrankungen	
	– Atemfrequenz	> 49/min
	– Vitalkapazität	< 15 ml/kg KG
b	– p_aO_2	< 50 mmHg

Abb. 4 a, b. Isoliertes Thoraxtrauma. **a** Indikation zur kontinuierlichen Periduralanästhesie, **b** Kontraindikationen der „konservativen" Therapie mit PDA

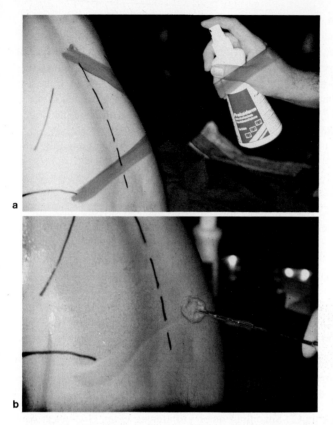

a

b

Abb. 5 a, b. siehe Text

Bei obstruktiven Lungenerkrankungen ist aber in jedem Fall sorgfältig abzuwägen, ob nicht eine konservative Atemtherapie *zumindest* für den Patienten vorteilhafter ist (Abb. 4b).

Nach klinischen Erfahrungen ist die Punktion des thorakalen Epiduralraumes nicht immer notwendig (Abb. 5a, b). Auch bei oberem lumbalen Zugang läßt sich oft eine ausreichende Analgesie erreichen [1].

Wir bevorzugen bei beiden Zugängen die sitzende Position des Patienten. Nach Desinfektion mit gefärbtem Desinfektionsmittel erfolgt vor der Punktion die Lokalanästhesie der Haut mit einer Quaddel (Abb. 6a, b) mit 2%igem Xylocain, dann mit einer Tuohy Kanüle die Punktion (Abb. 7a, b).

Der Nachweis des Periduralraumes erfolgt bei uns überwiegend mit der „loss of resistance". Nur bei intakter Dura wird anschließend eine Testdosis Bupivacain injiziert (Abb. 8a, b). Nach 3minütigem Abwarten (es dürfen vom Patienten keine Parästhesien angegeben werden) wird eine Initialdosis Bupivacain injiziert und anschließend der Periduralkatheter etwa 1 Wirbelhöhe nach cranial geschoben. Nach Entfernen der Tuohy-Nadel wird der Katheter mit Bakterienfilter entsprechend fixiert (Abb. 9a, b). Nur unter streng aseptischen Kautelen erreichen wir eine längere Verweildauer des Katheters.

Die Höhe der Lokalanästhesie wird am Dermatom geprüft (Abb. 10). Danach wird bei Wiedereinsetzen der Schmerzen in der Regel Morphin in einer Dosierung von 3–5 mg mit einer Verdünnung des Morphins auf 10 ml Kochsalzlösung appliziert und in 6- bis

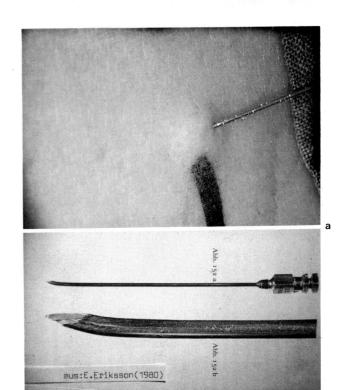

Abb. 6 a, b. siehe Text

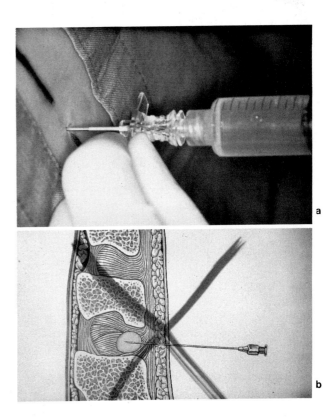

Abb. 7 a, b. siehe Text

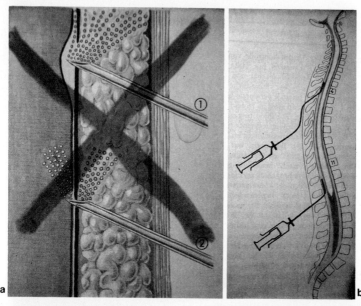

b **Abb. 8 a, b.** siehe Text

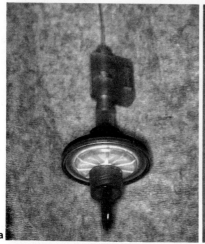

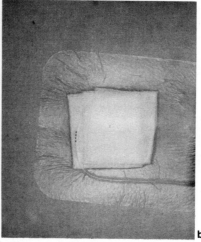

a

b

Abb. 9 a, b. siehe Text

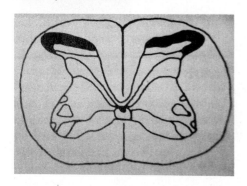

Abb. 10 . siehe Text

12stündigen Abständen nach Bedarf nachinjiziert [5] (Abb. 10). Die ausschließliche Verwendung langwirkender Lokalanästhetika ist nach unserer Erfahrung bei kreislaufgefährdeten Patienten eher nachteilig.

Die Morphingabe ist durch die Möglichkeit einer erst nach 8–10 h, also erheblich verzögert auftretenden Atemdepression besonders am 1. Behandlungstag belastet. Die Überwachung dieser Patienten auf der Intensivstation ist unabdingbar.

Harmlose Nebenwirkungen der Opiattherapie wie Pruritus und Harnretension lassen sich meist durch niedrigere Dosen von Naloxon ohne Beeinträchtigung der Analgesie beheben. Bei langdauernder Therapie kann eine Tachyphylaxie auftreten. In solchen Fällen wird bei uns Morphin alternierend oder in Mischung mit einem langwirkenden Lokalanästhetikum in den Periduralkatheter injiziert. Grundsätzlich sind wir bestrebt, baldmöglichst auch peripher wirkende Analgetika, wie z.B. Novaminsulfon, systemisch zu applizieren.

Die Schmerzausschaltung bei gleichzeitiger intensiver Atemtherapie hat bei Thoraxverletzten die Indikation zur Frühbeatmung wie auch die Dauer einer notwendig gewordenen Beatmung erheblich reduziert.

Wir haben in unserem Hause dieses Konzept seit 1976 konsequent verfolgt. Zu diesem Zeitpunkt lagen die pharmakologischen Grundlagen der epiduralen Opiatapplikation erst in ihren Anfängen vor [2, 6] (Abb. 11).

Bereits damals konnten wir jedoch positive Erfahrungen mit der konservativen Atemtherapie, unterstützt durch analgetische Behandlung, sammeln und die Zahl der Beatmungspatienten drastisch reduzieren. Von 1976 bis 1988 wurden auf unserer Intensivstation insgesamt 539 Patienten im Alter zwischen 13 und 94 Jahren mit Thoraxtrauma und Kombinationsverletzungen stationär behandelt (Abb. 12a, b).

339 Patienten wiesen ein isoliertes Thoraxtrauma auf. Das Durchschnittsalter dieser Gruppe betrug 54 Jahre, der jüngste Patient war 16, der älteste 93 Jahre.

292 Patienten wiesen Rippen- bzw. Sternumfrakturen auf. 15 Patienten mit Lungenkontusion ohne Rippenbeteiligung sowie 32 mit Fraktur 1 Rippe ohne Beschwerden wurden aus der statistischen Auswertung ausgeschlossen (Abb. 13a, b). Unter den 292 Patienten mit Rippenfrakturen wiesen 74% = 216 Frakturen bis zu 5 Rippen, 21% Frakturen von 6–8 Rippen und 5% einseitige oder doppelseitige Stückbrüche von 9–13 Rippen auf.

Bei 39 Patienten = 13,4% bestand ein Pneumothorax, bei 37 = 12,7% ein Hämatopneumothorax und bei 20 Patienten = 6,8% eine Contusio cordis, immer bezogen auf 292 Patienten.

Bei stationärer Aufnahme betrug bei den Patienten mit noch erhaltener Spontanatmung der arterielle pO_2 64 ± 10,8 mmHg unter Luftatmung (Abb. 14).

Der entsprechende Mittelwert für das arterielle pCO_2 betrug 41 ± 4,6 mmHg. Bei 8 Patienten lag der tiefste arterielle Sauerstoff-Parialdruck bei 44 mmHg.

76 Patienten mit isoliertem Thoraxtrauma wurden mit Periduralkatheter versorgt (Abb. 15a). Die durchschnittliche Liegedauer des Periduralkatheters lag bei 7 Tagen. Unsere Komplikationen ersehen Sie aus Abb. 15b. Dabei wurden schwere bzw. gefährliche Komplikationen wie Meningitis und Abszeß nicht beobachtet. 63 Patienten erhielten Morphin als alleinige Therapie. Nur 3 Patienten erhielten Bupivacain, der Rest Morphin und Bupivacain alternierend bzw. als Mischinjektion (Abb. 16a).

15% aller Patienten wurden beatmet, hiervon 11 primär sofort nach der stationären Aufnahme und 4 sekundär nach einem maximalen Intervall mit konservativer Atemtherapie von 2 Tagen. Die durchschnittliche Beatmungsdauer betrug 8,3 Tage (Abb. 16b).

Beatmungspflichtige Patienten
- Worthley (1985)   9%   (n = 161)
- Rudolph/Foitzik (1989)   5,1% (n = 292)

Abb. 11. Isoliertes Thoraxtrauma.
ROW 1976–1988 (n = 292)

– Thoraxtrauma und Kombinationsverletzung	539 Patienten
– Isoliertes Thoraxtrauma	339 Patienten

a

Rippen- und/oder Sternumfraktur   *292 Patienten*
- Fraktur einer Rippe ohne Klinik   32 Patienten
- Lungencontusion (ohne Fraktur)   15 Patienten

Patienten mit isoliertem Thoraxtrauma

- Alter (Jahre)   54 ± 19   (16–93)
- Geschlecht   Männer   216

b   Frauen   123

Abb. 12 a, b. Isoliertes Thoraxtrauma. ROW 1976–1988 (n = 339)

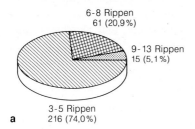

6-8 Rippen
61 (20,9%)

9-13 Rippen
15 (5,1%)

3-5 Rippen
a   216 (74,0%)

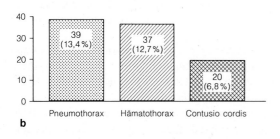

Pneumothorax   Hämatothorax   Contusio cordis
b

39 (13,4%)   37 (12,7%)   20 (6,8%)

Abb. 13 a, b. Isoliertes Thoraxtrauma (ROW 1976–1988) (n = 292)

paO_2	64 ±	10,8 mmHg ($FiO_2 = 0{,}21$)
$paCO_2$	41 ±	4,6 mmHg

Abb. 14. Isoliertes Thoraxtrauma. Blutgase bei Aufnahme (ROW 1976–1988) (n = 292)

a	PD-Katheter	72 Patienten (24,7%)
	Liegedauer PD-Katheter	7 Tage (4–10)
	Lokalinfektion	8 (11%)
	Harnverhalt	7 (9,7%)
	Pruritus (Morphin)	5 (6,9%)
	„Späte" Atemdepression (Morphin)	2 (2,8%)
	Kathetermigration	–
	Abszess	–
b	Meningitis	–

Abb. 15 a, b. Isoliertes Thoraxtrauma (ROW 1976–1988). **a** Periduralanalgesie (n = 292), **b** Komplikationen der Periduralanalgesie (n = 72)

a	Bupivacain	3	
	Morphin	63	
	Morphin/Bupivacain	6	
	Patienten mit Rippenfraktur	292	(100%)
	Beatmung	15	(5,1%)
	– primär	11	(3,7%)
	– sekundär	4	(1,4%)
b	Beatmungsdauer (Tage)	8,3	(1–23)

Abb. 16 a, b. Isoliertes Thoraxtrauma (ROW 1976–1988). **a** Periduralanalgesie (n = 72), **b** Beatmung (n = 292)

Beatmungspflichtig	2
Nicht beatmungspflichtig	70
Indikation zu Beatmung	
– Schwere resp. Insuffizienz	1
– Alkoholentzugsdelir	1

Abb. 17. Isoliertes Thoraxtrauma. Patienten mit Periduralanalgesie (n = 72)

In der Gruppe der Patienten mit Periduralkatheter von insgesamt 72 Patienten wurden nur 2 beatmungspflichtig (Abb. 17). Die übrigen erhielten ausschließlich eine konservative respiratorische Therapie. Bei einem der beatmungspflichtigen Patienten war eine rasch zunehmende respiratorische Insuffizienz der Grund zur kontrollierten Beatmung, bei dem 2. Patienten ein sich rasch entwickelndes Alkoholentzugsdelir.

Die Verweildauer auf der Intensivstation betrug in Mittel 4 Tage bei einer Gesamtverweildauer im Krankenhaus von 15 Tagen (Abb. 18a). Von den 292 Patienten mit isolier-

a	Intensivstation	4,1	Tage	(1–20)
	Krankenhaus	15,1	Tage	(4–35)
	Überlebende Patienten	289	(98,9%)	
	Verstorbene Patienten	3	(1,1%)	
b	Hiervon primär beatmet	2		
	sekundär beatmet	1		

Abb. 18 a, b. Isoliertes Thoraxtrauma (ROW 1976–1988). Verweildauer (n = 292)

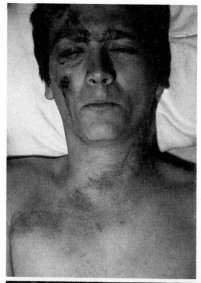

a

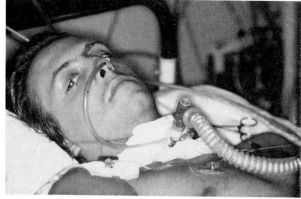

b

Abb. 19 a, b. siehe Text

tem Thoraxtrauma sind 3 verstorben. Das entspricht einer Letalität von 1,1%. Todesursache war bei 2 Patienten mit einem Alter von 67 bzw. 80 Jahren eine Pneumonie mit Herzrhythmusstörungen, bei dem 3., 36-jährigen Patienten ein ARDS bei instabilem Thorax und Stückbrüchen der 2. bis 7. Rippe links und der 2. bis 4. Rippe rechts (Abb. 18b). 2 der 3 Patienten wurden primär beatmet, bei dem 3. 80-jährigen Patienten mit Stückbrüchen der 4. bis 9. Rippe und Atelektase konnte die Sofortbeatmung erst am 2. Tag begonnen werden, da dieser Patient erst 36 Stunden nach dem Unfall auf die Intensivstation aufgenommen wurde.

Besonders dieser letzte Fall zeigt, daß grundsätzlich jedes Thoraxtrauma zumindest in der 1. Nacht in intensiv-medizinische Betreuung gehört. Insgesamt gesehen – besonders jedoch unter Berücksichtigung der Komplikationen und Letalität – ist die Periduralanalgesie ein exzellentes Verfahren zur schonenden Behandlung von Thoraxtraumen (Abb. 19a, b).

Literatur

1. Beyer A (1982) Das Thoraxtrauma unter anästhesiologisch-intensivmedizinischer Sicht. In: Peter K, Lawin P, Jesch F (Hrsg) Der polytraumatisierte Patient Intensivmedizin. Notfallmedizin – Anästhesiologie, Bd 32. Thieme, Stuttgart New York
2. Foitzik H, Rudolph H, Sause L, Dölle H (1982) Die Indikation zur Beatmung nach Thoraxtrama. Hefte Unfallheilkd ..:285–288
3. Dittmann M, Lehmann K, Frede KE, Wolff G (1977) Postoperative thorakale Epiduralanästhesie zur Ermöglichung der Frühextubation bei polytraumatisierten Patienten mit Rippenserienfrakturen. Schweiz Med Wochenschr 107:1637
4. Dittmann M (1982) Thorakale Epiduralanalgesie (TEA). Springer, Berlin Heidelberg New York Tokyo
5. Kamp H-D, Brandl M (1981) Das Thoraxtrauma – die kontinuierliche Periduralanästhesie im Konzept der Behandlung. In: Lawin P, Wendt M (Hrsg) Das Thoraxtrauma. Melsunger Med Mitt :181–196
6. Rudolph H, Foitzik H (1982) Die operative Primärversorgung nach Polytrauma. Hefte Unfallheild ..:270–275
7. Wolff G (1979) Die Klinik des akuten progressiven Lungenversagens In: Ahnefeld FW, Bergmann H, Burri C, Dick W, Halmágyi M, Hossli G, Rügheimer E (Hrsg) Akutes Lungenversagen. Springer, Berlin Heidelberg New York
8. Worthley LI (1985) Thoracic epidural in the management of chest trauma. Intensive Care Med 11:312–315

Epiduralkanültherapie bei Thoraxwandverletzungen – Fünfjahresergebnisse

A. Sárváry und G. Béres

Lehrstuhl für Traumatologie der Semmelweis Universität für Medizinische Wissenschaften (Vorstand: Prof. Dr. G. Berentey), Péterfy Sandor utca 14, H-1441 Budapest Pf. 76

Die Schmerzen nach einer Thoraxwandverletzung verursachen eine progrediente Atmungsinsuffizienz. Die auch durch den Blutverlust gestörte Sauerstoffversorgung wird durch die Hypoventilation weiter verschlechtert, was besonders bei älteren Patienten zu einer drastischen Verschlechterung des Allgemeinzustands führt.

Besonders bei Thoraxwandinstabilitäten behindern die Schmerzen eine Expectoration, und die entstehende Bronchopneumonie verschlechtert den Blutgastransport weiter.

Um eine drohende Atmungsinsuffizienz zu vermeiden, haben wir zwei Möglichkeiten: entweder eine durch wirksame Schmerzbekämpfung ermöglichte aktive Atmung, oder eine Respiratortherapie. Mit den operativen Thoraxwandstabilisationen haben wir keine genügenden Erfahrungen.

Möglichkeiten der Schmerzbekämpfung:

1. Systemische Medikamente. Nachteil: die benötigte Konzentration verursacht eine Atemdepression.
2. Lokale. Nachteil: kurze Wirkungszeit, muß auch mit Marcain alle 6 h wiederholt werden.
3. EDC: Bei thorakalen Eingang kann es durch falsche Technik zu Rückenmarksverletzungen kommen. Beim technisch einfacheren lumbalen Eingang kann mit kleinen Mengen Morphin eine schnelle und dauernde Wirkung erzielt werden, die jederzeit mit Antagonistengabe unterbrochen werden kann. Dosierung: wir geben je nach Schmerzen beziehungsweise ASTRUP-Werten zwei bis viermal täglich 2 mg auf 10 ml verdünntes Morphinum hydrochloricum.

Kontraindikationen sind: – Antikoagulantiengabe,
                        – Morphinallergie,
                        – Verdacht auf Bauchhöhlenverletzung.

In letzteren Fällen beginnen wir die Therapie mit einer paravertebralen Marcain-Blockade. Danach observieren wir zwölf bis vierundzwanzig Stunden. Außer den instrumentellen Untersuchungsmethoden (US, Rtg, Lavage, Labor) ist für uns die physikalische Untersuchung am wichtigsten. Nach Ausschluß einer Bauchhöhlenverletzung beginnen wir die EDC-Therapie.

In unserer Abteilung haben wir im Zeitraum von 1985 bis 1989 46 Patienten mit gedecktem, stumpfem Thoraxtrauma behandelt, bei denen die Hauptindikation für die EDC-Therapie die Thoraxwandinstabilität war.

3/4 unserer Patienten waren männlich. Das Durchschnittsalter war 55 Jahre. Hauptursache (70%) waren Verkehrsunfälle. 1/4 unserer Patienten war polytraumatisiert.

Hefte zur Unfallheilkunde, Heft 223
Zusammengestellt von W. Buchinger
© Springer-Verlag Berlin Heidelberg 1992

Zur Verteilung der Rippenfrakturen: Das meist exponierte Gebiet ist die mittlere Thoraxwand auf der linken Seite. Das gilt auch für die fenestriformen Frakturen (Durchschnittszahl: 6 Rippen/Patient).

Bei 41 Patienten konnten wir eine Bauchhöhlenverletzung innerhalb von 24 h ausschließen und begannen die EDC-Therapie. Bei 3 Patienten konnten wir die EDC nur am zweiten Tag beginnen: Einer wurde wegen Leberruptur operiert, und bei 2 begannen die subjektiven Symptome nur später. Zwei Patienten übernahmen wir aus anderen Krankenhäusern 6 bzw. 9 Tage nach der Verletzung.

Elf Patienten litten gleichzeitig an einem HTX, ein Patient an PTX, und 9 Patienten mit HTX und PTX. Alle wurden mit einer Dauer-Saugdrainage behandelt. In einem Fall entfernten wir die Kanüle wegen Wirkungslosigkeit innerhalb 24 h. Ein Patient entfernte im Delirium seine Kanüle am dritten Tag. Die Durchschnittsdauer der EDC-Therapie war 5 1/2 Tage. Bei unserem Patientengut haben wir im Zusammenhang mit EDC-Therapie weder lokale noch Allgemeinkomplikationen beobachten können.

In 37 Fällen verlief die Heilung ungestört. In einem Fall mußten wir übergangsweise eine Respirator-Therapie für drei Tage anwenden. 8 Patienten verloren wir.

Ein Polytraumatisierter verstarb innerhalb von 24 h. Zwei Patienten verstarben mit schweren kardiovaskulären Grundkrankheiten innerhalb 2 bzw. 3 Tagen. Zwei ältere Patienten verstarben nach einer vorübergehenden Besserung 19 bzw. 31 Tage nach dem Trauma. Todesursache war in beiden Fällen eine chronische Herz-Kreislauf-Insuffizienz.

In 3 Fällen wurde laut Obduktionsprotokoll eine Pneumonie für den Tod verantwortlich gemacht. Alle waren starke Raucher mit chronischer Tracheobronchitis, ein Patient war zusätzlich Alkoholiker mit Delirium.

Zusammenfassung

Nach unseren Erfahrungen halten wir die EDC-Therapie in der Behandlung von Thoraxwandinstabilitäten für eine einfache und wirksame Methode. Durch routinemäßige ASTRUP-Bestimmung können wir die Effektivität der Atmung laufend überwachen, und gegebenenfalls die EDC mit einer Respirator-Therapie kombinieren. Außer physiologischen Vorteilen bietet die EDC-Therapie auch aus finanziellen Gesichtspunkten Vorteile gegenüber einer Respiratortherapie.

Die Periduralkatheteranästhesie zur Reduktion pulmonaler Komplikationen des beatmungspflichtigen Thoraxtraumas

D. Neveling, H. Breitfuß und G. Muhr

Chirurgische Universitätsklinik „Bergmannsheil", Berufsgenossenschaftliche Krankenanstalten, Bochum (Direktor: Prof. Dr. G. Muhr), Gilsingstraße 14, D-4630 Bochum

Die Behandlung des stumpfen Thoraxtraumas ist umstritten. Neben der Möglichkeit, instabile Thoraxverletzungen operativ zu stabilisieren, kommen heute meist konservative Verfahren zur Anwendung. Standardtherapie des schweren stumpfen Thoraxtraumas mit respiratorischer Insuffizienz ist die kontrollierte Beatmung.

Seit einigen Jahren wird in unserer Klinik die Periduralkatheteranaesthesie als adjuvantes Verfahren bei der Behandlung beatmungspflichtiger Thoraxtraumen eingesetzt. Allein im Zeitraum von Mai 1984 bis Mai 1988 wurden 70 Patienten mit stumpfen Thoraxverletzungen auf der Chirurgischen Intensivstation behandelt (Tabellen 1 und 2).

Die Behandlung der dargestellten Patientengruppe ist in vielfacher Sicht problematisch. Aus dieser Problematik soll ein Teilaspekt hervorgehoben werden, der sich aus der Beatmungspflichtigkeit der aufgezeigten Thoraxverletzungen ergibt. Das Thoraxtrauma führt entweder isoliert zu einer Lungenkontusion (n = 15) oder zu Rippenfrakturen (n = 48) oder zu einer Kombination beider Schädigungen. Steht die Lungenkontusion im Vordergrund, so führt dies in der Regel zu einer Behinderung des Gasaustausches, die eine kontrollierte Überdruckbeatmung mit hohen endexspiratorischen Beatmungsdrücken erforderlich macht. Neben der Möglichkeit des Auftretens einer Pneumonie steht hier vor allem das Barotrauma als Komplikation des Beatmungsverfahrens im Vordergrund. Die Beatmung erfolgt in diesem Fall zur Behandlung des behinderten Gasaustausches in Folge der Lungenkontusion (Tabelle 3).

Frakturen des knöchernen Thorax dagegen führen nicht unbedingt zu einer Störung des Gasaustausches sondern die Beatmungsindikation ergibt sich hier vor allem aus der mechanischen, schmerzvermittelten eingeschränkten Atmung, die zur Atelektasenbildung und Pneumonie führen kann. Eine Überdruckbeatmung mit hohen endexspiratorischen Beat-

Tabelle 1. Thoraxverletzungen bei 70 Patienten mit Respiratortherapie

Rippenserienfraktur einseitig	28
Rippenserienfraktur beidseitig	6
Rippenfraktur solitär	4
instabiler Thorax	7
Pneumothorax einseitig	15
Pneumothorax beidseitig	2
Hämatothorax einseitig	8
Hämatothorax beidseitig	7
Abriß der Arteria carotis communis links	1
Zwerchfellruptur	2
Lungenkontusion einseitig	11
Lungenkontusion beidseitig	4

Hefte zur Unfallheilkunde, Heft 223
Zusammengestellt von W. Buchinger
© Springer-Verlag Berlin Heidelberg 1992

Tabelle 2. Begleitverletzungen bei 70 Patienten
mit schwerem stumpfen Thoraxtrauma

SHT 2.Grad	8
SHT 3.Grad	7
Fraktur der oberen Extremität	25
Fraktur der unteren Extremität	23
Wirbelfrakturen	31

Tabelle 3. Thoraxtrauma

Lungenkontusion (kein Schmerz)	Rippenfrakturen (Schmerz)
Behinderung des Gasaustausches	mechanische Einschränkung der Atmung (Schonatmung)
Überdruckbeatmung, PEEP erforderlich	Atelektase, Sekretstau, Infekt
Barotrauma möglich	

Beatmungspflichtigkeit

mungsdrücken ist hier in der Regel nicht erforderlich und die Gefahr eines beatmungsinduzierten Barotraumas ist gering.

Wie läßt sich nun die durch Rippenfrakturen hervorgerufene schmerzbedingte Schonatmung mit ihren Komplikationen (Atelektasenbildung, Sekretstau, Pneumonie) bei dieser Patientengruppe vermeiden? Zur Schmerzbekämpfung stehen zwei Verfahren zur Verfügung:

- die systemische Gabe von Opioiden (Fentanyl, Piritramid, Buprenorphin) i.v., i.m., oral;
- regionale Opioidapplikation mittels PDK (Morphin und Buprenorphin)

   Nachteile der systemischen Opioidgabe sind Atemdepression, Obstipation, Vigilanzeinschränkung, exzitatorische Wirkungen, Übelkeit, Erbrechen, Muskelrigidität, neg. chron. Wirkung, Gewöhnung.

   Nachteile der periduralen Opioidanalgesie sind Personalaufwand, technisch schwierig, Lagerung des Patienten muß möglich sein, Infektionsgefahr, Nervenschädigung, Fehllagen (vasal/spinal) möglich.

Die Vorteile der Schmerzbekämpfung mittels Periduralkatheteranästhesie werden vor allem in der Entwöhnungsspontanatmungsphase sichtbar. Durch die regionale Anästhesie kann die systemische Opioidgabe auf ein Minimum reduziert werden. Hierdurch verringern sich verständlicherweise auch die Komplikationen und Nebenwirkungen einer systemischen Opioidtherapie.

Tabelle 4. Technik der periduralen Opioidanalgesie

Anlage:	lumbal L2/L3 L3/L4
Katheter:	weich, 90 cm, 0,6 x 1,0 mm
Medikament:	Morphin (3–8 mg in 10–15 ml NaCl)
Dosierungsintervall:	alle 6–8 h
Überwachung:	Intensivstation, BGA-Kontrolle, Pulsoxymeter
Pflege:	Tägliche Kontrolle der Punktionsstelle und VW mit Betaisodonna

Die durch die Opioidgabe durch den Periduralkatheter vermittelte regionale Analgesie ist suffizient, d.h. es kommt nicht zur Atemdepression, die Vigilanz des Patienten wird nicht beeinträchtigt, der Patient kann schmerzfrei atmen und kooperativ an atemgymnastischer Übungsbehandlung und CPAP-Training teilnehmen. Die durch schmerzbedingte Schonatmung induzierten Lungenkomplikationen treten nach Anlage des Periduralkatheters und regionaler Analgesierung in der Regel nicht mehr auf.

Nach Abwägung der absoluten und relativen Kontraindikationen konnten wir bei 19 Patienten mit schweren stumpfen Thoraxverletzungen zusätzlich zur Überdruckbeatmung eine Periduralkatheteranästhesie durchführen (Tabelle 4).

Wir haben bei allen 19 Patienten zur Anlage des Periduralkatheters den lumbalen Zugang gewählt, da der lumbale Zugang technisch einfacher ist und es nicht zu einer Verletzung des Rückenmarks kommen kann. Verwendet wurde ein weicher Katheter, der ca. 8 cm in den Periduralraum vorgeschoben wurde. Nach Injektion einer Testdosis von 4 ml Mepivacain 2% mit Adrenalin zur Austestung einer möglichen spinalen oder vasalen Fehllage und Kontrolle der Kreislaufparameter erhielten die Patienten zunächst 3 mg Morphin in 10 ml NaCl durch den Periduralkatheter injiziert. Der Morphinapplikation wurde der Vorzug vor einer Lokalanaesthetikerinjektion gegeben, da die alleinige Morphinapplikation nicht zu einer Beeinträchtigung des Sympathikus und möglicher Hypotension führt und die Aktivität des Patienten nicht durch eine motorische Paralyse beeinträchtigt wird. Durch Befragen des Patienten, Kontrolle der Kreislaufparameter und Registrierung der Atemfrequenz und des spontanen Atemzugvolumens wurde die Ausbreitung der Analgesie bestimmt und im Bedarfsfalle eine höhere Morphinkonzentration und Lösungsmittelmenge gewählt. Das durchschnittliche Dosierungsintervall lag bei 6–8 h. Da es, wie in der Literatur geschrieben, in seltenen Fällen auch nach 6–20 h nach Morphingabe noch zu einer Atemdepression kommen kann, führen wir die peridurale Opiatanalgesie beim extubierten Patienten nur auf der Intensivstation unter regelmäßiger Kontrolle der arteriellen Blutgase und Pulsoxymeterüberwachung durch.

Bei täglicher Kontrolle der Einstichstelle und Verbandswechsel ist es bei keinem der Patienten zur Infektion gekommen und bei allen 19 Patienten konnte der Katheter bis zum Ende der Therapie belassen werden.

Ergebnisse

Die durchschnittliche Beatmungsdauer war bei der adjuvanten PDA-Therapie mit 6 Tagen deutlich kürzer als bei der alleinigen Respiratortherapie (11 Tage). Die Pneumonieinzidenz betrug bei adjuvanter PDA nur 15% gegenüber 22% bei den Patienten, die mit maschineller Beatmung und systemischer Opioidgabe behandelt wurden. Atelektasen und Pneumothoraces wurden nach Anlage des PDK und Durchführung der Kombinationstherapie nicht beobachtet. Zusammenfassend kann u.E. festgestellt werden, daß die peridurale Opiatanalgesie, die sich beim spontan atmenden Patienten mit Thoraxtrauma schon vielfach bewährt hat, auch beim beatmeten Patienten so früh wie möglich nach dem Unfallereignis als adjuvantes Verfahren zur Beatmungstherapie eingesetzt werden sollte. Durch die peridurale Opiatanalgesie kann die Kausalkette – Verletzung des knöchernen Thorax – schmerzbedingt Schonatmung – Atelektase, Sekretstau, Pneumonie unterbrochen werden. Die Entwöhnungsphase des beatmeten Patienten läßt sich durch suffiziente regionale Anaesthesie, die die Vigilanz des Patienten nicht beeinträchtigt, schmerzfrei gestalten und es kann frühzeitig mit einer effektiven Atemtherapie (PEEP, CPAP, Drainagelagerung, Atemgymnastik) begonnen werden. Des weiteren kann der Verbrauch systemisch wirkender Analgetika und Sedativa reduziert werden. Hierdurch läßt sich der Patient im weiteren Behandlungsverlauf besser führen, der Patient wird kooperativer. Die in der Literatur beschriebenen Nebenwirkungen der periduralen Opiatanalgesie (Atemdepression, Übelkeit, Erbrechen, Harnverhalt) haben wir in keinem der 19 Fälle beobachten können. Die peridurale Opiatanalgesie ist als adjuvantes Verfahren beatmungspflichtiger Thoraxverletzungen zu empfehlen.

Literatur

1. Barone JE, Pizzi WF, Nealon TF, Richman H (1986) Indications for intubation in blunt chest trauma. J Trauma 26:334–338
2. Walker WE, Kapelski DP, Weiland HP (1985) Patterns of infection and mortality in thoracic trauma. Ann Surg 201:752–757
3. Sjögren S, Wright B (1972) Respiratory changes during continous epidural blockade. Acta Anaesth Scand 16:51
4. Spence A, Logan A (1971) Postoperative analgesie and lung funktion. A comparison of morphine with extradural block. Br J Anaesth 43:144
5. Zenz M (1981) Peridurale Analgesie mit Buprenorphin und Morphin bei postoperativen Schmerzen. Anaesth Intensivmed Notfallmed 16:333

Die Thoraxwandinstabilität – Technik und Ergebnisse der Rippenverplattung

R. Maier[1], W. Buchinger[2], D. Eschberger[3], M. Quell[4], E. Trojan[1], J. Poigenfürst[3], V. Vecsei[4] und H. Kuderna[5]

[1] I. Universitätsklinik für Unfallchirurgie Wien (Vorstand: Prof. Dr. E. Trojan), Alser Straße 4, A-1090 Wien
[2] Unfallabteilung, A. ö. Krankenhaus Horn (Vorstand: Prim. Dr. W. Buchinger), Spitalgasse 10, A-3580 Horn
[3] Lorenz-Böhler-Krankenhaus der Allgemeinen Unfallversicherungsanstalt (Ärztlicher Leiter: Prim. Prof. Dr. J. Poigenfürst), Donaueschingenstraße 13, A-1200 Wien
[4] 1. Chirurgische Abteilung mit Unfallabteilung Wilhelminenspital der Stadt Wien (Vorstand: Prim. Prof. Dr. V. Vecsei), Montleartstraße 37, A-1160 Wien
[5] Unfallkrankenhaus Meidling der Allgemeinen Unfallversicherungsanstalt (Ärztlicher Leiter: Prim. Doz. Dr. H. Kuderna), Kundratstraße 37, A-1120 Wien

Die Indikation zur Thoraxwandstabilisierung hat sich in den letzten 10 Jahren mehrmals geändert. Wurde ursprünglich die Operationsindikation zur Thoraxwandstabilisierung beim instabilen Thorax mit respiratorischer Insuffizienz häufig gestellt (bei bis zu 25%), so ist dies heute aufgrund der modernen Schmerztherapie und Atemhilfe nur mehr in ausgewählten Fällen nötig.

An 4 Wiener unfallchirurgischen Abteilungen und Arbeitsunfallkrankenhäusern sind bis heute 74 rippenstabilisierende Eingriffe vorgenommen worden. Die geringe Anzahl von derzeit durchschnittlich 6 Eingriffen pro Jahr deutet schon darauf hin, wie selten die Indikation zur Operation gestellt werden mußte. Anhand unseres Patientengutes sollen aus heutiger Sicht Technik und Ergebnisse vorgestellt werden.

Patientengut

Unser Patientengut umfaßt 74 Patienten, 53 Männer und 21 Frauen mit einem Durchschnittsalter von 51,5 Jahren (17–85).

Die häufigsten Unfallursachen waren Verkehrsunfälle (55), gefolgt von Sturz aus Höhe (11), Quetschung (5), Sturz auf Ebene (2) und einem Sporttrauma.

In 14 Fällen lag eine isolierte Thoraxverletzung vor; 31 Patienten waren mehrfach verletzt, wobei neben dem vorherrschenden Thoraxtrauma nur einfache Zusatzverletzungen bestanden; 29 Patienten waren polytraumatisiert.

Bei Polytraumatisierten und Mehrfachverletzten bestanden die in Tabelle 1 dargestellten Zusatzverletzungen.

Bei 20 Patienten waren beide Thoraxhälften frakturiert; 24mal war einseitig die rechte und 30mal einseitig die linke Thoraxwand betroffen. Am häufigsten waren beidseits die Rippen 4–7 frakturiert.

Die bestehenden Instabilitätsformen wurden nach der Typisierung von Eschapasse und Gaillard zugeordnet (Tabelle 2).

Hefte zur Unfallheilkunde, Heft 223
Zusammengestellt von W. Buchinger
© Springer-Verlag Berlin Heidelberg 1992

Tabelle 1. Zusatzverletzungen

Schädel:

Commotio cerebri	27
Contusio cerebri	6
intracranielle Blutung	2
Gesichtsschädelfraktur	5

Skelett

obere Extremität gelenknah	11
obere Extremität Schaft	7
Wirbelsäule	9
Becken einfach	16
Becken komplex	3
Oberschenkel	5
Unterschenkel	5
Fuß	3

Abdomen:

Leber	6
Milz	14
Niere	5
Pankreas	1
sonstige	5

Intrathoracale Zusatzverletzungen:

Lungenkontusion	15
Lungenlaceration	11
Zwerchfellruptur	5
unstillbarer Hämatothorax	16
Contusio cordis	1

Tabelle 2. Instabilitätstypen nach Eschapasse u. Gaillard

a) große vordere Instabilität	5	
b) kleine vordere Instabilität	0	
c) große anterolaterale Instabilität	6	
d) kleine anterolaterale Instabilität	7	
e) lateraler Typ	22	
f) posterolateraler Typ	19	
g) zentrolateraler Typ	6	
h) komplexer Typ	9	

Operationsindikationen

41 Patienten wurden wegen primärer oder zunehmender respiratorischer Insuffizienz einer Thoraxstabilisierung unterzogen. Nach Thoracotomie wegen intrathoracaler Verletzungen erfolgte die Operation bei 18 Patienten.

Weitere Indikationen: massive Verwerfung (11), offene Thoraxwand (3), Pseudarthrose (1).

Operationszeitpunkt

Innerhalb von 48 h wurden 38 Patienten operiert. Eine Sekundäroperation in der ersten Woche wegen zunehmender respiratorischer Insuffizienz, trotz Schmerz- und Atemtherapie, war bei 32 Patienten notwendig. Spätoperationen nach 1 Woche wurden bei 4 Patienten vorgenommen.

Operationstechnik

Zur Verplattung kann überwiegend über eine laterale Incision in Seitenlage zugegangen werden. Es hat sich gezeigt, daß vier bis fünf Rippen von einer Incision aus leicht zu erreichen sind. Wenn eine Stabilisierung von mehr als 5 Rippen erforderlich ist, muß die Muskulatur an einer zweiten Stelle durchtrennt werden. Bei 80% der Eingriffe wurde zur Revision der Thoraxorgane und um intrathoracale und intraabdominelle Verletzungen zu versorgen, throacotomiert.

In den ersten Jahren wurde die operative Stabilisierung der Thoraxwand mit der Drittelrohrplatte ausgeführt. Derzeit werden die Vecsei- und die Judet-Platte verwendet. 5 von 20 beidseitig frakturierten Thoraxwänden wurden nur einseitig verplattet. Unserer Meinung nach ist es ausreichend, eine komplexe in eine einfache Instabilität überzuführen. Dazu besteht aber die Notwendigkeit mehrfach frakturierte Rippen an mehreren Stellen zu stabilisieren. Im Rahmen der einseitigen Verplattung wurde bei 40 Patienten die Instabilität nur in einer Zone – davon 70% im axillären Abschnitt – versorgt. 25 Patienten wurden in zwei Zonen (vorne-axillär, vorne-hinten, axillär-hinten) und 4 Patienten in drei Zonen (vorne, axillär, hinten) stabilisiert.

Beatmungsdauer

Postoperativ konnte bei 34 Patienten die Beatmung innerhalb von 48 h beendet werden. 19 Patienten wurden bis zu einer Woche, 12 Patienten bis zu 2 Wochen beatmet. Nur 9 Patienten, die ausschließlich polytraumatisiert waren, mußten länger als 2 Wochen beatmet werden.

Die durchschnittliche Beatmungsdauer betrug unter Einbeziehung der Polytraumatisierten 5,8 Tage, ohne polytraumatisierte Patienten 2,7 Tage.

Tabelle 3. Komplikationen

Ileus/Subileus	2
Streßulcus	2
Pankreatitis	3
Nierenversagen	2
Knocheninfekt	2
Weichteilinfekt Extremitäten	2
Exitus	5

Komplikationen Thorax

Wegen starker Nachblutung mußten 3 Patienten rethoracotomiert werden. Wundinfekte traten bei 6 Patienten auf, die nach antibiotischer Behandlung bzw. operativer Revision ausheilten. 7 Patienten erlitten eine Pneumonie.

Plattenlockerungen innerhalb von 3 Wochen wurden bei 3 Patienten, nach 3 Wochen – ohne Stabilitätsauswirkungen – bei 2 Patienten festgestellt.

Operationstechnische Fehler hatten bei 2 Patienten eine insuffiziente postoperative Stabilität zur Folge.

Komplikationen allgemein sind in Tabelle 3 dargestellt.

Zusammenfassung

Die Thoraxwandfraktur mit respiratorischer Insuffizienz kann für den Patienten einen lebensbedrohlichen Zustand darstellen. Je nach Schweregrad und Ursache kann daher die Therapie dieser Verletzung konservativ oder operativ erfolgen. Durch die wesentliche Verkürzung der Beatmungsdauer und die Vermeidung von Beatmungsschäden wird eine schnellere Genesung des Patienten erreicht. Die Indikation zur operativen Thoraxwandstabilisierung sollte trotzdem nach kritischen Gesichtspunkten gestellt werden.

Literatur

1. Fuchs GB, Jüttner FM, Pinter H, Kohek P (1987) Chirurgische Tätigkeit bei stumpfen Verletzungen an Thoraxwand und Lunge. Hefte Unfallheilkd 189:220–222
2. Glinz W (1979) Thoraxverletzungen. Springer, Berlin Heidelberg New York
3. Lauterjung KL, Hofmann GO, Mittlmeier TH, Huf R (1987) Thorax- und Abdominalverletzungen beim Polytrauma. Chirurg 58:641–677
4. Poigenfürst J (1978) Die Plattenosteosynthese mehrfacher Rippenbrüche zur Stabilisierung der Thoraxwand. Unfallchirurgie 4:47–52
5. Vecsei V (1982) Instabiler Thorax – Chirurgische Therapie. Hefte Unfallheilkd 158:353–364

Indikation und Ergebnisse nach Rippenverplattung bei instabilem Thorax

G. Sauer[1], H. Boszotta[1], G. Prenner[2] und A. Tinawi[2]

[1] Unfallchirurgische Abteilung des A.ö. Krankenhauses der Barmherzigen Brüder Eisenstadt (Vorstand: Prim. Dr. G. Sauer), Esterhazystraße 26, A-7000 Eisenstadt
[2] Abteilung für Anästhesiologie und Intensivtherapie des A. ö. Krankenhauses der Barmherzigen Brüder Eisenstadt (Vorstand: Prim. Dr. G. Prenner), Esterhazystraße 26, A-7000 Eisenstadt

Bis vor wenigen Jahren war das Therapiekonzept beim instabilen Thorax die Langzeitbeatmung mit volumsgesteuerten Respiratoren bis zur Konsolidierung der verletzten Thoraxabschnitte. Die Beatmung erstreckte sich auf mindestens 2 bis zu 4 Wochen und war von einer Reihe von Komplikationen behaftet (Tabelle 1).

Abgesehen von den Auswirkungen des primären Schockgeschehens auf die Lunge, ermöglichen die posttraumatischen Veränderungen des immunologischen Status das Auftreten von nosokomialen Infektionen. Die repetitive Mikroaspiration von gramnegativen Stäbchenbakterien enthaltendem Oropharyngealsekret kann praktisch nicht verhindert werden und führt zum Auftreten von Pneumonien, welche nach Unertl in bis zu 78% bei Beatmung von mehr als 4 Tagen vorkommen.

Weiters konnte Piiper zeigen, daß es bei künstlicher Beatmung durch die Erhöhung des intrapulmonalen Druckes zu atemphasischen Veränderungen auf den Kreislauf kommt, welche entgegengesetzt zu denen bei Spontanatmung verlaufen, und gerade in höherem Alter von Bedeutung sind.

Um diese Komplikationen zu vermeiden, haben wir seit 1986 bei streng ausgewählten Fällen die Rippenverplattung durchgeführt (Tabelle 2).

Die Hauptindikation war für uns der instabile Thorax mit paradoxer Atmung und Ateminsuffizienz, welcher ohne die operative Therapie eine Langzeitbeatmung erforderlich gemacht hätte. Die Indikationsstellung erfolgte gemeinsam mit dem Anaesthesisten. Besonderes Augenmerk gilt der Beobachtung der Instabilität, sprich der Art und dem Ausmaß der Verformung der Thoraxwand. Aus dieser Verformung resultiert in den meisten Fällen eine Ateminsuffizienz durch Volumsdefizit, so daß auch durch die Anwendung einer Periduralanalgesie keine effektive Verringerung der restriktiven Ventilationsstörung erreichbar ist. Weitere Parameter sind die Tachypnoe mit zunehmender Tendenz, sowie die instabilen Kreislaufverhältnisse durch Pendelbewegungen des Mediastinums. Hilfswerte sind die Bestimmung der BGA und/oder der pulsoxymetrischen Bestimmung der Sauerstoffsättigung.

Tabelle 1. Komplikationen der Langzeitbeatmung

Mikroaspiration von Oropharyngealsekret
Pneumonien
positiver intrathorakaler Druck – kardiale Belastung

Hefte zur Unfallheilkunde, Heft 223
Zusammengestellt von W. Buchinger
© Springer-Verlag Berlin Heidelberg 1992

Tabelle 2. Indikation zur Rippenverplattung

Klinisch instabiler Thorax mit paradoxer Atmung
Tachypnoe – Ateminsuffizienz
Verschlechterung der Blutgaswerte
ein- oder beidseitige Rippenfrakturen
auch bei Begleitverletzungen

Anfangs wurde die Operationsindikation erst nach dem Fehlschlagen von Entwöhnungsversuchen gestellt; ermutigt durch diese Ergebnisse versuchten wir auch bei Vorliegen eines Polytraumas die operative Stabilisierung im Rahmen der Erstversorgung des Patienten durchzuführen.

Operationstechnik

In erster Linie wurden Instabilitäten der seitlichen und ventralen Thoraxwand für die Verplattung herangezogen. Die Lagerung zu diesem Eingriff erfolgt je nach Lokalisation der Bruchlinien in Halbseiten oder Seitenlage. der Zugang (als Längsschnitt oder wie üblich dorsolateral) erfolgt im Bereich der größten Wandinstabilität. Die Rippen werden freigelegt und im Frakturbereich deperiostiziert. Soferne die Pleura in diesem Bereich nicht schon zerrissen und somit offen ist, wird nach Pleuraeröffnung die Lunge inspiziert und eine eventuelle Versorgung vorhandener Lungenverletzungen vorgenommen. Je nach Notwendigkeit werden Pfeilerrippen oder die gesamte Serie der gebrochenen Rippen mit Krallenplatten nach Rehm stabilisiert. Wir verschrauben die Platte beiderseits der Fraktur mit je einer Schraube, um die Längsdislokation der Rippe zu vermeiden. Dann werden die Krallen mit einer Spezialzange umgebogen. Bisweilen muß eine mehrfach gebrochene Rippe auch mit zwei Platten stabilisiert werden. In Einzelfällen wurden Rippenausrisse aus dem Sternalbereich mit zusätzlichen Cerclagen fixiert.

Auf diese Weise haben wir in den letzten 4 Jahren 10 Patienten mit einem Altersschnitt von 48,4 Jahren (20–72a) versorgt, auf die wir im folgenden kurz eingehen wollen. Bei 8 Patienten war ein Verkehrsunfall die Verletzungsursache, bei 2 Patienten Arbeitsunfälle. 4mal stand die Thoraxverletzung im Vordergrund, bei 6 Patienten fanden sich Mehrfachverletzungen. Bezogen auf die Thoraxverletzung fand sich ein durchschnittlicher Traumascore von 12,88 Punkten (8–17 Punkte).

Bei 3 Patienten fand sich intraoperativ ein Lungenriß, welcher entweder durch Naht oder mit dem Fibrinkleber versorgt wurde.

6 Patienten wurden innerhalb der ersten 4 Tage nach dem Unfall versorgt und hatten eine Nachbeatmungsdauer von durchschnittlich 2,71 Tagen, gegenüber 3 Patienten, welche erst nach fehlgeschlagenen Entwöhnungsversuchen nach dem 4. Tag operiert wurden und eine Nachbeatmungsdauer von 8,33 Tagen aufwiesen. Soweit unser bescheidenes Krankengut eine aussagekräftige Analyse zuläßt, sind wir doch der Ansicht, daß die Indikation zur Rippenverplattung möglichst frühzeitig erfolgen sollte, da sich eine Zunahme der postoperativen Nachbeatmungsdauer in Abhängigkeit vom Operationszeitpunkt feststellen ließ (Abb. 1).

194

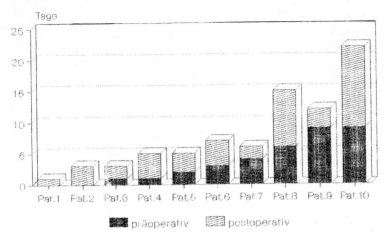

Abb. 1. Beatmungsdauer – Thoraxverplattungen

Es fand sich jedoch keine Abhängigkeit der Nachbeatmungsdauer von der Schwere des Thoraxtraumas ausgedrückt im Thoraxtraumascore (Abb. 2).

Eine kritische Betrachtung zweier Lungenfunktionsparameter zeigt aber ein nicht so positives Bild. So konnten wir feststellen, daß es bei allen Patienten zu einem Verlust von Atemkraft – peak–flow –, sowie zu einem Verlust an Atemvolumen im Sinne einer restriktiven Ventilationsstörung gekommen war. Durch die Bestimmung der Lungenfunktion in Abständen sahen wir die beste Erholungsphase im ersten Monat nach der Operation unter Einhaltung einer intensiven Atemgymnastik.

Aus dem durch die strenge Selektion eher kleinem Patientengut können wir folgende Schlüsse ziehen:

– Die Indikation zur Rippenverplattung ist der beatmungspflichtige, instabile Thorax, unabhängig ob ein- oder beidseitig vorliegend.

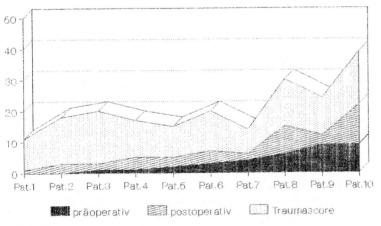

Abb. 2. Thoraxtraumascore – Beatmungsdauer

- Begleitverletzungen oder Lungenkontusionen stellen keine Kontraindikation dar, da wir auch in diesen Fällen eine kürzere Nachbeatmungsdauer und schnellere Rehabilitation feststellen konnten. Häufig läßt sich bei Vorliegen einer Verschattung im Primärröntgen erst nach Wiederentfaltung und Stabilisierung des Thorax eine definitive Aussage über das Vorliegen von Lungenkontusion oder Atelektasen zu.
- Vorteile: Vermeidung von Schäden, die durch die Langzeitbeatmung entstehen, Verbesserung der psychischen Situation des Patienten, Pflegevereinfachung (Kostensenkung), Einsparung von Respiratoren.

Die Operation sollte so früh wir möglich durchgeführt werden. Nach Beendigung der operativen Versorgung muß eine intensive atemgymnastische Therapie einsetzen, um den gewünschten Erfolg zu erzielen.

Sternumfraktur – Indikation zur konservativen Behandlung

A. Schmölder, D. Nast-Kolb, C. Waydhas und O. Thetter

Chirurgische Klinik Innenstadt und Chirurgische Poliklinik der Ludwig-Maximilians-Universität München (Direktor: Prof. Dr. L. Schweiberer), Nußbaumstraße 20, W-8000 München 2, Bundesrepublik Deutschland

Verletzungen des knöchernen Thoraxskelettes stellen isoliert oder auch in Kombination mit begleitenden Verletzungen der intrathorakalen Organe ein potentiell gefährliches Trauma für den betroffenen Patienten dar. Die Analyse des Behandlungsverlaufs polytraumatisierter Patienten zeigt in einer Vielzahl der Fälle die entscheidende Bedeutung der Thoraxverletzung für die Prognose des Patienten.

Bei einer Zusammenstellung aller Thoraxverletzungen stehen die Frakturen der Rippen zahlenmäßig an erster Stelle. Dagegen werden Hämatothorax, Pneumothorax, Lungen- und Herzkontusion weniger häufig, Frakturen des Brustbeines nur selten beobachtet.

Patientengut

Die retrospektive Auswertung der Krankenunterlagen der von Januar 1984 bis Dezember 1988 stationär behandelten Patienten ergab 267 Patienten mit Rippenfrakturen, 109 Patienten mit Verletzungen intrathorakaler Organe, 72 Patienten mit sonstigen Brustwandverletzungen und nur 13 Patienten mit Sternumfrakturen. 1989 wurden zwei weitere Patienten mit einer Fraktur des Brustbeines stationär aufgenommen.

Von den insgesamt 15 behandelten Patienten mit einer Sternumfraktur waren 12 Männer, 3 Frauen. Das Alter der Patienten lag zwischen 16 und 82 Jahren (im Durchschnitt 39,1 Jahre).

Hefte zur Unfallheilkunde, Heft 223
Zusammengestellt von W. Buchinger
© Springer-Verlag Berlin Heidelberg 1992

Symptome

Außer Spontanschmerzen wurde zum Zeitpunkt der stationären Aufnahme 11mal ein Druckschmerz über der Fraktur beobachtet, 5mal atemabhängige Schmerzen, 2mal eine Prellmarke, 2mal ein Hämatom, 2mal eine Schürfwunde, 1mal Krepitation und 1mal eine tastbare Stufe.

Röntgenbefund

Die Auswertung der seitlichen Röntgenbilder zeigte in keinem Fall eine Fraktur des Manubrium sterni und nur in einem Fall eine Fraktur des Processus xiphoideus sterni. In den übrigen 14 Fällen war das Corpus sterni frakturiert. Die Fraktur war je 5mal im proximalen und im mittleren und nur 2mal im distalen Drittel des Corpus sterni lokalisiert, 2mal lag eine Stückfraktur des Corpus sterni vor.

In 7 Fällen war das distale Fragment nach ventral verschoben und zum Teil auch bis zu 2 cm nach ventral-cranial disloziert, in 3 Fällen war das distale Fragment nach dorsal abgewinkelt, in 2 Fällen ein Stückfragment gering nach dorsal verschoben, in 2 Fällen lag keine Dislokalisation vor. In dem einen Fall, in dem das Xiphoid betroffen war, war dieses nach dorsal abgewinkelt.

Erweiterte Diagnostik

Bei jedem Patienten wurde außer dem seitlichen Röntgen-Thorax auch ein p.a.-Röntgenthoraxbild angefertigt. Ein Patient hatte eine Rippenserienfraktur C 5–9 rechts, ein anderer eine isolierte Fraktur der 5. Rippe rechts. In keinem Fall lag ein begleitender Pneumothorax oder Hämatothorax vor.

Alle Patienten wiesen ein unauffälliges EKG auf. In allen 13 untersuchten Fällen war die Kreatininkinase erhöht (56–849), in 5 Fällen auch die CK-MB (22–30).

In 3 Fällen war die Ultraschalluntersuchung des Herzens unauffällig.

In 1 Fall wurde eine Computertomographie des Thorax zum Ausschluß weiterer Verletzungen durchgeführt.

Begleitverletzungen

10 von 15 Patienten hatten zusätzlich zu der Sternumfraktur noch andere Verletzungen. 5mal lag eine Contusio cordis vor, 1mal eine begleitende Fraktur des 12. Brustwirbelkörpers und eine Sprunggelenksfraktur (Gleitschirmunfall), 1mal eine Fraktur des 3. Lendenwirbelkörpers und eine beidseitige Radiusfraktur (Sturz aus der Höhe), 1mal eine isolierte Rippen- und 1mal eine Rippenserienfraktur (Einklemmung), 1mal eine beidseitige Calcaneusfraktur, 1mal ein Halswirbelsäulenschleudertrauma, sowie 2mal oberflächliche Abschürfungen an der Stirn oder dem Knie. 5 Patienten wiesen außer der Brustbeinfraktur keine weitere Verletzung auf.

Unfallmechanismus

Ursächlich für die Verletzungen waren in 9 Fällen Verkehrsunfälle (7 Autofahrer, bzw. – Beifahrer, 1mal Motorradfahrer, 1mal Fahrradfahrer), 3 Patienten stürzten aus unterschiedlicher Höhe ab (2–10 m), 2 Patienten waren eingeklemmt worden und ein Patient verunglückte mit einem Gleitschirm.

Bei 6 Patienten handelte es sich um einen Arbeitsunfall (2mal Sturz aus unterschiedlicher Höhe, 2mal Einklemmung und 1mal Auto- bzw. Motorradunfall).

Therapie

Nach der Diagnosestellung wurden alle Patienten mit einer Sternumfraktur zur Überwachung stationär aufgenommen. Bei Schmerzen wurden Analgetika verabreicht und zusätzlich eine intensive atemgymnastische Übungsbehandlung durchgeführt, um dadurch pulmonale Komplikationen zu verhindern. Eine vorübergehende maschinelle Beatmung war nur bei einem Patienten für die Dauer von 2 Tagen notwendig, der unmittelbar nach dem Unfallereignis respiratorisch insuffizient war.

Nur 1 Patient wurde wegen der Folgen seiner Sternumfraktur operiert: dieser Patient war erst drei Wochen nach seiner auswärts erstbehandelten Sternumfraktur mit einem ausgedehnten infizierten Hämatom zur stationären Aufnahme gekommen. Nach Abszeßspaltung und Debridement und offener Wundbehandlung konnte in einem zweiten operativen Eingriff ein sekundärer Wundverschluß erreicht werden.

Dauer der stationären Behandlung

Die Dauer der stationären Behandlung bei uns richtete sich nach dem Ausmaß der Beschwerden und den Begleitverletzungen. Sie lag zwischen 1 und 44 Tagen (im Durchschnitt 8,9 Tage). Die beiden Patienten mit den Wirbelkörperfrakturen und der Patient mit der beidseitigen Calcaneusfraktur wurden noch stationär weiterverlegt.

Prognose

Alle 15 Patienten überlebten ihre Verletzung. Die meisten konnten nach kurzem Krankenhausaufenthalt direkt nach Hause entlassen werden. Als einzige Komplikation wurde bei einem Patienten eine Infektion eines ausgedehnten Frakturhämatoms beobachtet, die operativ behandelt werden mußte.

Zusammenfassung

Sternumfrakturen werden selten beobachtet. Die Diagnose wird klinisch und im seitlichen Röntgen-Thoraxbild gestellt. Von 15 stationär behandelten Patienten mit einer Sternumfraktur wurde nur bei einem Patienten eine schwere thorakale Begleitverletzung festgestellt. 14 Patienten wurden konservativ mit Analgetika und mit Atemgymnastik behandelt. Nur 1 Patient mußte wegen eines infizierten Hämatoms über dem Sternum operativ revidiert werden.

Behandlung und Ergebnisse des isolierten schweren Thoraxtraumas*

R. Jaskulka, A. Chrysopoulos, R. Koppensteiner und P. Fasol

II. Universitätsklinik für Unfallchirurgie der Universität Wien (Vorstand: Prof. Dr. P. Fasol), Spitalgasse 23, A-1090 Wien

Krankengut

Aus den beteiligten Unfallkrankenhäusern Österreichs (KH Feldkirch, KH Horn, UKH Klagenfurt, KH Krems, KH Mödling, LKA Salzburg, UKH Salzburg, KH Wels, I. und II. Univ. Klinik für Unfallchirurgie Wien, Wilhelminenspital der Stadt Wien) konnten insgesamt 245 Patienten mit intensivpflichtigen isolierten schweren Thoraxtraumen aus einem Zeitraum von 1982–1985 zusammengetragen werden.

Es handelt sich dabei um 192 Männer und 53 Frauen mit einem Durchschnittsalter von 48,3 Jahren (6,0 bis 92,0).

Aufgeschlüsselt nach der knöchernen Verletzung fanden wir bei 228 Patienten eine Serienrippenfraktur, bei 10 Patienten einen Thoraxwandbruch und in einem Fall eine Sternumfraktur. 6 Patienten wiesen keine knöchernen Verletzungen auf.

Bei den Patienten mit Serienrippenfrakturen (n = 228) lag in 69 Fällen eine zusätzliche Verletzung der Clavicula, Scapula oder des Sternums vor. Bei den verbleibenden 159 Patienten mit isolierten Serienrippenfrakturen war die Verletzung in 136 Fällen einseitig, 23mal beidseitig. In 100 Fällen ging die isolierte Serienrippenfraktur mit einem Hämatopneumothorax einher.

Unter den 14 Patienten mit Thoraxwandbrüchen (instabiler Thorax) war die Verletzung in 2 Fällen beidseitig, in den restlichen 12 Fällen einseitig. Im Rahmen einer weiteren Aufschlüsselung der knöchernen Verletzung bei dieser Patientengruppe fanden wir 5 Fälle ohne weitere knöcherne Thoraxverletzung, 2 Patienten mit Serienrippenfrakturen der Gegenseite, 1 Patienten mit einer Serienrippenfraktur und einer Claviculafraktur der Gegenseite sowie 1 Patienten mit Serienrippenfraktur der Gegenseite und Scapulafraktur. 3 Patienten wiesen eine Claviculafraktur auf.

---

* unter Mitarbeit von: A. Bösel (Horn), P. Ebm, H. Geisl (Mödling), T. Heinz, D. Dann (Wien, Wilhelminenspital), R. Heinzle (Feldkirch), H. P. Huber, N. Schuster (Salzburg, Unfallkrankenhaus), R. Maier (Wien, I. Universitätsklinik), E. Ploberger (Wels), M. Reichel (Salzburg, Landeskrankenanstalten), J. Strohecker (Klagenfurt, Unfallkrankenhaus), H. Tomiczek (Krems)

Primäre Diagnostik und primäre Therapie

Als primäre diagnostische Maßnahme im Schockraum wurde in 194 Fällen mit einem Thoraxröntgen das Auslangen gefunden. 37mal wurde im Anschluß an das Thoraxröntgen eine Bronchoskopie durchgeführt, in 7 Fällen folgte der Thoraxröntgenuntersuchung eine Sonographie, 3mal eine Computertomographie, 1mal eine Angiographie. In 3 Fällen waren die primär diagnostischen Maßnahmen nicht mehr rekonstruierbar.

Unmittelbar nach der Einlieferung mußte bei 2 Patienten eine Reanimation durchgeführt werden, 153 Patienten erhielten eine Volumstherapie (103 davon über einen zentralvenösen Zugang). Bei 67 Patienten wurde bereits im Schockraum mit einer maschinellen Beatmung begonnen, 65 Patienten wurden zu diesem Zwecke intubiert. 118mal mußte eine Thoraxdrainage angelegt werden, in 16 Fällen wurde mit einer Pleurapunktion das Auslangen gefunden.

An primärer Schmerztherapie wurden in 62 Fällen intravenöse Analgetika verabreicht, 21mal wurde eine Intercostalblockade durchgeführt. In 24 Fällen wurde zur Schmerzausschaltung ein Periduralkatheter eingeführt. Bei 6 Patienten wurde eine andere Schmerztherapie – vorwiegend primäre Narkosen – durchgeführt. In 132 Fällen erhielten wir keine Angaben über die primär durchgeführte Schmerztherapie.

Operative Therapie

Bei 14 der 245 Patienten wurde eine Thoracotomie durchgeführt. Im Rahmen des operativen Eingriffes erfolgte in 4 Fällen eine Blutstillung, in weiteren 4 Fällen eine Blutstillung und Übernähung von Lungengewebe, in einem Fall neben der Blutstillung und Übernähung der Lunge auch eine Bronchusnaht. In einem Fall mußte eine Lappenresektion durchgeführt werden. In 4 Fällen waren lediglich Angaben über die durchgeführte Thoracotomie, jedoch nicht über den intrathoracalen Eingriff vorhanden.

Eine Thoraxwandstabilisierung erfolgte 4mal, jeweils durch eine Verplattung (Rippenplatten nach Vecsei). In 10 Fällen wurde im Anschluß an die Thoracotomie keinerlei Stabilisierung der frakturierten Rippen durchgeführt.

Intensivtherapie

Die Aufnahmeindikation an die Intensivpflegestation war in 132 Fällen eine drohende und 57 Fällen eine manifeste respiratorische Insuffizienz. Bei 35 Patienten waren andere Indikationen angegeben, wobei es sich zumeist um eine postoperative Überwachung oder um die Beobachtung nach Commotio cerebri oder schwerer Alkoholintoxikation handelte.

Die mittlere Beatmungsdauer an der Intensivstation betrug 8,2 Tage, die Liegedauer der Thoraxdrainagen im Durchschnitt 7 Tage. Eine Tracheotomie wurde bei 14 Patienten erforderlich.

Bei 51 Patienten kam es im weiteren stationären Aufenthalt zum Auftreten von Komplikationen: 22mal handelte es sich um Pneumonien, 3mal fanden wir eine infizierte Drainage, in 3 Fällen kam es zu einem Pleuraempyem, 23mal zu einer Pleuraschwarte, in 5 Fällen liegen keine näheren Angaben vor.

Sekundäre chirurgische Maßnahmen waren in 7 Fällen erforderlich: 3mal handelte es sich um Decorticationen nach Pleuraempyem, 1mal um eine Rethoracotomie bei Nahtinsuffizienz und 3mal um Laparotomien bei paralytischem Ileus.

17 Patienten verstarben im Rahmen des stationären Aufenthaltes auf der Intensivpflegestation. Der überwiegende Anteil dieser Patienten befand sich im 6. Lebensjahrzehnt. Die Beatmungsdauer in diesen Fällen betrug im Durchschnitt 14,6 Tage.

Ergebnisse

Suffiziente Nachuntersuchungsergebnisse lagen insgesamt bei 78 Patienten vor. Das Durchschnittsalter dieser Patienten betrug 47,8 Jahre und entspricht somit in etwa dem des Gesamtkrankengutes.

In der Nachuntersuchung wurde bei 54 Patienten mit einem Durchschnittsalter von 45,4 Jahren eine normale Lungenfunktion gefunden, während 24 Patienten mit einem Durchschnittsalter von 53,5 Jahren einen pathologischen Lungenfunktionswert aufwiesen.

Unter den pathologischen Veränderungen handelt es sich bei 5 Patienten um obstruktive und bei 10 Patienten um restriktive Veränderungen. In 9 Fällen lagen sowohl obstruktive wie auch restriktive Lungenfunktionsveränderungen vor.

Die obstruktiven Veränderungen betrafen vor allem Patienten aus den höheren Altersgruppen. So waren 3 der 5 Patienten bereits im 7 Lebensdezenium. Die restriktiven Veränderungen betrafen alle Altersgruppen, wobei sich 2 Häufigkeitsgipfel – im 3. und im 7. Lebensjahrzehnt – fanden. Unter den 9 Patienten die sowohl eine obstruktive wie eine restriktive Veränderung aufwiesen waren 7 im 6. und 2 im 7. Lebensdezenium.

Aufgeschlüsselt nach der knöchernen Thoraxverletzung fanden sich unter den obstruktiven Nachuntersuchungsergebnissen 3mal einseitige Serienrippenfrakturen, einmal eine beidseitige Serienrippenfraktur und ein Thoraxwandbruch. Unter den Patienten mit restriktiven Lungenfunktionsveränderungen fanden wir 9mal eine einseitige und einmal eine beidseitige Serienrippenfraktur. Sowohl restriktive wie auch obstruktive Veränderungen wurden nach 5 einseitigen Serienrippenfrakturen, nach einer beidseitigen Serienrippenfraktur und nach 2 beidseitigen Thoraxwandbrüchen gefunden.

Diskussion

Unsere Bemühungen um das Zustandekommen einer Sammelstudie über die Behandlung des intensivbedürftigen, isolierten Thoraxtraumas haben die Problematik einer solchen Untersuchung deutlich zum Vorschein gebracht. Schon allein die Inhomogenität des zu untersuchenden Krankengutes bereitet beträchtliche Schwierigkeiten. Wie inhomogen das zusammengestellte Krankengut sein muß, geht schon aus der Tatsache hervor, daß z.B. die beiden Unfallchirurgischen Kliniken Wiens mit zusammen etwa 38.000 Patienten im Jahr nur auf eine Fallzahl von knapp über 20 Fällen kommen, wohingegen wahrscheinlich kleinere unfallchirurgische Abteilungen ein wesentlich größeres Krankengut aufzuweisen haben. Dies wird als Hinweis darauf angesehen, daß im Bereich dieser Abteilungen auch Patienten an Intensivstationen beobachtet werden, die an den Universitätskliniken wegen dauernden Platzmangels an den Intensivstationen nicht aufgenommen werden können.

Im Bereich der primären Diagnostik steht erwartungsgemäß das Thoraxröntgen als Grunduntersuchung im Vordergrund. Interessant erscheint, daß immerhin in 37 Fällen zusätzlich eine Bronchoskopie durchgeführt wurde, während die sonographische Untersuchung des Brustkorbes offensichtlich noch keine weite Verbreitung gefunden hat. Geht man von der Annahme aus, daß die sonographische Untersuchung des Abdomens beim Schwerverletzten wahrscheinlich heute weitgehend anerkannt und im Gebrauch ist, scheinen gewisse Vorbehalte hinsichtlich der Aussagekraft der sonographischen Untersuchung der Thoraxverletzung zu bestehen.

Die Behandlungsmethoden des Thoraxtraumas erscheinen sich an allgemein anerkannten Grundsätzen zu orientieren, es stehen die Thoraxdrainage, die Punktion, sowie die Beatmung bei drohender oder manifester respiratorischer Insuffizienz, also konservative Maßnahmen im Vordergrund.

In Übereinstimmung mit eigenen Ansichten und Angaben in der Literatur ist eine Thorakotomie im Rahmen eines schweren stumpfen Thoraxtraumas nur relativ selten angezeigt, eine solche Thorakotomie wurde insgesamt nur in 14 Fällen notwendig.

Für den oben genannten Nachuntersuchungszeitraum hat offensichtlich auch die operative Stabilisierung der Thoraxwand keinen Eingang in die Therapie gefunden. Leider läßt die Sammelstudie keine Schlüsse darüber zu, ob hierfür indikatorische oder andere Probleme die Ursache sind.

Im Zusammenhang mit der Anwendung von Thoraxdrainagen kam es in 6 Fällen, das entspricht einer Häufigkeit von etwa 5%, zu infektiösen Komplikationen. In 3 Fällen wurde eine Infektion des Drainagekanals beobachtet, in weiteren 3 Fällen kam es zur schwerwiegenden Komplikation eines Pleuraempyems. Obwohl diese Komplikationsrate ein durchaus vertretbares Ausmaß hat, weist die Tatsache, daß es in 3 Fällen zu einem Pleuraempyem gekommen ist, daraufhin, daß auch für die Behandlung mit Thoraxdrainagen eine definierte Indikation vorhanden sein muß.

Wenn man davon ausgeht, daß unter den pathologischen Lungenfunktionswerten nur der restriktiven Funktionsstörung ein kausaler Zusammenhang mit dem Traumaereignis zukommt, so wurden solche Veränderungen unter 78 nachuntersuchten Patienten in 19 Fällen gefunden. Es waren davon hauptsächlich Patienten im höheren Lebensalter betroffen. Es wäre sicher von Interesse, dieses Krankengut näher zu untersuchen und eventuell die Frage zu klären, ob durch eine länger dauernde Atemtherapie, die gegebenenfalls auch nach der Entlassung der Patienten aus der stationären Behandlung noch fortgeführt würde, eine Reduktion dieser Veränderungen herbeigeführt werden könnte.

Zusammenfassend kann festgestellt werden, daß aus einer Sammelstudie dieser Art wohl keine wirklich faßbaren wissenschaftlichen Erkenntnisse gewonnen werden können, daß es aber andererseits doch von Interesse ist feststellen zu können, daß die heute zur Behandlung des Thoraxtraumas anerkannten Richtlinien allgemeine Verbreitung gefunden haben.

Diskussion

Vecsei, Wien: Herr Glinz hat gestern gesagt, die Rippenverplattung sei höchstens eine Alternative zur Periduralanaesthesie und ich glaube, daß diese Sitzung zeigt, daß das nicht stimmt. Ich würde meinen, wir sollten versuchen drei Gruppen zu bilden. Zunächst konkrete Indikation zur Thoraxwandstabilisierung, dann Stellenwert der Periduralanaesthesie und schließlich vielleicht ein paar Worte dann zur Sternumfraktur. Ich glaube, das sind die drei Themen, die zur Diskussion anstehen.

Glinz, Zürich: Ich hatte eigentlich den Eindruck, daß diese Sitzung zeigt, daß diese These stimmt. Ich glaube, wir sind uns alle einig, daß gewisse Fälle einer Beatmung bedürfen und auch hier müssen wir uns natürlich im klaren sein, wenn wir über die Beatmung sprechen, dann ist das ein sehr grober Begriff. Es stehen uns heute eine ganze Reihe von sehr differenzierten Beatmungstechniken und Atmungshilfen zur Verfügung, die wir jetzt näher auflisten wollen, die aber alle ihre Berechtigung haben. Aber ich glaube auch Herr Vecsei wird mir zustimmen, daß es Fälle gibt, vor allem das schwere Schädel-Hirn-Trauma, dann den Patienten mit schwerstem Polytrauma, mit ARDS, die wir beatmen müssen. Das ist eine Gruppe, von der wir sagen können, die dürfen wir eigentlich bei unserer Diskussion ausklammern, denn wir haben lange Zeit gesehen, wie schlimm es ausgeht, wenn wir diese Patienten nicht beatmen. Die Beatmung hat eigentlich die großen Fortschritte, die wir beim Polytrauma erzielt haben, erst ermöglicht. Jetzt, auf der anderen Seite geht es doch darum, die Beatmung nach Möglichkeit zu vermeiden. Wir wollen nicht Patienten beatmen mit dem bekannten Risiko, vor allem der Pneumonie. Ich hätte nicht so Angst vor dem Barotrauma, aber der infektiösen Komplikation und auf der anderen Seite des großen Aufwandes. Wenn wir jetzt hingehen und sagen welche Alternative haben wir denn um die Beatmung zu vermeiden, dann gibt es die Thoraxwandstabilisierung einerseits und die Epiduralanaesthesie andererseits. Das habe ich damit gemeint, daß wir die Beatmung vermeiden sollen. Hier haben wir zwei Techniken, die sich aber jetzt konkurrenzieren. Das ist die Epiduralanalgesie einerseits und daneben die mechanische Stabilisierung. Können wir uns darauf einigen?

Vecsei, Wien: Nicht ganz. Erstens ist ja das Ziel der Thoraxwandstabilisierung auf der einen Seite die Beatmungsdauer herunterzusetzen, zweitens aber, diese massiven Deformierungen des Brustkorbes zu verhüten. Diese wird durch die Periduralanaesthesie nicht unterbunden. Ich kann Ihnen zeigen, daß Patienten unter Periduralanaesthesie ihre Thoraxwanddeformierung behalten haben. Sie sehen auch an diesem Krankengut von über 250 Patienten – 79 nachuntersucht – ein Fünftel behielten eine definitive, meßbare Deformierung des Brustkorbes. Wenn wir der Tatsache zustimmen und Lehrbuchmäßiges anerkennen, und so haben wir es bei der Chirurgieprüfung alle gesagt, und alle unsere Lehrer hielten sich daran und behaupten es auch heute noch, daß eine Kyphoskoliose und eine Trichterbrust operiert werden muß, weil der Patient sein 50. Lebensjahr infolge des Cor pulmonale nicht überschreitet. Wieso sind wir so verkehrt und sagen heute, eine posttraumatische Deformierung macht überhaupt nichts aus.

Glinz, Zürich: Um diese Diskussion abzukürzen, ich bin ganz einverstanden, daß schwere Deformierungen, die eine wesentliche Beeinträchtigung des Aussehens des Patienten mit sich bringen, das ist aber der geringe Teil, daß das eine Indikation für die Stabilisierung darstellt. Das würde ich von vorneherein akzeptieren.

Trojan, Wien: Sprechen wir erst vom instabilen Thorax und dann von den anderen Thoraxverletzungen. Die Herren, die über Periduralanaesthesie gesprochen haben, haben ja nicht nur über instabilen Thorax gesprochen. Das sind doch zwei ganz verschiedene Dinge.

Hierholzer, Duisburg: Darf ich auch noch einen Einwand machen. Ich glaube, wir müssen hinsichtlich der Indikation, der Technik der operativen Stabilisierung nicht nur die erste Behandlungsphase berücksichtigen, sondern auch die Spätphase und diskutieren inwieweit funktionell Auswirkungen sind nach der Plattenosteosynthese. Wir müssen beobachten, daß es ganz erhebliche narbige Veränderungen gibt nach der Plattenosteosynthese und empfehlen deshalb allenfalls jede zweite Rippe bei gegebener Indikation zu stabilisieren und nicht die Osteosynthese an jeder Rippe vorzunehmen, sonst bekommt man hinterher einen Panzer, der praktisch nicht mehr erlaubt, daß der Thorax sich in adäquater Form ausdehnt.

Vecsei, Wien: Dem muß ich stante pede widersprechen, weil die Patienten sind ja nach Jahren, auch anläßlich jetzt der Vorbereitungen für diesen Kongreß atemphysiologisch untersucht worden und die haben Atemwerte, die ihrem Alter entsprechend allesamt nicht 95% der 100% Normalität bei aller Relativität dieser Untersuchungen unterschritten.

Poigenfürst, Wien: Ich war sehr überrascht über die Ergebnisse der Gruppe aus Eisenstadt, die eigentlich bei allen verplatteten Patienten beträchtliche Störungen der Atemfunktion gefunden haben. Ich habe die ersten Patienten, die wir an der Klinik verplattet haben, es waren glaube ich 8 oder 10 Patienten, gemeinsam mit Kummer atemphysiologisch nachuntersucht und es hat sich gezeigt, daß sie im Rahmen ihres Alters alle zu einer normalen Atemfunktion zurückgekommen sind, und zwar innerhalb relativ kurzer Zeit. Man müßte einmal dieses Krankengut isoliert studieren, um herauszufinden wieso diese Diskrepanz in den Befunden aufgetreten sind. Auch die Befunde von Hierholzer müßte man gemeinsam besprechen, um zu sehen wo der Unterschied liegt.

Ecke, Gießen: Ich vermisse unter den Indikationen, mit denen wir sonst arbeiten, eigentlich die Indikation bei den älteren Menschen. Es hat sich bei denen, vorausgesetzt sie haben einen instabilen Thorax, wir wollen nur von diesen hier sprechen, die sofortige Rippenverplattung als segensreich herausgestellt. Wir haben eine ganze Reihe Beispiele. Wir haben insgesamt 33 Rippenverplattungen in meiner Klinik gemacht. Zunächst mit ihrer Vecseiplatte, später mit der von Rehm, was keine Unterschiede in den Ergebnissen gebracht hat, und wir haben immer oder jedenfalls fast immer auf dem Rückzug diese Verplattungen dann auch in anderen Fällen, beispielsweise bei großen Parenchymlaesionen und ähnlichem vorgenommen.

Buch, Wien: Ich habe an die Referenten eine Frage. Jeder verwendet den Ausdruck respiratorische Insuffizienz ist die Indikation zu der jeweiligen Therapie, nur habe ich das Gefühl, daß jeder unter respiratorischer Insuffizienz etwas anderes versteht. Konkretisiert haben eigentlich nur zwei. Gestern, Herr Glinz hat gesagt, man kann sich an den Atemgrenzwert halten, um eine Indikation für eine Therapie zu stellen. Heute Herr Rudolph mit einer Atemfrequenz von unter 40 Vitalkapazität 15 ml/kg Körpergewicht und pO_2 50. Ist das die einheitliche Meinung aller?

Vecsei, Wien: Ich muß sagen, daß das Herr Buchinger sehr genau gesagt hat. Er hat den Oxygenationstest, die Atemfrequenz, das $paCO_2$ und paO_2 genannt. Das sind alles Kriterien, die überall meßbar und wiederholbar sind.

Buchinger, Horn: Herr Ecke, die Verplattung auf dem Rückzug ist auch eine Indikation bei uns, aber ich glaube, daß man diese Fälle dann gesondert sehen muß. Die Verplattung wegen respiratorischer Insuffizienz, und ich glaube die Diagnose einer respiratorischen Insuffizienz haben wir schon herausgearbeitet, das ist wieder eine andere Indikation. Prinzipiell zeigen unsere Patienten, die 74 Patienten sind ja nur die, welche operiert wurden, daß das instabile Thoraxwandsegment keine Indikation zur Operation ist, auch keine Indikation zur Beatmung ist, sondern zur konservativen Therapie. Es ergibt sich dann die Indikation auf dem Rückzug oder bei respiratorischer Insuffizienz die primär nicht konservativ zu behandeln ist, oder eben die beträchtliche Dislokation der Fragmente. Ich meine, daß hier aus funktionellen Überlegungen schon primär eine Verplattung oder andere Osteosynthese durchgeführt werden sollte.

Ecke, Gießen: Herr Buchinger, ich hatte Ihnen ja schon gesagt, daß wir nach vollkommen gleichen Kriterien handeln, aber auch bei den Vorträgen, die hier gekommen sind, sind ja die auf dem Rückzug zum Teil mit erwähnt worden und deswegen habe ich das erwähnt. Das sind unsere Gesamtfälle. Man wird natürlich eklatantere Ergebnisse wirklich bei der drohenden respiratorischen Insuffizienz haben.

Vecsei, Wien: Es läßt sich nicht leugnen, daß die Schlagkräftigkeit der Behandlungsmethode jetzt seit Jahren auf dem Tisch liegt und wenn man versucht sich von einer gewissen religiösen Betrachtungsweise der Sache zu entfernen, wenn man alles trocken ansieht, dann muß man zugeben, daß die Thoraxwandstabilisierung etwas gutes ist. Es ist nur mehr das Problem wie ich dem zugehe. Dann kommt sofort das Indikatorische in das Spiel, verplattet man so wie Eisenstadt dies vorschlägt, so rasch wie möglich, um die Folgesequenz der Veränderungen, die ja pathomechanisch in Gang kommen, und der Patient geht gut, dann heißt es, den hätte man gar nicht verplatten müssen. Wird er verspätet verplattet und wird weiterbeatmet, dann heißt es, den hat man auch umsonst verplattet, weil der mußte beatmet werden. Das ist jetzt eigentlich wirklich unsere Kernfrage. Welche Kriterien – wir haben ja keine – lassen uns arbeiten.

Prenner, Eisenstadt: Dem Herrn Prof. Poigenfürst darf ich zum Trost sagen, daß nach einem Jahr die atemphysiologischen Werte die Werte erreicht haben, die Herr Prof. Vecsei aufgezeigt hat. Dieses Dia, welches Kollege Boszotta gezeigt hat, war aus einer Frühuntersuchung, weil wir dieses Problem vor zirka einem Jahr in Ungarn bereits präsentiert haben. Wir sind aber dann bei Nachuntersuchungen daraufgekommen, daß es eigentlich eine sehr gute Restitutio gegeben hat. Somit ist dieser Wert, den Sie gesehen haben, nicht unbedingt relevant was das Spätoutcome betrifft. Wir können Gott sei Dank sagen, daß das Spätoutcome unseren damaligen Entschluß es zu machen, irgendwo unterstrichen hat.

Kuderna, Wien: Ich möchte noch einmal die Forderung von Herrn Prof. Trojan unterstützen. Das sind zwei verschiedene Sachen. Das eine ist der instabile Thorax und das andere ist die Deformierung. Jetzt zum instabilen Thorax wäre es gut wirklich die Grenze herauszubringen. Ich habe von Herrn Foitzik vor 10 Jahren gesehen, daß er ganz extreme Werte toleriert, an dem was wir eigentlich schon beatmen würden, bis er die Indikation setzt zur Beatmung. Herr Buchinger hat jetzt etwas anderes noch ins Spiel gebracht, nämlich die

Werte in der Blutgasanalyse, die also auch nicht mehr gerade gut sind, im Gegensatz zu dem was Herr Glinz gestern gemeint hat, man müßte etwas unternehmen bevor sich die Blutgaswerte verschlechtern. Herr Buchinger hat auch das klinische Gesamtbild des Patienten mit ins Gespräch gebracht. Ich wäre dankbar, wenn das ausdiskutiert werden könnte.

Foitzik, Rotenburg: Ich glaube, es gibt keinen sehr großen Widerspruch. Es ist anerkannt, daß die physiologischen Parameter, die hier von allen Gruppen angesprochen worden sind, ihre Schwankungsbreite haben. Es ist auch gesagt worden, und auch von uns, daß die Klinik entscheidet. Ganz besonders ist von uns die Trendanalyse betont worden. Diese Trendanalyse bedeutet nicht, daß man 24, 48 Stunden wartet, sondern mehrmals am Tag muß man messen, mehrmals am Tag muß man prüfen. Der entscheidende Punkt, warum wir uns soweit entfernt haben von anderen Gruppen ist, daß wir sagen, es hat einer dabeizustehen, der von der Lungenfunktion eine Ahnung hat und er hat den Menschen zu beobachten. Das ist eine sehr aufwendige Methode. Es ist nicht so, daß wir den Periduralkatheter legen und dann nach Hause gehen. Es ist so, daß wir mit dem Patienten arbeiten und das ist ja gerade der Sinn der Therapie mit der Analgesie, man kann mit ihm arbeiten. Es ist klar, daß wir hier nicht von Polytraumen sprechen. Es ist klar, daß wir nicht vom Schädel-Hirn-Trauma sprechen. Es ist auch klar, daß wir nicht sprechen von einem Patienten der delirant oder prädelirant ist, sondern wir sprechen vom kooperativen Patienten und mit diesem kann man arbeiten – sehr wohl und sehr intensiv. Das ist, glaube ich der entscheidende Punkt, der nirgends so klar gesagt wurde. Die Therapie mit der Analgesie und diese zurückhaltende Indikationsstellung für die Beatmung ergibt sich nur dann, wenn man die Voraussetzungen hat dieses zu machen. Eine konservative, sehr rigorose respiratorische Therapie, wie sie ja auch Herr Benzer zum Beispiel formuliert hat. Nur sie ist aufwendig. sie ist wesentlich aufwendiger als die Beatmungstherapie. Das muß ganz klar gesagt werden.

Vecsei, Wien: Wir sind jetzt natürlich von der chirurgischen Therapie komplett abgekommen. Ich meine noch nach wie vor, daß das Krankengut, das Sie vorgestellt haben, ja für uns zum Verplatten gar nicht in Frage kommt. Das war mein Problem. Da gehen die Dinge durcheinander. Wenn man also da vergleicht, Sie haben eine Mortalität von 1,1% und in unserem Krankengut sind 31 Mehrfachverletzte und 29 Polytraumatisierte von 74 Patienten, wir reden ja nicht vom gleichen.

Rudolph, Rotenburg: Ich meine, wir brauchen doch darüber gar nicht lange zu diskutieren. Ein Schwerverletzter mit einem instabilen Thorax und beim Polytrauma erfordert einen riesengroßen personellen und organisatorischen Aufwand. Eine Klinik, die das heute nicht mehr kann, und wir sollten so ehrlich sein zu sagen, daß viele das heute nicht mehr können und in Zukunft wird das immer noch schwieriger werden, diese Klinik ist mit Sicherheit gut beraten, wenn sie so schnell wie möglich operativ stabilisiert. Der, der es sich vom Aufwand und von der Organisation leisten kann, so wie unsere Anaesthesisten das machen, der kann natürlich bei dieser Methode bleiben. das gilt aber nicht für die schwerste Verletzung bei instabilem Thorax. Das muß operiert werden. Da sind wir uns sicher einig, Herr Glinz.

Glinz, Zürich: Jetzt gehen wir wieder zum instabilen Thorax zurück und den Zeitpunkt des Eingreifens vor der Beatmung. Im Prinzip ist es doch wünschenswert, daß wir die Beatmung vermeiden, also brauchen wir Kriterien die uns zeigen, wann wird der Patient so schlecht, daß er in die Gefahr der Beatmung kommt, oder können wir diese Diagnose gleich vom Anfang an stellen. Das ist das, was Sie Trendanalyse nennen. Wie wird der Verlauf sein? Wenn wir Patienten erst dann operieren oder mit Periduralanaesthesie behandeln, wenn er schon in der respiratorischen Insuffizienz ist, dann ist er am Respirator und dann werden wir längere Zeit brauchen, um vom Respirator wieder wegzukommen, aber es kann hilfreich sein. Warum wollen wir nun nicht akzeptieren, daß es eben dann zwei Möglichkeiten gibt? Einerseits die gute Schmerzbehandlung, andererseits die Operation. Wir müssen uns jetzt dann fragen, was die Vor- und Nachteile der einzelnen Methoden sind. Davon hängt es ab, welche Methode wir wählen sollen. Wenn ich gleich mit den Nachteilen der Epiduralanaesthesie beginnen darf, dann muß man natürlich schon sagen, daß das eine Therapie ist, die nur auf einer Intensivstation möglich ist. Wir müssen bereit sein, diesen Patienten 14 Tage lang, oder solange es eben notwendig ist, auf der Intensivstation zu hospitalisieren, während wir den operierten Patienten unter Umständen sehr viel schneller auf die Abteilung verlegen können. Solche Vor- und Nachteile gibt es jetzt für beide Methoden. Vielleicht müssen wir die auflisten. Vielleicht müssen die einzelnen Referenten auch über die Nachteile der Methode sprechen, die sie empfohlen haben und dann können sie für sich selber auswählen, welche Methode für sie in Frage kommt.

Buchinger, Horn: Ich sehe keine Konkurrenzierung zwischen Epiduralanalgesie und operativer Stabilisierung. Zunächst – auf die Gefahr daß ich mich jetzt wiederhole – muß man ausschließen – es ist ja die respiratorische Insuffizienz viel häufiger durch andere Ursachen als durch die Thoraxwandinstabilität bedingt. Diese Fälle müssen ausgeschlossen werden. Da sind, wie Sie schon sagten, Schädel-Hirn-Trauma dabei, da ist ein allgemeines Polytrauma dabei, da sind auch die intrapulmonalen wesentlichen Rechts-Links-Shunts, also die Lungenkontusionen dabei. Die muß man ausschließen. Dann bleiben noch Fälle, wo rein durch die Atemmechanik die respiratorische Insuffizienz bedingt ist. Hier werde ich immer versuchen konservativ auszukommen. Nur, das geht nicht immer. Wir können auch mit Epiduralkatheter – er hat seine Fehlerquelle, er geht nicht immer, der Patient ist auch nicht immer kooperativ genug um das ganze Programm 24 Stunden am Tag in den ersten Tagen mitzumachen und das sind dann die Fälle, die wir operieren. Zum Zeitpunkt der Operation. Es ist sicher wichtig, wie der Patient beisammen ist. Wenn er fünf Tage, ich meine er wird es ja ohnehin nicht aushalten, aber wenn er eine Zeit lang dahinhechelt, mit einer Atemfrequenz über 30, mit einer Atemtiefe von 200 ml, dann ist er sicher in einer derartig schlechten Ausgangssituation, daß eigentlich jede Behandlung nur ein schlechtes Ergebnis bringen kann.

Vecsei, Wien: Am fünften Tag. Hätte man vorher etwas gemacht, dann... Das Problem ist, daß man die Dinge, die in diesen Tagen passieren, nicht mehr einholen kann.

Trojan, Wien: Herr Buchinger, da scheiden sich ja jetzt die Geister. Wenn Sie von vornherein behaupten, Sie sind prinzipiell primär konservativ, da scheiden sich die Geister. Das sind wir eben nicht. Mir fehlte eines in der Statistik der 74 Patienten. Es ist etwa die gleiche Zahl – 32 oder 34 – innerhalb von 48 Stunden operiert worden und die anderen sind bis zur ersten Woche oder später operiert worden. Was mir jetzt fehlt, ist eine Auflistung der Komplikationen dieser ersten in den 48 Stunden operierten Patienten und der später operierten. Das fehlt leider. Das wäre aber sehr aussagekräftig.

Vecsei, Wien: Es ist nur so, Herr Professor, daß man ja diese beiden Gruppierungen, wenn man die näher anschaut, sehr schwer wird vergleichen können. Es kommen eine Unzahl von anderen Faktoren hinzu. Eines ist sicher, daß das wahrscheinlich jene sind, die im Zuge dieser Zeit tatsächlich die respiratorische Insuffizienz entwickelt haben. Wir müssen doch unterscheiden zwischen der kompensierten Instabilität des Brustkorbes, wo der Patient aushusten kann, und wenn der ermüdet und aufgrund der Atemarbeit die Wand am 3. oder 4. Tag beginnt zu wackeln. Auch das gibt es.

Poigenfürst, Wien: Es ist das Stichwort Trendanalyse gefallen, und ich glaube, wir müssen beginnen, den Trend unserer therapeutischen Möglichkeiten zu analysieren. Wie wir im Jahre 1972 begonnen haben die instabilen Thoraces operativ zu stabilisieren, weil wir die Beatmung gefürchtet haben, waren wir natürlich viel aggressiver, weil die Möglichkeit der Epiduralanalgesie nicht so bekannt war. Mit dieser Methode haben wir jetzt die Möglichkeit, die Patienten doch einige Zeit zu beobachten und auch einigen die Operation und die Beatmung zu ersparen. Das ist jetzt möglich, das war im Jahre 1972 oder 1973 noch nicht möglich. Daher hat sich unser Prinzip geändert. Allerdings darf man die Beobachtungsphase nicht zu lange ausdehnen. Die Operation müßte doch innerhalb der ersten 3 Tage erfolgen. Was darüber hinausgeht ist nicht günstig. Ich muß leider sagen, in aller Unbescheidenheit, eine Möglichkeit, die Entscheidung früher zu treffen, ist eben doch die Lungenfeldplethysmographie, die wir vorgestellt haben. Ich glaube, das wird eine ganz gute Methode werden.

Glinz, Zürich: Ich glaube, wir dürfen Herrn Vichard aus seiner Erfahrung fragen. Er hat immer darauf hingewiesen, daß man auch diese Patienten nicht zu spät operieren darf.

Glinz, Zürich: Wenn ich zusammenfassen darf, dann sagte Herr Vichard, daß in den ersten 2 bis 3 Tagen operiert wird und später eigentlich nicht mehr. Daß sie früher die Operationen auch später gemacht haben, aber gesehen haben, daß sie Länge der Beatmungszeit schlecht beeinflußt wurde, also daß viel zu lang beatmet wurde. Deshalb operieren sie jetzt früher und haben gesehen, daß dadurch die Beatmungszeit wesentlich zurückgeht, aber ein bißchen im Gegensatz zu dem, was wir gesagt haben bislang, daß sie das gerade auch beim Polytraumatisierten tun und sehen, daß auch dort die Beatmungszeit kürzer ist. Allerdings es ist immer noch eine Beatmungszeit von etwa Tagen.

Buchinger, Horn: Herr Prof. Vichard, wir haben einen hohen Anteil von primären Tracheotomien gesehen. Was ist da die Indikation?

Glinz, Zürich: Es ist eigentlich die hohe Zahl der Komplikationen im Larynxbereich, die wir in Besancon gesehen haben, mit der Langzeitintubation, die dazu geführt hat, daß wieder vermehrt primär oder post-primär, so schnell wie möglich tracheotomiert wird.

Glinz, Zürich: Etwas, das wir eigentlich nicht sehen. Ich glaube, es hängt auch ein bißchen mit der Frage der oralen und nasalen Intubation zusammen. Wie ich verstanden habe, wird relativ lange oral intubiert bis nasal umtubiert wird. Während wir eigentlich ja fast alle im deutschsprachigen Gebiet, soweit ich orientiert bin, der Meinung sind, daß eine orale Intubation über längere Zeit beim wachen Patienten, wenn keine Kontraindikation gegen eine nasale Intubation besteht, gar nicht in Frage kommt. Es ist schon so, daß der nasale Tubus natürlich viel besser fixiert ist, viel weniger Bewegung in de Trachea macht und dadurch sicher weniger laryngeale Schäden hervorruft. Ich glaube, das muß man als lokales Problem betrachten.

Vecsei, Wien: Kommen wir noch kurz zur Sternumfraktur. Sind Fragen?

Kuderna, Wien: Nur ein technischer Hinweis zur Verplattung, weil dieses eine Bild nicht gezeigt worden ist. Warum wir die Verplattung mit den Schrauben vermeiden wollen bei den Rippen und bei uns eigentlich jetzt alle die Vecsei-Platten nehmen, hat ja seinen Grund darin, daß mit den Exkursionen des Thorax sich diese Schrauben sehr leicht lösen. Wir haben von den Verschraubten und Verplatteten genügend solcher Lockerungen gesehen, wo dann die Osteosynthese vollkommen insuffizient wurde. Ich glaube, daß auch beim Sternum diese Verplattung mit Schrauben keine Ideallösung ist. Da gibt es ein sehr einfaches Mittel mit einem Gegenstand, den viele von Ihnen kennen, das ist das Vitaliumnetz, das man in die Hüftpfanne hineinlegt, um das Eindringen von Zement zu verhindern, wenn es vorher schon eine Protrusion gegeben hat oder eine Perforation. Das legt man zwei- bis dreifach zusammen, damit bekommt man eigentlich einen sehr stabilen Stab, der am Rand viele kleine Inzisionen aufweist, denn das knickt natürlich immer in den Löchern so, daß das dann am Rand gezackt ist und das kann man dann sehr schön mit einigen Cerclagen fixieren und bekommt damit eine sehr hohe Stabilität.

Ecke, Gießen: Wir haben das natürlich auch beobachtet bei der Verschraubung, an der Platte, daß an den Rändern eine Instabilität zustande kommt. Deswegen hat Rehm aus seinen Versuchen schließend, nachher die Verschmälerung der Platten nach lateral zustande gebracht. Obwohl man meinen müßte, daß die Stabilität geringer wird, kommen die auf die Elastizität der Rippen zu und es kommt nicht zur Lockerung.

Vecsei, Wien: Ich möchte jetzt nicht die Stabilitätsprobleme anreißen, aber die Situation schaut an der Rippe doch wohl so aus, als würde der Schlußstein eines Torbogens herausfallen. Es braucht sehr wenig dazu, wenn man den Schlußstein einsetzt, daß der Torbogen sich trägt.

Ecke, Gießen: Sie wissen, Herr Vecsei, daß ich da tolerant bin. Es kommt auf den Erfolg an diesbezüglich.

Vecsei, Wien: Ist richtig, ja. Das gilt aber auch für die Thoraxdrainage von der vorigen Diskussion, wo man drainiert – dort, wo es funktioniert.

Richon, Sion: Ich komme vielleicht etwas spät, Entschuldigung. Herr Buchinger, Sie haben gesagt, wenn man stabilisieren muß, so „Verplattung oder irgendetwas„. Ich möchte nur von diesem „oder irgendetwas„ kurz sprechen. Ich persönlich brauche noch die alte Durchspickung mit Einfach-Kirschner-Drähten, und ich bin damit sehr zufrieden. Es ist eine sehr einfache Methode, die eine sehr gute Stabilisierung gibt. Man muß die Kirschner-Drähte nur lange genug belassen.

Vecsei, Wien: Dazu ist zu sagen, daß wir allesamt das Problem der wandernden Kirschner-Drähte zur Genüge kennen.

Poigenfürst, Wien: Ich möchte zu den Sternumfrakturen noch etwas sagen. Es ist mir aufgefallen, daß Sie relativ wenig zusätzliche Verletzungen gefunden haben. Ich habe vor langer Zeit die Sternumfraktur als eine Indikatorfraktur bezeichnet. Die direkt entstehenden, sind sehr oft kompliziert durch eine Herzverletzung, das haben Sie ja ohnehin ausgeführt, aber die indirekten Sternumfrakturen sind fast immer kombiniert mit einer Wirbelsäulenfraktur. Darum sollte man bei der primären Diagnostik immer eine Wirbelsäulenröntgenuntersuchung anschließen, und zwar nicht nur die Halswirbelsäule, sondern die

Brustwirbelsäule. Die häufigste Mitverletzung bei indirekter Sternumfraktur ist eine Fraktur des zweiten, dritten oder vierten Brustwirbelkörpers.

Vecsei, Wien: Aber er hat ja nur eine Brustwirbelfraktur von seinen Fällen gehabt. Einen Lenden-, einen Brustwirbel und eine Pseudarthrose.

Glinz, Wien: Welche Rippenfrakturen und welche instabile Thoraxwand machen Probleme? Nun hat Herr Vichard ja sehr schöne Einteilungen gezeigt zwischen gefährlichen und ungefährlichen Situationen. Ich möchte Herrn Vecsei fragen: Hilft Ihnen diese Einteilung bei der Entscheidung operativ vorzugehen oder nicht?

Vecsei, Wien: Ja, eindeutig. Die anterolateralen sind das Problem. Nicht die anterioren. Die können mal Probleme machen, wenn wirklich die ganze vordere Thoraxwand ausgebrochen ist und mitgeht, aber die Probleme liegen hier und eigentlich mehr Richtung Axilla. Dort sind die massivsten Deformierungen. Da sind die verschobenen Stückbrüche. Die dorsalen sind eigentlich wiederum sowieso stabil.

Prenner, Eisenstadt: Beim Studium der Literatur über die Thoraxwandstabilisierung kommt man in japanischen Arbeiten auf Stücke, die in die Spongiosa der Rippen hineingeschoben werden. Die bestehen aus Aluminium und Porzellan. Welche Erfahrungen gibt es dazu in Europa?

Vecsei, Wien: Keine! Die Alternative war die Stubbach-Platte, die man so eingeschoben hat, wie ein Riegel, ein kleines Fenster und über die Frakturstelle hinweg. Die haben bei rund 50 Fällen über sehr gute, überraschend gute Ergebnisse damals berichtet, nur ist die Quantifizierung der Verletzung diesbezüglich außerordentlich schwierig.
Darf ich zusammenfassen?
Die Therapie schwerer Thoraxtraumen ist ohne Beatmungstherapie undenkbar. Die operative Stabilisierung der Thoraxwand hat einen ganz konkreten Stellenwert in der Behandlung. Der Zugang dazu ist nicht leicht. Das Problem bleibt und ist die Indikation. Die Periduralanaesthesie ist die Methode der Wahl bei der Schmerzbekämpfung, wo die Thoraxwandmechanik die respiratorische Funktion nicht negativ beeinflußt.

Glinz, Zürich: Vielleicht dürfen wir zum Schluß noch sagen: Man sollte jetzt, wenn wir hier ja diskutieren, auch in die Zukunft schauen. Wir sollten nicht die Methode davon abhängig machen, ob jetzt diese Methode zu den Anaesthesisten gehört oder zu den Chirurgen, sondern wir sollten versuchen, die beste Methode zu wählen und dann halt entsprechend umzulernen. Auch Chirurgen können einmal eine Epiduralanaesthesie setzen, aber man sollte nicht zum Schluß kommen, daß, nur weil wir jetzt Chirurgen sind, das chirurgische Vorgehen von vorneherein seine Vorteile hätte, sondern wir müssen beweisen was besser oder schlechter ist.

Therapeutische Strategien – Lunge, Bronchien und Mediastinum

Technik der Thorakotomie

N. Pridun und P. Wurnig

Thoraxchirurgische Abteilung des Pulmologischen Zentrums der Stadt Wien (Leiter: Dr. N. Pridun), Sanatoriumstraße 2, A-1145 Wien

Die Eröffnung des Thoraxraumes und die operative Versorgung der Lunge und der anderen intrathorakalen Gebilde sind immer noch keine Selbstverständlichkeit für viele unfallchirurgisch tätigen Kollegen. Es soll daher im Folgenden der Versuch unternommen werden aus der Erfahrung einer großen thoraxchirurgischen Station und aus unserer konsiliaren Tätigkeit an den großen Unfallkrankenhäusern in Wien, die Technik zu beschreiben und Vor- und Nachteile des jeweiligen Vorgehens zu analysieren.

Unsere Erfahrung stützt sich auf ungefähr 350 intrathoracale Eingriffe im Jahr, davon in den letzten Jahren insgesamt 250 große resezierende Eingriffe im Bereich der Lunge pro Jahr.

Unfallchirurgisch wird der Thoraxchirurg lediglich zu den komplizierten, häufig schon anbehandelten Fällen gerufen und muß sich daher nach der Situation richten, die er vorfindet. Wir sehen ungefähr 30 komplizierte Thoraxverletzungen im Jahr, wo auch der operative Zugangsweg durch die bereits vorher durchgeführte Operation oder Drainage beeinflußt wird.

Zugangswege

Vorweg muß gesagt werden, daß bei jeder Operation der gewählte Zugang über die Schwierigkeit und Güte der Operation ganz wesentlich mitentscheidet. Beim Zugang zum intrathoracalen Raum ist die geplante Operation und die individuelle Beschaffenheit des Thorax entscheidend.

Wir bevorzugen die stabile Seitenlagerung des Patienten mit der Möglichkeit eine Überstreckung ungefähr in Höhe der 6.–8. Rippe vorzunehmen und so die Rippen auseinanderspreizen zu können. Diese Lagerung erlaubt durch einfaches dorsal oder ventral Kippen des Tisches und durch die Bewegung des oben gelegenen Armes und damit des Schulterblattes am Thorax fast jede gewünschte Schnittführung. Es kann von dieser Lagerung aus anterolateral, lateral, axillär oder posterolateral thorakotomiert werden. Die Frage ob bei einer Thorakotomie eine Rippe entfernt werden muß oder nicht, stellt sich bei un-

Hefte zur Unfallheilkunde, Heft 223
Zusammengestellt von W. Buchinger
© Springer-Verlag Berlin Heidelberg 1992

fallchirurgischen Patienten in der Regel nicht – da dabei eigentlich immer intercostal thorakotomiert werden kann.

Eine Ausnahme von dieser Regel stellen höchstens starke Verschwartungen dar, die die Intercostalräume sehr eng werden lassen, so daß man bei Decorticationen eine Rippe entfernen muß, um mit beiden Händen sicher arbeiten zu können. Eine wichtige Entscheidung ist die Höhe der gewählten Thorakotomie. Erfahrungsgemäß wird meist zu tief thorakotomiert und damit der Zugang zum Hilus wesentlich erschwert.

Der 5. oder 6. Intercostalraum sind ideal – im Zweifel wählt man immer den höheren erreichbaren Zugang.

Je höher man am knöchernen Thorax hinaufkommen will, um so dorsaler, also die Scapula umfassend, muß die Schnittführung gewählt werden. Dies legt auch erst die dorsalen, stark gebogenen Rippenabschnitte, deren Bewegung für die Atmung besonders wichtig ist und wo eine Verplattung von Bruchstellen anzustreben ist, frei. Sollte man dann bei derselben Operation einen besseren Zugang in den Sinus phrenico costalis brauchen, kann man meist von derselben Haut- und Muskeldurchtrennung aus ohne weiteren Schnitt 2–3 Intercostalräume tiefer eine weitere Thorakotomie durchführen und damit einen gut übersichtlichen Zugang auch auf tiefer gelegene Gebilde bekommen.

Der posterolaterale Zugang

Der Schnitt beginnt paravertebral und umkreist die Spitze der Scapula in der Distanz von ungefähr 2 Querfinger caudal.

Die Schräge des Schnittes richtet sich nach der Richtung der Rippen. Wie weit man den Schnitt nach ventral zieht hängt von dem geplanten Eingriff ab.

Zur Mobilisierung der Scapula müssen Fasern des M. trapezius und des M. rhomboideus major durchtrennt werden. Die Verschieblichkeit der Scapula hängt vor allem von der Lagerung des Armes auf der Seite der Thorakotomie ab – dieser sollte so beweglich wie möglich sein.

Weiter ventral wird das Operationsfeld durch Kerbung des Latissimus dorsi und durch Einschneiden der dorsalen Zacken des Serratus anterior erweitert. Diese Schnittführung erlaubt das Erreichen des ganzen von der Scapula in ihrer Bewegung bedeckten knöchernen Thorax. Intrathoracal bei Eingehen im 5. Intercostalraum optimale Zugänge vom Hilus bis in die obere Thoraxapertur (Aortenbogen, Ösophagus, Subclavia). Von rechts auch ideal für das untere Tracheadrittel und Bifurkation.

Der anterolaterale Zugang

Der Schnitt beginnt am seitlichen Rand des M. trapezius ungefähr in Höhe der 4. oder 5. Rippe entweder vor der Schulterblattspitze oder die Schulterblattspitze umrundend. Er endet in Höhe der caudalen Zacken des M. serratus anterior. Dabei genügt es, den M. latissimus dorsi zu durchtrennen. Bei der Erweiterung des Schnittes nach ventral ist der M. serratus anterior und nach dorsal der M. trapezius einzukerben. Dabei nähert sich der Zugang wieder in der Form dem dorsolateralen Zugang. Im Prinzip ist dieser Zugang für Lungenresektionen sehr gut geeignet und wird dabei von vielen Thoraxchirurgen bevorzugt, da vor allem bei Frauen der Hautschnitt kosmetisch schöner ist.

Axilläre Thorakotomie

Beim axillären Schnitt geht man ventral der Margo axillaris der Scapula ein. Der Schnitt beginnt in der Axilla und wird am Hinterrand des Pectoralis major nach caudal gezogen. Dabei ist eine Drehung des Tisches nach dorsal – also eine Halbseitenlage und eine Fixation des Armes nach oben (z.B. am Strumabogen – also in Abduktionsstellung) zu bevorzugen. Es ergibt sich eine Möglichkeit der kleinen intercostalen Thorakotomie im 3., 4. und 5. Intercostalraum. Dieser Zugang eignet sich für kleine Eingriffe im Lungenspitzenbereich (Cystenresektionen) und diagnostische Eingriffe. Für die Traumatologie kommt er meines Erachtens nach nicht in Frage.

Drainage

Die richtige Drainage ist eine der wichtigsten Voraussetzungen für einen komplikationsfreien Heilungsverlauf nach Thorakotomie. Wir setzen eigentlich immer 2 Drains, eines ventral in der vorderen Axillarlinie, und eines dorsal in der hinteren Axillarlinie, die bis in die Pleurakuppe ziehen und langgelocht sind. Das unterste Loch ist ungefähr 2 Querfinger innerhalb der parietalen Pleura – um dem Drain die Möglichkeit etwas zu rutschen zu geben. Wir wählen vorne ein dünneres und hinten ein dickeres Drain um die beiden auch auf ap Aufnahmen sicher unterscheiden zu können. Die Drains müssen röntgendicht sein, und täglich mehrmals gepflegt werden, damit die Durchgängigkeit sicher erhalten bleibt. Die Ableitung erfolgt in der Regel in eine Bülauflasche unter Wasser ohne Sog. Nur bei Parenchymverlusten und Ausdehnungsproblemen wird ein physiologischer Sog bis 20 cm H_2O verwendet.

Mediane Sternofissur

Wir verwenden in der Regel die Längssternotomie wie in der Herzchirurgie, die auch einen ausreichenden Überblick über beide Pleurahöhlen erlaubt. Auch viele Eingriffe an beiden Lungen sind möglich, lediglich der Zugang zum linken Unterlappen ist äußerst schwierig und verlangt meist eine laterale zusätzliche Thorakotomie.

Die Technik ist einfach, es sollte lediglich beachtet werden, daß während der Spaltung des Sternums mit der Sternumsäge oder dem Lep-Meissel die Atmung angehalten wird, um unkontrollierte Zerreissungen der beiden Pleuren zu vermeiden.

Verschluß der Thorakotomie

Bei der intercostalen Thorakotomie werden circumcostale Nähte vorgelegt, 5–7 Stück mit resorbierbaren, synthetischen Einzelknopfnähten in der Stärke 2.

Danach wird der Thorax entknickt und die circumcostalen Nähte festgezogen. damit ist der Thorax meist dicht und die Bülaudrainagen werden angeschlossen. Die weiteren Weichteilschichten werden fortlaufend mit resorbierbaren Nähten zweischichtig verschlossen. Auch die Haut wird atraumatisch mit fortlaufender Naht geschlossen.

Zu Komplikationen wie Nachblutungen und Infektion dieser Wunde kommt es selten. Kommt es zu einer Nahtdehiszenz mit Lungenprolaps muß selbstverständlich eine Rethorakotomie mit Sekundärnaht durchgeführt werden.

Eine Thoraxwandnekrose wird vor allem bei Infektionen mit nekrotisierenden Keimen beschrieben, haben wir jedoch noch nie gesehen.

Zugangswege für den Unfallchirurgen

Die hauptsächlichen Indikationen für den Unfallchirurgen für eine Thorakotomie sind Thoraxwandläsionen (Serienfraktur, Stückbrüche) mit Verletzung der Lunge, so daß ein Hämatopneumothorax entsteht. Seltener Bronchusabrisse, Ösophagusläsionen, Aortenverletzungen oder Zwerchfellrupturen. In allen diesen Fällen empfiehlt sich ein möglichst gut übersichtlicher Zugang zum Thorax mit der Möglichkeit möglichst viele Rippen dorsal und ventral zu erreichen. Für alle diese Fälle eignet sich zunächst die stabile Seitenlagerung mit Überstreckung und der Möglichkeit, alle Thorakotomieformen durchzuführen. Ideal scheint mir der dorsolaterale Zugang mit S-förmigem Hautschnitt, je nachdem wieviele Rippen dorsal und ventral erreicht werden müssen (z.B. zum Verplatten).

Die Höhe des intercostalen Zuganges richtet sich nach den zu erwartenden Verletzungen. Merke: lieber zu hoch als zu tief.

Bei unerwarteten Befunden im Sinus phrenicocostalis lieber eine zweite intercostale Incision vom selben Hautschnitt aus. Für alle von vorne perforierenden Verletzungen mit unklarer Organbeteiligung und möglicher Mehrhöhlenverletzung empfiehlt sich die mediane Sternofissur als schnellste und übersichtlichste Technik in Rückenlage.

Literatur beim Verfasser

Thoraxtrauma – operative Versorgung, Indikation und therapeutische Strategie

L. Lampl

Klinik für Thorax- und Gefäßchirurgie, Zentralklinikum Augsburg (Chefärzte: Prof. Dr. H. Loeprecht, Prof. Dr. A. Rueter), Stenglinstraße 1, W-8900 Augsburg, Bundesrepublik Deutschland

Die Versorgung von Thoraxverletzungen sowohl im Krieg wie auch von zivilen Ersatzkriegsschauplätzen ist, unabhängig ob diese stumpf oder perforierend sind, vorwiegend konservativ, nämlich zwischen 70 und 90% der Verletzungen sind konservativ bzw. mit Drainage zu behandeln. Während bei den isolierten intrathorakalen Organverletzungen, die operativ behoben werden können, die Letalität gering ist, gilt dies nicht beim Vorliegen großflächiger Lungenkontusionen, insbesondere beim Polytrauma.

Material und Methoden

Von 1/1986 bis 7/1989 haben wir in unserer Klinik 315 Patienten mit Thoraxverletzungen der Schweregrade II/III nach Encke u. Lüllig [1] versorgt, darunter 24 Patienten mit penetrierender Verletzung. Mehr als 150 Patienten benötigten eine prolongierte Respiratorbehandlung, wobei in dieser Gruppe der überwiegende Anteil der Patienten polytraumatisiert war und die Thoraxverletzung nicht immer im Schweregrad führte. 163 Patienten benötigten eine oder mehrere Thoraxdrainagen. 52 Patienten wurden operiert.

42 Operationen wurden bei stumpfen Thoraxverletzungen, 10 bei den 24 Patienten mit penetrierenden Verletzungen vorgenommen.

Im einzelnen lagen folgende Verletzungen vor: Herz/Pericard 6mal, Lungenzerreißungen zentral 4mal, Tracheobronchialverletzungen 5mal, Gefäßverletzungen 11mal, BWS-Frakturen mit neurologischen Ausfällen 2mal, Zwerchfellrupturen rechts 2mal und eine ausgedehnte subcutane Zerreißung der Thoraxwand 1mal.

Wegen anhaltender Blutung bei peripherer Parenchymschädigung der Lunge und Blutung aus der Intercostalmuskulatur bzw. aus dem Zwerchfell wurde 18mal operiert. 7 Decorticationen wurden wegen durch Drain nicht entleerbaren Empyems durchgeführt.

Sieben Operationen erfolgten sofort nach kurzer initialer Untersuchung, 16 Patienten wurden innerhalb der ersten Stunden nach Eintreffen, 19 in den ersten Tagen nach dem Unfall und 6 nach über einem Monat post incidentem operiert. 4mal mußte sekundär operiert werden, d.h. nachdem entweder eine Operation vorausgegangen war oder sich auf Grund der unfallbedingten Schäden Sekundärveränderungen eingestellt hatten.

Aus all diesen Gruppen möchte ich Ihnen nun Beispiele vorstellen.

Hefte zur Unfallheilkunde, Heft 223
Zusammengestellt von W. Buchinger
© Springer-Verlag Berlin Heidelberg 1992

Gruppe I: Sofortoperation

Patient, dem ein Zinken eines Kreissägenblatts ca. 2 QF parasternal in den linken Thorax eingedrungen war. Ankunft mit nicht messbarem Blutdruck. Volumengabe, Intubation, in der gleichen Zeit Rö-Thorax. Sofort-OP: Der Sägeblattzahn, der die A. mammaria interna und das Pericard durchschlagen hatte, lag unmittelbar an der Aortenwurzel, ohne hier einen Schaden angerichtet zu haben.

Ein weiterer Patient dieser Gruppe war bei einer PKW-Kollision durch sein offenes Cabriodach geschleudert worden. Bei Aufnahme instabiler Thorax, Herzfrequenzen um 200/min, RR systolisch um 50 mm Hg. Während der Übergabe durch den Notarzt Rö-Thorax, dann sofortige Op.: Herzluxation bei longitudinaler Pericardruptur. Herzreposition, Defektverschluß des Pericard mit Vicrylnetz. Auf dem Rückzug Stabilisierung der Thoraxwand in der einfachen Kessler-Technik.

Weiter wurden in dieser Gruppe 3 penetrierende Herzverletzungen, eine stumpfe vollständige Trachearuptur und eine V. cava-superior-Berstung operiert. In dieser Gruppe, in der sich kein Polytraumatisierter befindet, ist kein Patient verstorben.

Gruppe II: Dringliche Operation innerhalb der ersten Stunden nach Eintreffen

Erweiterte Diagnostik einschließlich Angiografie, Bronchoskopie usw. war hier möglich.

Ein sog. klassischer Fall: Auffahrunfall, Anpralltrauma, auffallend breites Mediastinum. Aortografie und Op.-Situs. Aber auch die Fälle, in denen nach Legen einer Thoraxdrainage Luft- oder/und Blutverlust intolerabel ist [2–4] oder die kreislaufmäßig nicht zu stabilisieren sind, gehören in diese Gruppe. Patient mit intrathoracaler Humerusluxation. Nach Intubation und Drainage sowohl zu massiver Blutverlust (ca. 700 ml in der ersten halben Stunde) als auch Spannungspneu trotz offener Drainage, bronchoskopisch zentral keine Bronchusruptur. Bei der Thoracotomie fand sich eine taschenartige Zerreißung des Oberlappens. Oberlappenresektion, Versorgung des Humerus.

Bei der folgenden Patientin war es anläßlich eines Auffahrunfalls zu einer thorakalen Pfählung gekommen. Trotz Drain mangelnde Ausdehnung der Lunge, deutliche Luftfistel. Bronchoskopie: Ausriß des Oberlappenbronchus. Op.-Situs. Lobektomie, glatter postoperativer Verlauf. In dieser Gruppe waren 11 von 16 Patienten polytraumatisiert, 6 davon verstarben.

Gruppe III: Operation innerhalb der ersten Tage nach der Verletzung

Als Beispiel hierfür ein junger Mann mit links-lateraler thorakaler Messerstichverletzung. Thoraxbild bei Aufnahme. Keine Drainage. Nach 3 Tagen Fieber. Zugehöriges Thoraxbild. Jetzt Drainage, Bild. Insuffiziente Entleerung der Thoraxhöhle. Wie im CT-Bild gut zu sehen ist, liegt hier der Schlauch inmitten von Koageln. Frühdecortication.

Insgesamt machen solche Patienten einen nicht geringen Anteil dieser an sich sehr uniformen Gruppe von Hämatomausräumungen und Frühdecorticationen aus, jedoch sollte man sich hüten, die Entstehung eines Hämatothorax – infiziert oder nicht – immer einer insuffizienten Erstbehandlung zuzuschreiben.

In dieser Gruppe ist ein Patient an einer Sepsis bei gleichzeitiger massiver Zertrümmerung beider Beine verstorben.

Gruppe IV

Hier finden sich einerseits die nach Monaten zur Behandlung kommenden Patienten mit Empyemen, die einer regelrechten Decortication bedürfen. Über diese muß kein weiteres Wort verloren werden. Von Interesse dürfte jedoch die Untergruppe Sekundäroperationen sein. Zwei Beispiele aus dieser Gruppe möchte ich hier herausgreifen. Zunächst einen 17jährigen Patienten, der im Rahmen eines Polytraumas eine Lungenkontusion mit Abriß des Hauptbronchus links unmittelbar oberhalb des Oberlappenabgangs erlitt. Diese wurde alio loco verspätet, nachdem zuvor hier die Blockermanschette des Tubus gelegen hatte, versorgt. Drei Monate später kam der neurologisch noch nicht voll rehabilitierte Patient mit einer schweren respiratorischen Insuffizienz nach Aspiration bei uns zur Aufnahme. IPPV-Beatmung war erforderlich, und unter dieser entstand eine zunehmende Überblähung der Lunge links. Bronchoskopisch lag eine hochgradige trichterförmige Stenose des distalen Hauptbronchus links vor. Da eine bedrohliche Spannungssymptomatik vorlag, kam eine längerfristige Bougierungsbehandlung nicht in Betracht. Bei der Operation fand sich ein unauftrennbarer Lappenspalt, so daß wir gezwungen waren, eine Pneumonektomie vorzunehmen. Im Op.-Präparat erkennt man deutlich die breite, stenosierte Narbenzone im Bereich der ehemaligen Rupturzone, und die ebenfalls hochgradige narbige Stenose des Oberlappenabgangs in diesem Bereich.

Schließlich noch eine 26jährige Patientin, die im Vorjahr eine schwere Lungenkontusion erlitten hat. Die Patientin kam ein Jahr nach dem Unfall mit massiven Hämoptysen zur Aufnahme. Ursache waren zwei Aspergillome, die sich in der schwerstveränderten kontusionierten Lunge mit ihren Hohlraumbildungen angesiedelt hatten. Glücklicherweise befanden sich beide im Unterlappen, so daß durch eine Lobektomie die Sache behoben werden konnte.

Auch in dieser Gruppe kam es zu keinem Todesfall.

Zusammenfassung

Die Analyse unseres Krankengutes zeigt, daß gerade die Patienten, die nach Thoraxtrauma einer operativen Intervention bedürfen, eine recht günstige Prognose haben. Das sind nach ziemlich gut übereinstimmenden Berichten in der Literatur ca. 15% der Thoraxverletzten der Schweregrade II/III (s. auch [5]). Lediglich in Gruppe II, in der sich in der Mehrzahl polytraumatisierte Patienten befinden, ist die Letalität entsprechend höher. Auch bezüglich der sofort operationspflichtigen penetrierenden Herzverletzungen ist, wie dies auch in großen Serien z.B. von Mandal [6] gezeigt wird, die Prognose insgesamt gut, zumal man sich vergegenwärtigen muß, daß es häufig relativ kleine Verletzungen sind, die dem Patienten das Überleben bis zum Eintreffen im Krankenhaus ermöglichen.

Literatur

1. Encke A, Lüllig H, Ullrich F (1978) Das geschlossene und offene Thoraxtrauma. Unfallchirurgie 4:23–29
2. Glinz W (1978) Thoraxverletzungen. Springer, Berlin Heidelberg New York
3. Mattox KL (1989) Indications for thoracotomy. Surg Clin N Am 69:47–58
4. Bay V (1988) Dringliche Operationsindikationen beim Thoraxtrauma. Zentralbl Chir 113: 73–84
5. Besson A, Saegesser F (1982) A colour atlas of chest trauma and associated injuries, vol 1. Wolfe, Weerts
6. Mandal AK, Oparah SS (1989) Unusually low mortality of penetrating wounds of the chest. J Thorac Cardiovasc Surg 97:119–125

Anästhesie beim Thoraxtrauma –
Neue Technik der Einlungenbeatmung

F. John[1], N. Pridun[2] und M. G. Neumann[3]

[1] Intensivstation des Pulmologischen Zentrums der Stadt Wien (Leiter: Dr. J. John), Sanatoriumstr. 2, A-1145 Wien
[2] Thoraxchirurgische Abteilung des Pulmologischen Zentrums der Stadt Wien (Leiter: Dr. N. Pridun), Sanatoriumstr. 2, A-1145 Wien
[3] Abteilung für interne Lungenerkrankungen des Pulmologischen Zentrums der Stadt Wien (Vorstand: Prim. Dr. M. G. Neumann), Sanatoriumstr. 2, A-1145 Wien

In den letzten Jahrzehnten hat die Anästhesie durch neue wissenschaftliche Erkenntnisse in Thorax- und Lungenphysiologie einerseits und durch die Entdeckung muskelrelaxierender Mittel und die Verwendung kontrollierter Beatmungsmaschinen andererseits eine dramatische Entwicklung in der Thoraxchirurgie erfahren. Die absolute Indikation einer einseitigen Lungenanästhesie, die sich wegen der Sterilhaltung bisher beim Lungenabszeß, der Bronchopleuralfistel und der massiven Lungenblutung als unbedingt notwendig erwiesen hat, empfiehlt sich jetzt bei jedem thoraxchirurgischen Eingriff.

Absolute Indikation:

– Prävention einer Infektion der gesunden Lunge,
– Prävention intrabronchialer Karzinomzellwanderung auf die gesunde Seite,
– massive Lungenblutung bei Thoraxtrauma,
– Bronchopleuralfistel,
– einseitige Riesenzyste,
– alveoläre Proteinose einer Lunge.

Relative Indikation:

– thoracale Aortenaneurysmen,
– Pneumektomie,

Hefte zur Unfallheilkunde, Heft 223
Zusammengestellt von W. Buchinger
© Springer-Verlag Berlin Heidelberg 1992

- Ösophagusresektion,
- Obere Lobektomie,
- Dekortikation,
- Thoracoskopie,
- Bronchographie mit Kontrastmittel,
- Transthoracale Kyphoskoliosenoperation,
- Transthoracale Sympathektomie,
- vordere Mediastinoskopie.

Spezielle Thoraxverletzungen:

- Spannungspneumothorax,
- schwere Thoraxwandinstabilität,
- saugende Thoraxwunde,
- traumatische Aortenruptur,
- Herztamponade,
- penetrierende Herzverletzungen,
- penetrierende Aortenverletzungen.

Methodik

Bei der Einlungenbeatmung werden beide Lungenfunktionen voneinander getrennt. Die zu operierende, obere Lunge wird nicht beatmet, während die untere Lunge beatmet wird und das gesamte Atemminuten-volumen aufnehmen muß.

Die funktionelle Trennung kann durch 3 Techniken ermöglicht werden:

- Endobronchialtubus (Abb. 1),
- Doppellumen Tubus (Abb. 2).

Nachteile doppellumiger Tuben sind

- Verletzungsgefahr des Kehlkopfes,
- Abriß der Carina (durch Seitenhaken),
- Behinderung bei der Pneumektomie,
- nicht ausreichende Bronchialtoilette bei kleinem Durchmesser der Tubenlumina, Verlegung der Tuben durch Bronchialsekret,
- intraoperative Deplazierung und Lageverschiebung,
- Bronchialruptur.

Wir verwenden den Univent-Tubus, einen Tubus mit eingebautem, beweglichem Bronchial-Blocker mit Sonde für Sauerstoffzufuhr und Absaugkatheter (Abb. 3).

Der Univent-Tubus ist aus Silikon, wodurch eine Langzeitintubation möglich wird und keine mechanische Trachealreizung entsteht. Im Vergleich zu den doppellumigen Tuben ist der Univent-Tubus physiologisch geformt und mit einem beweglichen Endobronchialblocker (2 mm Durchmesser) ausgestattet, der in den Haupttubus zurückziehbar ist. Der Blocker ist markiert, die Enden mit röntgensichtbaren Ringen versehen. Die Führungssonde des Blockers ist mit 45° geneigt, beweglich und dadurch leicht in den Hauptbronchus einzuführen.

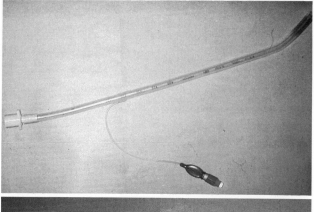

Abb. 1. Endobronchialtubus

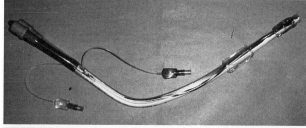

Abb. 2. Doppellumen Tubus

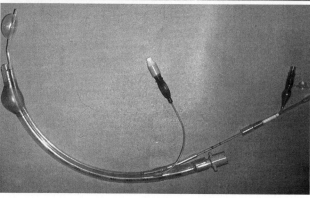

Abb. 3. Univent-Tubus

Praktisches Vorgehen beim einseitigen Lungenblock

Plazieren des Bronchusblockers im Hauptbronchus (Abb. 4):

- Intubation mit Laryngoskop in Allgemeinanästhesie (Isofloran, Sauerstoff), kontrollierte Beatmung;
- Anschließen des Univent-Tubus an den Drehkonnektor und Montage des Gummiringes;
- Einführen des flexiblen Fiber-Bronchoskops durch den Gummiring,
- Drehen des Univent-Tubus unter Sicht um 90° nach rechts bzw. links zum jeweiligen blockierten Hauptbronchus,

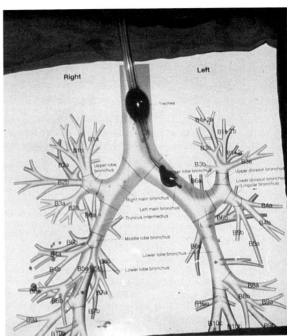

Abb. 4. Bronchusblocker im Hauptbronchus

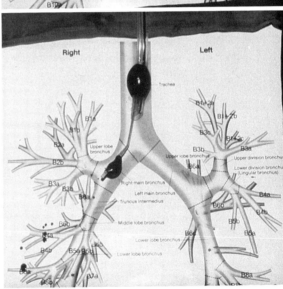

Abb. 5. Einführen der Blockersonde in Hauptbronchus

- Aufblasen des Tubus, Fixation mit Fixierband,
- Einführen der Blockersonde in den jeweiligen Hauptbronchus (Abb. 5),
- Aufblasen des Ballons unter Sicht mit 6–10 ml Luft (Abb. 6).

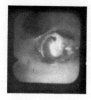

Abb. 6. Aufblasen des Ballons

Klinische Bedeutung

Im Gegensatz zu allen anderen Intubationsmethoden kommt es bei der von uns entwickelten Methode zu keiner Apnoe und daher nicht zur Hypoxämie. Während der gesamten Narkosezeit wird pO_2 und pCO_2-Überwachung auf TCM3-Gerät und deren Dokumentation auf dem TCMR-Gerät durchgeführt.

Die besondere Eigenschaft des Univent-Tubus liegt in der Unterbindung der Karzinomzellwanderung von der befallenen Lungenseite auf die gesunde, welche durch dauerndes Absaugen mittels Blockersonde unterbunden wird. Bei sämtlichen, am Pulmologischen Zentrum durchgeführten Lungenkrebsoperationen wurden Untersuchungen von Zellmaterial sowohl der befallenen als auch der nicht befallenen Seite durchgeführt. Aus dem Ergebnis kann eine eindeutige Freisetzung an Krebszellen der befallenen Seite nachgewiesen werden, während das nach gleicher Methode von der gesunden Seite abgesaugte Material zytologisch keine Karzinomzellen beinhaltete. (Abb. 7, mit Ballon aufgeblasen)

An unserem Thoraxchirurgischen Zentrum wurden zwischen dem 10.02.87 und 12.09.89 800 thoraxchirurgische Eingriffe mit Univent-Tubus durchgeführt: (Abb. 8, ohne Ballon), (Tabelle 1).

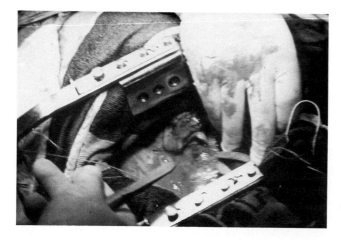

Abb. 7. Unterbindung der Karzinomzellwanderung durch den Univent-Tubus

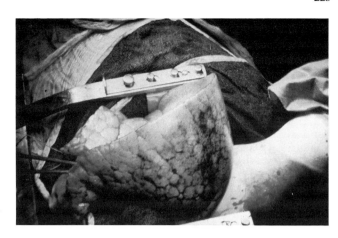

Abb. 8. Thoraxchirurgischer
Eingriff mit Univent-Tubus

Tabelle 1. Thoraxchirurgische Eingriffe mit Univent-Tubus

Absolute Indikation	Patienten
N. Bronchi mit Lobektomie	224
N. Bronchi mit Pneumektomie und Perikardresektion	28
N. Bronchi mit Pneumektomie	120
Dekortikation (st. p. Thoraxcontusion 10)	60
Lungenabszeß	20
Bronchopleuralfistel	12
Akute Lungenblutung (st. p. Thoraxtrauma 4)	8
TBC, Aspergillose	8
	480
Relative Indikation	
Thoracoskopie diagnostisch	112
Rethoracotomie	12
Thoracoskopie mit Fibrinklebung	92
Thoracoskopie mit Probeentnahme	52
Vordere Mediastinoskopie	4
N. Bronchi nicht operabel	34
Neurinomextirpation	12
Spondylitis	2
	320

Literatur

1. Alfery DDW, Benuof JL (1981) Anesthesia for thoracic surgery. In: Miller RD (Ed) Anesthesia, vol 2. Churchill Livingstone, New York, p 925
2. Anderson WG (1974) Respiratory aspects of the preoperative examination. Br J Anaesth 46:549
3. Inoue H, Shosu A, Ogawa J (19..) New divice for one-lung anesthesia endotracheal tube with movable blocker.
4. Kaplan JA (ed) (1983) Thoracic anesthesia. Churchill Livingstone, New York
5. McFadden ER, Braunwald E (1980) Cor pulmonale and pulmonary thrombo-embolism. In: Braunwald E (ed) Heart disease. Saunders, Philadelphia, p 1633
6. Matthys H (1982) Pneumologie. Springer, Berlin Heidelberg New York
7. West JB (1977) Ventilation/Blood flow and gas exchange, 3rd edn. Blackwell, Oxford

Einsatzmöglichkeiten der Thorakoskopie in der Traumatologie

B. Zifko[1] und N. Pridun[2]

[1] Lorenz-Böhler-Krankenhaus der Allgemeinen Unfallversicherungsanstalt (Ärztlicher Leiter: Prim. Prof. Dr. J. Poigenfürst), Donaueschingenstraße 13, A-1200 Wien
[2] Thoraxchirurgische Abteilung des Pulmologischen Zentrums der Stadt Wien (Leiter: Dr. N. Pridun), Sanatoriumstraße 2, A-1145 Wien

Die Thorakoskopie ist die endoskopische Untersuchung der Pleurahöhle, welche seit der Erstbeschreibung 1910 durch H. C. Jacobaeus in Stockholm in pulmologischen Zentren weite Verbreiterung gefunden hat [1]. Anstatt der explorativen Thorakotomie wird von Lungenchirurgen und Lungenfachärzten zur Diagnostik, zur Probebiopsie und zur Durchführung operativer Eingriffe (Pleurodese, Septendurchtrennungen) die Thorakoskopie angewandt. Diese wird in Europa zumeist mit einer starren Optik durchgeführt. In Nordamerika hingegen wird häufig der Begriff Pleuroskopie verwendet und hierbei die Endoskopie der Pleurahöhle mit einem flexiblen Fiberbronchoskop durchgeführt.

Indikationen

Wir sehen den Vorteil der starren Optik in den besseren und stärkeren Lichtverhältnissen in der großen Pleurahöhle, der Möglichkeit über nur eine Incision und unter Sicht des Thorakoskopes spülen, saugen, koagulieren, Gewebe entnehmen zu können. Am Ende der Untersuchung kann als weiterer Vorteil über die bereits liegende Troikarhülse ein Bülau-Drain eingelegt werden.

Starre Optiken sind besser sterilisierbar.

Indikationen in der Pulmologie sind (Tabelle 1):

– Pleuraergüsse (metapneumonisch, rheumatisch, primär–sekundär malign, spezifisch),

Tabelle 1. Thorakoskopie, Indikation in der Pulmologie

Pleuraerguß
Spontanpneumothorax
Lokale, diffuse Lungenerkrankung
Brustwanderkrankung
Mediastinaltumor

- Spontanpneumothoraces (Rupturen großer Blasen, juvenile, idiopathische Pneumothoraces),
- lokale oder diffuse Lungenkrankheiten (Sarkoidose, Lymphangiose, Fibrose, Krebsnabel, Lungenzysten, Bronchuszysten, segmentäre Atelektasen),
- Mediastinaltumor (Lipome, Thymome, Teratome, Strumen)

In der Traumatologie stellt die Thorakoskopie ein nur selten eingesetztes Verfahren dar.

Unfallchirurgische Indikationen stellen zur Zeit für uns die Entleerung eines gekämmerten Ergußes unter Sicht evtl. mit Thermokaustik von Adhäsionen und Briden, der persistierende Pneumothorax und die Diagnostik unklarer basaler Thoraxverschattungen, die mit Lungenröntgen in beiden Ebenen, Kontrastmittelpassagen, Computertomographie, Magnetresonanzuntersuchung, Angiographie, Bronchoskopie nicht geklärt werden konnten (Tabelle 2).

Technisches Vorgehen

Die herkömmliche Thorakoskopie in Lokalanästhesie oder Allgemeinnarkose mit Anlage eines Pneumothorax wird in der Traumatologie bei polytraumatisierten Patienten mit Rippenfrakturen und bei Verdacht auf innere Verletzungen als nicht indiziert anzusehen sein.

Wir führen die Thorakoskopie in Intubationsnarkose ohne vorherige Anlage eines Pneumothorax aus [2]. Die Beatmung erfolgt einseitig kontralateral. Hierfür verwenden wir den Univent-Tubus, bei welchem der gleichseitige Hauptbronchus mit einem Ballon blockiert wird [3].

Das Setzen der Bronchusblockade erfolgt unter bronchoskopischer Sicht. Bei polytraumatisierten Patienten, die bereits wegen der aus intensivmedizinischen Gründen notwendigen Beatmung nasotracheal intubiert sind und ein lungenverdrängender septierter blutig oder seröser Erguß vorliegt, kann die Thorakoskopie zur Not auch ohne Bronchusblockade durchgeführt werden. Nach Ergußentleerung ist jedoch eine Inspektion der Pleurahöhle aufgrund der ausgedehnten Lungen nicht möglich, so daß dieses Vorgehen nur in solchen speziell gelagerten Fällen mit einem normalen Tubus möglich erscheint.

Der Patient wird am Operationstisch seitlich gelagert. Nach sterilem Abdecken wird in mittlerer Axillarlinie in Höhe zwei Querfinger unterhalb des Schulterblattes zur Lokalisa-

Tabelle 2. Thorakoskopie, Indikationen in der Traumatologie

Gekämmerter Erguß
Persistierender Pneumothorax
Unklare basale Thoraxverschattung

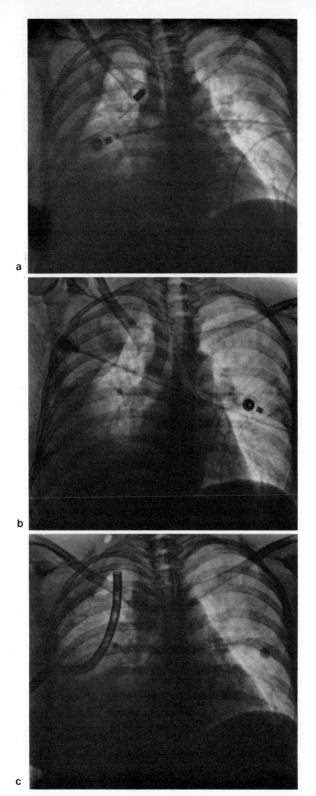

Abb. 1.

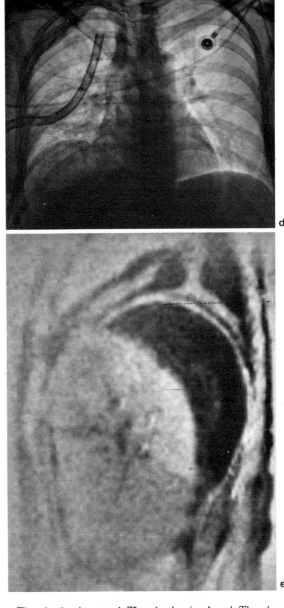

Abb. 1. a Gekämmerter Pleuraerguß; **b** vor Thorakoskopie; **c** nach Thorakoskopie; **d** nach Thorakoskopie Varidasespülung; **e** Kernspintomographie am 03.09.89 zeigt Erguß im Subphrenium rechts
und septierten Pleuraerguß

tion des Ergußes zunächst eine Intramuskulärnadel eingebracht. Danach wird eine quere 2 cm lange Incision durchgeführt. Mit Schere und Finger stumpfes Eingehen in den Pleuraraum. Bei Eröffnung des Pleuraraumes kollabiert bei Blockade des gleichseitigen Hauptbronchus und Absaugen von Luft die Lunge vollständig. Dadurch ist ein guter Überblick gewährleistet und durch Ruhigstellung der Lunge wird das Risiko einer iatrogenen Verletzung stark vermindert.

Über die Troikarhülse wird ein starres Einlochoperationsthorakoskop mit Geradeausoptik eingeführt. Über dem Arbeitskanal wird ein Koagulationssaugrohr oder die Probebiopsiezange eingebracht. Seröse, blutige, eitrige Ergüsse werden abgesaugt [4]. Stränge, Briden werden durchtrennt, abgezwickt, koaguliert, so daß gekämmerte Ergüsse abgesaugt werden können.

An unfallchirurgischen Abteilungen sind Thorakoskopiegeräte zu empfehlen, die mit den für Arthroskopiegeräte bereits vorhandenen Monitore und Videoanlagen kompatibel sind, so daß wahlweise über das Occular oder den Monitor gearbeitet werden kann.

Nach Entfernen des Thorakoskopes wird ein Bülau-Drain über die Troikarhülse eingebracht.

Kasuistik

Fall 1: Der gekämmerte Pleuraerguß

V. S., 27jährige Frau, wurde am 10.08.1989 als Fußgängerin von einem PKW überfahren. Im Rahmen des erlittenen Polytraumas (Traumaindex 3,18 nach Schreinlechner u. Eber) lag ein mehrfacher Leberriß, Harnblasenriß, Beckenringbruch, offener Unterschenkelbruch, offene Ellbogenverrenkung vor. In den ersten 10 Tagen waren vier Laparotomien zur Lebertamponade erforderlich. Es kam zur Ausbildung eines septischen Zustandsbildes mit einer passageren Thrombozytopenie bis zu 10 000. Im rechten Subphrenium entwickelte sich ein Erguß und in der Folge kam es zu einer rechtsseitigen Durchwanderungspleuritis (Abb. 1e). 24 Tage nach dem Unfall bestand eine Leukocytose von 30 700, septische Temperaturen von 39 °C und trotz funktionierender gut liegender Bülaudrainage kam es zur schrittweisen zunehmenden Pleuraverschattung (Abb. 1a–d). Aufgrund des schlechten Allgemeinzustandes und der septischen Laparotomiewunde wurde mit Hilfe der Computertomographie das rechte Subphrenium drainiert. Danach wurde in Allgemeinnarkose das gekämmerte Pleuraempyem thorakoskopiert. Unter Sicht erfolgte (Abb. 2) die Septendurchtrennung und Absaugung von 900 ml gelb-grünem Sekret. Der Sekretabstrich ergab Staphylococcus aureus. Postoperativ wurde durch 7 Tage über ein Bülau-Drain täglich mit 3 x 250 000 I.E. Varidase ad 50 ml gespült. Danach konnte bei gutem Lungenröntgen das Bülau-Drain entfernt werden. Der weitere Heilungsverlauf war ohne Komplikationen.

Fall 2: Der persistierende posttraumatische Pneumothorax

M. M., 19jähriger Mann, erlitt am 11.12.1982 als PKW-Beifahrer bei einem Verkehrsunfall einen Sternumbruch, einen Schlüsselbeinbruch links und einen Spannungspneumotho-

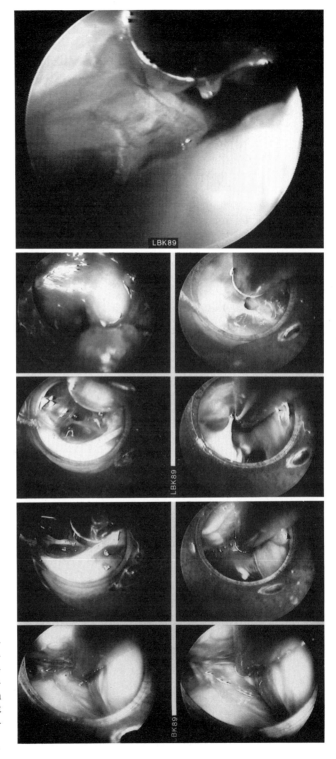

Abb. 2. Unter thorakoskopischer Sicht mit dem Koagulationssaugrohr Septendurchtrennung, Öffnen von Ergußkammern und Absaugung von 900 ml gelb-grünem Sekret (Darstellen des Bewegungsablaufes mittels Videoprinter)

rax links. Trotz Anlage eines Bülau-Drain in der Medioclavicularlinie im 3. Intercostalraum und einer zweiten Drainage in der mittleren Axillarlinie im 6. ICR verblieb ein anhaltender Totalkollaps der linken Lunge. Die Bronchoskopie ergab keinen Hinweis für einen Bronchusriß. Vier Tage nach dem Unfall erfolgte die Thorakoskopie. Als Ursache des persistierenden Pneumothorax wurde ein mehrere cm langer Riß im Lungenparenchym des linken Oberlappens gefunden. Dieser Riß wurde unter thoracoskopischer Sicht mit Fibrin geklebt. Anschließend komplikationslose Ausheilung.

Fall 3: Die unklare basale Thoraxverschattung

Lungenröntgen in beiden Ebenen und der klinische Befund ergaben den Verdacht auf eine traumatische Zwerchfellruptur. Bei der explorativen Thorakotomie wurde ein intaktes Zwerchfell vorgefunden.

Im Sinne einer schrittweise zunehmenden Invasität diagnostischer und therapeutischer Eingriffe darf in solchen Fällen die Thorakoskopie empfohlen werden.

Literatur

1. Brandt H-J, Laddenkemper R, Mai J (19..) Atlas der diagnostischen Thorakoskopie. Indikation – Technik. Thieme, Stuttgart, New York
2. Maaßen W (1972) Direkte Thoracoskopie ohne vorherige mögliche Pneumothoraxeinlage. Endoscopy 4:95–98
3. Inoue H, Shohtsu A, Kawada S et al. (1982) New device for one lung anesthesia: Endotracheal tube with movable blocker. J Thorac Cardiovasc Surg 83:940
4. Barner S, Kaiser D, Wolfart W (1985) Die Thoracoskopie, eine Methode zur Behandlung des gekämmerten Pleuraempyems. Prax Klin Pneumatol 39:505–507

Diskussion

Ecke, Gießen: Meine Damen und Herren, ich glaube, wir haben allen Anlaß dieser Arbeitsgruppe, die ihre jüngsten Leistungen hier dargestellt hat, hierfür zu danken. Ich meine, daß die Blockierung des Bronchus zukünftig sehr viel Bedeutung gewinnen wird und eröffne die Diskussion.

Poigenfürst, Wien: Möchten Sie zum Vortrag von Herrn Pridun etwas fragen oder Ihre Meinung äußern? An sich war alles sehr klar.

Ecke, Gießen: Mich hat die Lagerung mit dem beweglichen Arm interessiert. Wir wissen alle, daß bei der anderen Lagerung mit festem Arm am Bügel gelegentlich Nervenschäden auftreten. Ich glaube, daß das bei dieser Lagerung nicht möglich ist und hätte gerne Herrn Pridun hierzu gehört.

Hefte zur Unfallheilkunde, Heft 223
Zusammengestellt von W. Buchinger
© Springer-Verlag Berlin Heidelberg 1992

Pridun, Wien: Das ist vollkommen richtig. Wie ich begonnen habe, mit dem am Bogen fixiertem Arm zu operieren, hatten wir Nervenlaesionen zu beobachten. Mit zunehmender Beschäftigung mit der Thoraxchirurgie und der Notwendigkeit mit der Durchführung vor allem von komplizierteren Plastiken bin ich dazugekommen, da ich bei Totalplastiken zum Beispiel ja sehr weit hinauf plastizieren mußte und habe gemerkt, daß ich das eigentlich nur dann kann, wenn ich das Schulterblatt optimal bewegen kann. Meine Anästhesisten waren so freundlich, mir diese Lagerung zu erlauben. Ich habe inzwischen vor allem in der Schweiz auch gesehen, daß manche Chirurgen sich diesen Arm sogar steril im Operationsfeld, also von ihnen selbst sozusagen zu betätigen lagern, um das Operationsfeld so variabel wie möglich zu gestalten und damit auch die Gefährdung des Gefäß-Nervenstranges geringer machen.

Poigenfürst, Wien: Ist der Gefäß-Nervenstrang eigentlich gefährdet einfach durch die Elevation des Armes, oder durch die Distanz die durch den festgehaltenen Arm und den nach unten hängenden Kopf entsteht.

Pridun, Wien: Ich würde glauben durch die Distanz mehr.

Poigenfürst, Wien: Es sind heute, ich glaube in zwei Vorträgen, Längsthorakotomien gezeigt worden. Wie ist Ihre Meinung dazu?

Pridun, Wien: Ich habe mit der Längsthorakotomie selbst keine Erfahrung. In vielen, vielen Sitzungen wird immer wieder die Thorakotomie und Thorakotomieform vor allem von ihren Nachteilen her diskutiert und die postero-laterale, ist wirklich der für mich optimale Zugang. Wir haben alle Zugangsformen selbst gemacht, nur die Längsthorakotomie habe ich nicht operiert, aber man kann von der stabilen Seitenlage aus faktisch jede Erweiterung nach hinten, oben, unten, wo man möchte, machen. Nachteile, zum Beispiel Störungen der Wundheilung oder septische Situationen, oder wie es früher beschrieben wurde, sogar der Prolaps der Lunge durch die ganze Wunde, habe ich selbst nie gesehen. Ich habe einen einzigen Fall gesehen mit einer Thoraxwandnekrose, allerdings nicht von mir selbst, und dort waren es glaube ich haemolysierende Streptokokken, die das ausgelöst haben.

Poigenfürst, Wien: Wir haben eigentlich auch nie den Eindruck gehabt, daß man zu irgendeiner Rippe, die man verplatten wollte, von einer queren Thoracotomie aus nicht dazugekommen wäre. Manchmal ist es ja auch notwendig Rippen im dorsalen Thoraxabschnitt zu stabilisieren und ich kann mir nicht vorstellen, daß man von einer Längsinzision entlang der vorderen Axillarlinie nach dorsal dazukann. Ist von den Autoren noch einer anwesend? Kann jemand uns seine Erfahrungen dazu mitteilen?

Ecke, Gießen: Wir haben schulmäßig früher immer den axillären Schnitt gemacht und sind eigentlich bis auf einige Fälle, wo man von vorneherein sagt, wenn man sehr tief herunterkommen muß, vor allem nach hinten und auch nach oben hat das einmal Schwierigkeiten gegeben, dafür haben wir denselben, den Sie angegeben haben, aber es leuchtet mir ein, daß man insgesamt einen besseren Überblick bekommt.

Ich habe aber zu Ihnen noch eine andere Frage. Sie haben gesagt, daß Sie parallel zu Ihrem Schnitt unter Umständen eine erneute Thorakotomie machen, vom gleichen Hautschnitt aus nehme ich an?

Pridun, Wien: Ja. Das ist glaube ich dasselbe, was vorhin Herr Poigenfürst gesagt hat. Man kann von diesem Schnitt aus sowohl nach dorsal wie nach ventral kommen und auch nach oben und unten. Es hängt eigentlich ganz davon ab, wie man die Haut verzieht. Man kann zwei, drei, vier Interkostalräume tiefer oder höher kommen und muß dazu keine weitere Hautinzision machen.

Poigenfürst, Wien: Vielleicht noch eine Frage. Denk hat eine Zeit lang die kleine vordere Thoracotomie empfohlen. Die gibt ja vielleicht einen diagnostischen Überblick und wenn man sie, so wie Louis für seine vorderen Zugänge zur Wirbelsäule macht, noch erweitert durch Inzision der Rippenknorpel oberhalb und unterhalb des eröffneten Interkostalraumes, aber Sie haben sie eigentlich nicht sehr geschätzt.

Pridun, Wien: Dazu muß ich wirklich sagen, daß auch unser gemeinsamer Lehrer und Freund Denk diesen Zugang faktisch selbst nicht mehr anwendet. Wir haben es ausschließlich in diagnostischen Situationen gemacht und würden vor allem in der Notfallsituation davon abraten. Es ist viel zu eng, viel zu unübersichtlich. Jetzt nicht böse sein, aber meine Erfahrung hat mir gesagt, daß vor allem Unfallchirurgen ja nicht so häufig im Thorax operieren und eine gewisse Berührungsangst mit dem Thorax und mit der Lunge haben. Eine gute Empfehlung ist daher, einen möglichst übersichtlichen Zugang zu wählen, auch wenn er zunächst einmal groß ausschaut, aber man kann sich darin eigentlich gut bewegen und ist sicher. Ich glaube auch, daß der operative Zugang einfach über die Güte des Eingriffes wesentlich mitentscheidet. Ist der Zugang gut, so ist der Eingriff einfach und sicher. Dorthingehend glaube ich, daß die dorsolaterale Thoracotomie für sehr viele Situationen optimal ist.

Poigenfürst, Wien: Noch schlimmer als Unfallchirurgen, die eine Berührungsangst haben, sind Unfallchirurgen, die keine Angst haben.
Möchte jemand zum Vortrag von Herrn Lampl diskutieren?

Ecke, Gießen: Ich habe nur eine zusätzliche Frage. Haben Sie auch ausgesprochene Spätfälle von Zwerchfellrupturen in Ihrem Bereich gehabt? Zwei hatten Sie angegeben, die sofort operiert wurden.

Lampl, Augsburg: Wir haben deswegen keine Spätfälle in unserer Serie, weil unser Allgemeinchirurg die für sich requiriert. Die beiden Zwerchfellrupturen, die in der Serie waren, die sind eigentlich nicht als solche erkannt worden, sondern sind beide wegen persistierender Blutung in die rechte Thoraxhöhle operiert worden und da haben wir sie mitoperiert. Ansonsten ist das das Hoheitsgebiet des Herrn Witte und wir streiten da nicht.

Poigenfürst, Wien: Habe ich das richtig gesehen, daß Sie die Thoraxdrainage von cranial nach caudal einführen oder hat das nur von hier so ausgesehen?

Lampl, Augsburg: Nein, wir sind eigentlich ganz konventionell. Wir führen die Thoraxdrainagen ein wie alle anderen auch. Es gibt so ganz spezielle Fälle, wo man einmal sagt: Gut, wir haben einen Punkt zu drainieren oder eine Höhle zu drainieren, kommen aber in den Bereich nicht mehr ordentlich hin. Wenn wir uns von unten vorarbeiten, dann machen wir sie halt von oben, das ist das, was mein geschätzter Lehrer Blaha als geschmeidiges Eingehen auf die Situation bezeichnet hat.

Pridun, Wien: Ich wollte noch zu dieser gezeigten eindrucksvollen Stenose im Hauptbronchusbereich, links glaube ich war es, etwas sagen. Wir haben im letzten Jahr 5 derartige Fälle gesehen und konnten eigentlich ohne Resektion aussteigen. Sie wurden gelasert und in 2 Fällen dann mit einer entsprechenden Plastikprothese eine Zeit lang abgestützt. Haben Sie damit Erfahrungen?

Lampl, Augsburg: Wir haben versucht, diese Stenose zu lasern. Das ist uns wahrscheinlich aufgrund mangelnder Erfahrungen mit dieser Technik in dieser Situation nicht gelungen.

Poigenfürst, Wien: Jetzt kommen die Vorträge von Zifko, Pridun und John.

Pridun, Wien: Nachdem das an meiner Abteilung eingeführt wurde – wir haben über 800 derartige Intubationen bis jetzt gemacht – kann ich eigentlich nicht umhin, alle darauf hinzuweisen, was für einen enormen Vorteil das hat. Seitdem ich damit operiere, merke ich erst, wenn ich in auswärtigen Häusern operiere, wo ich nicht eine derartige Intubation habe, wie sehr ich mich plagen muß, das beatmete Organ zurückzudrängen und wie schwer es mir fällt, im Thorax dann wirklich die richtige Übersicht zu bekommen. Man hat plötzlich 2 Hände und 2 Augen mehr und man sieht dort hin, wo man wirklich möchte. Es ist ein immenser Vorteil, und ich habe eigentlich bis jetzt keinen wesentlichen Nachteil davon gesehen.

Poigenfürst, Wien: Herr Ecke hat vorhin zu mir gesagt, daß früher bei der Operation von Bronchiektasien ein ähnliches Verfahren schon üblich war. Aber vielleicht ist die Methode deshalb wieder in Vergessenheit geraten, weil sie nicht so elegant wie die jetzt gezeigte war.

Pridun, Wien: Man hat früher bei Bronchiektasien und bei Blutungen mit einem entsprechenden Ballonkatheter durch den liegenden Tubus blockiert. So haben wir bis vor 2 Jahren auch noch operiert, nur ist das wesentlich komplizierter und unsicherer in der Situation. Ich kann hier immer durch den Tubus beim beatmeten Patienten mit dem Endoskop die Lage kontrollieren. Der zusätzliche Kanal in dem blockierenden Tubus erlaubt auch, über diesen Kanal zu jetten. Ich kann also durchaus bei blockiertem Bronchus diese Lunge auch aufblähen, beatmen und oxygenieren. Es erlaubt enorm viel Arbeitsvorgänge.

Foitzik, Rotenburg: Wo würden Sie den entscheidenden Unterschied sehen zwischen einem Doppellumentubus mit intermittierender Aufblockung, also Carlens, gegenüber diesem? Ich finde das bestechend, aber man muß ja argumentieren können damit.

John, Wien: Ja. Bei den älteren Carlens-Tubus haben Sie einen Haken gehabt und beim Einführen hat man entweder die Stimmbänder oder die Carina verletzt. Der Carlens-Tubus ist doppellumig, Sie müssen doppeltfach mit dem Fibroskop sichern. Das heißt, Sie müssen so ankommen, daß der Oberlappen nicht gedeckt ist, so eine Plazierung ist tödlich. Der dritte Nachteil ist das Absaugsystem, das nicht funktioniert. Sie müssen mit ganz dünnen Kathetern hineinfahren, um etwas abzusaugen. Blut abzusaugen ist unmöglich. In sämtlichen modernen Anästhesiebüchern haben Sie von 2500 intraoperativen Fällen 5 schwere Todesfälle bei Bronchusruptur allein angemeldet.

Kapral, Melk: Ich habe eine Frage an Herrn Pridun. Wenn ich mir die Weite des zu verwendenden Tubus vorstelle – Sie haben das Bronchoskop, dann haben Sie den Kanal, dann müssen Sie noch dabei den Luftweg freihalten. Ich kann mir also nicht vorstellen, daß Sie einen dünneren Tubus verwenden als etwa 10 mm. Was ist also mit Trachealstenosen, mit Strumen. Welche Rate gibt es, wo das nicht einführbar war?

Pridun, Wien: Die Trachealstenose ist für diesen Tubus keine Indikation. Die moderne Thoraxchirurgie arbeitet bei der Trachealstenose mit dünnen Kathetern und dem Jetsystem. Dieser Tubus ist in den Größenordnungen 7,5–9,5 und wird in diesen Größenordnungen verwendet und ist wirklich exquisit zur Blockade der Hauptbronchien oder auch selektiv für Oberlappen oder Unterlappen geeignet. Also wirklich für selektive Eingriffe im Bereich der Lungen einseitig.

Poigenfürst, Wien: Das sind also die Vorteile, die technischen Errungenschaften, die aufgrund der verbesserten Materialien möglich sind.

Die Behandlung von bronchopleuralen Fisteln bei schwerer Lungenkontusion

C. Neumann, G. Regel und J. A. Sturm

Unfallchirurgische Klinik, Medizinische Hochschule Hannover (Direktor: Prof. Dr. H. Tscherne), Konstanty-Gutschow-Str. 9, W-3000 Hannover 61, Bundesrepublik Deutschland

Bei schwerem Thoraxtrauma kommt es nicht selten zur Ausbildung eines Pneumo- oder Hämatopneumothorax. So finden wir in unserem eigenen Krankengut eine solche Diagnose in 8.8% aller schwerstverletzten Patienten. Durch das Einbringen einer Thoraxdrainage ist ein solcher Pneumothorax in fast allen Fällen schnell zu beseitigen, nur in wenigen Fällen kommt es zu einem anhaltenden Luftleck, welches weiterer Diagnostik und Therapie bedarf.

Findet sich als Ursache eine Ruptur von Trachea oder Stammbronchus evtl. vergesellschaftet mit großen parenchymalen Blutungen, so ist eine Übernähung oder Lobektomie die Therapie der Wahl. Bei weiter distalen Läsionen ist je nach Ausmaß der Verletzung sicherlich primär eine abwartende Strategie vertretbar, da sich erfahrungsgemäß kleinere Luftlecks unter konsequenter Drainage von selbst verschließen. Zudem ist eine frühe Operation bei schwerstverletzten Patienten mit einer hohen Letalität behaftet [14]. Es wurden daher für die Therapie von persistierenden tiefer lokalisierten Läsionen unterschiedliche Vorgehensweisen empfohlen:

1. Embolisationen: Ratlift empfahl, die entsprechenden Lungensegmente mit Bleikugeln zu verschließen [12]. Hier zeigte sich jedoch, daß die Kugeln häufig ihre Position nicht beibehielten, zum anderen wurde immer wieder die Frage nach der Gewebeverträglichkeit gestellt. Die von Moritz angegebene endoskopische Applikation von Bucrylat-Klebstoff erfolgte ohne vorherige Testung des möglichen Einflusses des Vorgehens auf das Luftleck [10]. Die experimentelle Studie von Roksvaag, bronchopleurale Fisteln mit kleinen Bal-

Hefte zur Unfallheilkunde, Heft 223
Zusammengestellt von W. Buchinger
© Springer-Verlag Berlin Heidelberg 1992

lons zu verschließen [13], zeigte bei ungewissem Schicksal der Ballons keine Langzeiterfolge.

2. Occlusionen: Hierunter fallen die Versuche, durch Fibrinkleber die Fisteln zu verschließen. Es zeigte sich jedoch, daß der Kleber keine stabile Verbindung mit der Pleura einging [8, 15]. Gute Erfolge zeigte hingegen die Verwendung von Fibrinkleber beim Einsatz direkt am Bronchusostium, eine solche Vorgehensweise ist aber an ein chirurgisches Vorgehen mit Thorakotomie gebunden [2, 5, 10, 13]. Die percutane Applikation von Bucrylat-Kleber in die Lunge nach Keller ist bei stark geschädigten Lungen mit hohem Risiko behaftet [9].

Die zur Therapie von bronchopleuralen Fisteln angegebenen Beatmungsverfahren wie High-Frequency-Jet-Ventilation [1, 3, 7, 14] oder des synchronisierten Verschlusses der Thoraxdrainage [4, 6] sollen wegen des großen apparativen Aufwandes hier nicht berücksichtigt werden.

Fragestellung und Methodik

Aufgrund der Kenntnis der zuvor angeführten Probleme stellte sich folgende Frage: Ermöglicht die Bronchoskopie Diagnostik und Therapie einer bronchopleuralen Fistel?, das heißt: Kann man bronchoskopisch das Luftleck lokalisieren? Ist es möglich, vor der endgültigen Embolisation die Auswirkungen auf den Gasaustausch zu untersuchen: Kann bronchoskopisch die definitive Embolisation ausgeführt werden?

Hierzu wurde unter spezieller Berücksichtigung der Probleme schwerst lungenkontusionierter Patienten folgende Strategie entwickelt:

Unter bronchoskopischer Kontrolle werden sämtliche Ostien der Bronchien 3. und 4. Ordnung verschlossen und die Auswirkung auf das Luftleck hin überwacht. Dazu wird ein Ballonkatheter mit distalem Lumen neben dem Bronchoskop in die Bronchien eingeführt und mit diesem selektiv ein Verschluß der Bronchien IV durch Inflation des Ballons erzielt. Das Einführen des Katheters neben dem Bronchoskop ermöglicht es, das Ostium bei liegendem Katheter geschlossen zu halten, gleichzeitig aber das Bronchoskop wieder entfernen zu können, um den nicht selten durch das Bronchoskop erhöhten Atemwegswiderstand zu normalisieren. Nur so ist exakt der Einfluß der Embolisation auf das Luftleck objektivierbar. Bei Nachweis einer signifikanten Verminderung des Luftlecks wurde dann Fibrinkleber durch das distale Lumen des Ballonkatheters installiert, der Ballonkatheter wurde noch für ca. 20 Minuten bis zum sicheren Aushärten des Klebers belassen und dann entfernt. Die respiratorische Situation wurde anhand des arteriellen pO_2, pCO_2 sowie des Atemminutenvolumens beurteilt. Das Luftleck wurde mittels respiratorischem Monitoring (VRP Respiratory Monitor, Research Development Corp., San Francisco, CA, USA) überwacht.

Fallbeispiel

Das Vorgehen sei beispielhaft an einem Fall demonstriert. Ein 16jähriger Patient entwickelte nach einem PKW-Unfall ein persistierendes Luftleck mit einem Verlust von

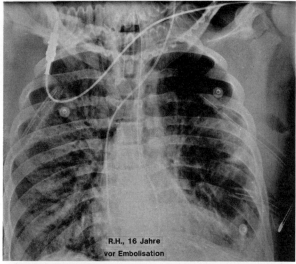

R.H., 16 Jahre
vor Embolisation

Abb. 1. Röntgenaufnahme (Bettaufnahme) vor der Embolisation

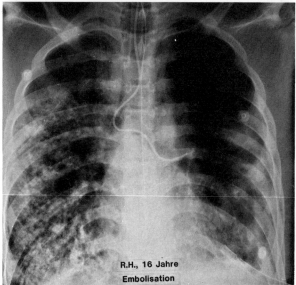

R.H., 16 Jahre
Embolisation

Abb. 2. Röntgenaufnahme (Bettaufnahme) bei der Embolisation: Liegender Ballonkatheter zur Testung der Ventilation

350 ml/Atemzug. Das Luftleck der linken Lunge muß über 3 großlumige Thoraxdrainagen abgeleitet werden (Abb. 1).

Die bei dem Patienten bestehende massive Pneumonie verhindert ein operatives Vorgehen. Bei einem arteriellen pO_2 von 54 bei einem FiO_2 von 0.6 ist die respiratorische Situation schlecht. Trotz eines Minutenvolumens von 20 Litern beträgt der pCO_2 41 mm Hg. Unter diesen Bedingungen wurde ein Ballonkatheter bronchoskopisch plaziert (Abb. 2). Das Luftleck konnte so auf 80 ml/min reduziert werden. 24 h nach dem Eingriff hatte sich bei anhaltend reduziertem Luftleck die Lage des Patienten deutlich gebessert. Der pO_2 betrug 90 bei einem FiO_2 von 0.45, der pCO_2 konnte bei einem Atemminutenvolumen von

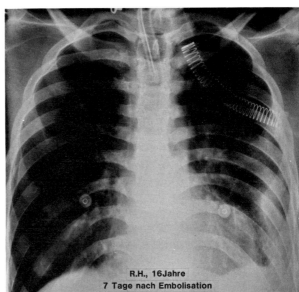

Abb. 3. Röntgenaufnahme (Bettaufnahme) 7 Tage nach Embolisation: Atelektatische Areale im embolisierten Lungensegment

R.H., 16 Jahre
7 Tage nach Embolisation

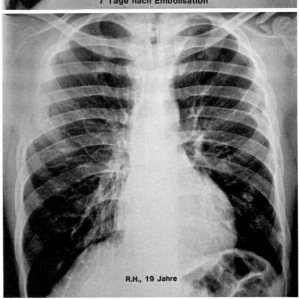

Abb. 4. Röntgenaufnahme im Stehen: Gleicher Patient 3 Jahre nach der Verletzung

R.H., 19 Jahre

noch 19 l auf mm Hg gesenkt werden. Natürlich finden sich röntgenologisch die entsprechenden Korrelate nach einer Embolisation. 7 Tage nach dem Eingriff finden sich atelektatische Areale linksseitig (Abb. 3). 3 Jahre nach dem Unfall erinnert aber röntgenologisch nur noch eine kleine Schwiele an die schwere Lungenverletzung (Abb. 4).

238

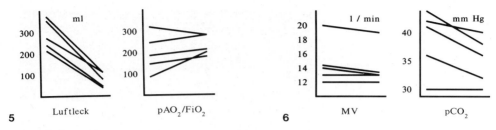

5   Luftleck   pAO$_2$/FiO$_2$ 6   MV   pCO$_2$

Abb. 5. Änderung der respiratorischen Situation Werte vor und 24 h nach Embolisation
Abb. 6. Änderung der respiratorischen Situation Werte vor und 24 h nach Embolisation

Ergebnisse

Insgesamt wurden nach der oben beschriebenen Technik in unserer Klinik 5 polytraumatisierte Patienten mit Lungenkontusion behandelt. Bei allen Patienten kam es durch den Eingriff zu einer dauerhaften Reduktion des Luftleckes, die respiratorische Situation besserte sich jeweils deutlich. Insbesondere zeigten alle Patienten als Folge der besseren Lungenventilation bei einer Abnahme des Atemminutenvolumens eine gleichzeitige Abnahme des pCO$_2$ (Abb. 5, 6), 4 dieser Patienten überlebten, 1 Patient verstarb 18 Tage nach dem Eingriff an den Folgen eines ARDS. Bei allen Patienten war durch den Eingriff das Luftleck dauerhaft gemindert, eine erneute Intervention war nicht notwendig.

Zusammenfassung

Es zeigt sich, daß bronchoskopisch sowohl die Diagnose als auch die Therapie einer tiefer gelegenen bronchopleuralen Fistel möglich und von jedem in der Bronchoskopie Erfahrenen einfach durchführbar ist. Die Langzeitergebnisse der so behandelten Patienten zeigen gute Ergebnisse.

Zur Frage wann eine solche Therapie indiziert ist, können wir zur Zeit folgende Richtwerte geben: Der Verschluß einer bronchopleuralen Fistel mittels bronchoskopischer Fibrinklebung sollte erfolgen, wenn sich durch den Beatmungsmodus der Verlust über das Luftleck nicht unter 30% des Hubvolumens drücken läßt und ein operatives Vorgehen mittels Lobektomie wegen eines Infektes oder des schlechten respiratorischen Zustandes des Patienten kontraindiziert ist.

Für kritisch erkrankten Patienten mit schwerer Lungenkontusion stellt das vorgestellte Verfahren einen kurzen schonenden Eingriff dar.

Literatur

1. Albelda SH, Hansen-Flaschen JH, Taylor E et al. (1985) Evaluation of high-frequency jet ventilation in patients with bronchopleural fistulas by quantification of the airleak. Anesthesiology 63:551–553
2. Ellis JH, Sequeira FW, Weber TR et al. (1982) Balloon catheter occlusion of bronchopleural fistulae. AJR 135:157–159

3. Glenski JA, Mackenzie RA, Maragos NE et al. (1985) Assessing tidal volume and detecting hyperinflation during Venturi jet ventilation for microlaryngeal surgery. Anesthesiology 63:554–557
4. Gramm HJ, Frucht U, Simgen WLA et al. (1984) Die respiratorgesteuerte intermittierende Pleuradrainage – Eine Methode zur Behandlung lebensbedrohlicher bronchopleuraler Fisteln. Anästhesist 33:507–510
5. Hartmann W, Rausch V (1977) A new therapeutic application of the fiberoptic bronchoskope. Chest 71:237
6. Haterian TE, Berretueta R, Pittohopitis K et al. (1983) Technical consideration of synchronized chest tube occlusion in bronchopleural fistula. Crit Care Med 11:484
7. Hoff BH, Wilson E, Smith RB et al. (1983) Intermittent positiv pressure ventilation and high frequency ventilation in dogs with extperimental bronchopleural fistulae. Crit Care Med 11:598–602
8. Jessen C, Sharma P (1985) Use of fibrin glue in thoracic surgery. Ann Thorac Surg 39:521–524
9. Keller FS, Rösch J, Barker AF et al. (1882) Percutaneous interventional catheter therapy for lesions of the chest and lungs. Chest 81:407–412
10. Moritz E, Eckersberger F (1985) Endoskopische Klebung postoperativer Bronchusfisteln. Chirurg 56:125–127
11. Pace R, Rankin RN, Finley RJ (1983) Detachable balloon occlusion of bronchopleural fistulae in dogs. Invest Radiol 18:504–506
12. Ratlift JL, Hill JD, Tucker J et al. (1977) Endobronchial control of bronchopleural fistulae. Chest 71:98–99
13. Roksvaag H, Skalleberg L, Nordberg C et al. (1983) Endoscopic closure of bronchial fistula. Thorax 38:696–697
14. Sjosrand UH, Smith RB, Hoff BH et al. (1985) Conventional and high-frequency ventilation in dogs with bronchopleural fistulae. Crit Care Med 13:191–193
15. Steigert Z, Wilson RF (1984) Management of bronchopleural fistulas. Surg Gynecol Obstet 158:267–271

Die Kombination stumpfer Bauchtraumen mit Ruptur der thoracalen Aorta

P. Hartl[1], M. Toljan[2] und F. Pressl[1]

[1] I. Chirurgische Abteilung des Allgemeinen Krankenhauses der Stadt Linz (Vorstand: Prim. Prof. Dr. P. Brücke), Krankenhausstr. 9, A-4020 Linz
[2] Abteilung für Unfallchirurgie des Allgemeinen Krankenhauses der Stadt Linz (Vorstand: Prim. Prof. Dr. R. Reschauer), Krankenhausstraße 9, A-4020 Linz

Mit zunehmender Schnelligkeit des Transportes steigt die Anzahl Schwer- und Schwerstverletzter, die das Krankenhaus lebend erreichen. In einem großen Prozentsatz sind SH-traumen und Knochenverletzungen mit stumpfen Bauch- und Thoraxtraumen kombiniert. So erleidet nicht zuletzt die gedeckte traumatische Ruptur der thoracalen Aorta, welche eine akut lebensbedrohliche Situation darstellt, beim polytraumatisierten Patienten in Diagnostik und Therapie erhebliche Verzögerungen, da berechtigter Weise andere offenkundige Verletzungen zuerst beurteilt und behandelt werden.

Hefte zur Unfallheilkunde, Heft 223
Zusammengestellt von W. Buchinger
© Springer-Verlag Berlin Heidelberg 1992

In den letzten 10 Jahren wurden an unserer Abteilung 21 Patienten mit traumatisch rupturierter thoracaler Aorta operiert. Von diesen haben 16 Patienten überlebt. Wir dürfen aber über 5 Fälle berichten, bei denen eine Kombination von linksseitiger Zwerchfellruptur, thoracaler Aortenruptur und anderen abdominellen Verletzungen bestanden.

Fall. 1: Ein 19jähriger Mann wird schwerst schockiert in die Notaufnahme gebracht. Es besteht ein stumpfes Bauchtrauma, eine offene OS-fraktur und eine Contusio cerebri. Er wird laparotomiert, und es findet sich eine Milzruptur und linksseitige Zwerchfellruptur, welche entsprechend versorgt werden. 24 h nach dieser Operation kommt es auf der Intensivstation neuerlich zu einem plötzlichen Schockzustand und trotz sofortiger massiver Maßnahmen verstirbt der Patient perakut. Die Autopsie zeigt eine frei in den linken Hemithorax perforierte Aortenverletzung.

Fall 2: Ein 43jähriger Mann wird mit OS und US- trümmerfraktur und stumpfem Bauchtrauma, ebenfalls schwerst schockiert eingeliefert. Die Laparotomie zeigt eine Milz-, Leber- und Zwerchfellruptur, welche für das Schockgeschehen verantwortlich gemacht werden und in entsprechender Weise chirurgisch versorgt werden können. Nach vorerst unkomplizierten hämodynamisch stabilem postoperativem Verlauf verstirbt auch dieser Patient 48 h nach der Erstoperation perakut. Bei der Obduktion wiederum thoracale Aortenruptur, die primär nicht diagnostiziert worden war.

Fall 3: Ein 47jähriger Mann mit schwerem Schädelhirntrauma und stumpfem Abdominothoracaltrauma wird tief bewußtlos aufgenommen. Im Schädel-CT schwere Hirnstammkontusion. Im Abdomen und Thorax-CT freie Flüssigkeit im Abdomen und ein geringgradiger Pleuraerguß links. Laparotomie mit Lebernaht, Splenektomie, Naht mehrerer Mesenterialeinrisse. Auch bei diesem Patienten wird perioperativ eine linksseitige Zwerchfellruptur diagnostiziert, aus der es auffallend stark blutet. Es wird das Zwerchfell übernäht, das Abdomen verschlossen und eine linksseitige Thorakotomie angeschlossen. Dabei findet sich eine inkomplette Aortenruptur, die mittels Interposition einer Dacron-Velourprothese versorgt wird. Dieser Patient verstarb 6 Tage später wegen der irreversiblen Hirnschädigung.

Fall 4: Auch diese 23jährige Patientin kommt schwer schockiert mit stumpfem Bauchtrauma zur Aufnahme. Im Rahmen der Laparotomie wird eine Splenektomie, eine Leberteilresektion und die Naht der linken Zwerchfellkuppe vorgenommen. Der postoperative Verlauf war unproblematisch. Fünf Wochen nach dem Unfallgeschehen sucht die Patientin wegen hartnäckiger Heiserkeit einen HNO-Arzt auf, der eine Rekurrensparese links diagnostiziert. Ein Thoraxröntgen und die Angiographie beweisen den Verdacht einer gedeckten Aortenruptur mit Ausbildung eines beträchtlichen Pseudoaneurysmas. Die Patientin wird unter Anlegung eines extraanatomischen passageren subclaviofemoralen Shunts zur Nieren und Rückenmarksprotektion während der Aortenklemmung operiert, die Gefäßkontinuität mittels Kunststoffprothese wiederhergestellt. Am 11. postoperativen Tag kann sie entlassen werden, und es geht ihr bis heute gut.

Fall 5: Zuletzt ein 38jähriger Mann, ebenfalls mit Leber-, Milz- und Zwerchfellruptur, multiplen Mesenterialeinrissen Coecumperforation und soweit beurteilbar einem inkompletten hohen Querschnitt. Vorerst abdominalchirurgische Versorgung. Stunden später ergeben eine deutliche Abschwächung der Inguinalpulse, eine Zunahme der Querschnittssymptomatik und eine Anurie die Indikation zur sofortigen Thorakotomie und entsprechender prothetischen Überbrückung der rupturierten Aorta thoracica. Dieser Patient verstirbt 14 Tage später am Multiorganversagen.

Wir haben also 2 Patienten an übersehenen nicht diagnostizierten thoracalen Aortenrupturen verloren, zwei weitere, wenn auch verzögert, diagnostiziert und auch verloren. Lediglich eine Patientin, die erst 5 Wochen nach dem Trauma, praktisch im elektiven Stadium wiederkam, konnte erfolgreich operiert werden.

Angesichts dieser schlechten Ergebnisse soll darauf hingewiesen werden, daß gerade das stumpfe Bauchtrauma mit linksseitiger Zwerchfellruptur mit einer thoracalen Aortenruptur kombiniert sein kann, auch wenn keinerlei Anzeichen weiterer Thoraxverletzungen bestehen.

Eine typische, charakteristische Unfallanamnese für eine Aortenruptur gibt es nicht. Der Verletzungsmechanismus aber ist für beide Traumen derselbe. Denn sowohl bei der thoracalen Aortenruptur, wie auch bei der Zwerchfellruptur spielt eine kombinierte Decelerations- und Kompressionswirkung die wesentliche Rolle, wodurch es zu einem Biegungsberstungstrauma kommt. Die Prädilektionsstelle ist die Aortenkonvexität gegenüber der Insertionsstelle des Ductus Botalli. Die Ruptur verläuft immer quer und kann von einem Intimaeinriß bis zum kompletten Aortenabriß gehen.

Es ergibt sich, daß man bei der Diagnose einer linksseitigen Zwerchfellruptur, die ja meistens erst perioperativ gestellt wird, auch an eine mögliche Aortenruptur denken sollte. Prinzipiell sollte auch ein nur geringgradig verbreitertes Mediastinum, Druckdifferenzen zwischen oberer und unterer Extremität und evtl. ein interscapuläres Systolicum Anlaß zur Angiographie sein, welche die einzige wirklich aussagekräftige diagnostische Maßnahme darstellt.

Bei perioperativ diagnostizierter Zwerchfellruptur sollte unbedingt eine transdiaphragmale Inspektion der linken Pleurahöhle und der mediastinalen Pleura parietalis vorgenommen werden. Ist eine Aortenverletzung nachgewiesen ist hiermit die Indikation zu ehebaldigsten operativen Sanierung gegeben. Bei der Primärbehandlung von Polytraumatisierten mit einer inkompletten oder gedeckten Aortenruptur, haben andere akut lebensbedrohliche Verletzungen den Vorrang in der Erstversorgung, jedoch sollte, soweit es der Zustand des Patienten zuläßt, in derselben Sitzung die Aortenkontinuität wiederhergestellt werden.

Indikationen zur Operation bei penetrierenden Herzverletzungen

G. J. Szabo

Abteilung für Thoraxchirurgie, Zentralinstitut und Lehrstuhl für Traumatologie der Universität für ärztliche Fortbildung (Chefarzt: Dr. Gy. J. Szabo), Mezö Imre ut. 17, H-1081 Budapest

Seitdem Rehn 1896 die erste erfolgreiche Herznaht durchführte, haben sich die Verhältnisse grundlegend geändert. Bei den Indikationen gehen die Meinungen auseinander. Wir halten wie Glinz, Ivatury, Howerer und andere die sofortige operative Freilegung für absolut indiziert. Unseren Standpunkt begründen wir mit den folgenden Fakten einer retrospektiven Analyse:

Zum ersten ist uns die Belastbarkeit des Verletzten nicht bekannt.

Diese kann unter anderem vom Allgemeinzustand, von der Art der Verletzung und von der Transportdauer abhängen. Bei der Beurteilung des Allgemeinzustandes kann man sich über die physikalische Untersuchung hinaus meist nur auf wenige Informationen stützen, wie Verletzungsweise, Alter, bekannte chronische Krankheiten, wie z.B. Geisteskrankheiten. Die Mehrzahl unserer Herzverletzten waren suizide Männer im Alter von 30–60 Jahren, fast ein Drittel behandelte Geisteskranke, bei denen eine chronische Krankheit anzunehmen war (Abb. 1).

56 Herzverletzungen lokalisierten sich auf die sog. Herzgegend (Abb. 2). In 52% war die rechte Kammer, in 35% die linke Kammer verletzt. Die Patienten mit Verletzungen der rechten Kammer waren zur Hälfte im Schock, zur Hälfte in gutem Kreislaufzustand, während sich die mit Verletzungen der linken Kammer fast immer im Schockzustand befanden (Abb. 3).

Bei den 44% der Patienten, die nicht im Schock waren, hätte sich aber nur mit speziellen Untersuchungen – wie Echokardiographie, CT, Hämodynamik usw. – entscheiden lassen, wie lange der Kreislauf noch stabil geblieben wäre. Durch den Blutverlust und die entstehende Tamponade belasten aber selbst die grundlegenden Untersuchungen, bzw. die längere Observation den Kreislauf des Herzverletzten. Auch ist in der Mehrzahl der Fälle unbekannt, wieviel Zeit zwischen Verletzung und Aufnahme verstrichen ist, deshalb sollte die präoperative Zeitspanne im Spital so kurz wie möglich gehalten werden.

1961–1970 bemühten wir uns um eine genaue präoperative Diagnose, bis zur Operation vergingen im Durchschnitt 120–130 min. Damals war die Letalität hoch: von 29 Herzverletzten starben 3 auf dem Operationstisch, 2 innerhalb von 24 h (Abb. 4).

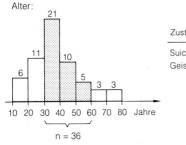

Zustand:	n	%
Suicid	41	70
Geisteskranke	17	30

Abb. 1. Gesamtzahl der Herzverletzten (1961–1988) (n = 59)

Hefte zur Unfallheilkunde, Heft 223
Zusammengestellt von W. Buchinger
© Springer-Verlag Berlin Heidelberg 1992

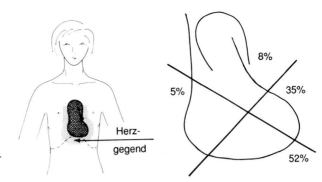

Abb. 2. Lokalisation der Verletzung (1961–1980) (n = 60)

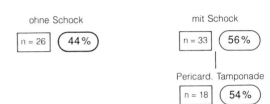

Abb. 3. Kreislaufzustand der Herzverletzten (1961–1988) (n = 59)

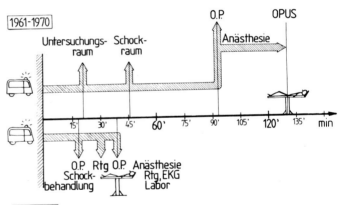

Abb. 4. s. Text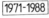

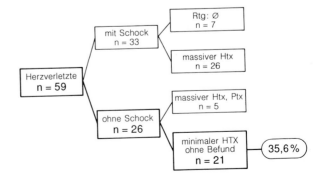

Abb. 5. Röntgen-Diagnostik (1961–1988)

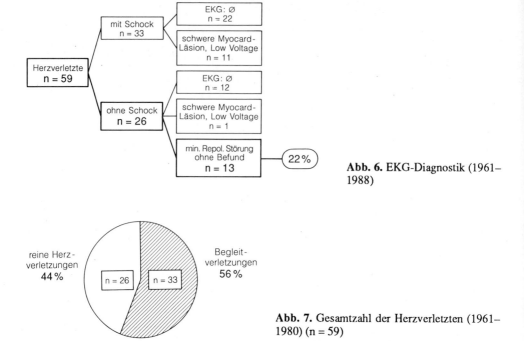

Abb. 6. EKG-Diagnostik (1961–1988)

Abb. 7. Gesamtzahl der Herzverletzten (1961–1980) (n = 59)

1971–1988 sank die durchschnittliche präoperative Zeit auf 20–40 min. Von 30 Patienten starben 2 in tabula.

Zweitens analysierten wir die diagnostische Bedeutung von Röntgen- und EKG-Befunden und ihre Rolle bei der Indikationsstellung. Bei 35,6% der Patienten ohne Schock waren die Thoraxaufnahmen negativ oder man sah nur einen minimalen Hämothorax, die EKG-Befunde zeigten in 22% nur eine minimale nicht spezifische Repolarisationsstörung oder waren negativ. Unsere eigenen Untersuchungen zeigen, wie die von Glinz, daß negative Röntgen- und EKG-Befunde eine Herzverletzung nicht ausschließen (Abb. 5, 6).

Drittens analysierten wir auch die Begleitkrankheiten. Der Verletzte erwartet Stich oder Schuss in der Regel nicht steif und unbeweglich, sondern wehrt sich. Und auch das verletzende Instrument wird bewegt. Deshalb können bei der kleinsten Hautwunde sogar Organe beider Körperhöhlen verletzt sein.

1961–1988 gesellten sich zu 59 Herzverletzungen 29 Lungenverletzungen und 5 Verletzungen der Bauchorgane.

Zusammenfassend sind wir aufgrund dieser drei Tatsachen der Meinung. daß bei jeder penetrierenden Verletzung der Herzgegend die sofortige operative Freilegung auch dann absolut indiziert ist, wenn der Kreislauf stabil und Röntgen- und EKG-Befunde nicht charakteristisch sind. Damit nehmen die Überlebenschancen der Herzverletzten zu und das Risiko anderer unerkannter Organverletzungen ab (Abb. 7).

Zur perforierenden Thoraxverletzung – Erfahrungsbericht über 104 Fälle

R. Jaskulka und M. Strickner

II. Universitätsklinik für Unfallchirurgie Wien (Vorstand: Prof. Dr. P. Fasol), Spitalgasse 23, A-1090 Wien

Aufgrund der variablen Verletzungsmuster – von der unkomplizierten Thoraxwandverletzung bis hin zur perforierenden Mediastinal- und Zweihöhlenverletzung – schwankt das Verletzungsausmaß bei perforierenden Thoraxverletzungen in weiten Grenzen. Um ein situationsgerechtes Vorgehen zu ermöglichen muß daher eine rasche Einschätzung der Verletzungsschwere erfolgen. An erster Stelle steht dabei in jedem Fall die rasche Beurteilung der Vitalparameter. Sowohl Schock- als auch Atemtherapie werden naturgemäß neben den weiteren diagnostischen Schritten begonnen und fortgesetzt. Nach der raschen Entkleidung des Patienten sollte die Verletzungslokalisation bereits Hinweise auf die verletzten Organe liefern. Zu diesem Zeitpunkt wird ein nach außen offener Pneumothorax – als weitere sofort zu behandelnde Komplikation – in der Regel leicht erkannt. Eine nun folgende kurze Bildwandler-Durchleuchtung im Schockraum oder Akut-OP gibt sichere Hinweise auf das vorliegen eines Pneumo- und/oder Hämatothorax und läßt bei typischem Befund auf das Vorhandensein einer Herzbeuteltamponade schließen.

Die Art der weiter einzuschlagenden Therapie und letztlich auch die Prognose sind in erster Linie abhängig von der Art der Verletzung und vom Organverletzungsmuster.

So besteht bei der lateralen Thoraxverletzung auch unter Mitbeteiligung der Lunge keine absolute Indikation zur Thorakotomie. In den meisten Fällen wird hier eine konservative Behandlung möglich sein, wobei Schocktherapie, Thoraxdrainage und Atelektaseprophylaxe im Vordergrund stehen. Eine Indikation zur Thorakotomie bei diesen Verletzungen sehen wir vor allem bei massivem und anhaltendem Blutverlust durch die Thoraxdrainage, insbesondere wenn der Kreislauf durch Volumenzufuhr nicht gehalten werden kann. Als weitere Operationsindikation gelten Bronchus-, Trachea-, Ösophagus- und Herzverletzungen.

Anders liegt die Situation bei der penetrierenden Herzverletzung: Die Patienten erreichen das Krankenhaus meist in einem schwer schockierten bis moribunden Zustand. In dieser Situation ist eine rasche Diagnosestellung besonders wichtig und an ein abwartendes Verhalten nicht zu denken. Die einzig richtige Entscheidung kann hier nur die sofortige Thorakotomie sein. In Übereinstimmung mit anderen Autoren haben wir dabei die Erfahrung gemacht, daß ein Therapieversuch auch bei scheinbar aussichtslosen Situationen erfolgreich sein kann.

Bei der penetrierenden Zwerchfellverletzung schließlich steht in den meisten Fällen die abdominelle Symptomatik im Vordergrund. Zusätzlich zu der in diesen Fällen an unserer Klinik immer durchgeführten explorativen Laparotomie ist eine Thorakotomie nur selten erforderlich. Für die Indikationsstellung gelten prinzipiell die gleichen Grundsätze wie bei anderen Thoraxverletzungen.

Hefte zur Unfallheilkunde, Heft 223
Zusammengestellt von W. Buchinger
© Springer-Verlag Berlin Heidelberg 1992

Tabelle 1. Laterale Thoraxverletzungen Krankengut (1975–1986)

Betroffene Patienten	67	
Frauen	9	
Männer	58	
Patientenalter (im Mittel)	33	
Schußverletzungen	11	(16,4%)
Stichverletzungen	54	(80,6%)
Pfählung	2	(03,0%)
kriminell	49	(73,1%)
suizidal	9	(13,4%)
Unfall	9	(13,4%)

Eigenes Krankengut

Im eigenen Krankengut fanden wir von insgesamt 104 wegen perforierender Thoraxverletzungen behandelten Patienten 67mal (64,4%) eine laterale, 13mal eine mediastinale (12,5%) und 24mal eine abdominal-thoracale Verletzung (23,1%).

Laterale Thoraxverletzungen

Bei den Verletzungen der lateralen Thoraxwand handelt sich um 11 Schuß-, 54 Stich- und 2 Pfählungsverletzungen. Geschlechtsverteilung und Ursachen können Tabelle 1 entnommen werden.

Aus dieser Verletzungsgruppe wiesen 10 Patienten (14,9%) beim Erreichen der Klinik Symptome eines ausgeprägten Kreislaufschocks auf. Bei allen Patienten bestand ein unterschiedlich ausgeprägter Pneumothorax. Einen Hämatothorax fanden wir bei 12 Verletzten. Bei 62 Patienten (92,5%) konnte die Behandlung rein konservativ erfolgen. 40 davon wurden lediglich unter stationären Bedingungen überwacht, die restlichen 22 Patienten benötigten für durchschnittlich 4 Tage eine Thorax-Bülau-Drainage. Eine Thorakotomie wurde in 5 Fällen (7,5%) erforderlich. Die Indikationsstellung erfolgte immer aufgrund einer auf konservativem Wege nicht zu stabilisierenden Kreislaufsituation bei anhaltender Blutung aus den Thoraxdrainagen. An operativen Maßnahmen war 3mal eine Lobektomie, 1mal die Übernähung einer Lungenverletzung und einmal die Versorgung einer Läsion der A. Subclavia erforderlich. Die unmittelbare postoperative Phase wurde von allen so versorgten Patienten überlebt. Ein Patient verstarb 14 Tage nach der Verletzung im Rahmen einer massiven intrathoracalen Nachblutung trotz rascher Thorakotomie. In einem weiteren Fall mußte am 14. postoperativen Tag eine Dekortication durchgeführt werden. Die restlichen 65 Patienten dieses Kollektives konnten nach einem durchschnittlichen Krankenhausaufenthalt von 7,4 Tagen in gutem Allgemeinzustand entlassen werden.

Tabelle 2. Herzverletzungen Krankengut (1975–1984)

Betroffene Patienten	13	
Frauen	1	
Männer	12	
Patientenalter (im Mittel)	38a	
Schußverletzungen	3	(23,1%)
Stichverletzungen	10	(76,9%)
kriminell	11	(84,6%)
suizidal	2	(15,4%)

Mediastinale, gegen das Herz gerichtete Verletzungen

Unter den 13 perforierenden Herzverletzungen fanden wir 3 Schuß- und 10 Stichverletzungen. Geschlechtsverteilung und Ursache können der Tabelle 2 entnommen werden.

In jedem dieser Fälle war vor der Einlieferung einer Vorankündigung durch die Sanität erfolgt, so daß sofort mit dem Erreichen der Klinik mit den Reanimationsmaßnahmen begonnen werden konnte und außerdem ein vorbereitetes Operationsteam bereitstand. Zum Zeitpunkt der Einlieferung zeigten die Verletzten ausnahmslos Zeichen eines ausgeprägten Kreislaufschockes, 8 Patienten waren ohne messbaren Blutdruck und Puls. In 10 Fällen lagen alle Zeichen einer Herztamponade vor. Bei einem dieser Patienten mußte die Reanimation bei weiten und lichtstarren Pupillen erfolglos abgebrochen werden. Alle anderen wurden einer sofortigen Thoracotomie unterzogen, wobei in allen Fällen einem antero-lateralen Zugang im 4.–6. ICR der Vorzug gegeben wurde. Als Lokalisation der Verletzung wurde einmal der rechte Vorhof, 6mal der rechte und 6mal der linke Ventrikel gefunden. Bei den durch Schußwaffen Verletzten handelte es sich in allen 3 Fällen um einen Durchschuß des linken Ventrikels. In einem Fall war die Reanimation erfolglos, in den beiden anderen Fällen war die Herzverletzung so ausgedehnt, daß die Patienten am Operationstisch verstarben. Von den Stich-Verletzten verstarben 3 bereits moribund eingelieferte Patienten ebenfalls noch im Rahmen der Thorakotomie bzw. unmittelbar postoperativ. Die restlichen 7 Patienten überlebten und konnten nach durchschnittlich 18 Tagen bei gutem Allgemeinzustand entlassen werden. Der Aufenthalt an der Intensivpflegestation betrug im Mittel 6,6 Tage.

Zweihöhlenverletzung

Unter 24 das Zwerchfell perforierenden 2-Höhlenverletzungen waren 5 Schuß- und 19 Stichwunden. Die primäre Einlieferung erfolgte ebenfalls nach Vorankündigung. Bei 21 Patienten – davon alle Schußverletzten – fanden sich Zeichen eines ausgeprägten Kreislaufschockes. 4 Verletzte wurden bei Perforation des linken Ventrikels primär thorakotomiert. Bei allen restlichen Patienten wurde zunächst das Abdomen revidiert. Die Häufigkeit der einzelnen Organverletzungen sind Tabelle 3 zu entnehmen.

Unter den Thoracalen Organen waren Lunge und Herz gleich häufig betroffen. Von den 24 Patienten konnten 19 in gutem Allgemeinzustand in häusliche Pflege entlassen werden.

Tabelle 3. Zweihöhlenverletzungen Verletzte Organe

Thorax:

Lunge	3
Herz	5

Abdomen:

Leber	9
Magen	4
Pankreas	2
Darm	9
A. mesenterica superior	3
Uterus	1
Harnblase	1

3 Patienten mit multiplen Organverletzungen verstarben im Operationssaal, in einem Fall war eine nicht beherrschbare Sepsis und ein weiteres mal eine Streßulcusblutung die Todesursache.

Insgesamt war die Überlebensrate bei den durch Schußwaffen verletzten wie erwartet deutlich niedriger als bei Stichverletzungen (Abb. 1). Ebenso wenig überraschend war die Tatsache, daß der Lokalisation eine wesentliche Bedeutung zukommt. Von der lateralen

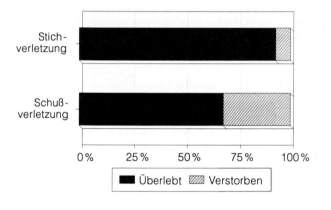

Abb. 1. Überlebensrate (n = 104)

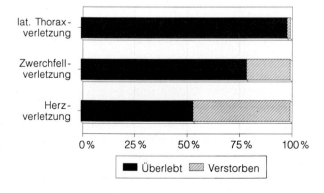

Abb. 2. Überlebensrate, bezogen auf die verletzte Region

Thoraxverletzung über die Zwerchfellperforation bis zur Herzwunde nahm die Sterblichkeit sprunghaft zu (Abb. 2). Daß auch von den zum Großteil bereits moribund eingelieferten Herzverletzungen weit über die Hälfte überlebte ist für uns eine Bestätigung unseres oben dargestellten diagnostischen und therapeutischen Konzeptes.

Literatur

1. Beall AC, Bricker DL, Crawford HW, Noon GP, de Bakey ME (1968) Consideration in the management of penetrating thoracic trauma. J Trauma 8:408–417
2. Glinz W (1978) Thoraxverletzungen. Diagnose, Beurteilung und Behandlung. Springer, Berlin Heidelberg New York
3. Schwarz N (1984) Die Primärversorgung der penetrierenden Thoraxstichverletzung. Unfallheilkunde 87:247–250
4. Siemens R, Polk HC, Gray LA, Fulton RL (1977) Indications for thoracotomy following penetrating thoracic injury. J Trauma 17:493–500
5. Weigelt JA, Aurbakken CM, Meier DE, Thal ER (1982) Management of asymptomatic patients following stab wounds to the chest. J Trauma 22:291–293

Das Management der Thoraxstichverletzungen

R. Pichler und N. Schwarz

Unfallkrankenhaus Meidling der Allgemeinen Unfallversicherungsanstalt (Ärztlicher Leiter: Prim. Doz. Dr. H. Kuderna), Kundratstraße 37, A-1120 Wien

Wir haben die Thoraxstichverletzungen der letzten 22 Jahre im UKM und jene in Pretoria, wo mein Koautor gearbeitet hat, über einen Zeitraum von 9 Monaten durchgesehen und aufgearbeitet. Anhand dieser Zahlen sahen wir, daß diese Verletzungsart eine recht seltene in Österreich ist: Der Patient mit einer potentiell penetrierenden Thoraxstichverletzung wird klinisch untersucht und anschließend das Lungenröntgen angefertigt. Parasternal lokalisierte Stiche sind hochgradig verdächtig auf eine Mitbeteiligung des Mediastinums bzw. des Herzens und bei entsprechender klinischer Symptomatik wird notfallsmäßig thorakotomiert. Die Thorakotomien im Schockraum haben eine schlechte Prognose, weil sie nicht unter optimalen Bedingungen durchgeführt werden können, und jene Patienten, die den Operationssaal nicht lebend erreichen, diese notfallsmäßige Form einer Thorakotomie selten überleben. Bei Stichverletzungen im unteren Thoraxbereich (ab der 5. Rippe) mit akuter abdomineller Symptomatik ist die Indikation zur sofortigen Laparotomie gegeben.

Isolierte Zwerchfellverletzungen bleiben oft der Diagnose verborgen. Spätere Inkarzerationen haben eine hohe Letalitätsrate. Daraus ziehen wir den Schluß, bei Stichverletzungen mit möglicher Zwerchfellbeteiligung ohne Thorakotomieindikation eine Probelaparotomie durchzuführen. Weil a) das Zwerchfell nicht weiter durchtrennt werden muß und b) eine bessere Exploration des Abdomens durchgeführt werden kann.

Hefte zur Unfallheilkunde, Heft 223
Zusammengestellt von W. Buchinger
© Springer-Verlag Berlin Heidelberg 1992

Die Stichverletzungen im cervicothoracalen Übergang sind hauptsächlich mit vasculären Problemen behaftet. In unseren Breiten ist jedoch diese Verletzungslokalisation eine Rarität. An erster Stelle der diagnostischen Maßnahmen steht bei geringer oder bei keiner Blutung die Angiographie, sonst die operative Revision. Wir haben in den letzten 10 Jahren keine solche Verletzung gesehen.

Ist festgestellt, daß es sich um eine penetrierende Thoraxstichverletzung ohne mediastinaler oder abdomineller Beteiligung handelt, ist ein akuter Spannungspneumothorax ausgeschlossen, wird, wie schon gesagt, das Lungenröntgen angefertigt. Zeigt das Lungenröntgen keinen Haematothorax oder einen Pneumothorax, der nicht breiter als 2,5 cm ist, so ist die Beobachtung bei stabilen Kreislaufverhältnissen und nach lokaler Wundversorgung ohne weiteres möglich.

Da das Lungengewebe sehr rasch verklebt, ist mit einer Zunahme von Blut oder Luft im Thoraxraum nach 6 h nicht mehr zu rechnen. Trotzdem soll, um die aktuelle Situation zu dokumentieren, nach 6 h eine Lungenübersichtsaufnahme gemacht werden. Eine Thoraxdrainage wird bei einem Haematothorax oder Pneumothorax über 2,5 cm gelegt, sofern keine Indikation zur Thorakotomie besteht. Übersteigt die primär geförderte Blutmenge aus der Thoraxdrainage 1500 ml, wird eine Herz- bzw. Gefäßbeteiligung angenommen oder fördert die Thoraxdrainage in den ersten 3 h mehr als 500 ml Blut/Stunde, wird thorakotomiert.

In unserem Patientengut konnten wir eine hohe Thorakotomiefrequenz feststellen, wobei vor allem die große Zahl an isolierten Lungenübernähungen auffällt, die mit einer Thoraxdrainage zu behandeln wären, so daß man unter Beachtung der Verhältnisse in Südafrika sagen kann, daß mit zunehmender Anzahl der Thoraxstichverletzungen die Thorakotomiefrequenz abnimmt.

Das perforierende Thoraxtrauma

M. Toljan[1], P. Hartl[2] und R. Reschauer[1]

[1] Abteilung für Unfallchirurgie des Allgemeinen Krankenhauses der Stadt Linz (Vorstand: Prim. Prof. Dr. R. Reschauer), Krankenhausstr. 9, A-4020 Linz
[2] I. chirurgische Abteilung des Allgemeinen Krankenhauses der Stadt Linz (Vorstand: Prof. Dr. P. Brücke), Krankenhausstraße 9, A-4020 Linz

Vorkommen

Das perforierende Thoraxtrauma ist ein in Mitteleuropa extrem rares Ereignis. Es tritt ganz selten im Rahmen von Arbeits- oder Verkehrsunfällen auf und ist im wesentlichen mit der in Großstädten latent vorhandenen Kriminalität verbunden.

Während in amerikanischen Millionenstädten männliche Schwarze eine Chance von 1:20 haben, vor ihrem 30. Lebensjahr erstochen oder erschossen zu werden, sahen wir im

Hefte zur Unfallheilkunde, Heft 223
Zusammengestellt von W. Buchinger
© Springer-Verlag Berlin Heidelberg 1992

AKH Linz (mit seinem eher ruralen Einzugsgebiet) nur 5 perforierende Thoraxtraumen in 4 Jahren, für Wien liegt diese Zahl ca. eine Zehnerpotenz höher, aus amerikanischen Traumazentren werden bis zu 1000 perforierende Thoraxtraumen pro Jahr berichtet.

Problematik

Die weitaus meisten perforierenden Thoraxtraumen können durch konservative Maßnahmen beherrscht werden, wobei der suffizienten Thoraxdrainage wohl die größte Bedeutung zukommt.

Die besondere Problematik des schweren perforierenden Thoraxtraumas liegt jedoch in der Massenblutung durch Verletzung großer Gefäße oder des Herzens. In diesen Fällen bietet nur die sofortige Thorakotomie (im amerikanischen Sprachgebrauch „emergency-bay-thoracotomy") gewisse Überlebenschancen.

Inwieweit bei der heute üblichen Auslieferung an eine extensive apparative Diagnostik – in Verbindung mit der Seltenheit der Verletzung – eine rasche Entscheidung nur aufgrund des klinischen Eindrucks erwartet werden kann, kann im Rahmen dieser Arbeit nur zur Diskussion gestellt werden.

Danne u. Champignon berichten von 84 konsekutiven Patienten mit Thoraxtrauma, die ohne meßbaren Blutdruck und Puls eingeliefert wurden. Durch sofortige Thorakotomie konnten immerhin 11 Patienten gerettet werden und ohne neurologische Ausfälle das Krankenhaus verlassen. In diesem Kollektiv hatten 29 Patienten ein stumpfes Thoraxtrauma erlitten, von dieser Gruppe überlebte kein einziger die Notfallthorakotomie.

Die Notfallthorakotomie wird deshalb – auch übereinstimmend mit Glinz – nur bei perforierendem Thoraxtrauma empfohlen und beim stumpfen Trauma als aussichtslos angesehen.

Abschätzung der Verletzungsschwere

Zur Abschätzung der Verletzungsschwere dient die Kreislaufsituation, sowie die Art und Lokalisation der Verwundung:

Kreislaufsituation

- Bei stabilen Kreislaufverhältnissen wird nach Einlegen einer Thoraxdrainage die weitere Diagnostik durchgeführt. Eine konservative Therapie wird meist ausreichend sein.
- Bei intrathoracaler Massenblutung muß sofort thorakotomiert werden. Volumengabe und Reanimation ohne gleichzeitige Blutstillung sind völlig sinnlos. Jegliche weitere Diagnostik inklusive Thoraxröntgen ist vergeudete Zeit.
- Bei Herzbeuteltamponade bringt die Entlastung mittels Sternotomie und Pericardiocentese eine drastische Besserung des Zustandsbildes. Auf die Wichtigkeit und Einfachheit der Messung des zentralen Venendrucks in diesen Fällen sei hingewiesen.

Art der Verwundung

Die durch die einwirkende Gewalt hervorgerufene Gewebezerstörung läßt Rückschlüsse auf den Verlauf zu. Eine Messerstichverletzung ist sehr „vorhersehbar", der Stichkanal meist sauber und begrenzt. Im Gegensatz dazu steht die Verletzung durch ein Hochrasanzgeschoß, wo durch die entstehende Druckwelle massive zusätzlich Gewebezerstörungen auftreten.

Deletär sind Schrotschußverletzungen aus kürzester Distanz („black point"), hier ist jeglich chirurgische Intervention zwecklos.

Lokalisation der Verwundung

Wunden, die außerhalb der Medioclavicularlinie liegen, bzw. deren Kanal diese nicht tangiert, sind naturgemäß prognostisch günstiger einzustufen als zentral gelegene.

Indikation und Dringlichkeit der Thorakotomie

Die Häufigkeit der Thorakotomie beim perforierenden Thoraxtrauma schwankt zwischen 30 und 50% (Glinz, Sunder, Plassmann).

Folgende Einteilung hat sich als Entscheidungshilfe gut bewährt:

- Notfallthorakotomie (weniger als 5 min): bei Kreislaufstillstand, akuter Herzbeuteltamponade, oder instabilem Kreislauf trotz massiver Volumenzufuhr;
- frühe Thorakotomie (30 min bis 6 h): bei anhaltender Blutung aus den Drainagen (mehr als 500 ml/h in den ersten 3 h, mehr als 150 ml/h nach 6 h).
  Der initiale Blutverlust (bis zu 2000 ml nach Anlegen der Drainagen) ist noch keine Indikation zur Thorakotomie, sondern nur eine erste Orientierungshilfe;
- elektive Thorakotomie: bei Bronchus- oder Ösophagusverletzungen (möglichst innerhalb von 24 h) oder bei nicht drainierbarem Hämatothorax.

Zur Illustration unseres Vorgehens möchte ich 2 Fälle vorstellen:

Fallbericht 1

Ein 31jähriger Mann stürzt beim Hausbau in die Baugrube und wird von einer Torstahlstange gepfählt. Er bleibt bei vollem Bewußtsein.

Mit Trennscheiben wird die Stange in Brustkorbnähe abgeschnitten, so daß der Patient transportfähig wird.

Beim Eintreffen in der Notaufnahme stabile Druckverhältnisse, die Stange ist in der hinteren Axillarlinie im 7. Intercostalraum links thoracal eingedrungen und wölbt sich knapp neben dem Xyphoid unter der Haut vor. Aus der Wunde entleert sich gering schaumiges Blut. Nach Abnahme der Laborbefunde anterolaterale Thoracotomie, Entfernung der Metallstange unter Sicht. Übernähen der Lungenparenchymverletzung. Der Herzbeutel ist tangiert, aber unverletzt, ebenso das Zwerchfell. Kleidungsfetzen und Straßenschmutz sind mit der Stange eingedrungen und werden ebenfalls sorgfältig entfernt. Der postoperative Verlauf ist komplikationslos, die Thoraxdrainage wird nach einer Woche entfernt.

Der Fall illustriert die Vorhersehbarkeit beim perforierenden Thoraxtrauma: Die Lokalisation der Einstichstelle in Verbindung mit dem guten klinischen Zustand legte die relative Harmlosigkeit der Verletzung trotz des dramatischen Erscheinungsbildes nahe.

Fallbericht 2

Ein 50jähriger depressiver Mann sticht sich in suizidaler Absicht ein Messer links parasternal in den Brustkorb.

Er wird mit liegendem Messer und klinischen Zeichen der Herzbeuteltamponade eingeliefert. (Halsvenenstauung!)

Es wird eine notfallmäßige mediane Sternofissur durchgeführt ohne vorhergehende Diagnostik. Nach Eröffnung des Pericards dramatische Besserung der Einflußstauung, kräftige Herzaktionen. Die Wunde am linken Ventrikel wird mittels direkter Naht verschlossen.

Eine extracorporale Zirkulation war dazu nicht notwendig, wie bei fast allen perforierenden Herzverletzungen.

Wir glauben, daß dieser Patient gestorben wäre, wenn durch diagnostische Maßnahmen noch weitere Minuten vergangen wären. Ebenso ergibt sich aus der Nichtnotwendigkeit einer extracorporalen Zirkulation, daß bei Verdacht auf Herzverletzung die Verlegung in eine Herzchirurgische Klinik kontraindiziert ist, da durch den Zeitverlust die einzige Überlebenschance des Patienten vertan wird.

Die perforierende Thoraxverletzung – konservative Therapie

A. Böhler, R. Schabus, R. Gatterer und R. Weinstabl

I. Universitätsklinik für Unfallchirurgie Wien (Vorstand: Prof. Dr. E. Trojan), Alser Straße 4, A-1090 Wien

Die perforierende Thoraxverletzung ist durchaus geeignet, in den meisten Fällen konservativ behandelt zu werden.

Wie schon Glinz anmerkt, bedeutet aber konservativ nicht „untätig zu sein".

Bei Einlieferung eines Patienten mit penetrierendem Thoraxtrauma muß sofort bei Einlieferung der klinische Gesamtzustand beurteilt werden, insbesondere Herz-Kreislauf-Situation, Atmung und Bewußtseinslage. Bei Verletzungen im Bereich des Herzens ergibt sich oft eine sofortige Operationsindikation.

Findet man stabile Kreislaufverhältnisse sowie eine suffiziente Atmung vor, werden neben der Einleitung der Schocktherapie zunächst Lungenröntgen, und zwar a.p. und seit-

Hefte zur Unfallheilkunde, Heft 223
Zusammengestellt von W. Buchinger
© Springer-Verlag Berlin Heidelberg 1992

lich, angefertigt. Die Einstichwunde oder bei Schußverletzungen Einschuß und wenn vorhanden Ausschuß, sollten unbedingt mit einem röntgendichten Ring oder notfalls einer Büroklammer zur besseren Verletzungslokalisation und Richtung auf der Haut markiert werden. Die Beurteilung des Lungenröntgens wird über das eventuelle Vorliegen eines Hämatothorax, Pneumothorax oder evtl. sogar Spannungspneumothorax Auskunft geben. In diesen Fällen ist die frühzeitige Thoraxdrainage und zwar beim Hämatothorax im 5. ICR, in der vorderen Axillarlinie, und beim Pneumothorax vorzugsweise im 3. ICR, in der Medioclavicularlinie, unerläßlich.

Nur die optimale Platzierung des mindestens Ch. 28 dicken Thoraxdrains garantiert die sichere Ausdehnung der Lunge bzw. suffiziente Drainage eines blutigen Pleuraergusses. Dies wiederum ist die sicherste Infektionsprophylaxe.

An unserer Klinik wird bei Patienten mit Thoraxdrainage zusätzlich eine antibiotische Abschirmung mit einem Breitsprektrumpenicillin durchgeführt.

Zu den weiteren Untersuchungen unmittelbar nach Einlieferung des Patienten gehören eine sonographische Untersuchung des Herzbeutels zum Ausschluß von Pericardergüssen, weiter natürlich Blutgasanalyse und Blutbildbestimmung.

Der konservativ geführte Patient mit perforierender Thoraxverletzung bedarf insbesonders in den ersten Stunden einer intensiven Betreuung und Überwachung und stellt daher hohe Anforderungen an das Pflegepersonal und die apparativen Einrichtungen.

In der ersten Phase sollten engmaschige, d.h. zumindest stündliche Lungenröntgenkontrollen durchgeführt werden, weiter muß bei liegender Thoraxdrainage eine genaue Aufzeichnung über die Blutmengen durchgeführt werden. Selbstverständlich ist eine kontinuierliche Überwachung der Herz-Kreislauffunktion und eine engmaschige Kontrolle der Blutgase notwendig.

Bestens bewährt hat sich hierbei ein tragbares Pulsoxymeter, das auf einfachstem Wege unblutig eine kontinuierliche Messung der Sauerstoffsättigung erlaubt.

Neben der regelmäßigen Lungenröntgenkontrolle ist die sorgfältige Funktionskontrolle der Drainage sowie Messung der Blutmenge wichtig.

Bei konservativem Vorgehen ist eine initiale Blutmenge bis ca. 1500 ml und weitere stündliche Blutmengen von 300–400 ml in den ersten Stunden tolerabel, natürlich nur bei gleichzeitiger Substitution kolloidaler Lösungen oder gruppengleichen Blutes. Aus den Kreislaufparametern wird sich zusammen mit dem klinischen Bild, vor allem bei fraglichen Herzverletzungen mit Herzbeuteltamponade, eine Operationsindikation ergeben.

Zeichen der Einflußstauung, der Abfall des arteriellen Blutdruckes, abgeschwächte Herzgeräusche sowie eine Niedervoltage im EKG sind hier die Leitsymptome.

Eine Pericardpunktion kann in diesem Fall Klarheit verschaffen, sie sollte aber nie eine rechtzeitige Operation verzögern.

Die Meßergebnisse aus der kontinuierlichen Pulsoxymetrie bzw. Blutgasanalysen können evtl. die Indikation zur Intubation und Beatmung stellen, wegen der Gefahr eines Spannungspneumothorax sollte jedoch die Beatmung niemals ohne ausreichende Drainage des verletzten Brustkorbes durchgeführt werden.

In der Herzgegend steckende Fremdkörper sollten nach Lokalisation durch a.p. und seitliches Lungenröntgen nur operativ entfernt werden. Noch steckende Fremdkörper im Bereich der Lungenfelder werden entfernt, die Perforationswunden chirurgisch versorgt.

Geschoße können üblicherweise belassen werden, hier ergeben sich nur ausnahmsweise Operationsindikationen.

Abschließend möchte ich Ihnen noch einen Fall einer Schußverletzung im Bereich des Herzens demonstrieren, der konservativ ausbehandelt wurde.

Es handelte sich um eine 70jährige, hochgradig adipöse Patientin, die im eigenen Garten bei der Taubenjagd sich selbst durch einen Schuß aus ihrem Flobertgewehr verletzte. Das Projektil war in der Herzgegend in den Thorax eingetreten und lag innerhalb des Herzbeutels vor dem rechten Ventrikel.

Sie wurde in einem auswärtigen Krankenhaus stationär aufgenommen, es entwickelte sich langsam ein Hämatopericard, die Pericardpunktionen förderten einmal 900 ml und einmal 300 ml Blut. Wegen zunehmender cardiorespiratorischer Insuffizienz wurde die Patientin am 17. Tag an unsere Klinik transferiert. Die sonographischen sowie computertomographischen Untersuchungen zeigten einen eher geringen Pericardresterguß, es wurde keine weitere Punktion durchgeführt.

Die respiratorische Insuffizienz konnte durch intensive atemtherapeutische Maßnahmen weitgehend gebessert werden, die Patientin konnte am 23. Tag nach der Verletzung bei normalisierten Blutgaswerten in das Heimatkrankenhaus rücktransferiert werden.

Zusammenfassend kann gesagt werden, daß jede penetrierende Thoraxverletzung zunächst konservativ anbehandelt werden kann. Voraussetzung dafür sind engmaschige Lungenröntgenkontrollen in beiden Ebenen, regelmäßige klinische Kontrollen und die kontinuierliche Überwachung der Atemfunktion, vorzugsweise mit dem Pulsoxymeter.

Stichverletzungen des Thorax – Indikation zur operativen Intervention

O. Brandebur, J. Vajó und M. Kitka

Klinik für Unfallchirurgie des Fakultätskrankenhauses Kosice (Leiter: Doz. MUDr. O. Brandebur), Rastislavova 43, CSFR-041 90 Kosice

An der Mehrheit der Arbeitstätten stellt die penetrierende Stichverletzung des Thorax eine Indikation zur Revision per thoracotomiam vor. Am Anfang des Jahrzehntes haben auch wir ungefähr die Hälfte unserer Patienten mit einer Stich- oder Schußverletzung des Thorax mittels Notfallthorakotomie versorgt. Seit dem Jahre 1982 verwenden wir bei Stich- und einfachen Schußverletzungen nur eine Drainage der Pleurahöhle mittels offener oder geschlossener Technik mit aktiver Absaugung. Die Thorakotomie führen wir nur bei einem Verdacht auf eine Herzverletzung oder bei einer unstillbaren Blutung aus. Alle übrigen penetrierenden Verletzungen bewältigten wir ohne Thorakotomie mit gutem Erfolg; wie es der Fall bei einem 28jährigen Patienten zeigt. Dieser wurde im Schock mit einer Stichwunde im Rücken paravertebral im 4. Interkostalraum, die mit einer massiven Blutung in die Pleurahöhle und evidentem Überdruck des Mediastinums kompliziert war, eingeliefert. Mittels Drainage und gleichzeitigem Volumenersatz wurde 2000 ml Blut abgesaugt. Nach rascher Erholung aus dem Schock und Reexpansion der Lunge verheilte die Verletzung ohne Folgen. Penetrierende Thoraxverletzungen, die an unserer Arbeitsstätte

Hefte zur Unfallheilkunde, Heft 223
Zusammengestellt von W. Buchinger
© Springer-Verlag Berlin Heidelberg 1992

hospitalisiert waren, stellen nur 6,2% von der Gesamtzahl unserer Thoraxunfälle dar. 90% von ihnen waren Stichwunden, wobei Schußverletzungen ausgesprochen selten vorkamen. Ungefähr in 1/3 handelte es sich um Selbstmordversuche. Zwei Drittel stellen kriminelle Handlungen, die hauptsächlich von Zigeunern verursacht waren, dar.

Vereinzelt handelte es sich um Mehrfachverletzungen, wie bei einer jungen Zigeunerin, der ihr Gatte Thorax und Hals mehrmals durchstach. Außerdem hatte Sie 4 weitere weniger bedeutsame Stichwunden erlitten. Am Hals wurde der Truncus thyreocervicalis getroffen. Nach Versorgung der Wunden und einer Thoraxdrainage heilte die Verletzung ohne Folgen.

Bei den Versorgungsarten überwiegt die Thoraxdrainage. Zweimal mußten wir eine verschobene Thorakotomie mit Dekortikation durchführen. Einmal wegen ungenügender Hämatothoraxausräumung und im zweiten Falle wegen einem umschriebenen Empyem.

Bei zwei Todesfällen handelte es sich um Verletzte, die im Terminalstadium in unbeherrschbarem Schockzustand eingeliefert wurden.

25 Patienten aus der Gruppe der Thorakotomierten und Drainierten haben wir klinisch und röntgenologisch nachuntersucht; wir haben bei allen auch eine Funktionsuntersuchung mittels maximaler Durchfluß-Volumen-Kurve oder Bodyplethysmografie unternommen. Nur in zwei Fällen stellten wir eine leichte Ventilationsstörung des restriktiven Typs fest.

Nach Auswertung dieser Tatsachen (gute Funktionsergebnisse, vernachlässigbarer Anteil septischer Komplikationen und nicht durch die Versorgung verursachte Todesfälle) können wir konstatieren, daß einfache Stichverletzungen des Brustkorbes keine Versorgung mittels Thorakotomie erfordern. Wir indizieren sie nur bei einer fortschreitenden intensiven Blutung, bei einer Herzverletzung und der Verletzung großer Gefäße; im Ausnahmefall bei der Notversorgung massiver Verletzungen der Thoraxorgane im Rahmen der Wiederbelebung.

Diskussion

Böhler, Wien: Wir diskutieren zuerst die Bronchusrupturen. Wir haben schon gestern über die Möglichkeiten der Resektion und des plastischen Ersatzes beziehungsweise der direkten Naht oder Pneumonektomie gehört.

Lamp, Augsburg: Der Kollege hat empfohlen, eine kollare Mediastinotomie zu machen beim Mediastinalemphysem, insbesondere wenn das akut rasch zunimmt. Ich glaube, das ist nicht ganz korrekt so, denn damit ist ja nichts gewonnen, sondern man sollte doch vielmehr bronchoskopieren oder tracheoskopieren und dann die unmittelbare Ursache dieses Emphysems beseitigen und nicht einen zusätzlichen Schnitt in den Hals hinein machen.

Wayand, Linz: Es ist selbstverständlich, daß diese Maßnahmen sich nicht konkurrieren, sondern ich habe am Ende auch sehr betont, daß die Glasfiberbronchoskopie für die Dia-

Hefte zur Unfallheilkunde, Heft 223
Zusammengestellt von W. Buchinger
© Springer-Verlag Berlin Heidelberg 1992

gnostik das wichtigste ist. Aber es gibt schon Emphysemata, die derart rasch progressiv zunehmen, daß ein solcher Schnitt doch Erleichterung bringt und vor allem ermöglicht Subclavia- und Jugulariskatheter leichter zu legen. Wir haben das in den letzten zwölf Jahren dreimal gemacht. Es ist sicher nicht ein Standardvorgehen, aber in Einzelfällen sollte man sich diese Möglichkeit durchaus offen halten. Über die Häufigkeit dieser Verletzungen: In den letzten zehn Jahren haben wir in Linz einen solchen Fall und in Salzburg auch noch einen solchen Fall operiert, wo eine Reanastomosierung von einem stenotischen Bronchusanteil erfolgt ist. Eine Patientin ist leider verstorben. Also in zehn Jahren haben wir noch zweimal solche Verletzungen mit Resektion eines stenotischen Bronchus gesehen.

Vecsei, Wien: Die entscheidende Sache an der kollaren Mediastinotomie ist, daß man weit herunterkommt. Das ist eine präventive Maßnahme, daß kein ein- oder beidseitiger Pneumothorax entsteht. Ist dieser bereits eingetreten, ist natürlich die kollare Mediastinotomie nicht mehr zielführend. Ich habe ganz konkret einen Fall vor mir, wo ein beidseitiger Pneumothorax im Entstehen durch die kollare Mediastinotomie quasi den Patienten von einem Spital in Wien in das andere am Leben erhalten hat.

Böhler, Wien: Wir kommen zum nächsten Vortrag aus Hannover. Herr Neumann über die bronchopleuralen Fisteln und deren Verschluß, entweder mit Ballon oder mit Fibrinkleber.

Lampl, Augsburg: Da wollte ich eine Kleinigkeit nachfragen, weil ich es einfach nicht verstanden habe. Warum ist eine perkutane Klebung risikoreich, wenn bronchopleurale Fisteln oder Parenchymfisteln vorliegen? Was ist das spezielle Risiko dieser Methode?.

Neumann, Hannover: Wir halten es einfach für risikoreich den Patienten, der eine Lungenkontusion hat, bei dem sich verändertes Lungengewebe findet, der auch schon Verklebungen in der Pleura aufweist, dem noch zusätzlich blind durch die Brustwand Klebstoff zu applizieren. Zum einen kann man es nicht vernünftig verteilen und zum zweiten halten wir das auch für ein Risiko da noch einmal durch die Wand zu stechen. Das werden Sie sicherlich aus eigener Erfahrung auch kennen. Bei einem Patienten, der bereits zwei Wochen auf der Intensivstation liegt, mehrere Thoraxdrainagen hat, da noch eine zu legen, ist mit einem erhöhten Risiko verbunden.

Poigenfürst, Wien: Herr Kollege, Sie sagen „blind". Wie soll ich das verstehen?

Neumann, Hannover: Wenn Sie natürlich eine Thorakotomie machen, dann machen Sie sie nicht blind. Aber einfach durch die Thoraxwand durchzustechen und nur Klebstoff zu applizieren, das...

Poigenfürst, Wien: Ich weiß nicht, ob Sie gestern hier waren. Wir haben die thoracoskopische Klebung gezeigt. Das geht recht gut. Mehr Erfahrung hat natürlich Herr Pridun, der aber leider heute nicht mehr hier ist. Aber es geht sehr gut bei entsprechenden Fällen und dann natürlich früh, nicht zu spät.

Böhler, Wien: Jetzt der Vortrag Hartl: Kombination stumpfer Bauchtraumen mit Ruptur der thorakalen Aorta. Es waren doch sehr eindrucksvolle Zahlen, die da gebracht wurden.

Macek, Bingen: Ich wollte aus der täglichen Praxis, von einem Krankenhaus der Grundversorgung mit 80 chirurgischen Betten, einen Fall von einer thoracalen Ruptur der Aorta kurz berichten. Ich hatte einen 20jährigen jungen Mann, der einen Motorradunfall erlitten hatte, gegen 21 Uhr in unserer Klinik empfangen. Er verunglückte eine halbe Stunde vorher mit dem Motorrad und er kam in einem akuten Kreislaufschock mit einem klinischen Bild einer intraabdominellen Blutung. Ich hatte Thoraxaufnahmen anfertigen lassen. Es war lediglich eine leichte Verbreiterung des oberen Mediastinums am Bild zu sehen. Aufgrund des Kreislaufschockes habe ich dann eine Laparotomie gemacht und ich habe weder eine Milzruptur noch eine Blutung im Retroperitoneum gefunden. Dann habe ich in Narkose noch einmal – es war dann 1 1/2 Stunden später – eine Röntgenaufnahme machen lassen und dann zeigte sich eine Verschattung an der linken Thoraxseite. Dann habe ich die Frankfurter Universitätsklinik angerufen, denn wir in unserem kleinen Krankenhaus können Thorakotomien nicht durchführen, und unter Absprache mit den Throaxchirurgen in Frankfurt haben wir dann um Mitternacht den intubierten Patienten in Narkosearztbegleitung in die Thoraxchirurgie verlegt. Es hat sich die Ruptur unterhalb der linken Subclavia bestätigt und der Patient hat das Trauma und die Operation überstanden und ist wohlauf.

Böhler, Wien: Das wäre eine Aortenruptur gewesen, ohne abdominelle Verletzung. Nur mit Symptomen der abdominellen Verletzung.

Macek, Bingen: Ja, im Schockzustand. Da ich im Thoraxraum primär praktisch keinen Hinweis für eine massive Blutung gefunden habe, habe ich gesagt, wenn ich den weiterschicke, dann weiß ich nicht, was passiert. Dann haben die Thoraxchirurgen mich dreimal gefragt, ob ich sicher wäre, daß im Abdomen keine Blutung besteht. Ich habe gesagt, der Bauch ist bereits offen gewesen und wieder zu und da ist kein Tropfen Blut. Die haben dann sofort thorakotomiert und die Diagnose bestätigt und den Patienten gerettet.

Beck, Innsbruck: Ich habe eine Frage an Herrn Hartl. Herr Brücke ist leider heute nicht hiergewesen und hat seinen Vortrag nicht gehalten. Ich kenne aber seinen Vortrag von Graz und auch seine Publikation. Er ist eher für eine aufgeschobene Dringlichkeit bei der Versorgung der Aortenruptur. Nun möchte ich Ihre Stellungnahme sehen. Sie haben ja zwei Fälle gehabt, die relativ rasch gestorben sind, sodaß das gegen die Spätversorgung sprechen würde, weil man dann den optimalen Zeitpunkt versäumt hat.

Hartl, Linz: Man muß die Aortenruptur sicher differenziert betrachten. Aortenruptur ist nicht Aortenruptur. Wir haben gedeckte Aortenruptur, wir haben die minimale Intimaläsion, die man nur durch eine minimale Verbreiterung des Mediastinums diagnostiziert und die Aortenruptur an sich oder solitär kommt nur sehr selten vor. Es handelt sich meistens um polytraumatisierte Patienten, bei denen, wie ich schon erwähnt habe, die Primärversorgung der offensichtlichen akut-lebensbedrohlichen Verletzungen im Vordergrund steht. Es ist natürlich eine Überlegung wert, ob ich einen schwer Schädel-Hirn-Traumatisierten mit einer Intimalaesion im Bereiche des Aortenbogens akut, das heißt innerhalb von zwei bis fünf Tagen, einer Operation zuführe, oder ob ich nicht vernünftigerweise sage, ich warte zuerst ab in welche Richtung seine Grundverletzung oder seine primäre Verletzung geht und dann im elektiven Stadium unter exaktester intensivmedizinischer Überwachung diese Ruptur versorge. Ich habe heute in meinem Vortrag über Kombinationstraumata gesprochen, wo also ein massives abdominelles Trauma mit Zwerchfellruptur bestand. Die Zwerchfellruptur an sich sollte immer an die Aortenruptur denken lassen, weil die Verletzungsmechanismen dieselben sind und dann sollte unserer Meinung nach in derselben Sitzung, soweit es der Zustand des Patienten zuläßt, auch die Aortenruptur versorgt werden.

Habe ich aber nur eine Intimaläsion, die ich angiographisch nachgewiesen habe, ist sicher ein Zuwarten gerechtfertigt.

Böhler, Wien: Ich habe hier die Anmeldung dieses Vortrages und der Sucus ist eigentlich der, daß – ich lese vor: Der Ausdruck traumatische Aortenruptur hat in vielen Ärztegehirnen eine sehr dramatische Bedeutung und führt nicht ganz selten zu dramatischen Aktionen, welche dann sehr zu Ungunsten des Patienten enden. Tatsächlich sterben nahezu 90% aller Rupturen innerhalb der ersten 4 h nach dem Unfall. Und wenn eine solche Verletzung erst nach Stunden bis Tagen nach dem Unfall diagnostiziert wird, so ist es nicht notwendig sofort und notfallmäßig einzuschreiten, sondern das dann als geplante Operation von dem entsprechend versierten Herzchirurgen durchführen zu lassen. Das war glaube ich, der Sinn der Anmeldung, daß, wenn erst sekundär die Diagnose gestellt wird, dann auch Zeit ist, das als planmäßige Operation unter optimalen Verhältnissen durchzuführen.

Hartl, Linz: Ja.

Böhler, Wien: Wenn zur Aorta nichts mehr zu sagen ist, kommen wir jetzt zu den Herzverletzungen. Die Indikation zur penetrierenden Herzverletzung und dann die perforierenden oder penetrierenden Thoraxverletzungen. Über die Erfahrung der II. Universitätsklinik für Unfallchirurgie in Wien.

Reschauer, Linz: Ich finde die Bemerkung von Herrn Pichler sehr interessant, daß mit zunehmender Frequenz von penetrierenden Thoraxverletzungen die Zahl der Thorakotomien eher sinkt. Die Ergebnisse sind deshalb nicht schlechter. Es gibt einen Bericht bzw. eine Studie aus dem Vietnamkrieg. Hier kam ein großer amerikanischer Truppenkörper in den Hinterhalt, und die Ärzte bestanden lediglich aus Internisten. Die konnten ausnahmslos nicht thorakotomieren. Es wurden die Patienten nur mit Thoraxdrainagen versorgt, und die Ergebnisse waren nicht schlechter als bei einem vergleichbaren Kollektiv, wo Chirurgen relativ aggressiv Thorakotomien vorgenommen haben.

Böhler, Wien: Wenn nicht sogar besser. Das haben wir auch aus den Vorträgen gesehen. Herr Schwarz hat die Erfahrungen von Pretoria gebracht und beim Vortrag von Alexander Böhler waren auch südafrikanische Erfahrungen eingebaut. Die haben ja in die Hunderte gehend, oder aus Amerika waren es 500 im Jahr an einer Klinik, wo sich die gegenseitig die Messer in die Brust rennen, das ist schon rein arbeitsmäßig gar nicht zu bewältigen, wenn man die alle thorakotomieren würde. Die Zahl der Thorakotomien sinkt, und die Ergebnisse sind eigentlich ausgezeichnet. Wenn keine Blutung da ist, wenn kein Spannungspneu da ist, kann man die ohneweiters konservativ behandeln und auch sehr kurzfristig nach Hause schicken. Wenn Alexander Böhler vielleicht über die Routinebehandlung in Kapstadt berichtet, wie lange die Patienten stationär behandelt werden oder wie kurz bessergesagt.

Böhler, Wien: An einem normalen Wochenende werden in Kapstadt zirka 30–40 Thoraxstiche eingeliefert. Die jährliche Rate der Herzstiche mit Herzbeuteltamponade ist ungefähr 100–150. Die werden in die Erstversorgung eingeliefert. Die Patienten mit den Zeichen einer Herzbeuteltamponade werden unmittelbar thoracotomiert. Das geht so weit, daß die diensthabenden Assistenten eine Skalpellklinge in der Hosentasche haben, die sie auspacken und unter Umständen sofort am Wagen thorakotomieren. Die Liegezeiten dieser

Patienten, wenn sie eine Stichverletzung ohne eine Symptomatik, die zur Operation Anlaß gibt, haben: Die kommen gar nicht auf die Station, sondern bleiben in der Überwachungsstation, das ist eine 12-Betten-Station, und gehen nach 2–3 Tagen nach Hause.

Böhler, Wien: Also eine sehr konservative, zurückhaltende, beobachtende Behandlung.

Wayand, Linz: Vielleicht könnte man diesen Hinweis auch noch einmal aufgreifen. Es gibt eben Fälle, wo wirklich die Blickdiagnose entscheidend ist und man sich nicht auf weitere diagnostische Maßnahmen einlassen kann. Ich hätte einen Herzstich mit drei Bildern, wenn ich die noch kurz zeigen darf. Ein 42jähriger Patient wurde mit der Rettung gebracht, war druck- und pulslos und die Pupillen bereits lichtstarr. Es wurde uns gesagt, daß er in der Rettung eben noch lebte. Wir haben sofort auch unter Verzicht auf sterile Kautelen thorakotomiert, sternotomiert und haben eine Läsion im rechten Ventrikel übernähen können. Die Indikation zum sofortigen Vorgehen war eine kleine Läsion im 4. Interkostalraum rechts parasternal und vor allem der Hinweis der Rettungsmänner, daß er eben noch gelebt hat und der Verletzungsmechanismus durch ein Stilett hervorgerufen war, so daß diese kleine Läsion doch sicher bis zum Herzen vordringen konnte. Der Patient ist auch nach einer Woche unproblematisch nach Hause gegangen.

A. Böhler, Wien: Ich habe noch eine Frage an Herrn Wayand. Wann entscheiden Sie sich für die Sternotomie und wann für eine Thoracotomie, meistens im 5. ICR linksseitig?

Wayand, Linz: In dieser Situation, nachdem die Verletzung unmittelbar parasternal war und wir keine weitere Diagnostik betreiben konnten, die Lagerung zur Thorakotomie noch länger gedauert hätte, haben wir uns sofort zur Sternotomie entschlossen.

Poigenfürst, Wien: Haben Sie ihn, bevor Sie ihn thorakotomiert haben, perikardpunktiert?

Wayand, Linz: Nein. Es wäre zu überlegen gewesen, aber der Patient – eine Minute vorher in der Rettung hat er gerade noch gelebt nach Auskunft der Rettungsmänner, hatte aber lichtstarre Pupillen und die Läsion war so eindeutig und zum Herzen führend, daß wir sofort sternotomiert haben.

Poigenfürst, Wien: An sich kann man ihn durch ein paar Milliliter Punktat natürlich schon...

Wayand, Linz: Selbstverständlich wäre das zu überlegen gewesen, aber es war Gott sei Dank der Anästhesist sofort da, daß man auf weitere Maßnahmen, die wir auch überlegt hätten, verzichtet und gleich sternotomiert hat.

Buchinger, Horn: Ich habe zwei Fälle in Erinnerung mit typischer Läsion, typischer Lokalisierung von Messerstichen. Patienten die keinerlei typische Schocksymptomatik zeigten und die dann beide sofort thorakotomiert und gerettet werden konnten. Ich glaube, daß die abwartende Behandlung diese Fälle mit eindeutiger Lokalisation ausnehmen sollte, auch bei klinisch gutem Zustand. Dieser Fall mit der 70jährigen Frau war sehr eindrucksvoll, aber die Nerven muß man haben, daß man zweimal punktiert und sonst weiter abwartet.

Böhler, Wien: Das wurde ja auch von Herrn Szabo gesagt. Die herznahen, wo der Verdacht auf eine Herzverletzung besteht, daß man die eher gleich thorakotomiert.

Beck, Innsbruck: Ich wollte zur Frage ob Sternotomie oder Inzision im 5. ICR noch etwas sagen. Ich glaube es kommt auch darauf an, in welchem Raum ich diese Thorakotomie mache. Ich kann nicht überall sternotomieren. Wenn ich den am Wagerl schnell operieren will, muß ich einfach das Messer nehmen und dort durchschneiden. Ich kann mich an einen eigenen Fall erinnern, der mit einer Schrotschußverletzung einen Herzstillstand gehabt hat, den habe ich auch unsteril am Wagerl thorakotomiert, massiert und übernäht.

Böhler, Wien: Am Wagerl ist das Sternotom nicht so bereit.

Hertz, Wien: Ad hoc dazu. Wir haben an unserer Klinik ein Sternotom, also so einen Meißel, im Schockzimmer liegen, und wir haben schon mehrfach im Schockzimmer sternotomiert. Das geht wunderbar. Aber meine Frage wäre zu dieser Herzbeutelpunktion. Wenn man eine Herzbeuteltamponade durch eine perforierende Verletzung erlitten hat – wir alle haben das ja schon einmal operiert –, dann sieht man ja, daß aus der Herzwunde das Blut massenweise herausquillt. Wenn man da jetzt 50–500 cm^3 abpunktiert – erstens weiß man ja nicht, wenn man das geschlossen macht, wo man ist. Man fährt dann mit der Nadel hinein, aspiriert Blut, ist man entweder im Herzbeutel oder im Herzen selber und aus dem Herzen kann man ja gewaltige Mengen abpunktieren. Man ist sich da nicht ganz sicher und auch diese 100 cm^3, die man da abpunktiert, nützen nichts, denn in der nächsten Sekunde ist durch das offene Herz der Herzbeutel wieder gefüllt. Ich glaube, da hilft nur die rasche Sternotomie oder die rasche Thorakotomie und Übernähung der Herzwunde.

Poigenfürst, Wien: So ist es eigentlich nicht, oder zumindest in meiner Erfahrung quillt aus dieser Stichwunde nicht das Blut nach außen heraus, sondern sie sind eigentlich fast trockene Wunden. Ich weiß nicht, ob Sie damals schon an der Klinik waren. Wir hatten zwei Patienten, die hereingebracht worden sind, aschfahl im Gesicht, mit der typischen Verletzung, aus der es nicht geblutet hat, die aber sterbend waren, schnell perikardpunktiert wurden und auf diese Art noch in den Operationssaal gekommen sind. Wir mußten sie nicht am Wagerl thorakotomieren. Das Blut im Herzbeutel gerinnt sehr rasch. Das ist deshalb, weil das Blut ja durch die Bewegung des Herzens quasi geschlagen wird und es scheidet sich dann viel rascher der Blutkuchen ab. Man hat dann einen Blutkuchen im Perikard, den man herauslöffeln kann, der rinnt aber durch die Wunde nicht ab.

Hertz, Wien: Den Blutkuchen kann man aber auch nicht punktieren. Ob ich an der Klinik war, weiß ich nicht, aber die Fälle, die ich an der Klinik behandelt habe, die haben wir eben rasch thorakotomiert und bluteten nicht aus der Hautwunde heraus, sondern aus der Herzwunde in das Perikard.

Poigenfürst, Wien: Ja, weil Sie dann das Perikard eröffnet haben. Aber bevor daraus eine Doppelkonferenz wird, möchte ich nur sagen, daß es genügt, wenn man 10 oder 20 ml herausbekommt, und dann ist das Herz schon für die Zeit bis zur Operation entlastet.

Hertz, Wien: Das kann ich abschließend nicht bestätigen und glaube das auch nicht. Auch wenn Sie das vor mir schon gemacht haben. Ich glaube auch, daß Sie mit dem Patienten, den Sie punktiert haben, auch ohne Punktion in den Operationssaal gekommen wären.

Buchinger, Horn: Ich kann Herrn Poigenfürst nur bestätigen, besonders wenn der muskelstarke linke Ventrikel betroffen ist, dann blutet das sehr wenig. Die rasche Perikardpunktion hilft wirklich sehr gut und es blutet nicht mit jedem Herzschlag nach, wirklich nicht!

Beck, Innsbruck: Ich glaube, das ist auch eine Erfahrungstatsache. Ich habe im *Journal of Trauma* eine Arbeit gelesen aus Amerika. Da hat jemand eine große Serie von Herzstichen nur durch Perikardpunktion behandelt und sie nicht operiert. Ich glaube, wenn man genügend Erfahrung hat, kann man das möglicherweise auch machen.

Toljan, Linz: Ich möchte noch zusätzlich auf die Wichtigkeit des Zentralvenenkatheters bei der Perikardtamponade hinweisen. Sie ist ja nicht immer derartig gravierend oder dramatisch wie wir sie jetzt gesehen haben. Zur weiteren Verlaufsbeobachtung ist der zentrale Venenkatheter das einzig wichtige diagnostische Kriterium. Darüber wurde bis jetzt noch nicht gesprochen, daß auch die Drucksteigerung die Einflußbehinderung anzeigt.

Postoperative Überwachung und Pflege, Nachbehandlung, Komplikationen

Intensivmedizinische Überwachung nach Thoraxtrauma

W. Mauritz[1], R. Gatterer[2], R. Maier[2] und G. Huemer[1]

[1] Intensivbehandlungsstation 1 der Klinik für Anästhesie und Allgemeine Intensivmedizin der Universität Wien (Vorstand: Prof. Dr. hc. mult. O. Mayrhofer), Spitalgasse 23, A-1090 Wien
[2] 1. Universitätsklinik für Unfallchirurgie der Universität Wien (Vorstand: Prof. Dr. E. Trojan), Spitalgasse 23, A-1090 Wien

Die Aufgaben der Intensivmedizin gliedern sich in Therapie, Pflege und Überwachung schwerkranker Patienten. Die Wertigkeit jedes dieser drei Aspekte mag zwar je nach Zustand des Patienten sehr unterschiedlich sein; dennoch ist Intensivtherapie (= Optimierung, Aufrechterhaltung bzw. Substitution vitaler Organfunktionen) ohne entsprechende Pflege (= Schaffung eines geeigneten Umfelds für die Therapie) und adäquate Überwachung zur Früherkennung von Komplikationen wie auch zur Verlaufskontrolle nicht vorstellbar. Im folgenden soll versucht werden, die speziellen Probleme der intensivmedizinischen Überwachung bei Patienten mit Thoraxtrauma anhand des eigenen Krankengutes der letzten 8 Jahre darzustellen.

Krankengut und Ergebnisse

In diese retrospektive Analyse des Überwachungsaufwands wurden alle Patienten einbezogen, die zwischen 1.1.1981 und 31.7.1989 wegen eines Thoraxtraumas an der IBST 1 (Intensivbehandlungsstation 1) der Klinik für Anaesthesie und Allgemeine Intensivmedizin aufgenommen wurden.

Die Aufnahme an der IBST 1 erfolgte üblicherweise erst nach der unfallchirurgischen Versorgung aller wesentlichen (Zusatz)- Verletzungen. Die Intensivtherapie und -pflege richtete sich nach den Bedürfnissen der Patienten; standardisiert waren Beatmungs- und Pflegerichtlinien, ein Stufenplan zur Optimierung von Kreislauf und Nierenfunktion, der möglichst frühzeitige Beginn mit enteraler Ernährung, sofortige Stressulcusprophylaxe, rasche Heparinisierung der Patienten sowie der Verzicht auf prophylaktische Gabe von Antibiotika. Einen Überblick dieses Krankenguts und unserer Ergebnisse gibt die Tabelle 1.

Isolierte Thoraxtraumen waren in unserem Krankengut eher die Ausnahme (17%); meist lagen Zusatzverletzungen vor, und bei 58 der Patienten (50.4%) bestand definitionsgemäß ein Polytrauma. Die häufigsten Thoraxverletzungen waren stabile Frakturen von 4

Hefte zur Unfallheilkunde, Heft 223
Zusammengestellt von W. Buchinger
© Springer-Verlag Berlin Heidelberg 1992

Tabelle 1. Krankengut der IBST 1 mit Thoraxtrauma 1981–1989

87 Männer, 28 Frauen, mittleres Alter 37 (9–74 Jahre)
Letalität: 21/115 (18,2%)

Art der Thoraxverletzungen:	> 3 Rippen, stabil	50 (43,5%)
	instabiler Thorax	31 (27,0%)
	< 3 Rippen	29 (25,2%)
Intrathorakale Komplikationen:	Kontusionen:	77 (66,9%)
	Pneumothorax:	68 (59,1%)
	Hämatothorax	31 (26,9%)
isoliertes Thoraxtrauma:	20 (17,4%)	
Zusatzverletzungen:	Skelett:	65 (56,5%)
	Schädelhirntrauma:	36 (31,3%)
	Abdominale Verletzungen:	32 (27,8%)
Todesursachen:	Sepsis, Multiorganversagen	15 (71,4%)
	SHT, irreversible Einklemmung	6 (28,6%)
Dauer der Intensivbehandlung:	Gesamt:	11,2 ± 3,3 Tage
	Überlebende:	10,2 ± 3,2 Tage
	Verstorbene:	15,9 ± 4,0 Tage
Dauer der Beatmung:	Gesamt:	6,1 ± 0,7 Tage
	Überlebende:	3,0 ± 1,0 Tage
	Verstorbene:	14,8 ± 3,8 Tage

oder mehr Rippen (44%), gefolgt von instabilen Frakturen (27%) und Frakturen von 3 oder weniger Rippen (25%). Häufige intrathorakale Komplikationen waren Lungenkontusion (67%) und Pneumothorax (59%); ein Hämatothorax fand sich nur in etwa einem Viertel der Fälle (27%). Die Zusatzverletzungen betrafen in erster Linie das Skelettsystem, während Schädelhirntraumen (SHT) und abdominelle Verletzungen etwas seltener zu beobachten waren (57 vs. 31 bzw. 28%). 21 der insgesamt 115 Patienten verstarben an der IBST 1, was eine Letalität von knapp über 18% ergibt. Die häufigste Todesursache war das septische Multiorganversagen (n = 15, 71% aller Todesfälle), wobei die Sepsis bei 8 Patienten von einem abdominellen Herd und bei 7 Patienten von einer Pneumonie ihren Ausgang nahm. 6 Patienten (29% der Verstorbenen) erlitten im Rahmen des begleitenden SHT eine irreversible Hirnstammeinklemmung.

Die Tabelle 2 gibt einen Überblick der bei diesen Patienten überwachten Parameter:

Lungenfunktion

Bei allen Patienten wurde mindestens täglich ein ap-Lungenröntgen in Hartstrahltechnik unter Verwendung von Rasterkassetten durchgeführt; in den ersten beiden Behandlungstagen wurden durchschnittlich 2.3 ± 0.4 Aufnahmen (Stichprobe, 20 Patienten) angefertigt. Zur Diagnose eines fraglichen Pneumothorax kamen in den letzten drei Jahren vermehrt Schrägaufnahmen zur Anwendung, wobei in 20% ein auf der ap-Aufnahme nicht sicher diagnostizierbarer Pneumothorax nachweisbar war. Blutgasanalysen wurden bei allen Pa-

Tabelle 2. IBST 1 (1981–1989): Überwachungsparamter bei Thoraxtrauma

Lunge:	– Röntgen: Hartstrahl, Rasterkassetten routinemäßig, Schrägaufnahmen bei Bedarf – Blutgasanalysen mind. 8stündlich – Respiratorfunktion routinemäßig – Ultraschall bei Bedarf – Pulmonaliskatheter bei Bedarf – Extravaskuläres Lungenwasser nur für Studienzwecke
Kreislauf:	– EKG, arterielles Monitoring, Überwachung der Bilanz routinemäßig – Pulmonaliskatheter bei Bedarf – Pulsoxymetrie, Kapnographie bei Bedarf
Nierenfunktion: und Serum	– Diurese, sowie Osmolalität, BUN, Kr, Na, K routinemäßig in Harn – Kreatinin- und freie Wasserclearance und fraktionelle Natriumausscheidung rountemäßig täglich – Pulmonaliskatheter bei Bedarf
Zerebrale Funktion:	– Klinisch neurologische Untersuchung routinemäßig mehrmals täglich – ICP: bei SHT; nur dann auch routinemäßig ZVD-Messung – Evozierte Potentiale bei Bedarf – EEG bei Bedarf
Hygiene:	– Bronchial- und Wundsekret, Magensaft, Rachenabstrich 3mal wöchentlich Routine – Kultur ad Bakteriologie – Gramfärbung an der IBST – Katheterspitzen bei Bedarf – Blutkulturen bei Fieber/Leukozytose
Sonstige:	– Magensaft-pH zur gezielten Stressulkusprophylaxe – Laborchemische Parameter

tienten zumindest 8stündlich durchgeführt (3 bis 24 pro Tag, Median 6; Stichprobe, 20 Patienten). Ebenso war die Überwachung der Respiratorfunktionen bei allen Patienten obligat. Ultraschalluntersuchungen des Thorax kamen immer dann zur Anwendung, wenn aufgrund des Thoraxröntgens der Verdacht auf Ergüsse bestand; in diesen Fällen wurde dann bei Bedarf auch ultraschallgezielt punktiert bzw. drainiert. Bei 46 Patienten (40%) wurde ein Pulmonaliskatheter angelegt; als Indikationen wurden angesehen:

– pulmonal: Beatmung > 24 Stunden mit FiO_2 > 0.8; Verdacht auf Embolien (dann unbedingt Verschlußangiographie).
– kardial: Plusbilanzen > 3000 ml/24 h und Katecholaminbedarf von > 10 mcg/kg/min.
– renal: Bei abfallender Kreatininclearance zur Optimierung der Perfusion.

Die Liegedauer wurde in allen Fällen mit 72 Stunden begrenzt und bei Bedarf ein neuer Katheter über einen anderen Zugangsweg eingeschwemmt. In Einzelfällen wurden bei septischen Patienten Messungen des extravaskulären Lungenwassers durchgeführt.

266

Kreislauf

EKG, arterielle Blutdrucküberwachung und exakte Flüssigkeitsbilanzierung waren bei allen Patienten selbstverständlich; die Indikation zum Pulmonaliskatheter wurde eher restriktiv gestellt (siehe oben). In den letzten beiden Jahren kamen zunehmend Pulsoxymetrie und Kapnographie zur Anwendung. Auf eine routinemäßige intermittierende oder kontinuierliche Messung des zentralen Venendrucks wurde seit 1986 verzichtet; letztere kam lediglich bei Patienten mit SHT zur Anwendung (siehe unten).

Nierenfunktion

Die routinemäßig erhobenen Parameter (vgl. Tabelle 2) wurden in der Mehrzahl der Fälle mindestens 8-stündlich bestimmt, die abgeleiteten Größen meist einmal täglich errechnet. Bei Verdacht auf ein incipientes ANV wurde ein Pulmonaliskatheter eingeschwemmt (siehe oben).

Zerebrale Funktion

Einfache klinisch-neurologische Untersuchungen, wie Pupillenweite und -reaktion, Schmerzreaktion und Hustenreflex wurden bei allen bewußtlosen Patienten 4-stündlich vom Pflegepersonal durchgeführt und dokumentiert; bei Veränderungen wurde der Stationsarzt bzw. ein Neurologe konsultiert. Bei 32 der 36 Patienten mit SHT (28%) wurde der intrakranielle Druck mittels epiduraler Drucksonden gemessen; bei diesen kam dann auch eine kontinuierliche Messung des Venendrucks zur Anwendung, um rasche Änderungen des intrathorakalen Druck (z.B. bei Pneumothorax) und damit des cerebralen Perfusionsdrucks sofort erfassen zu können. Bettseitige diagnostische EEG-Untersuchungen (Ausnahme: Null-linien-EEG zur Hirntoddiagnostik bei 9 Patienten) sowie Ableitungen der evozierten Potentiale wurden nur in Einzelfällen durchgeführt.

Hygiene

Routinemäßig wurden 3mal wöchentlich Proben von Bronchialsekret, Magensaft und Wundsekretionen abgenommen und bakteriologisch kultiviert. In den letzten 18 Monaten wurde dieses Programm erweitert; derzeit werden auch Ausstriche dieser Proben nach Gram gefärbt und direkt an der IBST 1 untersucht. Weiter wurden alle Katheterspitzen bakteriologisch untersucht. Blutkulturen wurden nur bei Sepsisverdacht (Leukocytose, Fieber) abgenommen.

Andere

Die 4stündliche Bestimmung des Magensaft-pH erfolgte bei allen Patienten; das routinemäßig abgenommene Laborprogramm umfaßte neben den bereits genannten Parametern noch Blutbild, Gerinnung, Leberfunktionsproben, Pankreasenzyme, Glukose, Cholesterin, Triglyceride und Medikamtenspiegelbestimmungen.

Diskussion

In den letzten 8 Jahren zeigte sich im eigenen Krankengut eine signifikante Abnahme der Letalität von 42,5% (1971–1974) auf 18,2%; diese ist neben besserer Erstversorgung sicher auch auf eine Qualitätsverbesserung der intensivmedizinischen Betreuung zurückzuführen. Die apparativen Überwachungsmöglichkeiten sind heute aus der Intensivmedizin nicht mehr wegzudenken; derzeit besteht jedoch die Gefahr, dem Patienten durch nicht indiziertes, invasives Monitoring eher zu schaden als zu nützen. Es erscheint daher wesentlich, den Überwachungsaufwand dem Zustand des Patienten anzupassen; die Überwachung kann niemals völlig lückenlos sein, sollte jedoch eine adäquate Verlaufskontrolle ermöglichen und zu erwartende Komplikationen sofort, eher unwahrscheinliche Komplikationen zumindest rasch erkennen lassen.

Für die spezielle Situation des Patienten mit Thoraxtrauma bedeutet dieses Konzept, daß die Überwachung im wesentlichen:

1. pulmonale Komplikationen sofort erkennen lassen muß, da die Beatmung für Thoraxverletzte ein erhöhtes Risiko birgt,
2. zerebrale Komplikationen sofort erkennen lassen muß, da diese im eigenen Krankengut eine wesentliche Todesursache darstellen,
3. septische Komplikationen rasch erkennen lassen muß, da die Sepsis die Haupttodesursache nach Thoraxtrauma darstellt, wenn die initiale Schockphase überlebt wird und kein SHT besteht.

Erkennung pulmonaler Komplikationen

Die Bedeutung eines qualitativ hochwertigen Thoraxröntgens ist unbestritten [5], und auch der Wert zusätzlicher Schrägaufnahmen kann nicht bezweifelt werden, da ein Pneumothorax beim liegenden Patienten am ap-Bild oft nicht diagnostiziert werden kann. In diesem Zusammenhang könnte auch die kontinuierliche Messung des Zentralvenendrucks sinnvoll sein, da dieser den intrathorakalen Druck gut reflektiert; die intermittierende Messung ist nach unseren Erfahrungen praktisch wertlos. Die Indikation zur invasiven Blutdruckmessung ist immer gegeben; bei geringem Infektions- und Komplikationsrisiko überwiegen die Vorteile [12]. Anders stellt sich hingegen die Situation beim Pulmonaliskatheter dar: Das Infektions- und Komplikationsrisiko ist beachtlich [9, 12], und der Einfluß der Meßergebnisse auf die Therapie ist oft nur marginal. Aus diesem Grund haben wir versucht, die Verwendung von Pulmonaliskathetern auf eindeutige Indikationen zu beschränken und die Liegedauer zeitlich zu limitieren, da nach wenigen Tagen die Komplikationsfrequenz steil ansteigt [12]. Um bei liegendem Katheter ein Maximum an Information zu gewinnen, wird seit Jahren eine Vielzahl von abgeleiteten Größen mittels eines Kleincomputers praktisch on line errechnet [15]. Wichtige Zusatzinformationen kann auch die sog. BOPA („balloon occlusive pulmonary angiography") bieten; bei korrekter Durchführung sind Gefäßabbrüche als Hinweis auf periphere Embolien sowie Anomalien der Gefäße zu erkennen [4]. Die Messung des extravaskulären Lungenwassers ist hingegen derzeit eher von wissenschaftlichem als von klinischem Wert, obwohl die Ergebnisse gut reproduzierbar sind und ausgezeichnet mit dem Befund eines qualitativ hochwertigen Thoraxröntgen korrelieren [16]. Die neueren nicht-invasiven Techniken der kardiopulmonalen Überwachung, Kapnographie und Pulsoxymetrie, lassen Störungen der Atmung bzw. des Kreislaufs sehr rasch erkennen und sollten deshalb vermehrt eingesetzt werden [10].

Erkennung zerebraler Komplikationen

Die Hirndruckmessung ist bei allen Patienten mit kombiniertem Thorax- und Schädelhirntrauma absolut indiziert, da das Gehirn in dieser Kombination nicht nur durch das direkte Trauma, sondern zusätzlich auch durch die Hypoxie und ein mögliches Barotrauma gefährdet ist. Weiter ist durch die standardisierte Therapie eine klinische Beurteilung bei schwerem SHT praktisch unmöglich [13]. Es wurde bereits darauf hingewiesen, daß bei diesen Patienten die kontinuierliche ZVD-Messung vorteilhaft sein kann. Wünschenswert wäre die Möglichkeit häufiger Verlaufskontrollen mittels der Ableitung evozierter Potentiale, da diese Untersuchung praktisch als nicht-invasiv gelten kann und auch durch Medikamente kaum gestört wird. Verschlechterungen der neurologischen Situation, der abgeleiteten Potentiale bzw. der Hirndruckwerte sollten selbstverständlich Anlaß sein, eine radiologische Abklärung mittels Computertomographie zu erwägen; diese soll jedoch hier wie auch alle anderen bettseitig nicht anwendbaren Verfahren nicht weiter diskutiert werden.

Erkennung septischer Komplikationen

Patienten mit Thoraxtrauma sind als extrem pneumoniegefährdet zu betrachten: Die Beatmung birgt immer das Risiko der pulmonalen Infektion, vielfach ist die Lunge durch eine Aspiration oder Kontusion besonders vulnerabel, und zusätzlich ist meist eine Stressulkusprophylaxe erforderlich, die zum Überwuchern pathogener Keime im Magen führen kann. Es konnte gezeigt werden, daß die im Magen nachweisbaren Keime etwa 2 Tage später auch im Bronchialsekret zu finden sind [2, 6]. Eine engmaschige Kontrolle von Bronchialsekret, Magensaft und anderen Sekretionen kann die Infektion zwar nicht verhindern, kann jedoch über deren frühzeitige Erkennung das therapiefreie Intervall verkürzen. Hier hat sich speziell die an der IBST 1 selbst durchgeführte, etwa 30 Minuten in Anspruch nehmende Gram-Färbung der Abstriche als sehr hilfreich erwiesen; Pilze sind mit 100%iger Sicherheit zu erkennen, und Bakterien können mit einiger Erfahrung relativ genau klassifiziert werden; hier liegt die Treffsicherheit zwischen 85 und 95% [3]. Zusätzlich ist anhand der begleitenden Leukozytose im Abstrich in den meisten Fällen eine ungefähre Abschätzung des Schweregrads der Infektion möglich. Schwieriger gestaltet sich die rechtzeitige Erkennung abdominaler septischer Komplikationen, die bei unseren Patienten die häufigste Todesursache darstellen. Der klinische Befund ist beim sedierten und analgesierten Patienten häufig inkonklusiv, und der Verdacht auf eine abdominelle Sepsis muß daher anhand funktioneller Kriterien wie Nierenfunktion, Bilanzbedarf, metabolische Parameter, Kreislaufverhalten und Lungenfunktion erhärtet werden [1, 8, 14]. Speziell die relativ leicht bestimmbaren Nierenfunktionsparameter spielen hier eine wichtige Rolle [11]; bei Vorliegen eines akuten Nierenversagens ist eine gewisse Aussage auch anhand der Katabolie möglich [7]. Diese Parameter erlauben darüberhinaus auch, die beim Thoraxtrauma sehr wesentliche Flüsigkeitsbilanzierung exakt zu überwachen.

Zusammenfassend wäre also festzuhalten, daß die Vielzahl der bei Patienten mit Thoraxtrauma überwachten Parameter letztlich zum Ziel hat, einige wesentliche Komplikationen so rasch wie möglich zu erfassen. Um das Risiko für den Patienten zu minimieren, sollte das Ausmaß der Überwachung seinem Zustand angepaßt sein und im Zweifelsfall ein nicht-invasives Verfahren zur Anwendung kommen. Zuletzt muß noch betont werden, daß auch das beste Monitoring eine permanente klinische Beobachtung niemals ersetzen, sondern diese lediglich erleichtern kann.

Literatur

1. Függer R, Wenzl E, Mauritz W, Schindler I, Zadrobilek E, Sporn P (1987) Die funktionelle Indikation zur Relaparotomie. Acta Chir Austr 19:1–4
2. Graninger W, Mauritz W, Kurz R, Breyer S (1987) Infektionen und Streßulcusprophylaxe. Wien Klin Wochenschr 99 [Suppl 172]:15–17
3. Huemer G, Mauritz W, Plainer B, Graninger W (1989) Frühdiagnose pulmonaler Infektionen: Gram versus Kultur (Abstr). Anaesthesist 38 [Suppl]:347
4. Jantsch H, Zadrobilek E, Sporn P, Lechner G (1986) Bedside subtraction balloon occlusion pulmonary angiography. Intensive Care Med 12:233–237
5. Jantsch H, Lechner G (1990) Radiologische Überwachung bei beatmeten Patienten. In: Kilian J (Hrsg) Grundzüge der Beatmung. Klin Anaesthesiol ...
6. Mauritz W, Graninger W, Schindler I, Karner J, Zadrobilek E, Sporn P (1985) Keimflora in Magensaft und Bronchialsekret bei langzeitbeatmeten Intensivpatienten. Anaesthesist 34:203–207
7. Mauritz W, Sporn P (1986) Monitoring von Patienten mit akutem Nierenversagen. In: Deutsch E, Druml W, Kleinberger G, Ritz R, Schuster HP (Hrsg) Akutes Nierenversagen und extrakorporale Therapieverfahren. Aktuelle Intensivmedizin, Bd 3. Schattauer, Stuttgart New York, p 13–26
8. Roth E, Funovics J, Mühlbacher F, Schemper M, Mauritz W, Sporn P, Fritsch A (1982) Metabolic disorders in servere abdominal sepsis: glutamine deficiency in skeletal muscle. Clin Nutr 1:25–41
9. Spiss CK, Mauritz W, Zadrobilek E, Sporn P (1982) Komplikationsrisiko des Pulmonaliskatheters bei abdomineller Sepsis. Anaesth Intensivther Notfallmed 17:228–231
10. Spiss CK, Mauritz W, Zadrobilek E, Draxler V (1985) Nicht-invasive Pulsoxymetrie zur Bestimmung der Sauerstoffsättigung bei Intensivpatienten. Anaesthesist 34:405–408
11. Sporn P, Mauritz W, Steinbereithner K (1983) Nierenfunktion als diagnostischer und prognostischer Parameter. Hefte Unfallheilkd 156:359–366
12. Sporn P, Gilly H, Mauritz W, Schindler I, Zadrobilek E (1986) Die praktische Durchführung invasiver Meßverfahren. Beitr Intensiv Notfallmed 4:57–73
13. Steinbereithner K, Mauritz W, Sporn P (1985) Therapie des Schädelhirntraumes – aktueller Stand. Notfallmedizin 11:1002–1013
14. Wenzl E, Mauritz W, Schindler I, Feil W, Zadrobilek E, Sporn P (1986) Organversagen – Indikation zur Relaparotomie bei abdomineller Sepsis (Abstr). Acta Chir Austr [Suppl 18]:64
15. Zadrobilek E, Draxler V, Mauritz W, Sporn P (1982) Bettseitige Auswertung von hämodynamischen und respiratorschen Daten mittels eines programmierbaren Taschenrechners. Anaesthesist 31:689–692
16. Zadrobilek E, Schindler I, Jantsch H, Gilly H, Mauritz W, Draxler V, Sporn P, Steinbereithner K (1985) Die Bewertung der thermalen Meßtechnik zur quantitativen Bestimmung des extravaskulären Lungenwassers. Anaesthesist 34:582–587

Probleme der Pflege und Überwachung beim Thoraxtrauma

R. Karner[1] und E. Lottes[2]

[1] Klinik für Anästhesie, Intensivstation (Vorstand: Prof. Dr. W. List), Auenbruggerplatz 5, A-8036 Graz
[2] Intensivstation des Unfallkrankenhauses Meidling der Allgemeinen Unfallversicherungsanstalt (Ärztlicher Leiter: Prim. Doz. Dr. H. Kuderna), Kundratstraße 37, A-1120 Wien

Neben der Frühmobilisation, die von vielen Thoraxchirurgen als das wichtigste angesehen wird, werden auch der Patient und seine Vitalfunktionen beurteilt. Neben dem Schmerz als Indikator für Veränderungen können auch die Farbe und Feuchtigkeit der Haut, Kreislaufstörungen, Zyanose und Änderung des Atemstiles Aufschluß über den Zustand des Patienten geben. Bei Änderung des Bewußtseinszustandes ist zuerst an eine Hypoxie oder eine Hyperkapnie zu denken.

Die Einstellung von Beatmungsgeräten und -systemen ist laufend zu überwachen. Um einer Borkenbildung vorzubeugen, muß für eine ausreichende Befeuchtung und Beheizung gesorgt sein. Langsame und plötzliche Veränderungen müssen vom Pflegepersonal bemerkt und richtig beurteilt werden. Neben der Patientenbeobachtung kann die Effizienz von atemunterstützenden Maßnahmen durch Pulsoxymetrie und Astrup kontrolliert werden. Der Patient muß über die Notwendigkeit der atemunterstützenden Maßnahmen aufgeklärt werden. Großes Augenmerk ist auf die Bronchialtoilette (unter sterilen Kautelen) und auf das anschließende Blähen zu legen. Beim Absaugvorgang kann es durch die geringe O_2 Reserve zu Bradycardien kommen. Man kann dem durch eine kurzzeitige Beatmung mit 100% Sauerstoff vorbeugen.

Beim Absaugvorgang wäre zum Schutze des Personals eine Mundmaske zu empfehlen.

Neben der Vorbereitung und Hilfestellung beim Setzen einer Thoraxdrainage gehört vor allem auch die Aufklärung des Patienten zu den Aufgaben des Pflegepersonals. Die Überwachung umfaßt neben der Kontrolle des Vakuums bzw. des Wasserstandes auch die Beobachtung der Menge und Beschaffenheit der Drainflüssigkeit. Dauerndes Kneten und „Melken" des Drains verhindern eine Verstopfung durch Coagula. Veränderungen an der Einstichstelle des Thoraxdrains sind zu dokumentieren und an den zuständigen Arzt zu melden.

Beim Setzen eines Epiduralkatheters ist auf strengste Asepsis zu achten. Die Einstichstelle wird gut abgeklebt, um ein Hin- und Herrutschen des Katheters zu vermeiden. Eine Epiduralanalgesie kann durch Bolusgaben oder kontinuierliche Verabreichung von Analgetica erfolgen. Die Überwachung der Atmung erfolgt mittels Astrup oder/und Monitor um eine Hypoventilation schnell zu erkennen.

Bei der Durchführung und Überwachung der i.v.-Analgesie sollte besonders dieser Dosisgrundsatz eingehalten werden: so wenig wie möglich, so viel wie nötig. Für die Überwachung in Bezug auf die Hypoventilation gelten die gleichen Grundsätze wie bei der Epiduralanalgesie.

Bei der Mobilisation von polytraumatisierten Patienten setzt den Zeitpunkt des Beginns vor allem der Neuro- oder der Bauchchirurg. Bei isoliertem Thoraxtrauma wird sehr früh mobilisiert. Hier ist auch eine Respiratortherapie keine Kontraindikation.

Hefte zur Unfallheilkunde, Heft 223
Zusammengestellt von W. Buchinger
© Springer-Verlag Berlin Heidelberg 1992

Spezielle Übungen der Physikotherapie sollten von einer ausgebildeten Physikotherapeutin durchgeführt werden. Um die Kontinuität zu sichern, muß die Pflegeperson genauso mit den verschiedenen Maßnahmen vertraut sein und diese bei Bedarf auch in der Nacht durchführen.

Besondere pflegerische Probleme ergeben sich durch Thoraxdrainagen, die auf Grund ihrer Einführstelle eine bequeme, für den Patienten angenehme Lagerung verhindern.

Befindet sich die Incision in der hinteren Axillarlinie oder dahinter, kommt es häufig – nicht nur bei ungünstigen anatomischen Verhältnissen, etwa bei besonders dicken Patienten, – zur Komprimierung oder Knickung des Schlauchsystems mit nachfolgender Verstopfung durch Coagula.

Beachtung muß auch der Länge des Ableitungssystems geschenkt werden. Es ist einerseits die Siphonbildung durch zu lang gewählten Schlauch zu verhindern, andererseits ist eine entsprechend lange Ableitung für pflegerische Bewegungsabläufe erforderlich. Der Konnektionsadapter sollte gerade sein, das Drainlumen nicht wesentlich verengen und fest sitzen. Letzteres bedeutet allerdings, daß beim sterilen Wechsel des Systems, schmerzhafte Manipulationen in Wundnähe kaum zu vermeiden sind!

Da im Rahmen dieses Kongresses auch die häufig kombinierten Thorax- und Schädelhirntraumen besprochen wurden, möchte ich im Anschluß an die Plazierung von Thoraxdrainagen auf die gleiche Problematik bei Schädeldrainagen bzw. bei Hirndrucksonden verweisen. Liegt die Implantationsstelle der Hirndrucksonde hinter der Tragusverbindungslinie, sind – trotz aller pflegerischer Bedachtnahme – eine Druckschädigung der Haut und/oder Abknicken der Sonde zu erwarten.

Die Bronchoskopie beim schweren Thoraxtrauma

K. Wanner, W. Knopp und H. Breitfuß

Berufsgenossenschaftliche Krankenanstalten Bochum, Chirurgische Universitätsklinik „Bergmannsheil" (Direktor: Prof. Dr. G. Muhr), Gilsingstraße 14, W-4630 Bochum 1, Bundesrepublik Deutschland

Der chirurgische Intensivpatient ist durch pulmonale Komplikationen bedroht – pulmonale Begleitverletzungen beim schweren Thoraxtrauma müssen frühzeitig diagnostiziert und adäquat behandelt werden.

Die Sekretretention als wesentliche Ursache septischer Krankheitsbilder kann verletzungsbedingt durch Schädigung der Schleimhaut oder iatrogen durch die Respiratortherapie ausgelöst werden. Der Ziliarapparat ist durch Einblutungen in die Schleimhaut aber auch narkosebedingt gelähmt – der automatische Sekrettransport ist unterbrochen. Zusätzliche Konsistenzänderungen des Sekretes führen letztendlich zum Verschluß des Bronchus. Der pathophysiologische Circulus vitiosus kann nur durch frühzeitige gezielte Sekretabsaugung unterbrochen werden.

Hefte zur Unfallheilkunde, Heft 223
Zusammengestellt von W. Buchinger
© Springer-Verlag Berlin Heidelberg 1992

Patientenkollektiv

Über einen Jahreszeitraum wurden 61 Patienten 86mal diagnostisch oder therapeutisch bronchoskopiert. In über 1/3 der Fälle waren die Patienten polytraumatisiert. Die Wirbelsäulenverletzungen waren in allen Fällen von neurologischen Ausfällen begleitet.

Indikation

Diagnostische und therapeutische Kriterien stellten die Indikation zur Bronchoskopie. Ziel der diagnostischen Bronchoskopie war die frühzeitige Diagnosestellung bei Aspiration und Kontusion. Bei der therapeutischen Bronchoskopie stand die Sekretretention bei Atelektasen und bei auskultatorisch ineffektiver Katheterabsaugung im Vordergrund. Programmiert wurde bei Aspiration und Lungenkontusion bronchoskopiert.

Ergebnisse

Die Atelektase stellte überwiegend die Indikation zur Bronchoskopie. Die gezielte bronchoskopische Absaugung eines Hauptbronchus führte zu einer vollständigen Entfaltung der atelektatischen Lunge. Die Lokalisation der radiologischen Verschattungen bei 33 Patienten mit 38 Bronchoskopien betraf erwartungsgemäß überwiegend die Unterlappen. Der linke Unterlappen ist dabei aufgrund des anatomischen Aufbaus des Bronchialsystems wesentlich häufiger betroffen.

Das Thoraxröntgenbild verbesserte sich nach 31 Bronchoskopien bei radiologisch nachgewiesenen Verschattungen. 7mal handelte es sich um Lungeninfiltrate, die zum Ausschluß einer Bronchusstenose bronchoskopiert worden waren. Während sich alle Totalatelektasen mit einer Bronchoskopie verbessern ließen, wurden bei den Teilatelektasen 2 Patienten 2mal und ein Patient sogar 3mal bronchoskopiert.

Nach ineffektiver blinder Katheterabsaugung konnte bronchoskopisch in allen Fällen eine Verbesserung des klinischen Befundes erreicht werden. 4 Bronchoskopien waren bei therapierefraktärer Hypoxämie zum Ausschluß einer Verlegung der Haupt- oder Segmentbronchien durchgeführt worden. 2 dieser Patienten zeigten eine homogene Rötung und Schwellung der Schleimhaut von Trachea und Bronchien als Zeichen der beginnenden Pneumonie, die bis dahin noch nicht zu ausgeprägten radiologischen Veränderungen geführt hatte. Mit der Bronchoskopie konnte Sekret zur bakteriologischen Analyse und Resistenzbestimmung gewonnen werden.

Aus diagnostischen und therapeutischen Gründen wurden 5 Patienten mit Verdacht auf Aspiration bronchoskopiert. Dabei ließen sich bei allen Patienten die Aspiration frühzeitig nachweisen, während das Röntgenbild erst nach 9–12 Stunden Veränderungen aufwies. Es fanden sich typische erythematös – entzündliche Schwellungen und auch Schleimhautnekrosen. Nach Sekretgewinnung wurden die betroffenen Bronchien gespült.

22 Patienten mit schwerem stumpfen Thoraxtrauma wurden primär nach Intubation bronchoskopiert. Dabei wurde in 10 Fällen eine Lungenkontusion diagnostiziert. Radiologisch wäre diese Diagnose nur mit einer Latenzzeit von durchschnittlich 18 Stunden, minimal 7, maximal 25 Stunden zu stellen gewesen.

Bronchoskopische Befunde bei der Lungenkontusion sind zwar nicht charakteristisch, da unterschiedliche Befunde erhoben werden können. Bei unseren Patienten zeigten sich vor allem intrabronchiale Einblutungen als auch Schwellungen und petechiale Einblutungen der Segmentbronchien.

Nur 5 der 22 Patienten mit stumpfem Thoraxtrauma entwickelten im klinischen Verlauf eine Pneumonie. 2 Patienten verstarben an einer Lungenkontusion mit nachfolgendem ARDS im Rahmen eines Polytrauma.

Diskussion

Die Notwendigkeit, das Bronchialsystem schwerverletzter oder operierter Patienten von Sekreten und Blut zu befreien, um pulmonale Komplikationen zu verhindern ist unbestritten. Die Bronchoskopie ist für die frühe Diagnostestellung von hervorragender Bedeutung. Lindholm konnte bereits 1974 die Bedeutung der fiberoptischen Bronchoskopie in der Behandlung von Atelektasen bei respiratorischer Insuffizienz mit einer Erfolgsrate von 81% eindrucksvoll belegen. Die Bronchoskopie ist vorzeitig besser eingesetzt als rechtzeitig.

Physikalische Bronchusdrainage, versus-bronchoskopische Sekretevakuierung – Therapiemöglichkeiten der Bronchusverschlußatelektase bei Mehrfachverletzten

J. Brand, D. Neveling, A. Ekkernkamp und G. Muhr

Berufsgenossenschaftliche Krankenanstalten Bochum, Chirurgische Universitätsklinik „Bergmannsheil" (Direktor: Prof. Dr. G. Muhr) Gilsingstraße 14, W-4630 Bochum 1 Bundesrepublik Deutschland

Ausgedehnte Bronchusverschlußatelektasen bei schwerverletzten unfallchirurgischen Intensivpatienten sind akut oder subakut vitalitätsbedrohend. Ist eine invasive Maßnahme wie die Bronchoskopie grundsätzlich erforderlich? Ist im Rahmen der modernen Intensivtherapie noch ein konservativer Therapieversuch gerechtfertigt?

Auf der chirurgischen Intensivstation des Bergmannsheil Bochum erlitten in den Jahren 1986 bis 1989 98 unfallverletzte Patienten eine bedrohliche Bronchusverschlußatelektase. Hierbei handelte es sich in 74 Fällen (75%) um Patienten mit Tetraplegie nach HWS-Fraktur in der Phase nach der Extubation. 9 x (9,1%) trat ein Bronchusverschluß bei beatmeten Mehrfachverletzten auf. In 15 Fällen (15,3%) handelte es sich um Schwerverletzte nach Extubation. Lediglich 9 Patienten (9,1%) erlitten eine akute Bronchusobstruktion unter kontrollierter Beatmung.

Die kooperationsfähigen Patienten wurden einer intensiven, zeitlich begrenzten physikalischen Therapie zugeführt. Beim Versagen dieser Therapie oder bei Verschlechterung der respiratorischen Funktionen wurde eine bronchoskopische Sekretevakuierung vorgenommen.

Die 9 Patienten, welche unter kontrollierter Beatmung Atelektasen erlitten hatten, wurden primär bronchoskopiert.

Bei 64% der kooperationsfähigen Patienten konnten die Atelektasen in weniger als 8 h durch konservative Therapie erfolgreich behandelt werden. Diese Therapieform erfordert einen hohen Aufwand und Standard von Pflegepersonal und Physiotherapie. Die physikalische Bronchusdrainage bestand aus Thoraxvibrationsmassage, gezielter Wechsellagerung mit bevorzugter Kopftieflage, CPAP-Respiratortherapie, Totraumvergrößerung nach Giebel und patientenkoordiniertem externen Hustenstoß.

Die Atemfunktion wurde in kurzen Abständen klinisch und laborchemisch kontrolliert. Eine Röntgenkontrolle wurde jeweils nach 6–8 h durchgeführt. Nach erfolgreicher Atelektasenbehandlung erfolgte eine erneute Röntgenkontrolle nach weiteren 12 h.

Bei Versagen der konservativen Therapie wurde eine bronchoskopische Elimination der Sekretobstruktion vorgenommen. Bei grenzwertiger respiratorischer Funktion, besonders bei Patienten mit Halsmarkläsion und gestörter thoracaler Atmung, wurde zur Bronchoskopie eine erneute Intubation in Kurznarkose und anschließend eine PEEP-Beatmung für einige Stunden vorgenommen. Zur Intubation sollte ein Tubusdurchmesser von 8,5 mm gewählt werden um Anstiege der Beatmungsdrucke nach Einführen des fieberoptischen Instrumentes zu vermeiden.

Während der Bronchoskopie erfolgt die Beatmung mit einem FIO_2 1,0 und PEEP = 0.

Hefte zur Unfallheilkunde, Heft 223
Zusammengestellt von W. Buchinger
© Springer-Verlag Berlin Heidelberg 1992

Zur effektiven Aspiration und ggf. gezielter Segmenttoilette ist ein Bronchoskop mit Standarddurchmesser erforderlich.

Bei Versagen der konservativen Therapie mit Persistieren von Atelektasen bei suffizienter Spontanatmung wurde die fieberoptische Untersuchung und Therapie unter Lokalanaesthesie durchgeführt.

Ernsthafte Komplikationen während der Bronchoskopie wurden nicht beobachtet, wobei kurzfristige kardiale Arrhythmien häufiger zu beobachten waren.

Ebenfalls konnten wir keine Komplikationen nachweisen, welche durch die konservative Therapie, insbesondere durch das Versagen der konservativen Therapie induziert waren.

Diskussion

Nach Einführung der flexiblen Fieberbronchoskopie durch Ikeda hat diese Methode sich in der Intensivmedizin fest etabliert. In erfahrener Hand bewegt sich die Komplikationsrate der Bronchoskopie zwischen 0,5 und 1%. Bei Patienten mit akuten Bronchusverschlußatelektasen unter kontrollierter Beatmung ist die bronchoskopische Sekretevakuierung sicher Methode der Wahl. Bei kooperationsfähigen, suffizient atmenden Patienten ist sowohl die Intubation wie auch die Bronchoskopie unter Lokalanaesthesie mit einem ansteigenden Risiko verbunden. Ein zusätzlicher Faktor ist die subjektiv unterschiedlich starke Belästigung des Patienten. Die physikalische Bronchusdrainage ist lediglich bei frühzeitiger und intensiver Anwendung vielversprechend. Sie erfordert einen hohen Standard von Pflegepersonal und Physiotherapie.

Unsere Untersuchungsergebnisse sprechen deutlich für die konservative Therapie bei kooperationsfähigen Patienten mit noch ausreichender Atemfunktion.

Bei atelektasengefährdeten Patienten, besonders bei solchen mit Halsmarkläsionen, hat diese Therapieform ebenso prophylaktischen Charakter. Trotz guter Kooperationsfähigkeit ist bei diesen Patienten die Adaptationsphase an die Zwerchfellatmung durch häufiges Auftreten von Atelektasen gekennzeichnet, Rezidive werden häufig beobachtet.

Nach unseren Erfahrungen sollte jedoch bei Erfolglosigkeit der konservativen Therapie ein Zeitraum von mehr als 8–12 h nicht überschritten werden, da sonst vermehrt mit Komplikationen gerechnet werden muß.

Klinische, laborchemische und radiologische Kontrollen sind notwendig als wichtige Indikatoren für einen frühzeitigen Verfahrenswechsel zur bronchoskopischen Sekretevakuierung.

Literatur

1. Buchard A (1981) Physikalische Therapie und Krankengymnastik. In: Lawin (Hrsg) Praxis der Intensivbehandlung. Thieme, Stuttgart New York
2. Grdle WF et al. (1974) Complications of fiberoptic bronchoscopy. Am Rev Resp Dis 109:67–72
3. Ehrenberg H (1975) Atemtherapie in der Krankengymnastik. Sonderheft der Krankengymnastik, ZV Krankengymnastik
4. Foitzik H, Lawin P (1981) Atemtherapie. In: Lawin (Hrsg) Praxis der Intensivbehandlung. Thieme, Stuttgart New York

276

5. Joka T, Obertacke U, Hermann J (1987) Frühdiagnostik der Bronchoskopie. Unfallchirurgie 90:286–291
6. Maaßen W (1986) Diagnostische Maßnahmen in der Thoraxchirurgie. In: Zenker R, Dencher F, Schink W (Hrsg) Chirurgie der Gegenwart, Bd. 3. Urban & Schwarzenberg, München Berlin Wien
7. Nakhosteen JA et al. (1987) Richtlinien für die Qualitätssicherung in der Bronchologie, Empfehlungen der Deutschen Gesellschaft für Pneumologie und Tuberkulose. Prax Klin Pneumol 41:239–241
8. Nakhosteen JA, Maaßen W (1981) Complications in bronchological investigations. In: Bronchology research, diagnostik and therapeutic aspects, 3: Developments in surgery. Nijhoff, Den Haag, p 99–144

Behandlungsergebnisse nach Thorax- und Lungenverletzungen

Z. Bystricky, S. Feitová, P. Wendsche

Forschungsinstitut für Traumatologie und spezielle Chirurgie (Direktor: Doz. Dr. J. Michek), Ponavka 6, CS-662 50 Brno 16

Ziel unserer Untersuchungen war es, die Folgen schwerer Thoraxverletzungen auf die Lungenfunktion zu prüfen. Wir beobachteten 30 Verletzte mit isolierten und Mehrfachverletzungen der Brustwand und Lungen. Die Verletzungen entsprachen einem Score von 3 bis 5 in der 5stufigen Abbreviated Injury Scale. Ernste Thoraxverletzungen beeinflussen die Lungenfunktion nicht nur in der Frühphase nach dem Unfall, sondern lassen in einer Reihe von Fällen auch Dauerschäden zurück. Es ist deshalb zu empfehlen, Patienten mit ernsten Thoraxverletzungen langfristig auf ihre Lungenfunktion hin zu beobachten. Das kann durch die einfache Spirometrie (VK,FEV$_1$) erfolgen.

Die Erstuntersuchung wurde jeweils 3–4 Wochen nach dem Unfall durchgeführt, die zweite 6–12 Wochen und die dritte 4–6 Monate danach.

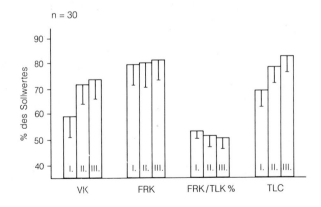

Abb. 1. Änderungen der statischen Lungenvolumina in Abhängigkeit vom Zeitpunkt des Unfalles

Hefte zur Unfallheilkunde, Heft 223
Zusammengestellt von W. Buchinger
© Springer-Verlag Berlin Heidelberg 1992

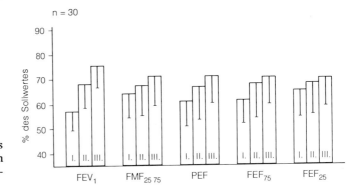

n = 30

Abb. 2. Änderungen des expiratorischen Flusses in Abhängigkeit von Zeitpunkt des Unfalles

Abbildung 1 stellt die Änderungen der statischen Lungenvolumina in Abhängigkeit vom Zeitpunkt des Unfallgeschehens dar. Bei der ersten Untersuchung konnten wir deren signifikanten Abfall nachweisen, was eine restriktive Ventilationsstörung bedeutet. Die Vitalkapazität (VK) war auf durchschnittlich 60% ihrer Norm erniedrigt, die gesamte Lungenkapazität (TLK) durchschnittlich auf 70% des Sollwertes. In den meisten Fällen kam es zwischen der ersten und zweiten Untersuchung zur deutlichen Besserung, bei der dritten Untersuchung konnte jedoch keine weitere Verbesserung konstatiert werden.

Ähnliche Veränderungen weist auch die dynamische Lungenfunktion, vor allem die Sekundenkapazität (FEV_1), auf (Abb. 2).

Auch hier kam es nach anfänglich deutlicher Verschlechterung zur schrittweisen Besserung. Bei der Ausatemgeschwindigkeit war vor allem der Expirationsbeginn betroffen, das heißt, der energieaufwendige Teil (PEF und FEF 75%). Zwischen statischen (VK) und dnyamischen (FEV_1) Parametern bestand eine signifikante Beziehung (r = 0,88).

Der Verlauf der posttraumatischen Lungenfunktionsänderungen unserer Patienten war individuell, wie die Darstellung der Vitalkapazitätswerte zeigt (Abb. 3). Dennoch kam es in den meisten Fällen zwischen erster und zweiter Messung zu einer statistisch signifikanten Besserung, bei weiterer Messung nur zu einer unbedeutenden Besserung. Die Vitalka-

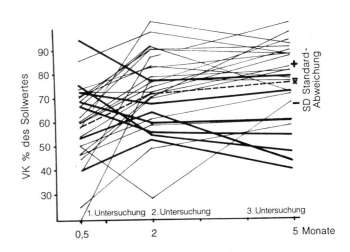

Abb. 3. Vitalkapazitäts-Verlauf nach Unfällen

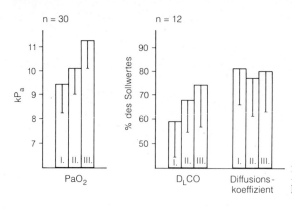

Abb. 4. Änderungen des PaO_2 und der Lungendiffusionskapazität in Abhängigkeit vom Zeitpunkt des Unfalles

pazitätswerte der meisten unserer Patienten waren noch nach einem halben Jahr nach der Verletzung unter normal. Bei 7 Patienten kam es zu keiner Verbesserung oder sogar zur Verschlechterung der Werte.

Abbildung 4 zeigt Veränderungen des Sauerstoffpartialdruckes (paO_2) und der Lungendiffusionskapazität in Abhängigkeit vom Zeitpunkt des Unfalles. In 16 von 30 Fällen konnte eine arterielle Hypoxämie nachgewiesen werden, die sich in den meisten Fällen schon bei der zweiten Messung normalisierte. Bei einer kleinen Gruppe von 12 Patienten untersuchten wir außerdem wiederholt die Lungendiffusionskapazität. Sie zeigte eine mäßige Senkung mit Tendenz zur Besserung bei der folgenden Messung.

Bei der letzten Messung untersuchten wir die Patienten auch ergometrisch. Es konnte eine sichere Beziehung (das heißt 1% Signifikanz) zwischen Grad der Lungenfunktionsstörung – in der Tabelle 5 als FEV_1 in % des Sollwertes auf der Vertikalen dargestellt – und der erreichten Leistung – dargestellt im Sauerstoffverbrauch in % des Sollmaximums – nachgewiesen werden (Abb. 5).

Abschließend läßt sich aus unseren Beobachtungen zusammenfassen, daß thorakale Verletzungen Ventilationsstörungen vom restriktiven Typ hervorrufen, bedingt nicht nur durch Verringerung des beatmeten Lungengewebes, sondern auch durch Bewegungseinschränkungen der Thoraxwand, oft verbunden mit Atemgas-Diffusionsstörungen.

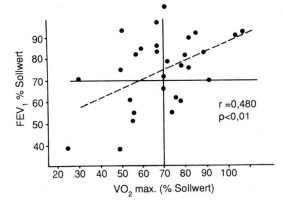

Abb. 5. Beziehung zwischen Maximalleistung (% Sollwert VO_2 Max.) und dem Grad der Funktionsstörung (FEV_1% Sollwert)

Der Grad der frühen und Dauerschädigung der Lungenfunktion ist mit Sicherheit vom Schweregrad des Zustandes des Patienten unmittelbar nach dem Unfall abhängig.

An den Folgen beteiligt sich wahrscheinlich auch der Funktionszustand der Lungen vor dem Unfallereignis, denn bei jenen Patienten, bei denen eine markante Störung fortbestand, wurden auch Obstruktionen der Atemwege festgestellt.

Ernste Thoraxverletzungen beeinflussen die Lungenfunktion nicht nur in der Frühphase nach dem Unfall, sondern lassen in einer Reihe von Fällen auch Dauerschäden zurück. Es ist deshalb zu empfehlen, Patienten mit ernsten Thoraxverletzungen langfristig auf ihre Lungenfunktion hin zu beobachten. Das kann durch die einfache Spirometrie (VK,FEV$_1$) erfolgen.

Beitrag zur Versorgung der Thoraxverletzungen bei Kindern

J. Bauer jr., T. Ristvey und J. Bauer sen.

Klinik für Unfallchirurgie des Fakultätskrankenhauses Košice (Leiter: Doz. MUDr. O. Brandebur) Rastislavova 43, CS-041 90 Košice

An der Klinik für Unfallchirurgie in Košice wurden in den letzten zehn Jahren 1136 Patienten mit einer Thoraxverletzung hospitalisiert. Aus dieser Zahl sind es 53 Kinder gewesen, was 4,7% der Gesamtzahl ausmacht. Es handelte sich in der Mehrzahl um leichte Verletzungen, aber es kamen auch sehr schwerwiegende Unfälle vor. Als ein fast regelmäßiger Lieferant von schwer verletzten Kindern zeigte sich der Kaschauer Galgenberg – die berüchtigte Hinrichtungsstätte im Mittelalter –, der vom Krankenhaus ca. 300 m entfernt ist. Zwei von unseren schwer polytraumatisierten Patienten stammen von hier.

Aus der Gesamtzahl der 53 hospitalisierten Kindern haben 45 eine geschlossene Verletzung erlitten. Tabellen 1 und 2 zeigen die Typen der Verletzungen. Bei den geschlossenen Verletzungen sind wir 43mal mit einer konservativen Therapie ausgekommen. Zweimal mußten wir eine Thoraxdrainage wegen Hämatothorax anlegen. In dieser Gruppe haben

Tabelle 1.

	Contusio parietalis thoracis	16
	Fracturae costarum	15
	Contusio et compressio thorac.	7
	Thoracoabdominales Trauma	5
	Polytrauma mit Thoraxverletzung	2
+	Contusio pulmonum	2
+	Haematothorax	2
+	Laesio lienis	2
+	PNO	1
+	Laesio plexus brachialis	1

Hefte zur Unfallheilkunde, Heft 223
Zusammengestellt von W. Buchinger
© Springer-Verlag Berlin Heidelberg 1992

Tabelle 2.

Sturz aus verschiedener Höhe	20
Verkehrsunfälle	13
Sportunfälle	10
Mißhandlung	1
Quetschung durch Baumfall	1

wir einen Patienten verloren, es ging um ein polytraumatisierten Kind mit einer schweren kraniocerebralen Verletzung. Der Knabe ist auch vom Galgenberg gestürzt, er erlag einer bilateralen Bronchopneumonie.

Acht Kinder erlitten eine offene Verletzung des Thorax. Tabelle 3 zeigt die Typen der Verletzungen, Tabelle 4 Ursachen der Verletzungen. Vier Kinder haben wir mit einer Drainage des Brustkorbes ausgeheilt, bei einem sind wir mit einer Punktion des Hämothorax ausgekommen. Die Verletzung eines Kindes erforderte eine Revision durch Thorakotomie.

Auch in dieser Gruppe haben wir ein Kind verloren. Es handelte sich um ein fünfjähriges Zigeunermädchen, das der Vater mit einem Messer unter das linke Schlüsselbein stach. Bei der Erstversorgung wurde die Verletzung des Ösophagus nicht erkannt. Wegen eines Thoraxempyems und einer fortschreitenden Mediastinitis wurden wir zur wiederholten Thorakotomie genötigt, das Kind erlag aber einer Sepsis.

Alle unsere Patienten haben wir durchlaufend verfolgt zur Kontrolle unserer Zusammenstellung haben wir nur die Kinder mit den schwierigsten Verletzungen, bei denen wir eine Möglichkeit eines Dauerschadens annahmen, vorgeladen. Von 18 vorgeladenen Patienten kamen 10 zur Kontrolle, subjektiv sind alle ohne Beschwerden, sie führen ein ihrem Alter entsprechendes Leben. Bei einer Patientin mit penetrierender Verletzung und einer Lungenkontusion verblieb eine Restriktionsstörung geringen Grades.

Zusammenfassung: Auf Grund der Analyse unseres Krankengutes kann man feststellen, daß schwere Thoraxverletzungen bei Kindern, die eine Hospitalisation benötigen, selten sind. Dieser Umstand wird durch die hohe Elastizität des kindlichen Brustkorbes – wobei es selten zu Brüchen kommt – erklärt. Bei einer groben Gewalteinwirkung kommt es aber auch bei Kindern zur Verletzung thoraxinnerer Organe. Penetrierende Verletzungen haben ihren spezifischen Ursprung und dementsprechende Folgen. In der Versorgung unserer Patienten versuchen wir mit konservativen Maßnahmen auszukommen. Wir haben nur einmal punktiert, 7mal legten wir eine Drainage an, und einmal waren wir sogar zu wiederholten Thorakotomien gezwungen.

Tabelle 3.

Penetrierende Stichverletzungen	5
Steckschuß der Thoraxwand	2
Durchschuß des Thorax	1
+ Haematothorax	6
+ PNO	3
+ Contusio pulmonum	1
+ Fractura scapulae	1
+ Laesio oesophagi	1

Tabelle 4.

Spiel	4
Kriminelle Tat	2
Sturz auf einen scharfen Gegenstand	1
Fallendes Glas	1

Verlaufskontrolle nach Herzkontusionen

K. Dann[1], B. König[2], G. Unger[3] und M. Quell[1]

[1] 1. Chirurgische Abteilung mit Unfallabteilung, Wilhelminenspinal der Stadt Wien (Leiter: Prim. Prof. Dr. V. Vecsei), Montleartstraße 37, A-1160 Wien
[2] Institut für Nuklearmedizin, Wilhelminenspital der Stadt Wien (Leiter: Prof. Dr. A. Mostbeck), Montleartstraße 37, A-1160 Wien
[3] 3. Medizinische Abteilung mit Kardiologie und Dialysestation, Wilhelminenspital der Stadt Wien (Vorstand: Prof. Dr. Konrad Steinbach), Montleartstraße 37, A-1160 Wien

Als Herzkontusion wird jede Herzverletzung durch stumpfe Gewalteinwirkung bezeichnet, die nicht mit der primären Ruptur einer Herzkammer oder Verletzung intracardialer Strukturen einhergeht [8].

Die von Schlomka 1934 [25] unterschiedene Bezeichnung Commotio cordis, ohne nachweisbar morphologisches Substrat, die sich nur in Form von passageren EKG-Veränderungen äußert, wurde zu Recht fallen gelassen [9, 10, 11, 17], da eine Differenzierung klinisch nicht möglich ist. Es konnte belegt werden, daß die eintretenden funktionellen Störungen regelmäßig mit pathologischen Veränderungen unterschiedlichen Ausmaßes im Bereich des Myocards kombiniert sind. Von Hedinger [10] wurde 1944 der Begriff „Herzschaden infolge stumpfer Gewalt", basierend auf pathologisch-anatomischen Studien eingeführt, heute spricht man besser von einer „traumatischen beziehungsweise posttraumatischen Kardiomyopathie" [11].

Die Erfassung dieser Verletzung, die sehr häufig infolge stumpfer Thoraxtraumen auftritt, stellt sehr oft ein Problem dar, weil:

- beim unkomplizierten Verlauf mangels typischer Klinik oder objektivierbarer Akutparameter die Läsion primär nicht erkannt wird,
- beim Mehrfachverletzten mit schwerem therapiebedürftigem Thoraxtrauma die cardiale Läsion vom Arzt nicht in das Verletzungsmuster miteinbezogen wird und
- der jugendliche Patient mit elastischem Thorax z.B. nach Volanttrauma ohne Rippenfrakturen nach ambulanter Begutachtung und Anfertigung eines Thoraxröntgens nach Hause entlassen wird und somit eine weitere Abklärung nicht möglich ist.

Kasuistik

Anhand dreier Fallbeispiele soll die Verschiedenartigkeit des Ablaufes der posttraumatischen Myocardiopathie veranschaulicht werden. Die Wertigkeit der Untersuchungen wird an Hand der 14 Fallbeispiele aufgezeigt.

Hefte zur Unfallheilkunde, Heft 223
Zusammengestellt von W. Buchinger
© Springer-Verlag Berlin Heidelberg 1992

Fall 1

27jähriger männlicher Patient, erleidet, als Pkw-Lenker angegurtet, einen Verkehrsunfall mit folgenden Diagnosen: Gehirnerschütterung, Sternumfraktur.

Nach Begutachtung einer EKG-Serie mit diskreter Dynamik über der Vorderwand in Form von ST-Hebungen bei atypischem Enzymverlauf fanden wir echocardiographisch eine Wandbewegungsstörung im Septumbereich sowie an der Herzspitze, die in der Radionuclidventrikulographie in Form einer Hypokinesie ohne Veränderung der Auswurffraktion und des Schlagvolumens bestätigt wurde. Diese Veränderung im Bereich der Herzvorderwand wurde als Herzkontusionsfolge interpretiert und von der kardiologischen Abteilung bestätigt.

Bei Kontrolluntersuchungen 1 Monat und 6 Monate später ist Patient beschwerdefrei, betreibt wieder Ausdauersportarten.

Fall 2

Bei einem 42jährigen männlichen Patienten bestand offensichtlich eine coronare Vorschädigung, die sich einen Tag vor dem Trauma (Ellbogenstoß beim Fußballspiel) in Form eines erstmalig aufgetretenen Angina-Pectoris-Anfalles bemerkbar gemacht hatte. Zusätzlich weist der Patient die Risikofaktoren eines Nikotinabusus und Hypercholesterinämie auf.

Unmittelbar nach dem Trauma erleidet der Patient eine heftige Angina-pectoris-Attacke, die zur Einweisung in die Herzintensivstation führt.

Im Aufnahme-EKG zeigen sich die typischen Zeichen eines frischen Infarktes anteroseptal mit QS-Komplexen in V2, terminal negativen T-Wellen in I, AVL, gehobene Zwischenstücke und beginnende T-negativitäten in den Ableitungen V2–V4. Das Enzymmuster zeigt den Ablauf eines Herzinfarktes bei grenzwertiger CKMB-Erhöhung. Das Entlassungs-EKG bietet das Folgestadium eines anteroseptalen Infarktes.

Die anschließende Echocardiographie bestätigt im 2D-mode eine Akinesie im Bereiche der distalen Septumhälfte, der Herzspitze und der angrenzenden Vorderwand.

In der Radionuklidventrikulographie findet man eine herabgesetzte linksventrikuläre Ef von 35% mit Akinesie im VW-Bereich, sowie eine Reduktion der re. ventrikulären Ef auf 24%.

In der Fahrradergometrie leistet der Patient 84% der Normleistung.

Eine Postinfarktangiographie zur Objektivierung der Vorschädigung ist noch ausständig.

Dieser Fall ist vor allem differentialdiagnostisch interessant, da am Tag vor dem Trauma erstmalig vom Patienten ein Angina Pectoris-Anfall beschrieben wird. Auffallend ist, daß der Patient unmittelbar nach dem Ellbogenstoß eine heftigste Ap-attacke erleidet, die ihn das nächste Spital aufsuchen läßt.

Fall 3

Ein 35jähriger Bauarbeiter wird durch den Stoß eines Holzpfostens in die linke Leibeswand verletzt.

Diagnose: Fractura cost. 7, 8, 9 sin., heftigste Thoraxschmerzen.

Im Aufnahme-EKG findet sich bei vorgekannten unauffälligen EKGs VH-Flimmern, passager für 12 h.

Ohne Therapie kam es spontan wieder zu Sinusrhythmus, der in weiterer Folge erhalten werden kann.

Die Enzymauslenkung ist atypisch, in den Kontroll-EKGs findet sich Sinusrhythmus und vereinzelt SVES.

Echocardiographie war negativ. Die RNV wurde bei negativem Echo nicht durchgeführt.

Seitens der cardiologischen Abteilung ist noch eine Belastungsergometrie ausständig.

Pathologisch-anatomische Befunde

Meist liegen bei der Herzkontusion entgegen den klinischen Annahmen ganz umschriebene Epicardhaematome, Einrisse, sowie Einblutungen über dem rechten Vorhof bzw. der rechten Kammer vor. Selten finden sich Endocardlaesionen, die durch die direkte Kontusion über den Anprall des Sternums entstehen [7].

Klinische Bedeutung der Diagnose

Da vereinzelt Todesfälle durch akute Herzinsuffizienz, Rhythmusstörungen und Leitungsblockierungen in den ersten 4 Tagen nach dem Trauma und später beschrieben wurden, ist der Ausschluß dieser Schädigung von großer Bedeutung [9, 10, 14, 17, 27].

Meist sind es die gefürchteten Herzrhythmusstörungen, wie im Tierexperiment bewiesen werden konnte [2, 22, 25], die innerhalb der ersten 4 Tage auftreten, sowie die Herzinsuffizienz bedingt durch Pumpschwäche bei Läsion des Myocards oder durch Blockade des AV-Knotens, die zum Tode führen. Durch rechtzeitiges Setzen einer Schrittmachersonde kann die fehlende AV-Überleitung ersetzt werden [26].

Unsere 14 kontusionsverdächtigen Patienten wurden nun den in Tabelle 1 dargestellten Untersuchungen zugeführt.

Tabelle 1. Screening bei Herzkontusionsverdacht

1)	Klinik	Anamnese	Ausschluß von Vorschäden Traumahergang typische Begleitverletzung z.B. Sternumfraktur, parasternale Rippenfrakturen	
		RR, Puls	Zeichen einer Herzinsuffizienz	
		Auskultation	Pansystolicum Holosystolicum Pericardreiben	bei VSD funkt. Mitralinsuffizienz, Papillarinsuff posttraumat. Pericarditis
2)	Thoraxröntgen		Zeichen der Herzdilatation Lungenstauung	
3)	EKG-Serie über 5 Tage		Beurteilung der Dynamik kein typisches Kontusionszeichen (Negatives EKG schließt Kontusion nicht aus!)	
4)	Enzym-serie über 5 Tage pathologisch wenn,		CK CKMB GOT, GPT CK/GOT LDH, Isoenzyme Myoglobin	> 70 U/l > 5 U/l 6% > 20 U/l < 10 Myocard > 250 nicht beurteilt

falls EKG bzw. Enzymverlauf auffällig:

5)	Echocardiographie	2D-mode M-mode	Auslotung des Herzens in unterschiedlichen Ebenen für eindimensionale Betrachtungen
6)	Radionuklidventrikulographie („gated blood-pool-study") (Tc)		
	Zuweisung erfolgt durch den Kardiologen bei positivem Echobefund, bzw. bei schlechten Bedingungen und nicht eindeutigem Befund.		
7)	Kontrolluntersuchung nach Entlassung, Wiederholung der Echokardiographie, evtl. Belastungsergometrie und bei posttraumatischer Angina pectoris bzw. zur Beurteilung einer Vorschädigung der Coronarien Angiographie.		

Analyse des klinischen Erscheinungsbildes und Wertigkeit der Untersuchungsmethoden

Klinische Untersuchung

Die Erstuntersuchung des Patienten mit Traumaanamnese, Ausschluß einer cardialen Vorerkrankung, Beschaffung von praetraumatischen EKGs vor allem beim älteren Patienten. Erfassung der Kreislaufparameter, Auskultation zum Ausschluß einer intracardialen Läsion scheinen von großer Bedeutung, da Frühkomplikationen damit erfaßt werden können.

Tabelle 2. Unfallmechanismus (n = 14), Begleitverletzungen

Verkehrsunfall	10	davon	6 Sternumfrakturen
			3 Commotio
			2 Rippenfrakturen
			2 Schlüsselbeinbruch
			2 Pankreaskontusionen
			2 Pneumothorax
			1 Schambeinastbruch
			1 Nasenbeinbruch
			1 Blasenruptur, Mesenterialwurzelriß
Arbeitsunfall	3	davon	1 Sternumfraktur
			1 Rippenserie links
Sportunfall	1	keine	Begleitverletzung

Klinisch verdächtig sind immer jene Patienten, die ein direktes Thoraxanpralltrauma durch plötzlichen Schlag oder Stoß, wie z.B. Gurtanprall-, oder Volanttrauma, in unserem Patientengut in 9 von 14 Fällen erleiden. Zusätzlich hatten wir in unserem Krankengut noch 3 Arbeitsunfälle, wobei 2 davon ein direktes Thoraxtrauma erlitten hatten, ein Patient verschüttet wurde, sowie 1 Sportverletzung die durch Ellbogenstoß beim Fußballspiel entstand (Tabelle 2).

Röntgen

Die mehrfache Anfertigung von Thorax und Lungenröntgen ist obligat zur Beurteilung der Herzkontur bzw. zum Ausschluß einer Lungenstauung als Zeichen einer akut auftretenden Herzinsuffizienz·
Bei unseren Patienten hatten wir keinen positiven Befund.

Elektrokardiogramm

Eine Serie von 5 Elektrokardiogrammen mit Einthoven-, Goldberg- und Wilson-Ableitungen mit möglichst an der Brust markierten Feldern, um Anlagedifferenzen zu vermeiden, sollte zur Darstellung der Dynamik dienen. Dazu ist zu bemerken, daß es keine typische EKG-Veränderung bei der posttraumatischen Myocardiopathie gibt und die Kurven ein äußerst wechselndes Bild zeigen. Im wesentlichen finden sich 4 Gruppen von Veränderungen:

- Herzrhythmusstörungen,
- Reizleitungsstörungen,
- Repolarisationsstörungen,
- QRS-Komplexveränderungen.

Im eigenen Krankengut fanden sich in 13 von 14 Fällen EKG-Veränderungen, vor allem passagere Erregungsrückbildungsstörungen auch mit Zeichen eines Außenschichtschadens,

Tabelle 3. EKG-Veränderungen bei posttraumatischer Myocardiopathie n = 14

EKG			
Normal			1
Vorhofteil	Passageres P mitrale		2
			3
1) Rhythmusstörungen			
Vorhofflimmern	passager		1
supraventrikuläre	ES		2
ventrikuläre	ES		2
Kammertachycardie	Vt f = 240		1
	Reentrytachycardie bei unbekanntem WPW syndrom		
			6
2) Reizleitungsstörung			
AV-Block I passager			1
Schenkelblockbilder passager	iRSB		2
	LaHB		1
			4
3) Repolarisationsstörung			
uncharakteristisch	erhöhter ST-Abgang	V1-3	6
	ST-Senkung	V1-3	1
Außenschichtschaden	negatives T terminal		2
	praeterminal neg. T		1
			10
4) QRS-Komplexveränderung			
mangelnde R-progression	passager	V1–V3	1
Infarktbild		V1–V6	1
		Q in I, II, AVL	1
			3
5) Lagetypwechsel			
			3

Lagewechsel, passagere Leitungsblockierungen, 1mal passageres VH-Flimmern, 1mal eine antidrome Reentrytachycardie bei unbekanntem WPW-Syndrom und Extrasystolen, atrialen und ventrikulären Ursprunges.

Ursache dieser EKG-Veränderungen sind wahrscheinlich nicht nur das direkte Trauma, sondern vor allem die Folge einer traumatischen Schädigung der Coronarien oder der Endstrombahn mit nachfolgender Ischämie [11], wie auch in einem kontrollierten Tiermodell nachgewiesen wurde [2].

Besonders vulnerabel zeigt sich das vorgeschädigte Herz. Es ist bekannt, daß ein posttraumatischer Infarkt beim gesunden Herzen z.B. durch traumatische Knickung der Herzkranzgefäße und Thrombosierung derselben, äußerst selten ist (Tabelle 3).

Enzyme

Entsprechend zu den 5tägigen EKG-Kontrollen führten wir auch die Enzymbestimmung von Ck, CKMB, GOT, GPT, CK/GOT, LDH über denselben Zeitraum durch.

Nur die Bestimmung des myocardtypischen Isoenzymes (CKMB) gibt Rückschlüsse auf die Schädigung des Myocards. Die Nachweisgrenze liegt bei 5 U/L. Sie ist als pathologisch zu werten, wenn sie mehr als 6% der Gesamt-CK beträgt. Ist dies nicht der Fall, so steht die Skelettmuskelschädigung bei meist multiplen Prellmarken im Vordergrund. Zur Bestimmung der CKMB ist noch wichtig, daß die Gesamt-CK über 100 U/l liegt [28].

Durch den Quotienten CK/GOT wird die Differenzierung des Muskelschadens durchgeführt. Liegt er unter 10, dann herrscht Myocardzelluntergang vor, bei Werten über 10 Skelettmuskelschaden. Die LDH besteht aus den Aktivitätsanteilen der 5 Isoenzyme. Eine Erhöhung der Gesamt-LDH findet man bei vielen pathologischen Zuständen. Vor allem die LDH 1,2 läßt Rückschlüsse auf Herzmuskelzelluntergang ziehen, wenn keine Begleithaematome bestehen, da durch Freisetzung der LDH 1,2 aus den Erythrozyten eine Verfälschung auftreten kann. Die getrennte Bestimmung der LDH stand uns jedoch nicht zur Verfügung. Auch die Messung der Myoglobine im Serum, die bereits wenige Stunden nach dem Trauma, wie auch beim Herzinfarkt einen Myocardzelluntergang anzeigen könnte [3], kann den Myocardzelluntergang bei Begleitkontusionen nicht differenzieren.

Mit der Bestimmung der Leichtkettenmyosine [13] wäre eine Unterscheidung möglich, dieser Test ist jedoch noch nicht anwendbar.

Geht man streng nach den Beurteilungskriterien für eine typische cardiale Enzymauslenkung (Tabelle 4) vor, so haben wir in unserem Patientengut trotz Bestätigung der Diagnose durch EKG, Echo und RNV nur einen einzig typischen Enzymverlauf und 2 grenzwertige Enzymmuster. Ursache dafür sind die Begleitkontusionen, die trotz Differenzie-

Tabelle 4. Enzymauslenkung bei posttraumatischer Cardiopathie

		Ck max	CKMB	GPT	GOT	CK/GOT	LDH
B.K.	48a m	131	6	5	15	15,73	196
B.F.	35a m	nicht verwertbar					
D.H.	49a w	nicht verwertbar					
G.V.	44a m	nicht verwertbar					
K.H.	76a m	108	4	11		9,8	139
K.R.	21a m	nicht verwertbar					
K.E.	19a w	nicht verwertbar					
K.I.	44a w	481	8	12	11	43,72	269
N.H.	20a m	197	13	17	18	10,94	267
O.T.	18a m	1401	23	32	38	36,86	370
P.G.	42a m	600	24	31	24	25	1067
T.P.	27a m	237	4	5	6	39,5	226
W.L.	44a m	349	19	19	39	8,94	309
K.P.	47a m	2618	84	37	48	54,54	171

rung der CKMB, und Bestimmung des Quotienten CK/GOT eine Verfälschung der Werte verursachen [1].

Echocardiographie

Die echocardiographische Untersuchung wurde mit einem elektronischen Sektorscanner unter Verwendung eines 2,5-Megahertz-Schallkopfes in typischer Lagerung von parasternal, subcostal, suprasternal und vom Apex her im 2D-mode und Videoaufzeichnung, sowie M-mode von 2 unabhängigen Untersuchern der cardiologischen Abteilung ausgewertet.

Diese als äußerst aussagekräftig für die Veränderungen der Herzvorderwand beschriebene Methode [6, 14, 16, 18, 21] genießt den Vorteil der raschen Anwendbarkeit und kann auch im Schockraum durchgeführt werden.

Wenn möglich sollte die Untersuchung innerhalb der ersten 48 Stunden erfolgen, bei positivem Befund ist eine Verlaufskontrolle durchzuführen.

Die unterschiedlichen Verfahren 2D-mode zur räumlichen Darstellung des Herzens, sowie M-modeverfahren zur Beurteilung der Wanddicke im eindimensionalen Verfahren kommen beide zur Anwendung, wenngleich dem 2D-mode mehr Bedeutung zukommt [23].

Alle unsere Patienten wurden geschallt, wobei nur in 2 Fällen ein pathologischer Befund erhoben werden konnte.

In einem Fall waren die Schallbedingungen so schlecht (Restpneu li, liegende Bülaudrainage bei adipöser Patientin), so daß die Echocardiographie nicht verwertet werden konnte und die Patientin vom Kardiologen der Szintigraphie zugewiesen wurde.

Radionuklidventrikulographie

Die RNV wird als „gated blood-pool study" mit in vivo Tc-99m-markierten Erythrozyten durchgeführt. Mit Hilfe der Fourieranalyse werden Wandmotilitätsstörungen beider Ventrikel dargestellt und die Funktionsparameter Auswurffraktionen und Schlagvolumen der rechten und linken Ventrikel berechnet und in parametrischen Bildern dargestellt.

Diese Untersuchung wird nach Zuweisung von der kardiologischen Abteilung durchgeführt. Die Aussagekraft dieser Untersuchung ist von großer Bedeutung und wird von zahlreichen Autoren angegeben [24, 5, 27, 4].

In unseren Fällen fanden sich 2mal pathologische Befunde, die die echocardiographischen Beobachtungen bestätigten (Tabelle 5).

Therapeutische Konsequenz

Bei Verdacht einer posttraumatischen Kardiomyopathie sollten die Patienten immer stationär aufgenommen und monitorisiert werden um die gefürchteten Rhythmusstörungen oder Leitungsblockaden rechtzeitig zu erkennen. Die Aufmerksamkeit der Betreuung sollte der eines frischen Myocardinfarktes entsprechen. Die Therapie sollte gemeinsam von Chirur-

Tabelle 5. Pathologische Befunde bei posttraumatischer Myocardiopathie (n = 14)

		Klinik	Enzyme	EKG	Echo	TC	Therapie
B.K.	48a m	neg	atypisch	pos	neg	0	0
B.F.	35a m	neg	atypisch	VH-fli	neg	0	0
							0
D.H.	49a w	neg	atypisch	iRSB	neg	0	0
G.V.	44a m	neg	atypisch	VT/WPW	neg	0	Xylo
							CCU
K.H.	76a m	neg	atypisch	pos	neg	0	0
K.R.	21a m	Schock	auswärts	LW/Tneg	neg	0	Intensiv
K.E.	19a w	neg	atypisch	iRSB	neg	0	0
K.I.	44a w	Pneu	atypisch	AV I/LW	?	neg	Bülau
N.H.	20a m	neg	atypisch	iRSB	neg	0	0
O.T.	18a m	neg	atypisch	pos	neg	0	0
P.G.	42a m	A-P	grenzwertig	VWI	VW, Sept	1EF 35%	CCU
						rEF 24%	
T.P.	27a m	neg	grenzwertig	pos	VW, Sept	neg	0
W.L.	44a m	neg	positiv	negativ	neg	0	0
K.P.	47a m	neg	atypisch	pos	neg	0	0

gen, Intensivmedizinern bzw. Kardiologen erstellt werden, da die Beurteilung der cardialen Komplikationen und deren Behandlung eines sehr spezifischen Fachwissens bedarf. Speziell die Indikationen zu einer antiarrhythmischen Therapie oder einer Schrittmacherimplantation müssen exakt gestellt werden. Zur Diskussion steht noch die Antikoagulation um z.B. das Entstehen parietaler Thromben zu verhindern, sehr oft wird aber aufgrund der Begleitverletzungen dieses Vorgehen nicht möglich sein.

Die Indikation zur Coronarangiographie und Belastungsergometrie wird ebenfalls von den Kardiologen gestellt [15].

Schlußfolgerung

11 Männer und 3 Frauen mit einem Durchschnittsalter von 38 Jahren (18–76) wurden mittels angegebener Verfahren in einem Zeitraum von 1 Jahr untersucht.

Typische Schmerzen seitens der posttraumatischen Myocardiopathie konnten nur in einem Falle als Angina pectoris verifiziert werden. Zeichen der Herzinsuffizienz fanden wir in unserem Patientengut nicht [19].

Eine myocardtypische Enzymauslenkung fanden wir nur in einem Fall bzw. bei zwei Patienten grenzwertig, so daß dieser Untersuchung in unseren Fällen keine Bedeutung in der Frühdiagnostik zukommt. Das Thoraxröntgen war in allen Fällen untypisch.

Passagere EKG-Veränderungen fanden sich in 13 von 14 Fällen mit völlig differenten Veränderungen, wobei mehrfache EKG-Streifen zum Vergleich geschrieben werden mußten. 2 Patienten wiesen ein pathologisches Echocardiogramm auf, die Bestägigung dieser Ergebnisse und das Ausmaß der Schädigung konnten mittels Radionuklidventrikulographie erbracht werden.

In der Frühphase sind vor allem die Klinik, das EKG und die Echocardiographie von Bedeutung, die Enzymauslenkung kann bei entsprechenden Begleitkontusionen nicht verwertet werden. Neue Hoffnungen dürfen in die Erfassung der Leichtkettenmyosine gesetzt werden, dies muß jedoch in großen Testserien bewiesen werden. Mit der Radionuklidventrikulographie kann das Ausmaß der Schädigung erfaßt werden.

Literatur

1. Andersen PT, Moller-Petersen J, Nielsen LK, Molgaard J (1986) Comparisons between CK-B and other clinical indicators of cardiac contusions following multiple trauma. Scand J Thor Cadiovasc Surg 20:93
2. Baxter BT, Moore EE, Synhorst DP, Reiter MJ, Harken AH (1988) Greated experimental myocardial contusion: Impact on cardiac rhythm coronary artery flow, ventricular function and myocardial oxygen consumption. J Trauma 28:1411
3. Bayer PM, Druml A, Köhn H, Frohner K (1987) Diagnostische Wertigkeit von Laborparametern in der Frühphase des Myokardinfarktes. Lab Med 11:396
4. Cheitlin MD (1987) Myocardial contusion: Problems of diagnosis. Curr Ther Emerg Med 134
5. Doty DB, Andersen AE, Rose EF, Go RT, Chiu CL, Ehrenhaft JL (1974) Clinical and experimental correlations of myocardial contusion. Ann Surg 180:452
6. Eisenach JC, Nugent M, Miller FA, Mucha P (1986) Echocardiographic evaluation of patient with blunt chest injury: Correlation with perioperative hypotension. Anesthesiology 64:364
7. Emminger E (1972) Endokardkontusion beim Thoraxtrauma. Monatschr Unfallheilkd 75:513
8. Glinz W, Buff HU (1976) Das stumpfe Herztrauma. Zentralbl. Chir 101:608
9. Glinz W (1979) Thoraxverletzungen, Diagnosen und Behandlung. Springer, Berlin Heidelberg New York
10. Hedinger C (1944) Beiträge zur pathologischen Anatomie der Contusio und Commotio cordis. Cardiologia 8:1
11. Heinecker R (1980) EKG in Praxis und Klinik. Thieme, Stuttgart New York
12. Jones JW, Hewitt RL, Drapanas T (1975) Cardiac contusion: A capricious syndrome. Ann Surg 181:567
13. Katus HA, Diederich KW, Schwarz F, Uellner M, Schieffold T, Kübler W (1987) Influence of reperfusion on serum concentrations of cytosolic creatine kinase and structural myosin light chains acute myocardial infarction. Am J Cardiol 60:440
14. Kettunen P, Nieminen M (1985) Creatine kinase mn and m-mode echocardiographic changes in cardiac contusion. Ann Clin Research 17:292
15. Kreutzberg B, Eckert P, Thelen M, Louve B, Koene-Bonn U (1971) Coronarangiographische und elektrokardiographische Untersuchungen bei stumpfen Herztraumen. Langenbecks Arch Chir 329:188
16. Lambertz H, Rustige J, Sechtem U, Essen R (1984) Herzschaden infolge stumpfer Gewalt. Dtsch Med. Wochenschr. 109:218
17. Louven B, Schaede A, Petersen E, Thelen M, Straaten HG, Oest S (1972) Herzschäden infolge stumpfer Gewalt. Dtsch Med Wochenschr 97:1627
18. Mayfield W, Hurley EJ (1984) Blunt cardiac trauma. Am J Surgery 148:162
19. Pomerantz M, Delgado E, Eisenmann B (1971) Unsuspected depressed cardiac output following blunt thoracic or abdominal trauma. Surgery 70:865
20. Puschendorf B (1988) Myoglobin, L-Myosin, atrialer natriuretischer Faktor, cGMP: Neue Laborparameter für die kardiologische Diagnostik. Lab Med 12:191
21. Reid CL, Kawanishi DT, Rahimitoola SH, Chandraratna PAN (1987) Chest trauma: Evaluation by two-dimensional echocardiography. Am Heart J 113:971
22. Rosenkranz KA (1971) Commotio und Contusio cordis. Langenbecks Arch Chir 329:163
23. Rothstein RJ (1983) Myocardial-Contusion. JAMA 250:2189
24. Schamp DJ, Plotnick GD, Croteau D, Rosenbaum RC, Johnston GS, Rodriguez A (1988) Clinical significance of radionuclide angiographically determined abnormalities following acute blunt chest trauma. Am Heart J 116:500
25. Schlomka G (1934) Commotio cordis und ihre Folgen. Ergebn Inn Med Kinderheilkd 47:1

26. Steinbach K, Domanig E, Weissenhofer W (1972) Totaler AV-Block nach stumpfem Thoraxtrauma. Monatschr Unfallheilkd 75:275
27. Sutherland GR, Cheung HW, Holliday RL, Driedger AA, Sibbald WJ (1986) Hemodynamic adaption to acute myocardial contusion complicating blunt chest injury. Am Cardiol 57:291
28. Thomas L (1988) Labor und Diagnose. Medizinische Verlagsgesellschaft, Marburg

Das postulierte Thoraxtrauma und dessen Folgen als Indikation zur Thorakotomie

V. Vécsei und J. Grünwald

1 Chirurgische Abteilung mit Unfallabteilung, Wilhelminenspital der Stadt Wien (Leiter: Prim. Prof. Dr. V. Vécsei), Montleartstraße 37, A-1160 Wien

Thoraxtraumen in der Anamnese können die tatsächlich vorliegende Pathologie verdecken. So kann der intraoperative Befund, der bei Thorakotomie zur Sanierung unter der Annahme einer Traumafolge erhoben wurde, den Operateur überraschen.

Sinn und Zweck der Vorstellung zweier einschlägiger Fälle soll diese Möglichkeit aufzeigen und einen Beitrag zur Schärfung der Sinne darstellen, aber auch der Komplettierung des gewählten Kongreßthemas dienen.

Die Behandlung erfolgte gemeinsam mit der II. Med. Abteilung (Vorstand: Prof. Dr. F. Kummer) und des Institutes für Anästhesiologie (Vorstand: Prim. Dr. Theodora Neubauer) des Wilhelminenspitals der Stadt Wien.

Fallbericht 1

D.J., männl., 78 Jahre, wird am 13. Dezember 1988 nach einem vor 3 Wochen stattgehabten Sturz auf die linke Brustkorbseite auf einer Fachabteilung aufgenommen.

Aufnahmediagnose: Hämatothorax links nach Sturz.

Bis zum 22. Dez. 1988 werden drei Pleurapunktionen vorgenommen. Die abgelassene totale Punktatmenge war 3100 ml.

Untersuchungen des Punktates: Hämatokrit 14,0%, Zytologie PAP III.

Blutbild zum Zeitpunkt der ersten Punktion: Erythrozyten 4,87 Millionen, Hämoglobin 14,2 g%, Hämatokrit 49,9%;

zum Zeitpunkt der letzten Punktion: Erythrozyten 3,87 Mill., Hämoglobin 11,8 g%, Hämatokrit 33,2.

Blutgase pa O_2 58,1, pa CO_2 34,2 Torr. Gerinnungsstatus bis auf eine erniedrigte Prothrombinzeit (38,2%) unauffällig.

Am 9. Tag nach der Aufnahme Übernahme des Patienten unter der Diagnose: Rezidivierender gekämmerter Hämatothorax links nach Thoraxtrauma zur Frühdekortikation.

Hefte zur Unfallheilkunde, Heft 223
Zusammengestellt von W. Buchinger
© Springer-Verlag Berlin Heidelberg 1992

Bei der Operation am 23. Dez. 1988 findet sich folgender Situs: Zentrales Bronchuscarcinom des Oberlappens mit Carcinosis pleurae.

Es wird eine erweiterte linksseitige Pneumonektomie unter Mitnahme der Pleura parietalis, Teile des Pericards und der Zwerchfellkuppe durchgeführt.

Postoperativ regelrechter Verlauf:

Der Patient erholt sich gut. Im Zuge der späteren Durchuntersuchung wird noch ein Tumor der linken Niere entdeckt. Entlassung in häusliche Pflege am 17. Jänner 1989.

Fallbeispiel 2

Z.A., männl., 84 Jahre, wird am 21. Dez. 1988 an einer pulmonologischen Fachabteilung mit einem Pneumothorax rechts nach fraglichem Sturz mit lokalem Hautemphysem aufgenommen. Es wird dort eine Thoraxsaugdrainage angelegt. Die Lunge entfaltet sich rasch. Am 27. Dez. 1988 wird die Thoraxdrainage entfernt. Im Anschluß daran entwickelt sich innerhalb von 2 Stunden ein massives Mediastinal- und Hautemphysem. Trotz der neuerlich angelegten rechtsseitigen Thoraxdrainage nimmt das Hautemphysem zu. Es wird zur weiterführenden Diagnostik eine Computertomographie durchgeführt, wobei ein rechtsseitiger Pneumothorax nachzuweisen ist und auch ein einquerfinger-breiter Pneumothorax links. Die Möglichkeit einer Bronchusläsion wird in den Raum gestellt.

Wegen der in der Zwischenzeit exzessiven Zunahme des Hautemphysems und einer zunehmenden Dyspnoe wird der Patient zur Notthorakotomie übernommen. Es wird eine Läsion im Bereiche des rechten Oberlappens vermutet, wobei auch eine Bronchusläsion zur Diskussion steht.

Intraoperativer Befund:

Lungenemphysem mit stärkster Ausprägung im Bereiche des Oberlappens. Eine große Emphysemblase perforierte in das Mediastinum.

Therapie: Partielle Oberlappenresektion. Spaltung des Mediastinums, 2fache Drainage der rechten Pleurahöhle und Drainage des Mediastinums. Schließlich nach Lungenröntgen noch am Operationstisch wird wegen eines Pneumothorax links auch eine Saugdrainage angelegt.

Postoperativ Verlegung auf die Intensivstation und Beatmung nach nasotrachealer Umintubation. Eine Entwöhnung gelingt vorerst nicht. Das diffuse Lungenemphysem, Schocklunge, Pneumonie, Bronchitis beeinträchtigen die Gasaustausch-Leistung.

Am 28. postoperativen Tag (26. Januar 1989) wird tracheotomiert.

Im Zuge der folgenden Wochen stellt sich eine abdominelle Symptomatik ein. Am 42. postoperativen Tag (11. Februar 1989) ist ein Hydrops der Gallenblase zu tasten, weswegen laparotomiert wird. Wegen einer nekrotisierenden Cholecystitis wird eine Mucoclase durchgeführt.

Ab nun erholt sich der Patient gut, kann auf orale Ernährung umgestellt werden, sitzt Querbett. Respiratorpausen bzw. High Flow Insufflation lassen zunehmend Hoffnung betreffend der Reversibilität seines Zustandes aufkommen. Cavakatheter etc. können entfernt werden.

Am 58. postoperativen Tag nach Thoracotomie verstirbt er plötzlich nach einem verifizierten ausgedehnten Herzinfarkt.

Komplikationen nach isolierten Rippenfrakturen

M. Fuchs, O. Kwasny und R. Weinstabl

I. Universitätsklinik für Unfallchirurgie Wien (Vorstand: Prof. Dr. E. Trojan), Alser Straße 4, A-1090 Wien

Über die schwere, isolierte Thoraxverletzung bzw. über die Thoraxverletzung im Rahmen des Polytraumas existiert umfangreiche Literatur. Demgegenüber sind Literaturangaben über die isolierte Rippenfraktur und die durch sie verursachten Komplikationen sehr spärlich.

Aus diesem Grund haben wir die Patienten der I. Universitätsklinik für Unfallchirurgie, die mit isolierten Rippenfrakturen in Behandlung waren, analysiert.

Von Juli 1985 bis Juni 1988 wurden 417 Patienten mit isolierten Rippenfrakturen an der I. Universitätsklinik für Unfallchirurgie in Wien behandelt. An Hand dieses Kollektivs sollen mögliche Komplikationen, deren Prävention und Therapie erörtert werden.

Patientengut und Behandlungsprinzip

Unter einer isolierten Rippenfraktur verstehen wir die Verletzung von 1–3 Rippen, wobei Rippenstückbrüche ausgeschlossen wurden. Bei der Erstuntersuchung wurden nach der klinischen Untersuchung durch Palpation, Perkussion und Auskultation, Röntgenbilder des Thorax in anteroposteriorem und seitlichem Strahlengang und der Lunge angefertigt. Bei unklarer abdomineller Symptomatik wurde eine Sonographie durchgeführt.

Bei klinisch suffizienter Atmung und sofern keine anderen Komplikationen vorlagen, erhielt der Patient bei Bedarf Analgetika, Anleitungen zur Atemgymnastik und einen Rippengürtel. Die Patienten wurden über mögliche Einschränkungen der Atemexkursion und das Entstehen von möglichen pulmonalen Komplikationen aufgeklärt. Bei Patienten über 65 Jahren wurde auf das Cingulum verzichtet, um einer möglichen Hypoventilationspneumonie vorzubeugen. Die Patienten erhielten Anleitung zur Atemgymnastik und wurden anschließend in häusliche Pflege entlassen. Eine Lungenröntgenkontrolle wurde durchschnittlich am 4. Tag nach der Erstbehandlung durchgeführt, um gegebenenfalls eine beginnende, sekundäre respiratorische Insuffizienz zu erkennen.

Bei 417 Patienten (Tabelle 1) mit einem Durchschnittsalter von 60,2 Jahren (6–100) fand sich bei 268 die Fraktur einer (64,2%), bei 93 von zwei (22,3%) und bei 56 (13,5%) von drei Rippen. Am weitaus häufigsten war die VII–X Rippe betroffen.

(Durchschnittliche Anzahl der frakturierten Rippen im Gesamtkollektiv 1.4).

Insgesamt wurden 373 Patienten ambulant behandelt, 44 Patienten mußten primär aufgenommen werden.

6 Patienten wegen eines Pneumothorax, 3 wegen eines Hämatopneumothorax, einmal wegen eines Ergusses und einmal wegen einer bereits bestehenden Pneumonie.

Die anderen 33 Patienten wurden aus Gründen der respiratorischen Insuffizienz, zur intensiven Atemgymnastik aufgenommen. Eine maschinelle oder unterstützende Beat-

Hefte zur Unfallheilkunde, Heft 223
Zusammengestellt von W. Buchinger
© Springer-Verlag Berlin Heidelberg 1992

Tabelle 1. Patientengut

Rippenfrakturen	n = 417	%
1 Rippe	268	64,2
2 Rippen	93	22,3
3 Rippen	56	13,5

ø Alter: 60,2 (6–100) Jahre

mung (CPAP) waren nie notwendig. (Durchschnittliche Anzahl der frakturierten Rippen 2,4; Durchschnittsalter 73,2 a).

Komplikationen

Als primäre Komplikation (Tabelle 2) sahen wir 6 Pneumothoraces, 3 Hämatopneumothoraces und 33 Patienten mußten wegen einer respiratorischen Insuffizienz aufgenommen werden.

Nach primär ambulanten Behandlungsbeginn mußten 4 Patienten sekundär stationär aufgenommen werden. Einmal wegen eines massiven Ergusses, der punktiert werden mußte. Zweimal wegen eines nicht punktionswürdigen Ergusses bei bestehender sekundär aufgetretener respiratorischer Insuffizienz. Einmal wegen einer Unterlappenpneumonie, die unter Antibiotikergabe und Atemtherapie ausheilte. Eine Beatmung war nie notwendig.

Bei den ambulanten Kontrollen wurden 16 Winkelergüsse mit diskreten Unterlappenbegleitatelektasen festgestellt. Die Ergüsse waren nicht punktionswürdig und es lag keine Ateminsuffizienz vor, so daß die Patienten unter weiterer ambulanter Betreuung ausbehandelt werden konnten.

Bei 2 weiteren Patienten fanden sich pneumonische Infiltrate, die ebenfalls ambulant erfolgreich behandelt werden konnten (Tabelle 3). Zwei der primär aufgenommenen Patienten verstarben. Einmal handelte es sich um eine 75jährige Patientin in stark reduziertem Allgemeinzustand, einmal um eine 72jährige Patientin mit malignem, massivem Pleuraerguß bei bestehendem N. bronchi.

Tabelle 2. Primäre Komplikationen

	n = 42
Pneumothoraces	6
Hämatopneumothoraces	3
Primäre respiratorische Insuffizienz	33

Tabelle 3. Sekundäre Komplikationen –
ambulante Behandlung

	n = 19
Winkelerguß	16
Infiltrate	2
Intercostalneuralgie	1

Bei einer Patientin fand sich als Spätkomplikation eine Intercostalneuralgie.
Die letale Komplikation eines massiven subpleuralen Hämatoms konnte in diesem Beobachtungszeitraum nicht festgestellt werden, jedoch soll in diesem Zusammenhang darauf hingewiesen werden.

Diskussion

Bei der isolierten Rippenfraktur kann in den meisten Fällen eine ambulante Behandlung durchgeführt werden. Diese setzt jedoch die Möglichkeit einer engmaschigen, ambulanten Kontrolle voraus.

Die Entscheidung ob eine primär ambulante oder stationäre Behandlung durchgeführt wird, ist vor allem von der klinischen Beurteilung der respiratorischen Situation des Patienten abhängig. Nach Ausschluß einer primären Komplikation und einer respiratorischen Insuffizienz ist nach unseren Erfahrungen eine ambulante Behandlung gerechtfertigt. Bei einer nicht eindeutigen klinischen Symptomatik ist eine Beobachtung für einige Stunden sicherlich indiziert.

Eine mögliche intraabdominelle Verletzung soll durch eine Sonographie abgeklärt werden. Besondere Bedeutung kommt unserer Ansicht nach der entsprechenden Aufklärung des Patienten bzw. seiner Angehörigen zu. Entsprechende Atemgymnastik kann, wie die klinischen Ergebnisse zeigen, die Zahl der sekundär auftretenden Komplikationen (Hypoventilationspneumonie, Winkelerguß, Atelektasen) senken.

Literatur

1. Adeyemo AO, Arigbabu AO, Adejuyigbe O (1984) Thoracic injuries in road traffic accidents: analysis of 148 cases. Injury 16:30
2. Bodai BI, Hill A, Smith JP, William F (1984) Intraabdominal injury associated with rib fractures. J Trauma 24:647
3. Breitfuß H, Glaser F, Muhr G (1987) Prognose und Therapie des schweren stumpfen Thoraxtrauma. Unfallchirurg 90:539
4. Dwivedi SC, Varma AN (1983) Bilateral fracture of the first ribs. J Trauma 23:538
5. Glinz W (1979) Thoraxverletzungen. Diagnose, Beurteilung und Behandlung. Springer, Berlin Heidelberg New York
6. Joka T, Obertacke U, Herrmann J (1987) Frühdiagnostik der Lungenkontusion durch Bronchoskopie. Unfallchirurg 90:286

Infektiöse Komplikationen bei schwerem Thoraxtrauma

A. Seekamp, G. Regel, M. Nerlich und J. A. Sturm

Unfallchirurgische Klinik, Medizinische Hochschule Hannover (Vorstand: Prof. Dr. H. Tscherne), Konstanty-Gutschow-Straße 8, W-3000 Hannover 61, Bundesrepublik Deutschland

Eine bekannte Komplikation bei langzeitbeatmeten Patienten ist die Entwicklung einer Pneumonie. Eine besondere Aufmerksamkeit verdient die Entwicklung einer Pneumonie bei Patienten, die im Rahmen eines Polytraumas ein schweres Thoraxtrauma erlitten haben. Das Thoraxtrauma selbst führt zu einer erheblichen Einschränkung der Respiration. Kommt es nun zu einer Pneumonie, führt dies zu einer weiteren Beeinträchtigung der Respiration bis hin zur respiratorischen Insuffizienz. Andererseits kann die Pneumonie Ausgangspunkt einer systemischen infektiösen Komplikation sein, welche im Multiorganversagen (MOV) letal enden kann. Für die Therapie sind daher aus klinischer Sicht folgende Fragestellungen interessant:

1. Geht das Thoraxtrauma mit einer erhöhten Pneumonierate einher?
2. Führt die Pneumonie bei Thoraxtrauma zu einer erhöhten systemischen infektiösen Komplikation im Sinne eines MOV?
3. Welchen Einfluß hat das Thoraxtrauma in der antibiotischen Therapie einer Pneumonie?

Methode

Diese Fragestellung wurde in einer prospektiven Studie an polytraumatisierten Patienten mit und ohne Thoraxtrauma untersucht. Das Patientenkollektiv war wie folgt definiert:

Der Verletzungsschweregrad sollte gemessen nach dem Injury-Severity-Score (ISS) 25 Punkte betragen, welches einem Polytraumaschlüssel (PTS) von etwa 28 Punkten entspricht. Das Patientenalter sollte zwischen 16 und 70 Jahren liegen. Die Beatmungsdauer sollte mindestens 12 Tage betragen, was gleichzeitig dem gesamten Beobachtungszeitraum entsprach.

Für das Beatmungsregime galt, daß ein positiv endexpiratorischer Druck (PEEP) zwischen 8 und 14 cm H_2O angewendet wurde sowie ein Inspirations-/Expirationsverhältnis von maximal 1:0.5. Für die Steuerung der inspiratorischen Sauerstoffkonzentration (FiO_2) wurde ein Sättigungsgrad in der arteriellen Blutgasanalyse von über 90% festgelegt.

Die antibiotische Therapie erfolgte nach Antibiogramm und Resistenzprüfung. Eine selektive Darmdekontamination (SDD) erfolgte bei den Patienten nicht.

Weiter gab es keine Richtlinien für die Therapie.

Für die Verlaufskontrolle der bakteriellen Kontamination der Lunge wurden mindestens alle 48 h Tracheo-Bronchalabstriche bronchoskopisch gewonnen. Von einer reinen Kontamination wurde gesprochen, wenn es sich um einen positiven bakteriellen Abstrich ohne positive klinische Zeichen handelte. Als klinische Zeichen einer Pneumonie wurden festgelegt ein mindestens 48 Stunden anhaltender kontinuierlicher Temperaturverlauf von

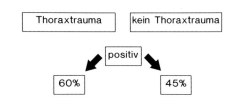

Abb. 1. Bakterieller Abstrich (48 h)

über 38 °C sowie auf den Röntgen-Thoraxaufnahmen sichtbare Infiltrate. Die Definition des Multiorganversagens wurde nach den Kriterien von Goris [1] vorgenommen.

Die statistische Analyse erfolgte mit Hilfe des t-Testes. Ein Wert von 0.05 wurde als Signifikanz-Niveau festgelegt.

Ergebnisse

Unter Einhaltung der Studienkriterien wurden die Untersuchungen an 79 Patienten durchgeführt. Hierbei handelte es sich um 52 Patienten mit Thoraxtrauma sowie 27 Patienten ohne Thoraxtrauma. Das mittlere Alter der Patienten betrug 38 ± 4 Jahre, die mittlere ISS-Punktzahl betrug 27 ± 2 Punkte, welches einem PTS von 31 ± 3 Punkten entsprach.

Der erste bakterielle Abstrich, welcher bis spätestens 48 Stunden nach Klinikaufnahme gewonnen wurde, war in 60% der Patienten mit Thoraxtrauma positiv, jedoch nur in 45% der Patienten ohne Thoraxtrauma. Hier besteht ein signifikanter Unterschied der initialen Kontamination (Abb. 1).

Betrachtet man demgegenüber die Pneumonierate, so ist festzustellen, daß sich bei Patienten mit Thoraxtrauma eine Pneumonie in 75% entwickelte, während es bei Patienten ohne Thoraxtrauma in 66% zu einer Pneumonie kam (Abb. 2). Eine Aufschlüsselung über den genauen Zeitpunkt des Beginns der Pneumonie innerhalb dieser 12 Tage wurde nicht durchgeführt. Dies heißt, daß die angegebene Pneumonierate sich auf die Entwicklung einer Pneumonie innerhalb des gesamten Beobachtungszeitraumes bezieht.

Der zweite bakterielle Abstrich, welcher zwischen dem 3. und 4. Tag gewonnen wurde, zeigt in beiden Gruppen eine gleiche Kontamination. Bei 75% der Patienten beider Gruppen kam es zu einem vermehrten Keimspektrum oder zu einem gleichbleibenden Keimspektrum (Abb. 3). In den weiteren Abstrichen zeigt sich keine wesentliche Änderung des Keimspektrums; es kommt lediglich zu einer Selektion von sog. Hospitalismus-Keimen sowie einer Zunahme der Resistenzen gegen angewandte Antibiotika und zu guter Letzt dem Auftreten von Pilzsuperinfektionen.

Die MOV-Rate beträgt bei den Patienten mit Thoraxtrauma 60%, bei Patienten ohne Thoraxtrauma 5% (Abb. 4). Hier besteht ein hochsignifikanter Unterschied.

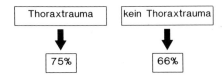

Abb. 2. Pneumonierate

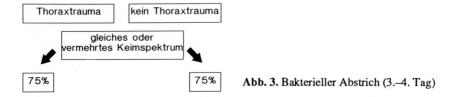

Abb. 3. Bakterieller Abstrich (3.–4. Tag)

Bei Betrachtung der Antibiotika-Therapie zeigt sich, daß bei Patienten mit Thorax-trauma bereits initial in 85% der Fälle ein Antibiotikum angesetzt wurde, während dies bei Patienten ohne Thoraxtrauma in 80% der Fälle geschehen ist (Abb. 5). Die Indikation zum Ansetzen der Antibiotika bestand im wesentlichen aufgrund offener Frakturen, bei den Patienten mit Thoraxtrauma bestand in dem Thoraxtrauma selbst eine weitere Indikation zum Ansetzen von in erster Linie Breitspektrum-Antibiotika. Das Ansetzen der initialen Antibiotika-Therapie erfolgte ohne Kenntnis eines bakteriellen Abstriches. Nach Kenntnis des ersten Antibiogramms erfolgte bei Patienten mit Thoraxtrauma zu 45% sowie bei Patienten ohne Thoraxtrauma zu 38% ein Antibiotika-Wechsel bzw. eine Ergänzung der bisherigen Therapie durch weitere Antibiotika. In Kenntnis weiterer bakterieller Befunde blieben diese prozentualen Anteile etwa konstant. Als Antibiotika wurden im wesentlichen verwendet Penicilline, Cephalosporine und Aminoglykoside sowie Metronidazol und Imipinem.

Wie bereits oben erwähnt, kam es unter der Antibiotika-Therapie zu keinem signifikanten Rückgang des Keimspektrums, sondern zu einer Selektion von Hospitalismus-Keimen und einer Zunahme der Resistenzen.

Diskussion

Aus unseren Ergebnissen wird deutlich, daß das Thoraxtrauma per se kein erhöhtes Pneumonie-Risiko beinhaltet. Bemerkenswert ist lediglich, daß die initiale Kontamination bei Thoraxtrauma signifikant höher liegt als bei Patienten ohne Thoraxtrauma. Dieser Unterschied gleicht sich jedoch in den folgenden Tagen der Behandlung aus, so daß in beiden Gruppen ein gleiches Risiko zur Entwicklung einer Pneumonie besteht.

Das Thoraxtrauma führt in Kombination mit einer Pneumonie zu einer erhöhten MOV-Rate. Eine nach bakteriellen Befunden gesteuerte Antibiotika-Therapie vermag die Entwicklung eines MOV auf der Grundlage einer Pneumonie bei Thoraxtrauma nicht zu verhindern.

Wir müssen daraus schließen, daß eine Entwicklung eines MOV aus einer Pneumonie durch antibiotische Therapie nicht aufzuhalten ist. Da zwischen der Gruppe mit Thorax-

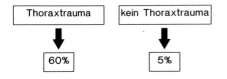

Abb. 4. MOV-Rate

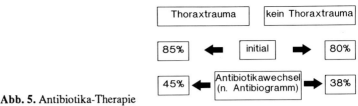

Abb. 5. Antibiotika-Therapie

trauma und ohne Thoraxtrauma in der antibiotischen Therapie kein signifikanter Unterschied besteht, muß davon ausgegangen werden, daß das unterschiedliche Verhalten durch eine veränderte Abwehrlage bei der Patientengruppe mit Thoraxtrauma zu erklären ist.

Wir schließen daraus, daß ein wesentliches therapeutisches Prinzip in der Prävention eines Multiorganversagens bei Thoraxtrauma-Patienten darin besteht, bereits initial eine Entwicklung einer Pneumonie durch ausgiebige mechanische Bronchialhygiene mittels bronchial-alveolärer Lavage zu verhindern.

Literatur

1. Goris RSA, Nytinck HKS, Redl H (1987) Scoring systems and predictors of ARDS and MOF. Prog Clin Biol Res 236:3–15

Todesursache bei Thoraxverletzungen

G. Berentey und P. Bács

Lehrstuhl für Traumotologie der Semmelweis Universität für Medizinische Wissenschaften (Vorstand: Prof. Dr. G. Berentey), Péterfy Sandor utca 14, H-1441 Budapest Pf. 76

Zur Aufklärung der Todesursachen nach Thoraxtrauma überarbeiteten wir unser Patientengut der letzten 9 Jahre.

In den letzten 9 Jahren wurden von uns 13836 Patienten stationär behandelt, darunter waren 1258 (9%), die auch ein geschlossenes Thoraxtrauma erlitten. Insgesamt verloren wir 1047 Patienten, davon hatten 135 ein geschlossenes Thoraxtrauma. Wenn wir dies auf die 1258 Thoraxverletzte beziehen, wird ersichtlich, daß wir 10,7% aller Patienten mit Thoraxtrauma verloren.

In diesem Vortrag möchten wir über diese 135 Fälle berichten, deren Obduktionsprotokolle wir zu diesem Zweck aufgearbeitet haben.

Wir teilten die Toten in zwei Gruppen auf.

In der ersten Gruppe sind 104 Fälle von Mehrfachverletzten, bzw. Polytrauma mit Thoraxbeteiligung. In die zweite Gruppe kamen 31 Exitus nach isoliertem Thoraxtrauma. Die

Hefte zur Unfallheilkunde, Heft 223
Zusammengestellt von W. Buchinger
© Springer-Verlag Berlin Heidelberg 1992

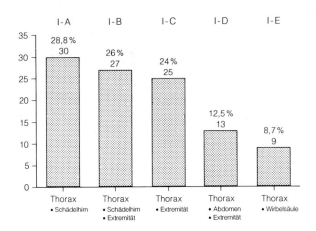

Abb. 1. Aufteilung der Gruppe I
(n = 104)

104 Fälle der ersten Gruppe wurden aufgrund ihrer Verletzungskombinationen in 5 Gruppen aufgeteilt (Abb. 1).

Todesursachen in Gruppe I-A: Folgen bzw. Komplikationen des Schädelhirntraumas (22), Pneumonie (5), kardiale Insuffizienz (1), ARDS (2).

Die zwei an ARDS verstorbenen erlitten Rippenserienfrakturen (5 und mehr Rippen) mit Ptx und Htx, beide wurden maschinenbeatmet und mußten sich einer Schädeloperation unterziehen.

Sie verstarben 2 Tage nach der Verletzung in erster Linie am ARDS.

In Gruppe I-B sind 27 Patienten aufgeführt, die neben Thorax- und Schädelhirntrauma auch eine Extremitätenverletzung erlitten.

17 Patienten starben eindeutig an den Folgen des Schädelhirntraumas (Gehrinkontusion bzw. intrakraniale Blutung). 1 Patient starb an einer Spätsepsis nach Extremitätenverletzungen. 6 Patienten verstarben an Pneumonie. 3 Verletzte verstarben an kardialer Insuffizienz (Alter: 72, 80, 81 Jahre). In dieser Gruppe fanden wir keinen Patienten, bei dem das Thoraxtrauma den Tod verursachte.

In Gruppe I-C sind 25 Patienten aufgeführt, die neben einer Thoraxverletzung auch eine Extremitätenverletzung erlitten. Die Todesursachen: 6 Patienten erlitten eine Pneumonie. 3 Patienten verstarben an kardialer Insuffizienz (alle über 70). 4 Patienten verstarben an einem irreversibelen Schock (bei allen auch primäre Amputation/en). In 7 Fällen waren die septischen Komplikationen (auch Decubitus usw.) nach schwersten Extremitätenverletzungen für den Tod verantwortlich.

In 2 Fällen, in denen das Obduktionsprotokoll ARDS für den Tod verantwortlich machte, behandelten wir eine beidseitige Rippenserienfraktur bzw. eine einseitige Serienfraktur (acht Rippen und Htx.) nur mit einer Dauersaugdrainage. Vielleicht hätte eine frühzeitige Respiratorbehandlung die Überlebensaussichten dieser Patienten verbessert.

In Gruppe I-D befinden sich die Kombinationsverletzungen: Thorax-Abdomen-Extremität (13 Fälle). Sie waren die am schwersten Verletzten. Die Todesursachen: In 4 Fällen Pneumonie (alle über 70), in 3 Fällen Peritonitis (nach multiplen Organverletzungen), in 2 Fällen kardiale Insuffizienz (beide über 70), in 4 Fällen ARDS.

Die 4 an ARDS verstorbenen Patienten erlitten schwerste Thoraxverletzungen: ein- oder beidseitige Rippenserienfraktur mit Ptx und Htx. Obwohl wir die Patienten neben ei-

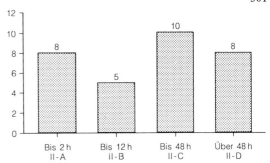

Abb. 2. Tod nach isolierten Thoraxtrauma; Aufteilung nach Überlebenszeit (n = 31)

ner Dauersaugdrainage auch mit einem Respirator behandelten, verstarben sie doch an ARDS.

Die Verletzungskombination bzw. die Schwere der Thoraxverletzung bestimmte die Prognose.

In der Gruppe I-E verstarben 7 Patienten an den Komplikationen nach einer Rückenmarksläsion, 2 Patienten an septischen Spätkomplikationen.

In dieser Gruppe waren die Thoraxverletzungen als Todesursache von untergeordneter Bedeutung.

In der zweiten Hauptgruppe sind 31 Patienten, die wir nach isoliertem Thoraxtrauma verloren. Wir haben sie nach ihrer Überlebenszeit in vier Gruppen aufgeteilt (Abb. 2).

Die Obduktionsprotokolle der 8 Toten aus Gruppe II-A zeigten uns, daß trotz schon im Rettungswagen durchgeführter Intubation und Volumenersatz, ein großer Teil der Verletzten mit Thoraxtraumen nur den Transport überstanden, ein Überleben konnte jedoch auch im Krankenhaus nicht gesichert werden.

Die Todesursachen zeigt Tabelle 1. Trotz dem uns zur Verfügung stehenden Obduktionsbefunden ist es schwierig zu sagen, wie man ihre Überlebenschancen verbessern könnte.

In Gruppe II-B sind 5 Patienten aufgeführt, die nach dem Thoraxtrauma noch wenigstens 12 h überlebten. Die Todesursachen zeigt die Tabelle 2.

2 Patienten wurden wegen beidseitigen schwersten Thoraxverletzungen sofort mit einer Dauersaugdrainage und einem Respirator behandelt. Der erste Patient verstarb nach 8 h, der zweite nach 11 h. Die Todesursache war in beiden Fällen eine massive Lungenembolie. Bei einem blieb der Ursprung des Thrombus unbekannt, im zweiten Fall kam der Thrombus aus der Vena femoralis.

In der Gruppe II-C sind 10 Fälle ausgeführt, die innerhalb von 48 h verstarben.

Die Todesursachen zeigen wir in der der Tabelle 3.

Tabelle 1. Todesursachen in Gruppe II-A

Herzkontusion	2
Herzkreislaufversagen nach Herzinfarkt und Thoraxtrauma	2
Aortenruptur	1
Irreversibler Schock (trotz Volumenersatz, Drainaige und Beatmung)	3

Tabelle 2. Todesursachen in Gruppe II-B

Pulmonale Embolie 8 bzw 11 h nach dem Trauma (Behandlung: Drainage, Respirator Volumenersatz)	2
Kreislaufversagen bei Patienten mit schlechtem Allgemeinzustand (Patienten über 70)	3

Die Patienten waren alle über 60 Jahre alt. Sowohl die operierten als auch die nicht operierten verstarben an ausgedehnten Lungenkontusionen.

Alle 8 Patienten der Gruppe II-D verstarben Tage bzw. Wochen nach dem Trauma an einer Pneumonie und Kreislaufversagen. Ihr Durchschnittsalter betrug 81 Jahre. Wir können daher sagen, daß bei alten Menschen isolierte Thoraxtraumen, die mit nur wenig Rippenbrüchen verbunden sind, schon zum Tode führen können.

Die von Muhr und Mitarbeitern 1987 veröffentlichten Todesursachen nach Thoraxtraumen decken sich mit unseren Ergebnissen.

Als *Zusammenfassung* entnahmen wir aus unserem Material folgendes.

Ein Teil der polytraumatisierten Patienten mit Thoraxverletzungen war trotz fachgerechter Behandlung nicht mehr zu retten. Vielleicht kann eine noch frühere und aktivere Respiratorbehandlung die Prognose solch Schwerstverletzter bessern. Den Angaben der an isolierten Thoraxtraumen verstorbenen Patienten können wir entnehmen, daß ältere Patienten, auch nach einem anfangs komplikationslosen Thoraxtrauma, einer aktiven stationären Behandlung bedürfen. Seit 1981 verwenden wir auch epidurale Dauerkatheter zur Schmerzbekämpfung, die wir für wirkungsvoller halten als eine paravertebrale Blockade. Falls notwendig, kombinieren wir auch beide Methoden. Eine wirkungsvolle Schmerzbekämpfung ist gerade bei älteren Patienten eine Grundvoraussetzung in der Behandlung isolierter Thoraxtraumen. Mit dieser lückenlosen Aufarbeitung der Todesursachen nach Thoraxtraumen möchten wir einen Beitrag leisten zur Bestimmung der Prognose nach Thoraxtraumen.

Tabelle 3. Todesursachen in den Gruppen II-C und II-D

II-C	
Kreislaufversagen nach Thoracotomie (Zwerchfellruptur, Lobektomien)	3
Kreislaufversagen nach Lungenkontusion (Behandlung: Drainage, Beatmung Volumenersatz)	7
II-D	
Pneumonie und cardiale Dekompensation (Durchschnittsalter: 81 Jahre)	8

Komplexe Therapie septischer Komplikationen bei Thoraxverletzungen

O. Brandebur, A. Stachy, B. Masical und J. Vajó

Klinik für Unfallchirurgie des Fakultätskrankenhauses Kosice (Leiter: Doz. MUDr. O. Brandebur), Rastislavova 43, CSFR-041 90 Košice

In der Klinik für Unfallchirurgie in Košice haben wir in den letzten 10 Jahren 1039 geschlossene Thoraxverletzungen behandelt.

Tabelle 1 und 2 zeigen die Gesamtzahl und die Verteilung der Patienten in einzelne Gruppen.

Wir werten die Infektionen der Pleurahöhle ohne aerogene Lungeninfektionen bzw. aerogene Komplikationen der Kontusionsherde.

Bei der Behandlung der septischen Komplikationen gehen wir wie in Tabelle 3 angegeben vor.

Tabelle 1. Die Gesamtzahl der hospitalisierten Thoraxverletzungen 1979–1988

Gesamtzahl hospitalisierte Thoraxverletzungen	1136
Davon gestorben	22
(1,94%)	
Geschlossene Thoraxverletzungen	1039
Offene Thoraxverletzungen	97

Tabelle 2.

Geschlossene Thoraxverletzungen	1039
Hämatothorax	213
Pneumothorax	86
Septische Komplikationen	4
Offene Verletzungen	97
Septische Komplikationen	1

Tabelle 3. Therapeutischer Vorgang

1. Chirurgische Herdliquidierung
2. Gezielte antibiotische Behandlung
3. Immunoprophylaxie, Immunotherapie

Hefte zur Unfallheilkunde, Heft 223
Zusammengestellt von W. Buchinger
© Springer-Verlag Berlin Heidelberg 1992

304

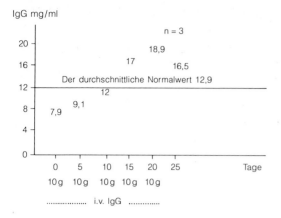

Abb. 1. IgG-Konzentration bei Patienten, die mit i.v.-Immonoglobulinen behandelt wurden

Seit dem Jahre 1980, d.h. seitdem uns die intravenösen Immunoglobuline zur Verfügung stehen, ergänzen wir die Behandlung durch die Immunotherapeutika. Dabei nützen wir die synergische Wirkung der Antibiotika und Immunoglobuline aus [1].

Wie auf diesem Forum schon mehrmals erwähnt wurde [2, 3], zeigen die Immunoglobuline entgegen der Norm erniedrigte Werte. Übermäßige Blutverluste, die zu einer Abnahme der Gesamtmenge der Immunoglobuline und Phagocyten führen, Beschädigung der Natur-Barriere auf der Stelle der Verletzung gegen Mikroben aus der Umgebung, Behandlung mit Medikamenten mit immunosuppressiver Wirkung (Steroiden, Barbituraten), Katabolismus eines verletzten Patienten führen bei den Verletzten und besonders bei Polytraumatisierten zum sekundären Antikörpermangelsyndrom [4, 5].

Der IgG-Immunoglobulinspiegel bei 3 Patienten ist aus Abb. 1 zu ersehen.

Das von uns benützte Schema, nach dem wir die Immunoglobuline fraktioniert 10 g alle 5 Tage 4 bis 5mal nacheinander geben, garantiert einen genügend hohen Immunoglobulinspiegel. Diese Erkenntnisse sind mit den Ergebnissen von Dusswald und seinen Mitarbeitern im Einklang [6].

Schlußfolgerungen: In unserem Beitrag wollten wir auf die Möglichkeit einer erweiterten komplexen Therapie der septischen Komplikationen von Brustverletzungen mit der Applikation von i.v.-Immunoglobulinpräparaten hinweisen.

Literatur

1. Mancuso G, Oddo G, Fugardi MG, Scrivano AM, Barone A (1984) Verwendung von Immunglobulinen bei mit Antibiotikatherapie nicht beherrschbaren Infektionen. XI. Congresso Nazionale della Associazione Italiana di Ematologia ed Oncologia Pediatrica, Cattolica, June 1–3, Abstracts 151–152
2. Andrasina J, Bauer H, Stachy A (1982) Ergebnisse langjähriger Beobachtung über celluläre und humorale Abwehrvorgänge bei posttraumatischer Osteomyelitis. Verhandlungen der Österreichischen Gesellschaft für Unfallchirurgie Salzburg. 18. Tagung. Hefte Unfallheilkd 157:72–73
3. Stachy A, Brandebur O, Tomaš O, Sidor Z (1988) Immunprophylaxe posttraumatischer Osteitiden bei offenen Frakturen. Verhandlung der Österreichischen Gesellschaft für Unfallchirurgie Gmunden. 24. Tagung, im Druck

4. Glinz W, Grob PJ, Nydegger UE, Ricklin T, Stamm F, Stoffel D, Lasance A (1985) Polyvalent immunglobulins for prophylaxis of bacterial infections in patients following multiple trauma. Int Care Med 11:288–294
5. Hartlapp JH, Illiger HJ, Schmidt RE (1983) Infektprophylaxe mit Immunglobulinen. Ver Dtsch Ges Inn Med 89:1054–1056
6. Dusswald KW, Müller K, Seifert J, Ring J (1980) Wirksamkeit von i.v. Gammaglobulin gegen bakterielle Infektionen chirurgischer Patienten. Ergebnisse einer kontrollierten randomisierten klinischen Studie. MMW 122:832

Diskussion

Rudolph, Rotenburg: Ich würde vorschlagen, daß wir die ersten beiden Vorträge aus Graz und Wien zur Diskussion zusammenfassen. Wer wünscht hierzu das Wort?

Buchinger, Horn: Herr Mauritz, Eine Frage: Swan-Ganz-Katheter 0,7%. Ganz strenge Indikation. Nun sagen Sie zentralvenöses Druckmonitoring nur bei der Kombination Thorax-Schädel-Verletzungen. Glauben Sie nicht, daß auch beim isolierten oder beim polytraumatisierten Patienten mit Thoraxverletzung gerade bei der Thoraxverletzung das zentralvenöse Druckmonitoring von relativ großer Bedeutung ist?

Mauritz, Wien: Nach unseren Erfahrungen nicht. Wenn wir wirklich einen Druck wissen wollen, dann messen wir über den Pulmonaliskatheter den Wedge-Druck und nur den ZVD zu monitieren, wenn der Patient kein Schädel-Hirn-Trauma hat über einen dreilumigen Cavakatheter, das ist mir einfach zu viel Aufwand. Es ist schade um die Arbeit. Für die Bilanzerstellung brauche ich ihn nicht und der Pneumothorax ist für den Nicht-Schädelhirntraumatisierten nicht von so vitaler Gefährdung wie für den, der gleichzeitig Schädel plus Thorax aufzuweisen hat.

Buchinger, Horn: Aber möglicherweise die Herzbeuteltamponade?

Mauritz, Wien: Wenn er in die Richtung Probleme bietet, wäre das eine Indikation. Wenn ich vom Ultraschall oder vom Röntgen das Gefühl habe, da könnte was losgehen, das wäre eine Indikation. Oder wenn er überhaupt ein breites Mediastium oder so etwas hat – klar, aber isoliertes Thoraxtrauma oder Polytrauma ohne Schädel ist sicher für mich kein Grund das zu verwenden.

Foitzik, Rotenburg: Ich glaube, daß Venendruckmessen doch kein so großes Risiko und auch kein großer Aufwand ist. Ich meine, wenn Sie sagen das Schädel-Hirn-Trauma zusammen mit dem Thoraxtrauma indiziert einen Pulmonaliskatheter, das ist in Ordnung, so kann man das sehen. Ich sehe aber doch eigentlich die Möglichkeit, daß man physikalisch, auskultatorisch einen Pneumothorax, beim Schädel-Hirn-Trauma doch viel einfacher und häufiger feststellen kann als durch das zentrale Venendruckmessen oder Wedge-Messen. Würden Sie nicht glauben, daß man doch einen zentralen Venenkatheter durchaus liegenlassen kann? Es muß ja nicht ein dreilumiger sein.

Hefte zur Unfallheilkunde, Heft 223
Zusammengestellt von W. Buchinger
© Springer-Verlag Berlin Heidelberg 1992

Mauritz, Wien: Da liegt ein Mißverständnis vor. Ich würde nicht behaupten, daß ich bei jedem Patienten mit der Kombination Schädel-Hirn-Trauma Thoraxtrauma einen Pulmonaliskatheter lege. Das sind die Patienten, die dann über den dreilumigen Cavakatheter ein Lumen zur Druckmessung verwendet bekommen, und zwar zur kontinuierlichen. Die diskontinuierliche ZVD-Messung halte ich für vollkommen unsinnig. Die kontinuierliche blockiert mir ein Lumen vom Cavakatheter, das ich möglicherweise anders verwenden kann. Die physikalische Erkennung vom Pneumothorax ist durchaus richtig, die sehe ich am Beatmungsdruck, am Beatmungsvolumen, am respiratorischen Volumen etc. Nur beim Schädel kann das einige Minuten dauern. Wenn der gleichzeitig vom Hirndruck her labil ist, und dann noch hypoxisch wird und eine Abflußbehinderung hat, dann ist mir das zu viel.

Foitzik, Rotenburg: Das heißt doch aber, daß Sie kontinuierlich messen müssen?

Mauritz, Wien: Natürlich. Entweder kontinuierlich oder gar nicht.

Rudolph, Rotenburg: Ich habe eine Frage an Frau Karner: Habe ich Sie recht verstanden, daß Sie fordern, wie ich meine zu Recht, daß die Übungen bei den Patienten durch die Physiotherapeuten, oder, wie wir sie nennen, Krankengymnasten, Tag und Nacht erfolgen sollen. Ich habe das mit Neid gehört. Läßt sich das bei Ihnen durchführen?

Karner, Graz: Nein, leider nicht. Bei uns ist das leider auch so, daß auch nur über acht Stunden eine Physiotherapeutin auf der Station ist und eben die Maßnahmen von der Pflegeperson erlernt werden müssen, um sie eben bei Bedarf in der Nacht fortzusetzen.

Rudolph, Rotenburg: Hervorragend. Weitere Fragen zu den ersten beiden Vorträgen? Dann kommen wir zum dritten Beitrag, den wir auch mit dem darauffolgenden, also 54 und 55 zusammenfassen können: Die Bronchoskopie. Hat jemand eine Frage dazu?

Mauritz, Wien: Wenn ich die Vorträge richtig verstanden habe, war eine Hauptindikation für die Bronchoskopie die Sekretretention. Das wundert mich ein wenig, denn ich sehe sie eigentlich praktisch überhaupt nicht. Ich hätte gerne gewußt, worauf diese hohe Zahl von Patienten mit Sekretretention, die dann Atelektasen entwickeln, zurückgeführt wird.

Brand, Bochum: Es handelt sich hier um ein relativ vorselektioniertes Krankengut, in dem wir als Zentrum relativ viele Tetraplegiepatienten unter diesen haben und die sind besonders in der Adaptationsphase an die Zwerchfellatmung atelektasengefährdet. Das beantwortet vielleicht auch gleichzeitig den Anteil der relativ guten Erfolge der konservativen Therapie, denn in der Adaptationsphase stellt die konservative Therapie zu gewissen Teilen noch eine Prophylaxe dar, so daß die Patienten in der Regel in ständiger Übung sind.

Rudolph, Rotenburg: Ich würde auch sagen, daß wahrscheinlich viel zu selten und wenn, dann häufig erst zu spät bronchoskopiert wird. Das hat ja Herr Wanner in seinem Vortrag auch gesagt. Herr Foitzik, wollen Sie etwas dazu sagen?

Brand, Bochum: Das muß man sicherlich auch klar herausstellen. Es darf die konservative Therapie nicht dazu führen, daß man den entsprechenden Patienten irgendwann notfallmäßig intubieren und bronchoskopieren muß. Das ist ganz klar.

Rudolph, Rotenburg: Das ist sicherlich richtig. Weitere Fragen dazu?

Buchinger, Horn: Wichtig war die Feststellung, daß man nicht unmittelbar danach ein Thoraxröntgen machen soll. Als Bronchoskopeur steht man dann unter Erfolgszwang und es dauert ganz einfach seine Zeit bis sich etwas ändert. In den ersten 10 oder 15 Minuten ändert sich meistens sehr, sehr wenig bis gar nichts.

Brand, Bochum: Ja, das ist ein völliger Unsinn. Wir sehen das immer wieder. Wenn Kollegen bronchoskopieren, nach einer halben Stunde ihren Erfolg dokumentieren wollen und furchtbar enttäuscht sind, obwohl sich im Laufe der Zeit sowohl Atemgase sowie auch radiologisches Bild bessern.

Mauritz, Wien: Nur ein Kommentar dazu. Mir ist bei der Aufzählung der physikalischen Maßnahmen die Möglichkeit der Jet-Atmung abgegangen. Wir verwenden das mit ausgezeichnetem Erfolg, gerade über eine Maske oder so. Ich glaube, daß man das zumindest kommentieren muß, weil man letztlich den Effekt, den ich mit der Vibration von außen erreiche, sehr leicht von innen erzielen kann und für den Patienten vielleicht ein bißchen angenehmer.

Karner, Graz: Es ist auf unserer Station so, daß die Jet-Ventilation sehr selten eingesetzt wird. Vielleicht auch deshalb, weil unsere Ärzte nicht sehr damit vertraut sind. Sie geben selbst zu, daß sie das nur als äußerste Maßnahme einsetzen. Deshalb kann man dann auch vom Pflegepersonal nicht erwarten, daß das einfach als physikalische Maßnahme eingesetzt wird.

Buchinger, Horn: Ich glaube, da besteht ein Irrtum. Nicht die Jet-Ventilation, sondern der Jetter als Atemhilfe. Das ist nur ein Mundstück, das der Patient erhält.

Karner, Graz: Der Jet als Atemhilfe wird bei uns auf der Station überhaupt nicht eingesetzt.

Buchinger, Horn: Das ist schade.

Karner, Graz: Das liegt vielleicht auch an der Physikotherapie, weil bei uns die Maßnahmen primär von der Physikotherapie kommen und von uns dann fortgeführt werden.

Zifko, Wien: Ist nicht die Gefahr des Jetters auch die, daß bei Sekretretention Sekret in die Peripherie hineingestoßen wird und daß Sie dann sekundär dadurch, daß Sekret in die Peripherie kommt, Pneumonien erzeugen?

Eine andere Frage an die Vortragenden: Werden auch starre Bronchoskope bei Patienten verwendet, die nicht mehr intubiert sind und vielleicht postoperativ eine Sekretverhaltung aufweisen?

Brand, Bochum: Die starre Bronchoskopie verwenden wir nicht hierzu.

Rudolph, Rotenburg: Ist Ihre Frage damit beantwortet?

Mauritz, Wien: die erste Bemerkung kann ich insoweit kommentieren, daß man ja mit der physikalischen Vibration von außen im Prinzip das gleiche Risiko hätte. Wenn ich eine Atelektase mit physikalischen Maßnahmen aufbekommen will, scheint es mir logischer, den Druck oder die Vibration in den Atemwegen anzuwenden und nicht den ganzen knöchernen Thorax mitzuvibrieren. Das schmerzt gerade den Patienten mit Rippenfrakturen höllisch, wenn ich dem auf den Thorax trommle. Wenn ich das von innen mache, ist das einfach angenehmer. Die Gefahr sehe ich in diesem Sinn nicht, weil es ja zu einem starken

Hustenreiz führt. Das Sekret wird flüssiger und der Patient hustet es leichter ab. Ich sehe da überhaupt keine Gefahr und wir verwenden das mit exzellentem Erfolg.

Zifko, Wien: Ich glaube, das ist ein ganz wichtiger Hinweis. Wenn der Patient aushusten kann, gerade aushusten kann, dann kann man den Jetter verwenden. Aber nicht bei solchen Patienten, die nicht in der Lage sind auszuhusten. Bei denen verbleibt logischerweise das Sekret und muß zu irgendwelchen Veränderungen führen. Sekretretention ist Infektionsbasis.

Mauritz, Wien: Okay. Bei uns schaut das so aus: Der Patient wird routinemäßig 10 Minuten vor dem Absaugen gejettet, wenn er intubiert ist. Ansonsten etwa vierstündlich unter Assistenz einer Schwester, beziehungsweise einer physikalischen Assistentin und danach Aushustübungen. Die anderen Effekte beim Dauerjetten, die Oxygenierungsverbessung usw. möchte ich nicht diskutieren. Es ist schon wichtig, daß man das nicht macht und den Patienten dann in seinem Schleim ersticken läßt, das ist klar.

Rudolph, Rotenburg: Kommen wir zum nächsten Vortrag Nummer 56 aus Brünn: Kontrolle der Behandlungsergebnisse. Ich glaube, da werden mir sicher alle zustimmen können, daß viel zu wenig, viel zu selten und viel zu wenig gründlich nachuntersucht wird. Wir haben die Verhältnisse in Deutschland so, daß es uns sogar sehr schwer gemacht oder sogar verboten wird, die Patienten ambulant einzubestellen und dann nachzukontrollieren. In Österreich ist das etwas günstiger. Hat jemand zu diesem Beitrag eine Bemerkung zu machen?

Dann der nächste Beitrag aus Košice: Thoraxverletzungen bei Kindern. Wünscht jemand dazu das Wort?

Mir war die sehr hohe Frequenz von konservativer Therapie aufgefallen und wenn ich mich recht erinnere nur von zwei Thoraxdrainagen. Das erscheint mir recht gering. Wollen Sie das vielleicht noch einmal erläutern?

Bauer, Kosice: Es waren nicht zwei sondern sechs Thoraxdrainagen. Zwei bei den geschlossenen Verletzungen und bei den offenen Verletzungen waren es sechs Drainagen.

Rudolph, Rotenburg: Nun kommen wir zum nächsten Vortrag aus Wien über die Verlaufskontrolle nach Herzkontusion.

Buchinger, Wien: Herr Dann oder Herr Vecsei: Wie häufig ist die Herzkontusion beim schweren Thoraxtrauma nun tatsächlich?

Dann, Wien: Auffällig bei unseren Untersuchungen war, und das hat auch Glinz schon angegeben, daß man auf der Suche nach der Herzkontusion sehr eifrig sein muß. Es gibt, wenn man die Literatur durchblickt, Angaben von 10 bis 50%. Alle unsere Fälle in der letzten Zeit, wenn man die durchgegangen wäre, ich kann das jetzt nicht sagen, wieviele wir da übersehen haben. Das Kollektiv stammt aus dem letzten Jahr, diese 14 Fälle, die wir herausgekitzelt haben.

Rudolph, Rotenburg: Es gilt ganz besonders das Wort „Sucht so werdet Ihr finden". Was uns interessiert ist ja eigentlich nur, was ist klinisch relevant und was ist klinisch nicht relevant. Da spielen die klinisch relevanten Fälle sicherlich keine sehr große Rolle.

Foitzik, Rotenburg: Wir haben ja gestern schon unsere Zahlen genannt. Sie liegen bei etwa 7%. Ich habe aber auch hinzugesagt, daß es rein kardiologische Diagnosen sind. Wir haben unsere Internisten gebeten uns sehr häufig Kontrollen zu machen und auch zu befunden und daraufhin sind diese Zahlen entstanden. Ich muß sagen, daß ein sehr buntes Bild von elektrokardiographischen Befunden da war, es waren Rhythmusstörungen, es waren Endstreckenveränderungen, es waren Außenschichtschäden, also entsprechend der Perikarditis, und wir haben eigentlich keine klinisch relevanten Befunde gehabt bis auf wenige Rhythmusstörungen bei älteren Patienten, die wir aber nicht unbedingt darauf zurückführen konnten. Bei uns ist aufgefallen, daß die meisten EKG-Veränderungen nach 4, 5 Tagen rückläufig waren. Über die Problematik der Enzymanalysen ist ja heute auch gesprochen worden. Wir haben einige Fälle echokardiographisch nachuntersucht oder begleitend untersuchen lassen und eigentlich keine relevanten, auch haemodynamischen Störungen gefunden. Auch keine Akinesien und Dyskinesien. Ich glaube also, wie Herr Rudolph schon sagte, nach unserem Eindruck spielt die Contusio cordis im Gesamtverlauf des Thoraxtraumas keine so große Rolle wie man wohl früher angenommen hat.

Rudolph, Rotenburg: Noch ein, zwei kurze Worte zur Therapie.

Dann, Wien: Übereinstimmend mit den Kardiologen war es so besprochen, daß, sollte es zu einem Erguß oder wie auch immer kommen, die Punktion durchgeführt wird. In weiterer Folge kann man sagen, daß beim stumpfen Trauma die Ruptur des Ventrikels, die ja meistens tödlich ist bis der Patient in die Klinik kommt, gefürchtet ist. Eine Verletzung des Vorhofes wird nach den Angaben aus der Literatur länger überlebt. Eine Perikardfensterung stünde noch zur Diskussion. Da gibt es auch Literaturhinweise. Sicherlich gefährlich sind die Klappenveränderungen und Papillarmuskelabrisse, die vereinzelt beschrieben sind und auch sekundär aufgetreten sind.

Mauritz, Wien: Ich wollte nur die Wortmeldung unterstützen, daß es keine all zu große Rolle spielt. Ich habe 150 intensivbedürftige Thoraxtraumen für meinen Vortrag ausgehoben, und dabei war ein Patient, der am Herztrauma verstorben ist. Ein zweiter, bei dem eine Herzkontusion möglicherweise für den Tod mit verantwortlich war, der war aber sicher auch septisch, und drei Patienten die längerfristig EKG-Veränderungen geboten haben. Das ist bei 150 Patienten ein minimaler Anteil.

Vecsei, Wien: Zur Frage von Ihnen Herr Buchinger über die Häufigkeit. Ich sagte es gestern, ich glaube ungefähr 0,3%. Damit ist die Wichtigkeit auch ausgesagt.

Beck, Innsbruck: Ich wollte Herrn Dann fragen. Er hat 14 Fälle, 13 haben einen positiven Befund im EKG gehabt, in der Echountersuchung und in der szintigraphischen Untersuchung war die Ausbeute auch nicht sehr groß. Wie haben Sie jetzt diesen 14. Fall diagnostiziert?

Dann, Wien: Der 14. Fall war der einzige, der eine eindeutige kardiologische Enzymauslenkung hatte, aber keine EKG-Veränderungen bei einer isolierten stumpfen Verletzung des Thorax von vorne.

Beck, Innsbruck: Sie haben vorhin gemeint, daß bei den Mehrfachverletzten die Enzymuntersuchung unzuverlässig sei. Welche Enzyme waren es?

Dann, Wien: Bei diesem Patienten? Die CKMB hat die 6% der Gesamt-CK überschritten, die LDH-Auslenkung war ebenso erhöht und auch Quotient CK/GOT war unterhalb 10. Also ein Hinweis für einen reinen Herzmuskelschaden.

Berentey, Budapest: Ich möchte nur einen Satz dazufügen, wie häufig eine Herzkontusion sein kann. Wir haben über 130 Obduktionsprotokolle durchgeblättert und es war doch die Rede darüber Petechien und subendokardiale oder subepikardiale Blutungen, aber keiner der Gerichtsmediziner hat als Todesursache eine richtige Herzkontusion aufgenommen. Sie kommt nicht so selten vor, hat aber keine entscheidende Bedeutung für die Lebenschance und auch nicht für unsere Therapie.

Rudolph, Rotenburg: Vielen Dank. Damit verlassen wir die Herzkontusion und kommen jetzt zu dem Fallbericht von Herrn Vecsei. Hat jemand dazu eine Frage oder Ergänzung?

Ich habe nicht alle Beiträge der letzten zwei Tage gehört, aber was nach meinem Dafürhalten noch nicht zur Sprache gekommen ist, sind die Patienten, die man thorakotomiert und die als Gefäßpatient Colfarit-versorgt sind.

Ich kann jeden nur davor warnen, wenn er einen derartigen Patienten bekommt, dann sollte er so lange wie möglich einen weiten Bogen um den Operationstisch machen, auf dem dieser Patient vielleicht schon liegt. Bestehen dazu Erfahrungen im Auditorium? Das ist nicht der Fall.

Dann kommen wir zum nächsten Beitrag aus Wien: Komplikationen nach isolierten Rippenfrakturen.

Buchinger, Horn: Herr Fuchs, Sie haben ohnedies schon die Verwendung des Rippengürtels recht eingeschränkt, bei Patienten über 65. Könnten wir den Rippengürtel nicht noch mehr einschränken. Wir haben bei Thoraxtrauma zwei Behandlungsmaximen: Vermeidung der Schmerzen und Atemtherapie, Sekretevakuierung. Auch wenn das nur eine Rippe ist, muß das gewährleistet sein und nicht, daß das eine auf Kosten des anderen behindert wird.

Fuchs, Wien: Wir haben nur gesehen daß der Rippengürtel die Schmerzen schon ein bißchen lindert und sicherlich kommt auch ein psychologisches Moment dazu, daß der Rippengürtel gar nicht suffizient angelegt wird und wirklich keine sehr strenge Stabilisierung bringt und Atemexkursionseinschränkung, aber der Patient fühlt sich auch wahrscheinlich ein bißchen behandelt.

Rudolph, Rotenburg: Aber die Aufklärung darüber, daß das nicht eben nützlich ist, nützt dem Patienten nichts und schützt natürlich auch den Arzt nicht unbedingt. Ich glaube, man sollte es wohl nicht weiter verfolgen.

Ich habe noch eine Frage. Es ist aus einigen Beiträgen ganz klar hervorgegangen, daß die Behandlung des septischen Patienten oder überhaupt des Intensivpatienten die eines septischen Patienten ist, und wir können machen was wir wollen, wir können so sauber arbeiten wie wir wollen, jeder Intensivpatient wird septisch. Es ist nur so wie das im Vortrag Nummer 61 aus Hannover geschildert wurde. Unser ganzes Streben muß dahin gehen, diese Infektion so lange wie möglich hinauszuschieben. Da war mir dann natürlich in dem Vortrag aus Bochum aufgefallen, daß eine ganze Kette von Maßnahmen beschrieben wurde, aber dann sah ich auch wieder zwei charmante Damen am Bett stehen. Die hatten zwar einen flüssigkeitsschützenden Kittel an, hatten aber keine Kopfbedeckung, keine Handschuhe, dafür aber eine Uhr und Ringe. Das sind natürlich keine Sachen die die Patienten umbringen, aber sie gehören nicht zu den erstrebenswerten disziplinierenden Maßnahmen am Krankenbett. Sie sollten eingebettet sein in eine ganze Kette derartiger Vorgehensweisen die letzten Endes dann dem Patienten nützen können. Wir sollten also da doch nicht alle Empfehlungen aus einer süddeutschen Hygieneecke befolgen, daß man eigentlich gar nichts mehr machen muß. Noch eine Bemerkung zu den regelmäßigen bakteriologischen Abstrichen. Meine Damen und Herren, wir dürfen uns da nichts vormachen. Diese Abstriche werden oft unter schlechtesten Bedingungen vorgenommen, das heißt sie bringen eigentlich schon ein schlechtes und falsches Ergebnis bei der fehlerhaften Abstrichtechnik herein. Der nächste Punkt ist die Behandlung dieser Präparate nach der Abstrichentnahme – ist auch oft sehr falsch. Also auch da sollte verschiedentlich daran gedacht werden, daß man sich auf der einen Seite nicht ängstlich an diese Ergebnisse klammert, von denen eine ganze Reihe falscher Ergebnisse auch sogar aus den Labors kommen, sondern man sollte die Abstrichentnahme sehr kritisch vornehmen und man sollte die Ergebnisse sehr kritisch betrachten, immer im stetigen Kontakt mit dem untersuchenden Mikrobiologen.

Mauritz, Wien: Ich möchte bei der Gelegenheit noch einmal die Lanze für die Gramfärbung brechen. Ich mache das auch auf der Station. Das kann der Diensthabende, der muß es können, das ist eine seiner Bedingungen, und der muß binnen 30 Minuten sagen können ob da etwas drinnen ist, ob das gram-positiv oder dies und jenes ist. Bei der Erhebung, die wir gemacht haben, von über 400 Sekreten aller Art, wobei auch der Magensaft mit angeschaut wird, weil wir wissen, daß der vorher die Keime selektioniert, ist eben eine etwa 90-prozentige Trefferrate herausgekommen. Ich glaube, das reicht, um das zu propagieren.

Rudolph, Rotenburg: Das ist sicherlich nachhaltigst zu unterstützen. Wünscht jemand zu den letzten drei Vorträgen das Wort:

Richon, Sion: Der letzte Referent, Herr Brandebur, ist der einzige Referent, der über den Katabolismus etwas gesagt hat, etwas über die posttraumatische oder postoperative Ernährung. Ich glaube, das ist nicht spezifisch beim Thoraxverletzten, aber man hat auch gesehen, daß hier die septischen Komplikationen die größten sind. Bei diesen Patienten sollte man die intravenösen Katheter und vor allem die Zentralkatheter so früh wie möglich entfernen und diese Patienten enteral ernähren.

Rudolph, Rotenburg: Das ist sicher richtig.

Nachbehandlung

Physiotherapeutische Nachbehandlung des Thoraxtraumas

G. Michalek

Universitätsklinik für Anästhesie und Allgemeine Intensivmedizin Wien (Vorstand: Prof. Dr. h.c. mult. O. Mayrhofer), Spitalgasse 23, A-1090 Wien

Ziel der physiotherapeutischen Nachbehandlung beim Thoraxtrauma ist es im Wesentlichen, eine dem Zustandsbild des Patienten entsprechende Atemtherapie durchzuführen.

Dazu gehören:

1. Verhindern von pulmonalen Komplikationen (z.B. Sekretansammlung, Atelektasen, Pneumonien),
2. Beheben derselben, falls vorhanden,
3. wenn möglich, den Patienten vor Beatmung bewahren,
4. Entwöhnung vom Respirator unterstützen.

Um eine effiziente Atemtherapie durchführen zu können, ist eine ausreichende Analgesierung des Patienten wichtig, da er sonst durch den Schmerz in seiner Kooperationsfähigkeit beeinträchtigt ist.

Methoden der Atemtherapie

1. Ausreichende Befeuchtung und Erwärmung der Einatemluft, um die mukoziliäre Funktion aufrecht zu erhalten und die Viskosität des Schleims zu verringern. Temperatur der Einatemluft: ca. 35 °C, relative Luftfeuchtigkeit: ca. 100%. Eventuell ist die Zufuhr von O_2 angezeigt.

2. Inhalationstherapie: Am besten geeignet sind Dampfkesselinhalatoren, da sie gleichzeitig erwärmen und verdampfen. Andere Inhalationsvorrichtungen vernebeln nur (z.B. nach dem Venturiprinzip), werden aber trotzdem in der Atemtherapie häufig verwendet, da sie einfach in der Anwendung sind. Bevorzugterweise soll der Patient mit einem Mundstück inhalieren, da dabei der Partikelausfall über den Nasen-Rachenraum geringer ist als mit der Maske.

Wichtig ist auch die Teilchengröße, idealerweise soll sie 2–5 μm betragen.

Medikamente, die inhaliert werden können:

- Mukolytika,
- Spasmolytika,
- Antibiotika,
- Antimykotika,
- Analgetika (z.B. Entonox).

3. Atemschulung des Patienten: Erlernen der sog. Bauch- und Flankenatmung, um eine thorakale Hochatmung zu verhindern und die Gesamtventilation der Lunge zu verbessern (Vergrößerung des Tidalvolumens).

Aktivierung des Kollateralkreislaufes der Lunge über die Kohn- und Lambert-Poren sowie die Martin-Kanäle.

4. Drainagelagerung: Drainage von Lungensegmenten, wobei das Sekret mit der Schwerkraft nach zentral fließt. Behandlungszeit pro Drainagelage ca. 15–20 min.

Die Drainagelagerung kann beim Patienten mit Thoraxtrauma u.U. nur modifiziert und sehr eingeschränkt durchgeführt werden, da z.b. durch Rippenfrakturen oder ausgedehnte Hämatome eine adäquate Lagerung des Patienten nicht möglich ist.

Das Lockern des Sekretes kann durch mechanische Einwirkungen auf den Thorax wie z.B. Percussion und Vibration unterstützt werden, wobei diese Techniken bei Rippenfrakturen auch kontraindiziert sind, da die Gefahr der Verursachung eines Pneumothorax besteht. In manchen Spitälern werden in solchen Fällen medizinische Massagegeräte verwendet, um Vibrationen durchzuführen.

5. Inspirometer: Gerät, das durch Vergrößerung des Tidalvolumen die Belüftung verbessert. Die Kooperation des Patienten ist dabei notwendig.

Diese Methode stellt auch den Versuch der Aktivierung des Kollateralkreislauf der Lunge dar.

6. CPAP („continuous positive airway pressure"): Wird sowohl in der Entwöhnung vom Respirator als auch zur Therapie von Atelektasen bzw. Lungenödem verwendet. Ziel: Vergrößerung der FRC, Erleichterung der Atemarbeit, Verbesserung der Oxygenation, v.a. bei Serienrippenbrüchen Effekt der inneren Schienung.

7. IPPB („intermittent positive pressure breathing") mittels einfachem druckgesteuertem Respirator (z.B. Bird Mark 7) kann über Mundstück, Maske oder Tubus appliziert werden und auch beim somnolenten Patienten zur Anwendung kommen, da der Patient das Gerät triggert und dieses ihm dann den Atemhub verabreicht. Ziel: Verbesserung der Gesamtventilation, Erleichterung der Atemarbeit, Einbringen von Medikamenten.

8. High-frequency-jet-Therapie: Hochfrequente Gasschwingungen werden über Mundstück oder Maske appliziert; kann auch beim intubierten, konventionell beatmeten Patienten angewandt werden, indem über die positive Druckbeatmung die Jettherapie gelagert wird. Der Atemwegsdruck darf dabei nicht zu sehr steigen, gegebenenfalls das Tidalvolumen oder den Arbeitsdruck am Respirator reduzieren. Ziel: Sekretolyse, Verbesserung der Oxygenation.

Das richtige und effektive Aushusten von Sekret ist eines der wichtigsten Bestandteile der Atemtherapie. Die Wirkung des Aushustens erstreckt sich ca. bis zu Bronchien der 7. Generation, darüberhinaus ist der mukoziliäre Clearance-Mechanismus wirksam.

Der Oberkörper des Patienten soll in aufrechter Position sein, der Thorax kann beim Husten manuell durch den Therapeuten unterstützt werden, um etwaige Rippenfrakturen oder OP-Wunden zu stabilisieren. Sollte der Patient nicht effektiv aushusten können und reichlich Sekret vorhanden sein, ist das endotracheale Absaugen durch geschultes Personal indiziert.

Voraussetzung für effektives Aushusten ist ein genügend großes Tidalvolumen!

Sobald es der Allgemeinzustand des Patienten erlaubt, kann mit der Mobilisation begonnen werden. Einfache Kreislaufgymnastik, Querbettsitzen und das Heraussetzen in den Lehnsessel stellen die ersten Schritte dahingehend dar. Der noch instabile Thorax des Patienten soll dabei durch einen Rippengürtel unterstützt werden.

In einem fortgeschrittenerem Stadium der Nachbehandlung, wenn die Thoraxwand wieder stabil ist, werden Übungen zur Thoraxmobilisation durchgeführt.

Dazu gehören z.B.:

– Dehnlagerung in Seitlage,
– Päckchensitz,
– Drehdehnlage etc.

Diskussion

Reschauer, Linz: Ich möchte Frau Michalek für ihr interessantes Referat danken, das uns gezeigt hat, welche Vielfalt an Möglichkeiten in der Physiotherapie stecken, die wir vielleicht alle doch ein wenig zu gering nützen.

Darf ich jetzt zur Diskussion bitten. Zuerst den Vortrag von Herrn Graff. Gibt es dazu Wortmeldungen?

Mauritz, Wien: Ich hätte eine praktische Frage. Wie lange dauert es, bis man einem durchschnittlich intelligenten Wiener beigebracht hat, wie das Biofeedback funktioniert?

Graff, Wien: Das war eigentlich eines unserer Hauptprobleme.

Mauritz, Wien: Das habe ich mir gedacht.

Graff, Wien: Ein durchschnittlich intelligenter Mensch versteht es eigentlich binnen fünf Minuten. Es ist bei unintelligenten Menschen undurchführbar. Wenn einer nicht so viel Hirn im Kopf hat, daß er begreift, daß Thoraxatmung mit dieser Kurve korreliert, muß man das ganze abbrechen. Es ist nicht durchführbar.

Mauritz, Wien: Das ist im wesentlichen ein Training für Akademiker.

Graff, Wien: Das möchte ich nicht sagen. Das wäre vielleicht ein bißchen eingebildet, wenn man glaubt, daß nur Akademiker intelligent sind.

Hefte zur Unfallheilkunde, Heft 223
Zusammengestellt von W. Buchinger
© Springer-Verlag Berlin Heidelberg 1992

Reschauer, Linz: So viel ich weiß, gibt es zwei Arten des Feedbacks. Das eine haben Sie uns gerade gezeigt, aufgrund von optischen oder akustischen Signalen, und es ist ein bißchen in der Richtung schon angedeutet worden, wie lange brauchen wir, bis wir das jemandem beibringen können. Das autogene Training ermöglicht ja auch eine gewisse Form des Feedbacks. Wenn es also über das autogene Training gelingt, daß die Leute ihr Atemzentrum beeinflussen, so ist das eigentlich der zweite Weg, der möglich ist, um auf diese Art und Weise eine Verbesserung des Atemtrainings durchzuführen. Bei Ihrem Training ist der Patient eigentlich passiv, er läßt sich vom Gerät leiten und beim autogenen Training wird eben der Atemtypus dem Patienten dann sich selbst überlassen.

Graff, Wien: Er läßt sich zwar vom Gerät leiten, aber er muß das Gerät beeinflussen, sonst ist das ganze undurchführbar. Das Gerät ist mehr eine Hilfe, ein Krückstock für die Atemgymnastik mit dem Biofeedback.

Reschauer, Linz: Gibt es dazu noch Fragen? Dann können wir zum nächsten Referat von Frau Michalek übergehen.

Buchinger, Horn: Frau Michalek, das war eine ganz phantastische Zusammenstellung. Ich habe nur etwas im Ohr. Vor Jahren sind die guten, alten Inhalatoren, wie Sie sie erwähnt haben, in Verruf geraten, weil man Probleme mit der Hygiene gesehen hat. Wie stehen Sie dazu?

Michalek, Wien: Ich kann Ihnen da nur beipflichten. Wir setzen sie auch nur in sehr beschränktem Rahmen ein, allerdings was ihre Effektivität betrifft, sind sie anderen Inhalationsvorrichtungen vorzuziehen.

Reschauer, Linz: Sie haben darauf hingewiesen, daß die Lagerungsdrainage beim Mehrfachverletzten relativ schwierig ist. Herr Wiedemann hat da ja ganz differenzierte Verfahren ausgearbeitet, wie Sie wissen. Er drainiert also jedes Segment fast oder jeden Lappen durch eine eigene Lagerung.
Haben Sie diesbezüglich Erfahrungen?

Michalek, Wien: Herr Wiedeman wird das auch nur dann durchführen, wenn der Patient durch andere Verletzungen nicht beeinträchtigt ist. Wenn der Patient zum Beispiel an einer Extension hängt, bin ich mit Drainagelagerungen sehr eingeschränkt.

Reschauer, Linz: Sie haben gerade auf die Beeinträchtigung durch andere Verletzungen hingewiesen. Wie sieht es bei Vorschäden aus? Ich denke hier an Kyphosen, Skoliosen oder an den Bechterew.

Michalek, Wien: Da trifft das auch zu, daß es unter Umständen auch nur eingeschränkt möglich ist, beziehungsweise bei solchen Patienten meistens die Anatomie der Lunge auch nicht mehr der physiologischen entspricht. Daß unter Umständen die adäquate Drainage nicht mehr das Segment betrifft, das ich jetzt drainieren möchte durch die anatomischen Veränderungen der Verhältnisse auch im Brustkorb.

Reschauer, Linz: Ich glaube, die Beatmungsnachbehandlung hat auch einen sehr wesentlichen Einfluß auf die Thromboseprophylaxe. Wie stehen Sie dazu?

Michalek, Wien: Da kann ich Ihnen nur zustimmen. Wir kombinieren immer eine Kreislaufgymnastik mit der Atemtherapie.

Das Thoraxtrauma im Rahmen des Polytraumas – Thorax- und Schädel-Hirn-Trauma

Zerebrale Auswirkungen von Thoraxverletzungen

R. Simon, E. Scherzer und G. Funk

Rehabilitationszentrum Meidling der Allgemeinen Unfallversicherungsanstalt (Ärztlicher Leiter: Prim. Prof. Dr. E. Scherzer), Kundratstraße 37, A-1120 Wien

Verletzungen der Thoraxorgane können verschiedenartige neuropsychiatrische Störbilder zur Folge haben, ohne daß eine primäre traumatische Läsion des Schädelinneren vorliegt. Diese zerebralen Symptome finden mitunter wegen der Dringlichkeit der Behandlung des Thoraxtraumas keine Beachtung und sind häufig wegen der in der Erstphase nach der Lungenverletzung erforderlichen tiefen Sedierung des Patienten nur schwer diagnostisch zu erfassen. Man muß sich jedoch der Tatsache bewußt sein, daß das Vorliegen zerebraler Störungen bei Verletzungen des Thorax trotz aller Maßnahmen der modernen Intensivüberwachung und -therapie das Gesamtergebnis des Behandlungsverlaufes mitbestimmen kann, und daß in einigen Fällen sogar die Langzeitprognose des Verletzten nicht durch die Thoraxverletzung, sondern durch einen zerebralen Dauerschaden determiniert ist. Es ist daher die genaue Abklärung der zerebralen Situation oftmals dem Neurologen überlassen.

Pathophysiologische Mechanismen

Nach Thoraxtraumen liegt das entscheidende Kriterium für den Gesamtorganismus in der gestörten Sauerstoffaufnahme im Rahmen einer Funktionsstörung im (cardio-) pulmonalen System. Demzufolge sinkt die Sauerstoffsättigung des Blutes ab (Hypoxämie), woraus ein genereller Sauerstoffmangel in den Geweben entsteht (Hypoxidose).

Verletzungen der Thoraxorgane können auf drei verschiedene Arten zu einer Hypoxie führen:

1. Die pulmonale Ventilationsstörung bewirkt eine hypoxische Hypoxie.
2. Zirkulationsstörungen des Kreislaufes, etwa im Rahmen einer Contusio cordis, führen zu einer Stagnations- bzw. zirkulatorischen Hypoxie.
3. Blutverluste jeglicher Art bedingen eine anämische Hypoxie.

In der klinischen Praxis werden häufig Kombinationen der genannten Faktoren beobachtet.

Hefte zur Unfallheilkunde, Heft 223
Zusammengestellt von W. Buchinger
© Springer-Verlag Berlin Heidelberg 1992

Zerebrale Auswirkungen der Hypoxie

Im Gegensatz zu anderen Organen hat das Gehirn einen konstant hohen metabolischen Umsatz, um die Zellerregbarkeit für die Impulsübertragung auch in Ruhe zu erhalten. Eine weitere Besonderheit der Ganglienzellen ist darin zu sehen, daß zur Energiegewinnung praktisch ausschließlich Glukose im Stoffwechsel verwertet werden kann (etwa 75 mg pro Minute, entsprechend 115 g pro Tag), die Nervenzellen ihren eigenen Energieträger jedoch praktisch nicht als Vorrat speichern können. Der Umstand, daß 85 bis 90% des gesamten Hirnstoffwechsels aerob verlaufen, hat einen ununterbrochenen hohen Sauerstoffbedarf des Gehirns zur Folge (3,5 ml pro 100 g Gehirn pro Minute). Um diesen hohen Bedarf sicherzustellen, macht die Blutversorgung des Gehirns, welches selbst nur 2% des Körpergewichtes darstellt, 15% des Herz-Minutenvolumens aus. Der hohe Energiebedarf ganglionärer Aktivität ist daran erkennbar, daß die Durchblutung der grauen Substanz viermal so groß ist wie die der weißen Substanz [10].

Sinkt im Anschluß an ein Thoraxtrauma die Sauerstoffsättigung des Blutes ab, wobei häufig auch zirkulatorische Störungen auftreten, so reagiert das Gehirn mit einer gesteigerten Aufnahme von Glukose, welche als Folge der Hypoxämie und unter Einfluß von Noradrenalin vermehrt anaerob metabolisiert wird. Daraus resultiert eine lokale Azidose, die eine Weitstellung der Hirngefäße und somit eine Steigerung der Hirndurchblutung bedingt.

Diese Autoregulation der Hirndurchblutung ist ein sinnvoller Kompensationsmechanismus, der – verbunden mit der vermehrten Sauerstoffaufnahme des Hirngewebes aus dem Blut – über große Strecken hin wirksam ist, nämlich zwischen systolischen Blutdruckwerten von 70 bis 150 bzw. 200 mm Hg. Die Vasodilatation der Hirngefäße wird durch eine Hypoxie ausgelöst, wenn der Sauerstoffpartialdruck des Blutes unter 50 mm Hg abfällt.

Ein Fortschreiten der hypoxischen und/oder zirkulatorischen Störungen infolge der Thoraxverletzung führt zu einer Dekompensation des zerebralen Stoffwechsels. Der Energiemangel wird zunächst im Bereich der Zellmembran an der Na-K-ATPase manifest, deren Funktionsstörung den Einstrom von Natriumionen und Wasser in die Zellen bewirkt. Die daraus resultierende intrazelluläre Flüssigkeitsansammlung wird als zytotoxisches Ödem oder auch als Elektrolytödem bezeichnet. Dieses zytotoxische Ödem ist vor allem im Bereich der grauen Gehirnsubstanz lokalisiert, histologisch insbesondere in den sogenannten Astrogliafüßchen nachweisbar, wo es zu einer Schwellung der Astrozytenfortsätze führt und damit die Diffusion zwischen kapillarer Basalmembran und Ganglienzelle beeinträchtigt. Das zytotoxische Ödem ist typischerweise diffus über dem gesamten Cortex verteilt.

Durch eine schwere Hypoxie bildet ich ein beträchtliches Hirnödem aus. Abgesehen von den oben beschriebenen intrazellulären Ödembildungen führt ein gravierender Sauerstoffmangel auch zu einer Störung der Autoregulation der Hirngefäße. Aus diesem Grund kommt es unmittelbar posthypoxisch zu einer deutlichen Anhebung der Hirndurchblutung. In weiterer Folge jedoch entwickeln sich schwere arterielle Gefäßspasmen, die erhebliche ischämische Strukturläsionen des Gehirngewebes zur Folge haben können. Eine vitale Bedrohung durch das hypoxisch bedingte Hirnödem entsteht schließlich in Form einer intrakraniellen Raumforderung, die auf das Fortschreiten des Hirnödems zurückgeht. Diese mit Hirndruckanstieg verbundene Raumforderung ist als unspezifische gemeinsame Endstrecke aller Hirnödemsformen (unterschiedlicher ätiologischer Genese) zu sehen und verursacht eine Einklemmung von Hirnteilen im Bereich des Tentoriumschlitzes und letztlich im Bereich des großen Hinterhauptsloches. Diese Entwicklung stellt in jedem Fall einen lebensbedrohlichen Zustand dar.

Zur Klinik der zerebralen Hypoxie

Sauerstoffmangelzustände des Gehirns galten seit jeher als ausgezeichnetes Modell für das Studium der Pathogenese körperlich begründbarer psychiatrischer Störungen. Leichtere Formen zerebraler Hypoxie bedingen ausschließlich psychische Störungen. Schwere zerebrale Hypoxien führen hingegen sowohl zu psychischen als auch zu neurologischen Ausfällen. Seit Bonhoeffer [3] ist bekannt, daß alle körperlich begründbaren psychischen Störungen dem Gesetz der Noxenunspezifität folgen. Daher ist die klinische Symptomatik der zerebralen Hypoxie prinzipiell gleichförmig der anderer diffuser Schädigungen des Großhirnes, z.B. im Gefolge von metabolischen Störungen [6]. Der Schweregrad der hypoxisch bedingten psychischen Störungen steht mit der Sauerstoffsättigung des Blutes im Zusammenhang: Liegt die Sauerstoffsättigung zwischen 85 bis 93% kommt es zu leichten, liegt sie zwischen 77 bis 85% kommt es zu mittelschweren, und liegt sie zwischen 70 bis 77% zu schweren psychischen Störungen. Weiteres Absinken der Sauerstoffsättigung des Blutes führt bei fortschreitender Bewußtseinstrübung bis zum Koma. Die durch die zerebrale Hypoxie ausgelösten psychischen Störbilder sind im Bereich der Höhenphysiologie ausführlich untersucht worden [9].

Standardisierte Testverfahren zur exakten psychologischen Quantifizierung liegen jedoch bis heute noch nicht vor. Vor allem fällt auf, daß – abgesehen von der konstant als Erstsymptom auftretenden Beeinträchtigung des Dämmerungssehens – die psychische Symptomatik als Folge des Sauerstoffmangels interindividuell stark unterschiedliche Erstsymptome zeigt. Diese reichen von Beeinträchtigungen der Aufmerksamkeit und des Gedächtnisses über Kritikstörungen und Stimmungsveränderungen bis zur Euphorie und führen letztlich zu Wahrnehmungsverzerrungen. Diese Symptomatik wurde von Bonhoeffer [3] als hyperästhetisch-emotionaler Schwächezustand beschrieben. An körperlichen Symptomen lassen sich daneben Tremores der Hände, Hyperreflexie, Amimie mit Akinese und positive Frontalhirnzeichen nachweisen.

Nimmt die zerebrale Hypoxie weiter zu, so treten zu den oben beschriebenen qualitativen Bewußtseinsstörungen auch quantitative Bewußtseinstrübungen, die im klinischen Sprachgebrauch gelegentlich als Präkoma bezeichnet werden. Klinisch äußern sie sich in somnolenten bis soporösen Zustandsbildern, wobei hier eine Turbulenzform bis zum Vollbild einer Korsakow-ähnlichen Symptomatik und eine stille Verlaufsform mit psychomotorischer Verarmung und Verminderung der affektiven Reagibilität unterschieden werden können [1]. Parallel zum Schweregrad der zerebralen Hypoxie stellen sich neben schweren psychischen Störungen auch zunehmend neurologische Ausfälle ein, die – ebenfalls noxenunspezifisch – bis zum Bild einer Mittelhirn- bzw. Bulbärschädigung reichen können. Derartige Zustände werden jedoch im Gefolge von Thoraxverletzungen kaum gesehen.

Nach Ausbildung des klinischen Vollbildes kommt es im Regelfall zu einer Rückbildung der organisch begründbaren psychischen Störungen. Diese verläuft in schweren Fällen von der Mittelhirnschädigung über das apallische Syndrom und gegebenenfalls weiter über die Phase des organischen Psychosyndroms mit neurologischen Ausfällen. Derartige schwere postanoxische Fälle neigen zur Ausbildung von generalisierten epileptischen Anfällen. Als Sonderform nach schwer akuter Hypoxie ist hier auch das von Lance u. Adams [7] beschriebene Syndrom der generalisierten asynchronen, arrhythmischen Myoklonismen, verbunden mit cerebellären Symptomen und Hypokinese, zu erwähnen.

Mittelschwere Verläufe zerebraler Hypoxie, die zu somnolentsoporösen Zustandbildern geführt haben, bilden sich sehr häufig über eine delirante Symptomatik zurück. Dieses nicht mit einem alkoholischen Delir zu verwechselnde Zustandsbild tritt zumeist erst mit einer typischen zeitlichen Latenz nach Stabilisierung der zerebralen Sauerstoff- und Blutversorgung auf. Mehrere Untersucher betonen, daß eine aktive, selbstsichere und eher aggressive Persönlichkeitsstruktur eine Prädisposition zum Auftreten eines posthypoxischen Delirs darstellt [2, 5].

Nach Abklingen der Phase der Bewußtseinstrübung respektive der deliranten Symptomatik schließt sich die Phase des organischen Psychosyndroms nach Bleuler an, welche in der Regel einen eher chronischen Verlauf zeigt und mit Störungen des Gedächtnisses, der Aufmerksamkeit, der Konzentration, der sensomotorischen Umstellbarkeit, des Denkens und der Affekte einhergeht. Auch dieses organische Psychosyndrom weist eine unterschiedliche Besserungstendenz auf, die nur in günstigen Fällen bis zur vollständigen Rückbildung der Symptome reicht und in weniger günstigen Fällen in ein Defektsyndrom mündet.

Leichte zerebrale Hypoxien führen nur zu flüchtigen, kurzdauernden Bewußtseinstrübungen, die gleichfalls zumeist undulierend verlaufen. Bei diesen Patienten kann zumeist mit einer Restituio ad integrum gerechnet werden.

Da die Remission stets phasenhaft und ziemlich gesetzmäßig abläuft, wird nervenärztlicherseits rückblickend auch von einem Durchgangssyndrom [12] gesprochen. Dieser Ausdruck dient als Verlaufsbezeichnung bis zum Stadium des nicht mehr rückbildungsfähigen, dauernden Defektes.

Pathologisch-anatomische Befunde und Zusatzuntersuchungen

Es finden sich nach akuter Unterbrechung der zerebralen Zirkulation vor allem Nekrosen im Kortex von Groß- und Kleinhirn sowie im Ammonshorn. Schwere akute und subakute Hypoxie führt zu gleichartigen Nekrosen, die zusätzlich auch im Pallidum und Striatum auftreten. Unkomplizierte chronisch hypoxische Zustände verursachen hingegen Gewebsschädigungen vornehmlich in den Stammganglien und im Nucleus dentatus des Kleinhirns [11].

Hervorzuheben ist besonders, daß trotz der unterschiedlichen Schädigungsmuster weder auf die Ursache der Hypoxie rückgeschlossen werden kann, noch den Schädigungen spezifische psychische Störungen zugeordnet werden können.

Entsprechende morphologische Befunde werden heutzutage mit den Methoden der kranialen Computertomographie respektive der Magnetresonanztomographie erstellt. Dabei findet man zusätzlich im akuten Stadium nach schweren hypoxischen Schädigungen das zytotoxische Hirnödem, welches vor allem im Cortex lokalisiert ist, in der chronischen Phase eine diffuse Atrophie im Großhirn-, geringer auch im Kleinhirnbereich.

Die zerebrale Hypoxie führt zu Veränderungen der bioelektrischen kortikalen Aktivität, die im Elektroenzephalogramm gut darstellbar sind: Nach einer kurzen Phase der Alphaaktivierung kommt es zu einer kontinuierlichen Verlangsamung des Kurvenbildes. Dieses wird allmählich von hohen langsamen 2–3/sec-Deltawellen dominiert, welche zuerst über den vorderen Hirnregionen erscheinen bzw. dort betont sind. Parallel zur Verlangsamung des Kurvenbildes trübt sich das Bewußtsein zunehmend ein. Neuere Untersuchungen mit computerunterstützter quantitativer Auswertung des Elektroenzephalogramms zeigen, daß von der Verlangsamung des Kurvenbildes zuerst der okzipitale Alpharhythmus betroffen ist und okzipital und frontozentral Thetawellen auftreten. Gleichzeitig kommt es zu einer Amplitudenabnahme über allen Hirnregionen. Diese Befunde sprechen für eine unterschiedliche Hypoxieempfindlichkeit einzelner, vor allem okzipitaler Hirnregionen [8].

Darüber hinaus konnte auch gezeigt werden, daß alte, im EEG bereits abgeheilte zerebrale Läsionen unter milder Hypoxie elektroenzephalographisch wieder in Form eines Herdbefundes nachweisbar werden. Dies gilt sowohl für traumatische Hirnschädigungen [4] als auch für Gefäßprozesse. Letztlich ist noch darauf hinzuweisen, daß die Ausbildung neuropsychiatrischer Symptome auf Grund der unterschiedlichen Hypoxieresistenz interindividuell erhebliche Graduierung aufweist. Dafür ist neben der oben angeführten Verminderung der Hypoxietoleranz bei vorbestehenden Erkrankungen, namentlich des Zerebrums und des kardiopulmonalen Systems, auch das Alter des Betroffenen von Bedeutung: Im höheren Lebensalter kommt es als Folge der Abnahme der Gehirndurchblutung zu einer wesentlich größeren Hypoxieempfindlichkeit als in jungen Jahren. Allerdings neigt das Gehirn des alten Menschen deutlich weniger zur Ausbildung eines Hirnödems.

Klinik der chronischen Phase nach zerebraler Hypoxie

Grundsätzlich ist festzustellen, daß infolge der noxenunspezifischen Reaktionsweise des Gehirns auch der chronischen zerebralen Hypoxie weder neurologischerseits noch psychiatrischerseits ein spezielles Defektmuster zuzuordnen ist.

Längerfristig bestehende bzw. persistierende neurologische Ausfälle werden nur nach schwersten zerebralen Hypoxien beobachtet. Dazu gehören Tetraspastiken, Ataxien, Störungen der Okulomotorik und auch das erwähnte Lance-Adams-Syndrom. Derartige Ausfälle zeigen in der Regel eine gewisse Besserungsfähigkeit innerhalb der ersten 6–12 Monate nach dem schädigenden Ereignis, eine Restitutio ad integrum wird aber nur in Ausnahmefällen erreicht.

Auf psychischem Gebiet steht in der chronischen Phase nach zerebraler Hypoxie das organische Psychosyndrom ganz im Vordergrund. Auch hier ist bezüglich der jeweiligen Teilerscheinungen des Psychosyndroms auf Grund der oben erwähnten Noxenunspezifität kein spezielles Defektmuster zu erwarten.

Die klinische Erfahrung im Umgang mit vielen derartigen Patienten führt allerdings nach genauer psychologischer Untersuchung zu dem Eindruck, daß besonders Gedächtnisstörungen nach hypoxischen Hirnschädigungen ein Leitsymptom des resultierenden organischen Psychosyndroms darstellen. Sie sind therapeutisch sehr schwierig angehbar und prognostisch eher ungünstig. Dieser Befund steht auch in gutem Einklang mit der Tatsache, daß die Gedächtnisfunktionen nicht in umschriebener kortikaler Repräsentanz lokalisiert sind, sondern eine Gesamtleistung der Großhirnrinde darstellen. Gerade die Ganglienzellen des Kortex werden, wie oben dargestellt, durch die Hypoxie in erster Linie geschädigt.

Literatur

1. Binder H, Gerstenbrand F (1976) Das metabolische Coma, Symptomatologie und Verlauf. Kopfklinik 1:186
2. Blachy Ph, Starr H (1964) Post-cariotomy delirium. Am J Psychiatr 10:371
3. Bonhoeffer K (1912) Die Psychosen im Gefolge von akuten Infektionen, Allgemeinerkrankungen und interenen Erkrankungen. In: Aschaffenburg G (Hrsg). Handbuch der Psychiatrie. Deuticke, Leipzig Wien
4. Ewing R, McCarthy D, Gronwall D, Wrightson P (1984) Persisting effects of minor head injury observable during hypoxic stress. 32 Int Congr of Aviation and Space Medicine, Madeira
5. Kornfeld D, Heller S, Frank K, Moskowitz R (1974) Personality and psychological facts in post-cardiotomy delirium. Arch Gen Psychiatr 31:249
6. Kryspin-Exner K, Berner P, Schubert H (1976) Psychiatrische Aspekte des hypoxischen Comas. Münchner Konferenz über neurologisch-psychiatrische Aspekte des Comas
7. Lance JW, Adams RD (1963) The syndrome of intention or action myoclonus as a sequel to hypoxic encephalopathy. Brain 86:111
8. Oksanen PJ (1984) Quantitative electroencephalogram (QEEG) in altitude chamber-induced hypoxia studies. 32 Int Congr of Aviation and Space Medicine
9. Ruff S, Strughold H (1939) Grundriß der Luftfahrtmedizin. Barth, Leipzig
10. Scherzer E (1989) Neurologische Alterserkrankungen und ihre Therapie. Öst Apothekerzeitung 43/11:221
11. Scholz W (1949) Histologische und topische Veränderungen und Vulnerabilitätsverhältnisse im menschlichen Gehirn bei Sauerstoffmangel, Ödem und plasmatischen Infiltrationen. Arch Psychiat Nervenkr 181:621
12. Wieck H (1956) Zur Klinik der sogenannten symptomatischen Psychosen. Dtsch Med Wschr 81:1345

Kombination von Thoraxtrauma und Schädel-Hirn-Verletzung: Neurologische und psychiatrische Aspekte

E. Scherzer, R. Simon und G. Funk

Rehabilitationszentrum Meidling der Allgemeinen Unfallversicherungsanstalt (Ärztlicher Leiter: Prim. Prof. Dr. E. Scherzer), Kundratstraße 37, A-1120 Wien

Im Rahmen von schweren Unfällen kommt es nicht selten zu Kombinationsverletzungen von Thorax und Schädel. Funktionsstörungen der Thoraxorgane führen über eine Beeinträchtigung der Respiration und Zirkulation zu systemischen Auswirkungen auf den Gesamtorganismus. In erster Linie betroffen ist das Gehirn, das schon im intakten Zustand eine besonders große Empfindlichkeit gegenüber Sauerstoffmangel bzw. Perfusionsstö-

Hefte zur Unfallheilkunde, Heft 223
Zusammengestellt von W. Buchinger
© Springer-Verlag Berlin Heidelberg 1992

rungen aufweist. Thoraxverletzungen können also das klinische Bild eines Schädel-Hirn-Traumas wesentlich verschlechtern. Das Vorliegen eines Thoraxtraumas bei einem Schädel-Hirn-Trauma stellt den Neurologen, der mit der Abklärung, Behandlung und möglichst frühzeitigen sowie relevanten Prognostik der neurologischen und psychischen Symptome des Mehrfachverletzten befaßt ist, vor erhebliche Aufgaben.

Pathophysiologische Aspekte

Jede schwere substantielle cerebrale Verletzung führt – in gleicher Weise wie die Hypoxie – zu einem Hirnödem, jedoch ist der pathophysiologische Mechanismus der Entstehung des Hirnödems grundsätzlich anders: Im Gegensatz zu dem durch die Hypoxie ausgelösten zytotoxischen Hirnödem ist das traumatisch bedingte Hirnödem primär ein vasogenes Ödem. Dieses vasogene Hirnödem ist auf eine Störung der Blut-Hirn-Schranke zurückzuführen, welche unter physiologischen Bedingungen, d.h. bei intakten Endothelzellen und bei unversehrter Kapillarmembran, eine nur sehr geringe und selektive Permeabilität aufweist. Aus noch nicht ganz geklärten Gründen kommt es bei einer Gehirnkontusion zu einer Läsion der Endothelzellen im Bereich ihrer Nahtstellen (Maculae occludentes), so daß die Kapillaren ihre Schrankenfunktion verlieren und aus dem Gefäßlumen ein Flüssigkeitseinstrom in die Gehirnsubstanz erfolgt. Zum Unterschied vom hypoxiebedingten intracellulären Ödem ist das vasogene Hirnödem primär extracellulär, vorzugsweise in der weißen Substanz lokalisiert und entspricht in seiner Zusammensetzung weitgehend dem Blutplasma.

Nur kleine Kontusionsherde gehen mit einem streng lokalisierten perifokalen Ödem einher. Im Extremfall kann bei umschriebener Schädigung einer kleinen Hirnregion ohne Primärfunktion eine sogenannte „klinisch stumme Gehirnkontusion" resultieren, welche ohne traumatisch bedingte Bewußtseinstrübung und ohne neurologische bzw. psychische Ausfälle verläuft.

Schwere Gehirnkontusionen führen jedoch über das perifokale Ödem hinaus zu einem diffusen Hirnödem, welches im Laufe der ersten Tage nach dem Unfall zunimmt und zumeist zwischen 4. und 10. Tag maximale Ausprägung erreicht [2]. Die durch das vasogene Ödem verursachte Flüssigkeitszunahme des Gehirns vermehrt dessen Volumen und erhöht den Hirndruck bzw. den epidural registrierten intracraniellen Druck. Beeinträchtigt wird dadurch die cerebrale Zirkulation, die zunächst noch über den Mechanismus ihrer Autoregulation kompensiert werden kann. Eine weitere Zunahme des Hirndruckes führt aber dann zu zusätzlichen Störungen der Gehirndurchblutung und zu einer Ischämie, in weiterer Folge zu einer metabolisch bedingten Acidose und zu erheblicher Gefäßdilatation. Nach diesem Zusammenbruch der Autoregulation der Hirndurchblutung erfolgt der intracranielle Blutfluß nur mehr druckpassiv, wobei der Perfusionsdruck dem Arteriendruck minus Schädelinnendruck entspricht. Im Endstadium bedingt der Aktivitätsverlust der sauerstoffabhängigen Fermentsysteme auch beim Schädel-Hirn-Trauma ein cytotoxisches Hirnödem. Es hat sich dann auf das primär traumatisch bedingte, vasogene Ödem ein cytotoxisches Ödem aufgepfropft. Daher findet man bei schweren Schädel-Hirn-Verletzungen im Regelfall Mischformen der beiden genannten Hirnödemarten, welche in irreversibler und generalisierter Form der maximalen Hirnschwellung über den intracraniellen Zirkulationsstillstand den Hirntod herbeiführen (5).

Bewirkt nur ein gleichzeitig vorliegendes Thoraxtrauma bei einem Schädel-Hirn-Verletzten eine Hypoxie, dann kommt es – auf Grund der oben beschriebenen gesteigerten Vulnerabilität der geschädigten Ganglienzellen einerseits und auf Grund der Ödembereitschaft des kontusionierten Gehirnes andererseits – durch die Hypoxie zu einer erheblichen Verstärkung des Hirnödems [3]. Früher als beim bloßen Schädel-Hirn-Trauma wird das vasogene Ödem von einem cytotoxischen Ödem überlagert. Dadurch verstärkt sich das perifocale Hirnödem, welches sich klinisch bei starker Ausprägung unter dem Bild der intracraniellen Raumforderung mit Lateralisationszeichen manifestieren kann; und es verstärkt sich auch das diffuse Hirnödem, durch welches eine symmetrisch ausgebildete, intracranielle Raumforderung entsteht, die zu einer fühzeitigen tentoriellen Einklemmung und konsekutiver Mittelhirnschädigung führt. Letztlich kommt es somit zu einer Zunahme sowohl lokaler als auch diffuser cerebraler Funktionsstörungen.

Klinische Auswirkungen

Tritt im Gefolge eines Thoraxtraumas eine hypoxisch, zirkulatorisch oder anämisch bzw. durch Kombinationen der genannten Störungen bedingte cerebrale Hypoxie auf, dann wird, wie zuvor erläutert, der Ausprägungsgrad des primär traumatisch bedingten Hirnödems zunehmen und der Hirndruck ansteigen. In schweren Fällen bildet sich ein Circulus vitiosus in der Form aus, daß die primär peripher bedingte, also pulmonale Oxygenationsstörung durch eine zentral bedingte Atemstörung kompliziert wird. Zentrale Atemstörungen sind spätestens ab dem beginnenden Mittelhirnsyndrom zu erwarten und erfassen die Cheyne-Stokes-, die Maschinen- und die Schnappatmung. In Einzelfällen manifestiert sich auch ein zentral, also cerebral, bedingtes Lungenödem [6].

Generell ist festzustellen, daß eine jede Form von peripher bedingter Hypoxie den durch das Schädelhirntrauma bereits erhöhten Hirndruck zusätzlich ansteigen läßt und diese Situation durch makro- sowie mikrozirkulatorische Störungen eines bestehenden Schockzustandes verstärkt wird. Demzufolge ist bei gleichzeitigem Vorliegen einer Thoraxverletzung der klinische Verlauf des Schädelhirntraumas zumeist schwerer, als er ohne Brustkorbverletzung gewesen wäre: Die traumatisch bedingte Bewußtseinstrübung vertieft sich; ein bestehendes Koma wird verlängert; die Gefahr von cerebralen Einklemmungserscheinungen nimmt zu; und die klinische Manifestation von Kontusionsherden, etwa in Form von Hemiparesen, kann verstärkt werden.

Thoraxverletzungen können aber über die Akutphase des Schädelhirntraumas hinaus auch für den weiteren klinischen Verlauf prägend sein. In der Remissionsphase, nach Abklingen des Komas, kommt es im Regelfall zur Ausbildung eines posttraumatischen Verwirrtheitszustandes, der sogenannten traumatischen Psychose. Die Dauer einer solchen traumatischen Psychose wird durch eine bestehende Hypoxie, etwa als Folge einer lang anhaltenden und schwer ausheilenden Lungenverletzung, wesentlich verlängert. Nicht selten klingt der Verwirrtheitszustand erst in unmittelbarem Anschluß an die endgültige Sanierung der pulmonalen Situation ab. Dieser Befund erklärt sich ebenfalls durch die besondere Hypoxieempfindlichkeit der traumatisch geschädigten Ganglienzellen.

Weitere Auswirkungen einer länger anhaltenden Lungenfunktionsstörung auf den klinischen Verlauf des Schädelhirntraumas bestehen darin, daß das klinische Bild der traumatischen Psychose häufig in typischer Weise geformt wird: Einerseits kommen delirant gefärbte traumatische Psychosen zur Beobachtung, die nicht selten fälschlicherweise einer alkoholischen Genese zugeordnet werden. Andererseits treten nicht selten paranoid-halluzinatorisch gefärbte traumatische Psychosen auf, die in gewisser Weise an eine akute Schizophrenie erinnern. Im allgemeinen wird der Verlauf der traumatischen Psychose bei Vorliegen einer Thoraxverletzung nicht nur zeitlich verlängert, sondern zumeist durch häufige Besserungen und anschließende Verschlechterungen der psychischen Symptomatik undulierend gestaltet. Die Ursachen dafür liegen nicht nur in einer durch die Thoraxverletzung bedingten grenzwertigen Sauerstoffsättigung des Blutes, sondern auch in metabolisch-toxischen Einflüssen, die von dem pulmonalen Herd ausgehen (z.B. Pyothorax).

Neurologisch-psychiatrische Differentialdiagnostik

Eine als Folge des Thoraxtraumas auftretende Hypoxie ist hinsichtlich ihrer pathophysiologischen Wirksamkeit aus dem klinischen Bild nervenärztlicherseits nicht ohne weiteres zu diagnostizieren. Prinzipiell ist jedoch festzustellen, daß nach einem Schädelhirntrauma eher focale neurologische Defizite erwarten werden – im Gegensatz zur cerebralen Hypoxie, wo primär eine diffuse Schädigung vorhanden ist und umschriebene neurologische Ausfälle fehlen. Führt das Schädelhirntrauma jedoch zu keinen focalen neurologischen Defiziten, sondern lediglich zu Bewußtseinsstörungen, so ist eine Abgrenzung gegenüber der Hypoxie nach ausschließlich klinisch-neurologischen Kriterien so gut wie unmöglich. Bloß das Auftreten von Myoklonismen ist für eine Anoxie bzw. schwerste Hypoxie kennzeichnend und sollte daher an eine solche Schädigung denken lassen.

Im weiteren klinischen Verlauf sind hypoxiebedingte delirante Färbungen der traumatischen Psychose von alkoholischen Delirien zu differenzieren. Letztere beginnen in Form eines Entzugsdelirs mit einer Latenz von 12 Stunden bis 4 Tagen, in Ausnahmefällen bis zu 7 Tagen [4] nach Einsetzen der Alkoholkarenz, wogegen sich delirant gefärbte traumatische Psychosen meist deutlich später, nämlich nach Abklingen des traumatisch bedingten Komas, einstellen. Jedoch fehlt bei ihnen die für das Alkoholdelir typische vegetative Symptomatik.

Weniger Schwierigkeiten sollte die Abgrenzung einer paranoid-halluzinatorisch gefärbten traumatischen Psychose von einer Schizophrenie bereiten, da die unmittelbare Entwicklung der psychischen Symptomatik aus der traumatisch bedingten Bewußtseinsstörung auf eine organisch begründete Psychose hinweist.

Differentialdiagnostische Probleme können entstehen, wenn ein geringfügiges Schädelhirntrauma oder eine cerebrale Hypoxie auf eine latente cerebrale Durchblutungsstörung trifft und es zu einer Dekompensation der cerebralen Perfusion kommt. Diese kann sich einerseits in Form von fokalen ischämischen Defiziten, andererseits aber auch in einer generalisierten kortikalen Minderdurchblutung manifestieren, so daß daraus entweder ein Cerebralinsult oder ein Verwirrtheits- bzw. Unruhezustand resultiert.

Eine weitere Komplikation, die zu einer Verschlechterung des Zustandes des Schädelhirnverletzten führt, stellt die Fettembolie dar. Differentialdiagnostisch bedient man sich neben der „negativen Trias" nach Felten [1] des Nachweises von Hautpetechien, von Fetttröpfchen am Augenhintergrund und im Harn sowie des typischen Lungenröntgenbefundes („Schneegestöberlunge").

Eigene Untersuchungen

Unsere eigenen Studien beziehen sich auf 100 Patienten, die im Rehabilitationszentrum Wien-Meidling zur stationären Aufnahme gelangten und bei denen eine Kombinationsverletzung des Gehirnes und des Thoraxraumes vorlag. Es handelt sich um 83 Männer und 17 Frauen mit einem Durchschnittsalter von 36,8 Jahren. Alle Patienten hatten eine Gehirnkontusion mit einer Komaphase durchgemacht, die im Schnitt 6,9 Tage andauerte. Nach Aufhellung der Bewußtseinslage schloß sich in jedem Fall ein traumatischer Verwirrtheitszustand an. Dieser war typischerweise in 47 Fällen delirant gefärbt. Weitere 2 Patienten zeigten einen paranoid-halluzinatorischen Verlauf. Es ist jedoch anzunehmen, daß die Zahl der paranoid-halluzinatorischen Durchgangssyndrome weit größer war, als dies in den uns zur Verfügung stehenden Unterlagen vermerkt wurde. Ebenso ist die Durchführung einer Intubation und Beatmung nur in 49 Fällen beschrieben. Offensichtlich wurden aber fast alle Patienten beatmet. Insgesamt mußte die Beatmung im Schnitt 36,7 Tage hindurch vorgenommen werden.

7 Patienten zeigten frühepileptische Anfälle, die trotz bzw. vor Einsetzen der dämpfenden Medikation auftraten. Diese manifestierten sich bei 2 Patienten als große Anfälle, bei 4 weiteren Patienten als focal-motorische Anfälle. Ein Patient zeigte eine Kombination großer und focaler Anfälle. Myoklonismen sind bei keinem unserer Patienten beobachtet worden.

Hinsichtlich der erlittenen Thoraxverletzungen fanden wir 23 Lungenkontusionen, 5 Herzkontusionen, 3 Zwerchfellrupturen und 72 Rippen- bzw. Serienrippenfrakturen, viermal trat eine Schocklunge auf. 46 Patienten erlitten einen Pneumothorax ein- bzw. beidseitig, bei 13 Patienten kam es zu einem Hämatothorax, zweimal fanden sich Lungenblutungen und einmal eine Trachealblutung, 10 Patienten hatten in der Akutphase aspiriert. Entzündliche Komplikationen traten in 27 Fällen auf, wobei es sich um 2 Pleuraempyeme, 17 Pneumonien und 8 schwere Tracheobronchitiden handelte. An therapeutischen Maßnahmen wurden 46 Thoraxdrainagen und 9 operative Eingriffe im Thoraxraum durchgeführt.

Die Patienten mit Kombinationsverletzungen des Gehirns und Thoraxraumes wurden durchschnittlich 11 Monate nach dem Unfall im Rehabilitationszentrum Wien-Meidling aufgenommen. Der Zeitraum zwischen Unfall und stationärem Behandlungsbeginn am Rehabilitationszentrum ist in dieser Gruppe etwas mehr als doppelt so lang wie in der Gesamtpopulation der Patienten des Rehabilitationszentrums, eine Tatsache, die sich durch den schweren Verlauf in der Primärphase erklärt.

An den in der Spätphase durchgeführten kranialen Computertomogrammen fanden sich in 29% zum Teil ausgeprägte Veränderungen, die auf eine durchgemachte hypoxische Schädigung des Gehirnes hinwiesen. Daneben kamen in 62% lokale Atrophien als Folge der umschriebenen Gehirnkontusion und 49% diffuse Hirnatrophien als Zeichen eines durchgemachten traumatischen Hirnödems zur Darstellung. Nur 6 Patienten zeigten ein normales Computertomogramm.

Elektroenzephalogramme wurden bei 98 Patienten durchgeführt und ergaben 34mal eine Allgemeinveränderung, 52mal einen Herdbefund und 24mal ein normales Kurvenbild. Elfmal kamen irritative Zeichen zur Darstellung.

Experimentell-psychologische Befunde konnten nur bei 70 Patienten erhoben werden, die übrigen 30 Patienten waren auf Grund ihrer schlechten psychischen Situation bzw. wegen apathischer Störungen nicht untersuchbar. In dieser Untergruppe von 70 Patienten mit

Kombinationsverletzungen des Gehirnes und Thoraxraumes fand sich eine durchschnittliche Komadauer von 6,9 Tagen. Dieser Wert ist fast doppelt so hoch wie die Komadauer von Schädelhirnverletzten ohne Thoraxtrauma, die in einer Kontrollgruppe von 153 Patienten untersucht wurde und 3,9 Tage betrug. Als weiterer Indikator für die Schwere des Schädel-Hirn-Traumas wurde die Dauer der anterograden Amnesie, also die Zeit vom Unfallereignis bis zum Wiedereintreten des klaren Bewußtseins und somit zum Einsetzen der Erinnerung, in den zwei Gruppen untersucht. Diese betrug bei Vorliegen einer Kombinationsverletzung von Schädel und Thorax 72,0 Tage, bei Vorliegen isolierter Schädel-Hirn-Traumen lediglich 38,1 Tage, also nur etwa halb so lang. Diese beiden Unterschiede, sowohl hinsichtlich der Komadauer als auch der Dauer der anterograden Amnesie, sind statistisch hoch signifikant.

Solchermaßen konnte eindeutig nachgewiesen werden, daß eine zusätzliche Thoraxverletzung den Verlauf des Schädelhirntraumas in der Primärphase erheblich verschlechtert. Dieser Tatsache entspricht die klinische Erfahrung mit Patienten in der Rehabilitationsphase, wobei das posttraumatische organische Psychosyndrom bei reinen Schädelhirnverletzungen deutlich geringer ausgeprägt ist als bei gleichzeitigem Vorliegen einer Thoraxverletzung. Auch scheint bei letztgenannten Patienten die Remissionstendenz der unfallbedingten psychischen Ausfälle trotz intensiver Therapiemaßnahmen schwächer zu sein.

Überblickt man eine große Zahl von Patienten mit Schädel-Hirn-Trauma und cerebraler Hypoxie, so besteht ferner der klinische Eindruck, daß unter den Teilerscheinungen des posttraumatischen Psychosyndromes Gedächtnisstörungen im Vordergrund stehen, welche erfahrungsgemäß schwer zu behandeln sind. Weitere Untersuchungen, die gegenwärtig in unserem Hause durchgeführt werden, sollen die Zusammenhänge zwischen cerebraler Hypoxie und posttraumatischem organischen Psychosyndrom bei Schädel-Hirn-Traumatikern detailliert darstellen.

Konsequenzen für die Therapie

Liegt eine Kombinationsverletzung von Thoraxorganen und Schädelinnerem vor, dann ist zunächst die Priorität der therapeutischen Versorgung festzulegen: Aus der vitalen Indikation heraus wird oft das Thoraxtrauma zuerst zu behandeln sein, insbesondere dann, wenn ein Spannungspneumothorax zu entlasten ist.

Da, wie oben beschrieben, die klinische Diagnostik der cerebralen Hypoxie beim Akutverletzten sehr schwierig ist, insbesondere wenn zusätzlich ein Schädel-Hirn-Trauma und gegebenenfalls auch ein Schockzustand vorliegen, wird man die Indikation zur Beatmung großzügig stellen und sich dabei in erster Linie auf nichtcerebrale Parameter verlassen, wie die klinischen Zeichen der Ateminsuffizienz und die erhobenen Blutgaswerte. Dies umso mehr, als Intubation und Beatmung sowohl für schwerere Thoraxverletzungen als auch für das schwere Schädel-Hirn-Trauma als therapeutische Basismaßnahmen angesehen werden können. Prinzipiell sind drei verschiedene Therapiemaßnahmen in der Behandlung des Schädelhirntraumas zu unterscheiden:

1. Neurochirurgische Intervention (Entfernung intracranieller Hämatome, Liquordrainage, Entlastungstrepanation)

2. Intensivmedizinische Maßnahmen: Beatmung mit Hyperventilation, Hypothermie, evtl. kontrollierte Hypotension, inklusive
3. Medikamentöse Strategien: Diuretica, Steroide, Barbiturate, cerebrale Metabolica

Bei den beiden erstgenannten Therapieformen besteht weitgehend Übereinstimmung bezüglich Indikation und Anwendungsbereich. Hingegen ist ein Erfolg für fast alle medikamentösen Behandlungsversuche des Schädelhirntraumas noch nicht endgültig gesichert, ja für manche Substanzen sogar umstritten.

Häufig stellt die motorische Unruhe des Schädel-Hirn-Traumatikers ein Problem dar, weil sie zu unerwünschten Erhöhungen des Hirndruckes führt. In diesen Fällen sind sedierende medikamentöse Maßnahmen indiziert, schon allein, um durch die Motorik bedingte Hirndruckanstiege zu verhindern, häufig auch, um Beatmungsmaßnahmen durchführen zu können. Dabei ist aber zu bedenken, daß Neuroleptica eine Verschlechterung der Sauerstoffutilisation des Gehirns bewirken. Dieser Umstand ist für den Schädel-Hirn-Traumatiker besonders bei zusätzlicher Hypoxie durch ein Thoraxtrauma von Bedeutung.

In letzter Zeit ist die Wirksamkeit hochdosierter Glucocorticoidgaben beim akuten Schädelhirntrauma wiederholt in Frage gestellt worden; diese Diskussion ist noch nicht beendet. Unabhängig von möglichen günstigen Einflüssen der Cortisonbehandlung auf das vasogene Hirnödem bei Schädel-Hirn-Trauma ist jedoch darauf hinzuweisen, daß Cortison beim hypoxisch bedingten cytotoxischen Hirnödem mit Sicherheit ohne klinische Wirkung ist und somit bei Vorliegen von Hypoxie und Schädelhirntrauma diesbezüglich keine speziellen günstigen Wirkungen erwartet werden dürfen.

Literatur

1. Felten H (1958) Die cerebrale Fettembolie. Fortschr Neurol Psychiatr 26/9:443
2. Gobiet W (1980) Grundlagen der neurologischen Intensivmedizin. Springer, Berlin Heidelberg New York
3. Gobiet W (1979) Intensivtherapie nach Schädel-Hirntrauma. Springer, Berlin Heidelberg New York
4. Scherzer E (1984) Delirium tremens und Unfall (Kausalitätsfragen). Forschung und Praxis der Begutachtung 27:17
5. Scherzer E (1985) Das traumatisch bedingte Hirnödem. Jetdoctor Journal, Österr Ärzteflugambulanz 3:13
6. Schulte A, Esch J, Pfeifer G (1976) Lungenveränderungen Schädel-Hirn-Verletzter und Beatmung mit hohen Sauerstoffkonzentrationen. Acta Neurochir 33:93

Diskussion

Fasol, Wien: Wir wollen jetzt die Vorträge von Herrn Simon und Herrn Scherzer gemeinsam diskutieren und ich bitte um Wortmeldungen, Statements, Anfragen.

Trojan, Wien: Ich möchte Herrn Scherzer fragen: Wie sieht es letzten Endes mit den Dauerschäden aus? Sind die Dauerschäden bei den Kombinationsverletzungen Schädel-Hirn plus Thorax im Endeffekt größer und häufiger als bei reinen Schädel-Hirn-Traumen, und wenn ja, machen sich diese höheren Dauerschäden auch in der Begutachtung der Verminderung der Erwerbsfähigkeit geltend?

Scherzer, Wien: Ja. Es handelt sich bei der Kombinationsschädigung, traumatische Schädigung des Gehirns und cerebralen Schädigung durch Hypoxie um schwerere Endzuständen. Das heißt, das posttraumatische Psychosyndrom ist stärker ausgeprägt, als beim isolierten, beim reinen Schädel-Hirn-Trauma, und es zeigt auch, das vermuten wir zumindest aufgrund unserer bisherigen Untersuchung, eine gewisse andere Färbung, in dem die Gedächtnisstörungen besonders ausgeprägt sind. Das drückt sich dann auch in der Begutachtung natürlich aus. Es ist notwendig, daß in all diesen Fällen eine genaue quantifizierende psychologische Untersuchung durchgeführt wird, die eben das Ausmaß dieses Psychosyndroms deutlich und klar festlegt.

Simon, Wien: Um etwas vorwegzunehmen, was wir erst im Detail ausarbeiten werden. Es scheint so, daß das Ausmaß des posttraumatischen Psychosyndroms bei jenen Patienten, die Schädel-Hirn-Trauma und Thoraxverletzung haben, gerade so stark ausgeprägt ist, daß im Durchschnitt diese Patienten nicht mehr in der Lage sind, an ihrem früheren Arbeitsplatz wieder tätig zu sein. Bei jenen Patienten, die ein reines Schädel-Hirn-Trauma durchgemacht haben, ist allerdings im Durchschnitt das schon zu erhoffen. In zweiter Linie ist zu berücksichtigen, daß auch die Remission nach reinen traumatischen Schädigungen prinzipiell besser verläuft. Wenn wir die Zweijahresfrist als Grenze der Beobachtungszeit nehmen, dann kann man eine wesentlich bessere Verlaufsform bei reinen Schädel-Hirn-Traumatikern als bei zusätzlicher Cerebralhypoxie beobachten.

Trojan, Wien: Darf ich noch eine Zusatzfrage stellen? Man erlebt ja immer wieder, daß man Gerichtsakte bekommt, wo nach Jahren Verschlimmerungsmeldungen der Patienten getätigt werden. Ob das nun objektivierbar ist oder nicht, ob da die Kombinationsverletzung eine schwerere Rolle spielt als die reine wird wohl schwer zu beantworten sein, aber ich frage Sie, ob Sie vielleicht schon in diesem Punkt auch Erfahrungen haben, weil das ja immer wieder und relativ häufig vorkommt.

Scherzer, Wien: Die Situation ist so, daß die Remission allmählich verläuft und eigentlich aber anhält, bis eben ein stationärer Zustand gegeben ist. Verschlechterungen nach Jahren können also nicht von Haus aus so erklärt werden. Da könnte nur sein zum Beispiel, daß sich eine zusätzliche posttraumatische Spätepilepsie entwickelt hat, die dann eine Zusatzschädigung bewirkt. Aber ansonsten, bei den verschiedentlichen Gerichtsverfahren, wie sie mir auch bekannt sind, wo nach Jahren eine Verschlechterung behauptet oder tatsächlich testmäßig gefunden wird, dann das nicht auf das Schädel-Hirn-Trauma oder auf die erlittene cerebrale Hypoxie zurückgeführt werden, sondern da sind dann andere, nicht trauma-

Hefte zur Unfallheilkunde, Heft 223
Zusammengestellt von W. Buchinger
© Springer-Verlag Berlin Heidelberg 1992

tische Momente von Wichtigkeit. In erster Linie, bei uns zumindest, der Alkohol und in zweiter Linie die Arteriosklerose.

Markgraf, Jena: Ich habe eine Anfrage an Herrn Simon. Wenn ich Sie richtig verstanden habe, reagiert das Hirn relativ schnell und relativ eindeutig im wesentlichen auf die Hypoxie. Das Gesamtthema ist ja Polytrauma und Thoraxverletzung. Nun würde mich interessieren, ob das Thoraxtrauma per se noch mediatorische Einwirkungen auf das Gehirn hat. Wir müssen ja folgendes sagen: Die Organmanifestation des Schocks an der Lunge, die beim Schwerverletzten immer auftritt, müßte ja fast das gleiche Bild am Hirn hervorrufen, oder gibt es Unterschiede, von zeitlichen Fragen abgesehen?

Simon, Wien: Das habe ich versucht im ersten Diapositiv darzustellen. Das Prinzip der schädigenden Einflüsse besteht in der Hypoxie, aber diese Hypoxie kann durch mehrere Faktoren bewirkt werden, die zumeist in Kombination vorliegen. Der Schockzustand hat über die gestörte Makro- und Mikrozirkulation hier natürlich auch wesentliche Einflüsse, wie auch Blutverluste und vor allem eben die pulmonale Diffusionsstörung. Die durch diese Faktoren bedingte Hypoxie wirkt besonders stark auf das Gehirn, weil die geschädigten Ganglienzellen ödembereit sind, infolge ihrer bereits bestehenden Schädigung zum einen, und zum zweiten, zusätzlich zur focalen traumatischen Schädigung eine gleichzeitig diffuse corticale Schädigung auftritt. Und das ist das wesentliche.

Buchinger, Horn: Könnte man das so sehen, Herr Simon: Primär besteht die Hypoxie, ob sie jetzt zentral oder peripher ausgelöst ist. Gelingt es dann bei der Aufnahme, diese Hypoxie dauernd zu beheben, auch in Kombination mit der Frage von Herrn Trojan, dann wird wahrscheinlich das Endergebnis besser sein, als ein derartig schweres Thoraxtrauma, wo es durch Tage nicht gelingt, eine einigermaßen respiratorische Suffizienz, die ja nicht genügt, sondern die beim Schädel-Hirn-Trauma noch besser sein soll, zu gewährleisten.

Simon, Wien: Das ist absolut richtig. Wir haben gesehen, daß vor allem dann, wenn sich langfristige entzündliche Komplikationen einstellen, gerade in diesen Fällen bei grenzwertigen Atemparametern auch toxisch-metabolische Einflüsse von dem Entzündungsherd offensichtlich eine Rolle spielen und gerade dann es besonders lange dauert, bis der Patient wiederum Bewußtseinsklarheit erreicht hat und bis das Hirnödem vollständig abgeklungen ist.

Wendsche, Brünn: Bei dem isolierten Schädel-Hirn-Trauma kennen wir ja Normaldruckkomaverläufe und Komaverläufe mit erhöhtem Hirndruck. Nun ist über den Hirndruck allerhand gesagt worden, aber nicht über die Hirndruckmessung. Wenn man davon ausgehen kann, daß die Kombination Schädel-Hirn-Trauma und Thoraxtrauma zu vermehrter Hirndruckentwicklung führen kann, aufgrund des diffusen Hirnödems, sehen Sie da bei dieser Kombination eine erhöhte Indikationsstellung zur Hirndruckmessung? Wie soll man sich dabei verhalten? Es gibt ja Kollegen, Anästhesisten, andere Chirurgen, Traumatologen, die die Hirndruckmessung streng indizieren.

Scherzer, Wien: An und für sich würde ich meinen, aufgrund unseres Überblickes, den wir an diesen Fällen gewonnen haben, daß es hier zweckmäßig wäre, die Hirndruckmessung wesentlich häufiger bei Kombinationsverletzungen durchzuführen. Wesentlich häufiger, und ich würde das absolut befürworten, denn wir haben sonst einen Zustand des Komas vor uns und wissen einfach gar nicht mehr, was sich hier abspielt. Persönlich bin ich der

Meinung, daß man auch beim Schädel-Hirn-Trauma das womöglich durchführen soll, aber bei einer Kombinationsverletzung sehe ich noch eine höhere Wertigkeit und eine noch größere Indikation für gegeben.

Fasol, Wien: Dem muß man unbedingt beipflichten. Die Führung eines solchen Patienten auf der Intensivstation ist einfach ohne eine adäquate Hirndruckmessung, wenn dann noch dazu die Probleme des Thoraxtraumas dazukommen, ja unvergleichlich leichter und einfacher, und Sie können einfach auch viele auftretenden Komplikationen viel früher erkennen als der klinische Befund das Ihnen dann bietet.

Schedl, Wien: Ich möchte das ganz besonders unterstreichen. Es ist so, daß, wenn man die intracranielle Druckmessung fordert, auch gleich immer dazusagen muß, wie man sie durchführen soll. Hier kommt für den Patienten, der auf der Intensivstation langzeitgepflegt oder langzeitbeatmet werden muß, nur die epidurale oder eine Form der epiduralen Hirndruckmessung in Frage und nicht die Druckmessung über einen Ventrikelkatheter. Wenn Sie einen beatmeten Patienten mit Schädel-Hirn-Trauma haben, dann sollten Sie ihn, das haben jetzt unsere letzten retrospektiven Analysen auch gezeigt, so lange hirndruckmonitieren, bis er über die kritische Weaningsphase hinausgegangen ist, und zwar deshalb, weil es in der Weaningphase zu intracraniellen Druckanstiegen bei Patienten kommen kann, die vorher durchaus stabil waren. Diese intracraniellen Druckanstiege gehen nicht immer parallel mit einem Anstieg des paCO$_2$, die kommen auch spontan, wahrscheinlich durch übersehene oder nicht registrierbare Änderungen der Druckverhältnisse im Thorax durch eine erhöhte Atemarbeit usw. Man soll bitte die intracranielle Druckmessung, gerade bei Kombinationsverletzungen Schädel-Hirn-Trauma-Thoraxverletzung auf alle Fälle durchführen. Man soll sie in einer Form durchführen, die eine Langzeitdruckmessung möglich macht, und das ist und bleibt nach wie vor nur die epidurale Methode.

Fasol, Wien: Ich habe jetzt auch noch eine Frage. Wir haben in der letzten Zeit, sicher zufällig, eine größere Zahl von isolierten schweren stumpfen Thoraxtraumen gehabt, bei denen mir bei der Übernahme von der Intensivstation auf die Normalstation außergewöhnlich schwere organische Psychosyndrome aufgefallen sind, die von unseren Intensivmedizinern als Entzugssyndrome nach Medikamentenabsetzung interpretiert wurden. Ich frage Sie: Halten Sie das erstens einmal überhaupt für eine erlaubte oder möglich denkbare Erklärung und wenn ja, läßt sich doch vielleicht in diesem Stadium noch differenzieren, an dem Muster dieser Veränderungen, ob wir vielleicht nicht doch primär ein leichteres Schädel-Hirn-Trauma übersehen haben, oder ob es eine Hypoxiefolge war?

Scherzer, Wien: Primär ist es tatsächlich so, daß es, zum Beispiel bei den Barbituraten ist das ja sehr wohl bekannt, nach Absetzen solcher Medikation, eine Entzugssymptomatik gibt, genauso gleichzustellen wie dem Entzugsdelir nach Alkoholkonsum. Es kann also tatsächlich, wenn eine derartige Sedierung über längere Zeit durchgeführt wurde, dann, mit Absetzen, ein diesbezüglich sehr deutlicher Zustand eines organischen Psychosyndroms, meistens aber darüberhinausgehend auch mit Verwirrtheit auftreten. Die Differenzierung ist im Einzelfall, vor allem daran hat man sich zu orientieren, ob das mehr delirantgefärbt ist, dann würde es der cerebralen Hypoxie allein entsprechen, oder auch halluzinatorisch, paranoidgefärbt. Das wäre eine gewisse Unterscheidungsmöglichkeit. Mit absoluter Sicherheit gelingt das nicht. Das daraus resultierende organische Psychosyndrom, Herr Simon hat das eigentlich schon vorweggenommen, ich habe mich nicht so ganz getraut, hof-

332

fen wir doch auch etwas weiter analysieren zu können, wird uns gewisse Hinweise geben können aus seiner Struktur heraus, ob es sich hier um eine vorwiegend hypoxische Schädigung oder um eine primär cerebral-traumatische Schädigung gehandelt hat.

Thoraxtrauma und Schädel-Hirn-Trauma beim Mehrfachverletzten – eine Analyse von 87 Fällen

G. Ittner und R. Jaskulka

II. Universitätsklinik für Unfallchirurgie Wien (Vorstand: Prof. Dr. P. Fasol), Spitalgasse 23, A-1090 Wien

Die Thoraxverletzung insbesondere in Begleitung eines Schädel-Hirn-Traumas bei Mehrfachverletzten kann eine ernsthafte Erkrankung und Gefahr für das Leben des Betroffenen darstellen [1, 4, 5, 7]. Hierzu bedarf es nicht unbedingt schwerer intrathoracaler Verletzungen; auch relativ harmlose Thoraxverletzungen können eine posttraumatische Therapie erheblich komplizieren und sogar zum limitierenden Faktor der Therapiemöglichkeiten werden.

Anhand einer retrospektiven Analyse von 87 Patienten mit Thoraxtrauma (TT) und Schädel-Hirn-Trauma (SHT) im Rahmen einer Mehrfachverletzung soll ein Überblick über Therapie und Prognose gegeben werden.

Patientengut

In den Jahren 1985 bis 1988 kamen an der II. Univ. Klinik f. Unfallchirurgie, Wien, 87 Patienten – 34 Frauen mit einem Durchschnittsalter von 62,4 a (11–88 Jahre) und 53 Männer mit einem Durchschnittsalter von 44,1 a (16–88 Jahre) – mit TT, SHT im Rahmen einer Mehrfachverletzung zur Behandlung.

Die Ursache (Tabelle 1) war hauptsächlich der Verkehrsunfall – 31 Fälle waren PKW-Kollisionen, 28mal wurden Passanten von einem PKW niedergestoßen, 13mal wurden Lenker 2spuriger Gefährte verletzt und 2mal wurden Passanten von der Straßenbahn niedergestoßen.

Therapie und Ergebnisse

Nach Einlieferung in den Schockraum, Volumensubstitution, Thoraxröntgen, neurologischer Begutachtung und weiterer Abklärung und Diagnostik wurden die Verletzungen entsprechend ihrer Dringlichkeit versorgt. Es werden die einzelnen Gruppen getrennt darge-

Hefte zur Unfallheilkunde, Heft 223
Zusammengestellt von W. Buchinger
© Springer-Verlag Berlin Heidelberg 1992

Tabelle 1. Unfallhergang

Verkehrsunfall	74
Sturz über Stiegen	4
Sturz vom Gerüst	2
SMV – U-Bahn	2
– 4. Stock	2
Verschüttung	2
Raufhandel	1

Folgende Verletzungsmuster wurden gefunden:

A TT und SHT   (n = 16)
B TT, SHT und Gesichtsschädelverletzungen   (n = 10)
C TT, SHT und Bauchtrauma/BT   (n = 12)
D TT, SHT und Extremitätenverletzungen/ET   (n = 50)

Dem ISS gemäß konnte in den jeweiligen Gruppen folgender
Durchschnittswert erhalten werden:

A 20,9   –   ISS von   4–41
B 27,1   –   ISS von 17–34
C 23,2   –   ISS von 12–48
D 26,8   –   ISS von   9–48

stellt und hinsichtlich der weiteren Betreuung an der Normal- oder Intensiv-Station unterteilt.

Gruppe A: TT, SHT (n = 16)

1) offene Station   (n = 12)   ISS: 4–41;   O: 18,1.
2) Intensiv-Station   (n = 4)   ISS: 21–25;   O: 23,7.

A 1): Bei diesen Patienten lag in 10 Fällen ein leichtes SHT und 4mal ein mittelschweres
TT vor. Das jeweilige SHT wurde lediglich noch einmal neurologisch zum Ausschluß
einer Verschlechterung kontrolliert; bei den Thoraxverletzungen mußte in 3 Fällen wegen
eines Pneumothorax ein Bülaudrain gelegt werden – in einem weiteren Fall wurde ein den
Rippenfrakturen folgender Hämatothorax punktiert.

2 Patienten verstarben noch im Schockraum bzw. innerhalb der ersten 12 Stunden nach
Einlieferung an den Folgen des SHT (AIS: 5/ISS 34 bzw. 41).

Die durchschnittliche Aufenthaltsdauer betrug 9,8 Tage (1 bis 21 Tage).

A 2): Von diesen Patienten wurde in allen Fällen eines SHT eine epidurale Hirndrucksonde
(ICP) für die Dauer von 3–10 Tagen (im Durchschnitt 5,2 Tage) implantiert. Die
Beatmungsphase dauerte 4–28 Tage (im Durchschnitt 12,7 Tage). Bei 2 Patienten mußte
wegen eines Pneumothorax eine Bülau-Drainage gelegt werden.

Ein Patient verstarb an den Folgen des SHT.

Die durchschnittliche Aufenthaltsdauer betrug 22,5 Tage (12–35 Tage).

Gruppe B: TT, SHT, Gesichtsschädel (n = 10)

1) offene Station   (n = 2)   ISS: 21, 34;   O: 27,5.
2) Intensiv-Station   (n = 8)   ISS: 17–34;   O: 26,8.

(B 1): In einem Fall wurden alle drei Verletzungen ohne chirurgische Intervention zur Ausheilung gebracht und der Patient nach 20 Tagen entlassen. Im anderen Fall war eine unstillbare Blutung bei einer Le Fort III-Fraktur die Todesursache.

(B 2): Hier wurde bei je 4 Gesichtsschädelverletzungen eine operative bzw. konservative Therapie vom Kieferchirurgen gewählt. Bei 3 SHT wurde ein ICP-monitoring für durchschnittlich 8,2 Tage (7–14 Tage) durchgeführt. Die gleichzeitige Beatmungsphase dauerte im Schnitt um 5 Tage länger (9–18 Tage). Infolge respiratorischer Insuffizienz mußten 4 Patienten wegen des Thoraxtraumas für 4–14 Tage (im Schnitt 10,2 Tage) beatmet werden.

Der stationäre Aufenthalt dauerte 9–28 Tage (durchschnittlich 16,2 Tage).

Ein Patient verstarb nach 20 Tagen an einem MOF (ISS 34), ein weiterer an den Folgen des SHT.

Gruppe C: TT, SHT, BT (n = 11)

1) offene Station   (n = 7)   ISS: 12–48;   O: 20,5.
2) Intensiv-Station   (n = 4)   ISS: 22–36;   O: 26,0.

(C 1): Bei den SHT war eine konservative Behandlung ausreichend. Von den stumpfen Bauchtraumata wurden 3 laparotomiert und 3 weitere abgeklärt und ohne chirurgische Intervention behandelt. Das Thoraxtrauma erforderte in 3 Fällen eine Bülau-Drainage.

Ein Patient verstarb an den Folgen des TT und BT (ISS 48).

Die Patienten waren 1–42 Tage (durchschnittlich 19,1 Tage) in stationärer Behandlung.

(C 2): Auch hier waren die SHT die leichteste Verletzung und fanden ein konservatives Vorgehen. In 3 Fällen wurde nach Legen einer Bülau-Drainage laparotomiert. Alle 4 Patienten mußten für 6–14 Tage beatmet werden (im Schnitt 8,5 Tage) – in einem Fall wurde die Indikation durch die respiratorische Insuffizienz bei TT gestellt.

Alle Patienten konnten nach 10–56 Tagen (im Schnitt 41 Tage) entlassen werden.

Gruppe D: TT, SHT, ET (n = 50)

1) offene Station   (n = 29)   ISS: 9–48;   O: 23,0.
2) Intensiv-Station   (n = 21)   ISS: 21–41;   O: 30,7.

(D 1): Von 21 ET wurden 13 primär, 6 sekundär operativ und 2 konservativ behandelt. Im Speziellen waren dies bei den primär operierten Fällen 3 Femur-, 8 offene Unterschenkel- und 2 Unterarmfrakturen; bei den sekundär operierten Frakturen handelte es sich um 5 Unterschenkel und 1 Femurfraktur. Konservativ wurden 2 Beckenfrakturen behandelt. Alle SHT erforderten keine weitere Maßnahmen. In 5 Fällen mußte wegen des TT eine Bülau-Drainage gesetzt werden.

21 Patienten wurden nach durchschnittlich 16 Tagen aus der Behandlung entlassen (1–56 Tage).

8 Patienten verstarben noch im Schockraum oder innerhalb der ersten 12 Stunden (ISS: 37,2) – die Ursachen waren je 4mal das SHT und das TT und 2mal ein irreversibler Schockzustand bei Beckentrümmerfraktur.

(D 2): Von 21 ET wurden 13 primär operativ und 8 konservativ behandelt – im Einzelnen 5 Unterschenkelfrakturen, je 3 Femur- und offene Unterschenkelfrakturen und 2 Beckenfrakturen, konservativ wurden 8 vordere Beckenringfrakturen behandelt. Bei 7 SHT wurde ein ICP-monitoring für 3–14 Tage (durchschnittlich 9,2 Tage) durchgeführt; die Beatmungsdauer betrug 3–21 Tage (im Schnitt 11,7 Tage). 8 TT erforderten eine primäre Bülau-Drainage und anschließende Beatmung für 5–14 Tage (durchschnittlich 10,5 Tage).

Der stationäre Aufenthalt betrug 3–56 Tage (22,7 Tage).

10 Patienten verstarben (ISS durchschnittlich 34); davon war in 4 Fällen die Ursache das SHT und in je 3 Fällen ein MOF und das TT.

Analysiert man die Todesursachen der 25 verstorbenen Patienten, so läßt sich im wesentlichen feststellen:

1. Von 12 bald nach der Einlieferung verstorbenen Patienten wurde ein ISS zwischen 34 und 48 erhoben; der Durchschnittswert war 38,9. Es interessieren nun die Patienten, für welche ein unterdurchschnittlicher Wert errechnet wurde; diese 4 Fälle wurden bei einem Verkehrsunfall in der Stadt verletzt und erlitten entweder ein SHT mit einem AIS von 5 und ein TT mit einem AIS von 3 oder ein SHT mit einem AIS von 4, ein TT mit einem AIS von 3 und jeweilige Zusatzverletzung mit einem AIS von 3 und wurden nicht beatmet oder intubiert eingeliefert.

2. Die an der Intensiv-Station verstorbenen Patienten (13 von 37) wiesen einen durchschnittlichen ISS von 31 auf. Die Todesursache war in 5 Fällen ein SHT mit einem AIS von 5, in 3 Fällen ein SHT und TT mit einem AIS von jeweils 4 und in 4 Fällen ein MOF.

Auch in dieser Gruppe waren 5 Verletzte nach Unfällen im Stadtgebiet mit nicht ausreichender präklinischer Versorgung eingeliefert worden.

Gerade bei einem ISS von 32 bis 38 bei SHT und TT wird bei optimaler präklinischer Versorgung eine Überlebensrate von ca. 60% angegeben (2, 3, 5, 6, 7).

Dies führt zu dem Schluß, daß bei oben angeführten Verletzungsmustern auch nach Unfällen im städtischen Gebiet eine aggressive präklinische Versorgung zum Einsatz kommen sollte, um so die Prognose von SHT mit TT beim Mehrfachverletzten bessern zu können.

Literatur

1. Adeyomo AO, Arigbabu AO, Adejuyigbe O (1984) Thoracic injuries in road traffic accidents: Analysis of 148 cases. Injury 16:30
2. Baker SP, O'Neill B (1976) The ISS – an update. J Trauma 16:882
3. Barone JE, Pizzi WF, Nealon TF, Richman H (1986) Indications for intubation in blunt chest trauma. J Trauma 26:334
4. Breitfuß H, Glaser F, Muhr G (1987) Prognose und Therapie des schweren stumpfen Thoraxtrauma. Unfallchirurg 90:539

336

5. Dove DB, Stahl WM, Del Guercio LRM (1980) A five-year review of deaths following urban trauma. J Trauma 20:760
6. Goris RJA (1983) The ISS. World J Surg 7:12
7. Schneck HJ, v Hundelshausen B, Tempel G, Brosch R (1985) Zur Aussagekraft des ISS. Aktuel Traumatol 15:249

Diskussion

Scherzer, Wien: Mein Vorredner hat in seinem Vortrag sehr schön gezeigt, daß eigentlich die cerebrale Hypoxie nicht nur auf Thoraxverletzungen zu beziehen ist, wie das leider sehr oft bezogen wird. Wenn wir neurologischerseits von einer cerebralen Hypoxie sprechen, dann gibt es mehrere Möglichkeiten, die ohnedies Herr Simon kurz angerissen hat, aber die ich jetzt vielleicht noch einmal der Deutlichkeit halber herausstellen möchte. Es kann diese Hypoxie pulmonal bedingt sein, es kann aber diese Hypoxie genauso bedingt sein durch eine Anämie und sie kann bedingt sein kreislaufmäßig durch einen schweren Schockzustand. Für das Cerebrum ist das eigentlich egal. All diese drei Ursachen bewirken eine cerebrale Hypoxie und damit eine doch unter Umständen massive Schädigung. Wir müssen also schon trachten, so früh wie möglich all diese Abweichungen zu korrigieren und recht frühzeitig die Sauerstoffversorgung des Gehirns sicherzustellen, weil sonst ist es eben so, daß wir vielleicht die anderen Verletzungsfolgen in den Griff bekommen, ein relativ gutes Resultat erzielen, aber das Cerebrum, das ja besonders sauerstoffempfindlich ist, eine Dauerschädigung in exzessiver Form behält und ein Psychosyndrom, das das weitere Leben eines solchen Menschen wesentlich beeinträchtigt.

Schedl, Wien: Es ist ganz gut, daß die Diskussion wegen der Intubation und wegen des Intubationszeitpunktes auch hier heraufgetragen wurde. Es wurde nämlich im Europasaal im Rahmen der Thoraxtraumen – ich möchte das für die Kollegen, die das nicht gehört haben, kurz skizzieren – behauptet, man soll nicht zu früh intubieren. Das ist ganz richtig, aber man sollte im Zweifelsfall möglichst frühzeitig intubieren und eine Intubation am Unfallsort ist bitte nicht gleichzusetzen mit einer Langzeitbeatmung. Kollege Prenner aus Eisenstadt hat gesagt, wenn man an die Intubation denkt, soll man sie bereits durchführen. Das ist richtig. Am Zentraleuropäischen Anästhesistenkongreß wurde gesagt: In dem Moment, wo man intubiert, soll man auch bereits mit dem Weaning wieder beginnen. Also ich glaube, daß man das so sehen muß. Beim Schädel-Hirn-Trauma, insbesonders in Kombination mit dem Thoraxtrauma, ist die Intubation doppelt wichtig. Nicht nur wegen der bereits angesprochenen Sauerstoffversorgung, sondern vor allem auch wegen der CO_2-Elimination.

Buchinger, Horn: Es war sehr wichtig, das festzustellen. Ich glaube auch, daß die Patientenkollektive, die immer verglichen werden, ganz einfach nicht vergleichbar sind. Wenn man dann retrospektiv vergleicht, so und so viele Patienten wurden nicht beatmet und die konnten rascher entlassen werden. Der Grund warum das so war, liegt auf der Hand. Das waren Leichterverletzte.

Hefte zur Unfallheilkunde, Heft 223
Zusammengestellt von W. Buchinger
© Springer-Verlag Berlin Heidelberg 1992

Ittner, Wien: Ich muß zu meiner Arbeit noch hinzufügen, daß es mitunter primär, wenn ein Patient eingeliefert wird, wahnsinnig schwer zu unterscheiden ist, ob nun wirklich eine Commotio oder ein unfallbedingtes Schädel-Hirn-Trauma, oder eben eine Hypoxie vorliegt. Das ist auch von Seiten der Auswertung her dann im Endeffekt schwierig. Es steht halt auf den Krankenblättern oder auf der Intensivstation oben Commotio cerebri oder Contusio cerebri oder Oedema cerebri, nur wissen wir nicht was zuerst war.

Buchinger, Horn: Darf ich noch eine Frage an Sie stellen? Haben Sie dann im weiteren Verlauf aufgrund der Hirndruckmessung eine Indikation zu einem Sekundäreingriff – jetzt meine ich nicht eine Haematomrevision, sondern ich meine also das, was Herr Scherzer angesprochen hat, die Entlastungstrepanation oder die Liquordrainage – gesehen?

Ittner, Wien: Nein, die wird an der Klinik nicht durchgeführt.

Schedl, Wien: Die Entlastungstrepanation war lange Zeit sehr kontroversiell. Ich dachte, sie ist jetzt überhaupt vorbei. Am Zentraleuropäischen Anästhesistenkongreß ist Gaab mit einer hochinteressanten Untersuchung gekommen, und zwar haben die bei Patienten, die einen malignen Hirndruck hatten – er hat zwei Patienten bis jetzt, beide hatten einen Motorradunfall – haben sie evozierte Potentiale gemacht, um festzustellen, wieviel Gehirngewebe noch reaktivierbar ist, und haben gemeinsam mit der Hirndruckmessung und den evozierten Potentialen dann die Indikation zur bitemporalen Entlastungstrepanation gestellt, und die beiden Patienten sind nach Hause gegangen. Die hätte man sonst, ohne Entlastungstrepanation, nachdem was wir heute wissen, nicht behandeln können, zumindest nicht erfolgreich. Also die Entlastungstrepanation hat gemeinsam mit den evozierten Potentialen jetzt vielleicht wieder einen neuen Stellenwert. Ich kann es aber noch nicht sagen.

Temlik, Brünn: Ich möchte noch einmal zur Hypoxie zurückkommen. Vor 22 Jahren, hier in diesem Saal, haben wir die Schädel-Hirn-Verletzungen besprochen und wir haben damals darauf hingewiesen, daß der Circulus viciosus zwischen Gehirn und Thorax, also der Lunge, unterbrochen werden muß. An Tierexperimenten konnten wir damals beweisen, daß es nach einem schweren Schädel-Hirn-Trauma immer in der ersten Phase zu einer Vasokonstriktion im Gehirn kommt. Diese dauert nicht lange an. Es kommt zu einer Dilatation. Aber in einigen Tagen kommt es wieder zu einer Vasokonstriktion. Wenn diese Kombination zwischen Schädel-Hirn-Verletzung und Lungenverletzung besteht, dann zeigt sich die Verschlechterung am 3. oder 5. Tag wegen der Hypoxie. Da können wir nicht so lange abwarten mit der Intubation, dann kommen wir schon zur Tracheotomie und so – das will ich hier nicht erläutern. Man darf nicht vergessen, daß diese Möglichkeit hier ist, daß der Circulus viciosus nicht nur in der Primärphase auftreten kann, sondern auch noch verschoben am 5. oder 7. Tage wieder von neuem auftritt.

Wir haben ziemlich große Verluste, also Exitus, bei schweren Schädel-Hirn-Verletzungen in Kombination mit dem Thorax. Ich möchte sagen, es sind noch heute über 60% die wir verlieren.

Die Zweihöhlenverletzung – Diagnostik und operative Versorgung

Die diagnostischen und therapeutischen Probleme der gedeckten Zwerchfellruptur und deren Nebenverletzungen

P. Fröhlich, P. Budai, V. Fochter und E. Takács

Zentralinstitut für Traumatologie, Klinik der Universität für postgraduelle Weiterbildung (Direktor: Prof. Dr. A. Renner), Mezö Imre ut. 17, H-1081 Budapest

Unter den mehr als 7000 Thoraxverletzten der letzten 20 Jahre haben wir die gedeckten Zwerchfellrupturen überwiegend unter den Mehrfachverletzten gefunden. Die Unfallursachen waren immer breitflächige Rasanztraumen. Die 26 auswertbaren Fälle entsprechen einer Häufigkeit von 0,3%.

Fast jeder zweite Patient war polytraumatisiert, die vier Todesfälle befanden sich ausschließlich unter ihnen. Aus dem gesagten sind zwei Tatsachen herauszuheben: Erstens sind die gedeckten Zwerchfellrupturen seltene Unfallfolgen, so wurden die 26 Patienten im Laufe der Jahre von 8 Kollegen versorgt. Zweitens: die klinischen Symptome werden von den schweren Nebenverletzungen beherrscht. Beide Tatsachen erklären die erschwerte Diagnostik. Es ist also wichtig, daß die klinischen Zeichen nicht übersehen werden. Dyspnoe, fehlende Atemgeräusche, evtl. Darmgeräusche thoracal sowie Rumpfverletzungen sollten die Möglichkeit einer Ruptur immer aufwerfen. Beim Schwerverletzten sind wir meist auf eine oft nicht gute Thoraxübersichtsaufnahme angewiesen, und hierbei sind ein unscharfes, höher stehendes „Zwerchfell", eine Mediastinalverschiebung zur Gegenseite, basale Atelektasen die dringenden Verdachtszeichen (Tabelle 1). Auf die Krankheitsbilder, die differentialdiagnostisch in Frage kommen, möchte ich nicht näher eingehen. Entscheidend ist, daß man an den Verdachtszeichen nicht vorbeigeht und die Diagnose sichert.

Von den Methoden sind Magenkontrastdarstellungen am einfachsten. Durchleuchtung, Schichtaufnahmen, Kontrasteinlauf sind seltener möglich. Weitere Methoden werden aus anderen Gründen veranlaßt. Wir hatten fünf Patienten, bei denen die Diagnose erst nach

Tabelle 1. Dringende Verdachtszeichen der Zwerchfellruptur (Thoraxaufnahme)

Einseitig hochstehendes Zwerchfell
Unscharfe Zwerchfellkontur
„Schatten" über dem Zwerchfell
    (solid, cystisch, mit Niveau)
Mediastinalverschiebung zur Gegenseite
Basale Atelektasen

Hefte zur Unfallheilkunde, Heft 223
Zusammengestellt von W. Buchinger
© Springer-Verlag Berlin Heidelberg 1992

Tabelle 2. Trauma und Verletzungslokalisation (n = 26)

	Centrum Tendineum	Pars Musculorum	
Ohne Begleitverletzung	–	–	–
Extremitäten	2	–	2
Bauch – Becken	3	2	5
Thorax	5	2	7
Bauch – Becken und Thorax	9	3	12

1–2 Tagen gestellt wurde. Bewertet man die Unfallaufnahmen nachträglich, waren bei allen irgendwelche Röntgenzeichen zu sehen, weshalb wir heute statt zweizeitiger Ruptur von Zwerchfellrupturen mit zweizeitigem Prolaps sprechen.

Wir fanden die Rupturen ebenfalls links weit häufiger. In der Zusammenfassung Nebenverletzungen und Rupturstellen konnten wir feststellen, die häufigste Kombination waren Thoraxtraumen mit Bauch-Beckenverletzungen. Gegen bisherigen Meinungen fanden wir bei Thoraxtraumen öfter die Rupturen im Centrum tendineum, weniger peripher (Tabelle 2).

Die Versorgung erfolgte nur zweimal von abdominal, da bei den Patienten die Bauchsymptome dominierten. Wird von thoracal eingegangen und kann der Bauch nicht beruhigend exploriert werden, machen wir statt einer Thoracolaparotomie stets eine gesonderte Laparotomie.

Bei Polytraumatisierten werden die vitalen Funktionen, die Blutungen natürlich zuerst gesichert bzw. versorgt, dann ist die Zwerchfellnaht an der Reihe. Rippenserienfrakturen der thorakotomierten Seite versorgen wir mit Judet-Klammern beim instabilen Thorax immer, sonst möglichst im Rahmen einer Komplexversorgung.

Die Zwerchfellrupturen sind seltene Verletzungen und fast immer Teile einer Mehrfachverletzung. Das Problem ist nicht die Zwerchfellruptur, sondern die schweren Nebenverletzungen. Die Diagnostik und die Therapie müssen sich in den Gesamtbehandlungsplan einfügen.

Traumatische indirekte Zwerchfellruptur

P. Holzberger[1], A. Königsrainer [1], H. Thöni[2], L. Müller[3], T. Tauscher[1] und E. Steiner[1]

[1] I. Universitätsklinik für Chirurgie, Innsbruck (Vorstand: Prof. Dr. F. Gschnitzer)
[2] Universitätsklinik für Unfallchirurgie, Innsbruck (Vorstand Prof. Dr. E. Beck)
[3] II. Universitätsklinik für Chirurgie, Innsbruck (Vorstand: Prof. Dr. E. Bodner), Anichstr. 35, A-6020 Innsbruck

Die traumatische indirekte Zwerchfellruptur ist eine seltene Verletzungsart, die in 3–5% meist im Zusammenhang mit einem Polytrauma auftritt. Der Verlauf und die Prognose hängen entscheidend von den Begleitverletzungen ab.

Verletzungsmechanismus und Pathophysiologie

Meist führen breitflächige Gewalteinwirkungen zur Zwerchfellruptur und hier wiederum häufiger wenn das Trauma gegen beide Körperhöhlen, seltener gegen den Thorax, noch seltener gegen das Abdomen gerichtet ist. Durch die Gewalteinwirkung mit darauffolgender Ruptur entsteht eine Druckdifferenz zwischen dem negativen intrapleuralen und positiven intraabdominellen Druck. Die so auftretende Sogwirkung führt zu einer Verlagerung der intraabdominellen Organe in den Thorax [1, 2].

Diagnostik

Neben der Auskultation und Perkussion bilden die Thoraxübersichtsaufnahme in zwei Ebenen (Abb. 1), die Abdomenübersichtsaufnahme, Sonographie und unter Umständen die

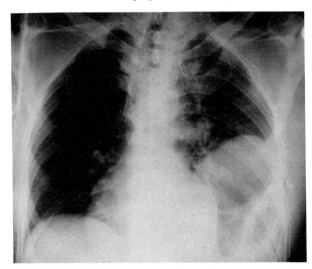

Abb. 1. Thoraxübersichtsaufnahme anterior-posterior. Weichteilschatten linkes Unterfeld

Hefte zur Unfallheilkunde, Heft 223
Zusammengestellt von W. Buchinger
© Springer-Verlag Berlin Heidelberg 1992

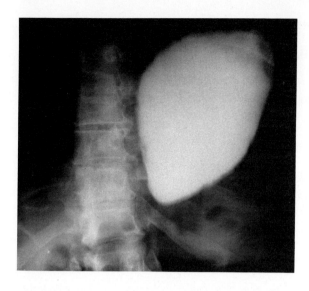

Abb. 2. Darstellung des Magens intrathoracal durch Gabe eines wasserlöslichen Kontrastmittels

Magen-Darm-Passage mittels wasserlöslichem Kontrastmittel (Abb. 2) die wichtigsten Hilfsmittel. Andere diagnostische Maßnahmen, wie zum Beispiel Angiographie, CT und MRI, sind vor allem in der akuten Phase der traumatischen Zwerchfellruptur zu zeitaufwendig [3].

Indikation und Therapie

Die Indikation zur Versorgung einer akuten oder chronischen Zwerchfellruptur ohne thoracale bzw. abdominelle Begleitverletzungen ist durch die Organverlagerung und die damit verbundene respiratorische Beeinträchtigung gegeben. Therapie der Wahl bei der akuten Zwerchfellruptur ist die sofortige operative Versorgung der Ruptur mittels einschichtiger Einzelknopfnaht mit nicht resorbierbarem Material von abdominell, bei chronischen Zwerchfellrupturen von thoracal. Bei sämtlichen anderen Fällen richtet sich der Zugangsweg nach den Begleitverletzungen.

Krankengut

In der Zeit von 1969–1988 wurden an der I. und II. Univ.-Klinik für Chirurgie und an der Univ.-Klinik für Unfallchirurgie Innsbruck 52 Patienten (45 Männer, 7 Frauen im Alter von 17–71a) mit einer indirekten traumatischen Zwerchfellruptur (40 linksseitig, 11 rechtsseitig und eine beidseitig) diagnostiziert bzw. behandelt. Alle Patienten erlitten ein Polytrauma. Im Vordergrund standen stets knöcherne Begleitverletzungen (Abb. 3) als auch Verletzungen parenchymatöser Organe (Abb. 4). Bei 16 Patienten stand ein schweres Schädel-Hirn-Trauma im Vordergrund [1, 6].

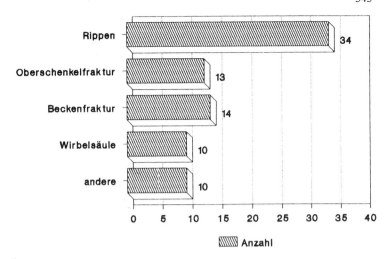

Abb. 3. Knöcherne Begleitverletzungen bei der traumatischen indirekten Zwerchfellruptur (n = 52)

Ergebnisse

In unserem Krankengut von 52 Zwerchfellrupturen wurde die richtige Diagnose bei 24 Patienten präoperativ, bei 22 Patienten intraoperativ und bei 6 durch Obduktion ohne vorherige chirurgische Intervention festgestellt. 46 Rupturen wurden operativ versorgt: 40 innerhalb von 48 Stunden (33 abdominell, 7 thoracal); 6 in einem Zeitraum von 2d bis 18 Monaten – davon drei echte chronische Rupturen von thoracal her, drei über einen abdominellen Zugangsweg. Der Zugangsweg war in 36 Fällen vom Abdomen her, in nur 10 Fällen führten wir eine Thoracotomie durch. 18 Patienten verstarben innerhalb eines Zeit-

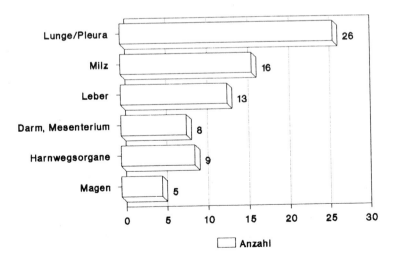

Abb. 4. Verletzungen innerer Organe bei der traumatischen Zwerchfellruptur (n = 52)

344

raumes von Einlieferung bis 30 Tage nach der Operation der Zwerchfellruptur (11 nach Laparotomie, 1 nach Thoracotomie) an cerebralen, cardialen, renalen und septischen Komplikationen, die in keinem Zusammenhang zur Zwerchfellruptur standen. 6 verstarben vor jeglicher diagnostischer und therapeutischer Intervention (23%/35%) [5].

Von den 34 Überlebenden konnten 27 (79%) voll reintegriert werden, 7 sind Dauerinvalide (21%) – davon vier Querschnittslähmungen, zwei mit irreversiblen Hirnverletzungen und eine Oberschenkelamputation.

Diskussion

Die Problematik der traumatischen Zwerchfellruptur liegt primär nicht in der Ruptur eo ipso, sondern vielmehr im komplizierten Verletzungsmuster und in den vordergründig bestehenden „Begleit"-verletzungen, da in fast allen Fällen ein schweres Polytrauma besteht. Bei thoraco-abdominellen Traumen muß immer an eine Zwerchfellruptur gedacht werden.

Die wichtigsten und einfachsten diagnostischen Maßnahmen sind neben der Auskultation und Perkussion, Thorax und Abdomenübersichtsaufnahmen. Große Bedeutung kommt in letzter Zeit auch der Sonographie zu. Bei stabilen Verhältnissen und bei klinischem Verdacht kann unter Umständen die Applikation eines wasserlöslichen Kontrastmittels hilfreich sein. Wegen der häufigen intraabdominellen Begleitverletzungen, welche meist im Vordergrund stehen, wird die Diagnose erst nach einer Laparotomie gestellt. Sollte die Diagnose einer Zwerchfellruptur primär gesichert sein, so bevorzugen wir den abdominellen Zugang, um das Abdomen besser explorieren zu können. Das meist links im Bereich der Pars membranacea verletzte Zwerchfell läßt sich dabei gut versorgen. Bei einem thoraxnahen Ausriß ist die Reinsertion an den Rippen unter Umständen durch Zuhilfenahme eines Fascia-lata-Lappens bzw. von synthetischem Material möglich [5].

Abweichend von anderen Autoren können wir zwei Peaks [4] in der Altersverteilung feststellen (Abbildung 5). Besonders im Zeitraum 1979–1988 zeigt sich ein deutlicher

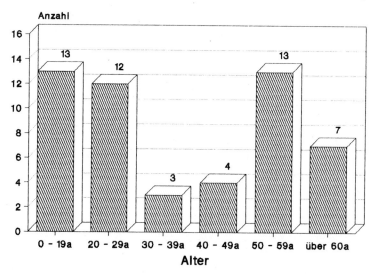

Abb. 5. Altersverteilung der verunfallten Patienten (n = 52)

zweiter Peak bei den über 50-jährigen mit Häufung von Arbeits-, Traktor- und Freizeitunfällen. Die obligate Gurtanlegepflicht ab 1.7.1984 in Österreich zeigt bei unserem Kollektiv keine signifikante Veränderung der Zwerchfellrupturen.

Wenn die Prognose der Zwerchfellruptur auch weitgehend vom Schweregrad der Begleitverletzungen abhängig ist, müssen wir dennoch trachten, möglichst frühzeitig die Diagnose zu stellen und eine entsprechende Therapie einzuleiten [6].

Literatur

1. Glinz W (1978) Thoraxverletzungen, Diagnose, Beurteilung und Behandlung. Springer, Berlin Heidelberg New York
2. Andrus CH, Morton JH (1970) Rupture of the diaphragm after blunt trauma. Am J Surg 119:686–693
3. Reinbold WD, Kirchner R, Dinkel E, Kröpelin T (1987) Röntgendiagnostik beim Zwerchfelltrauma. Radiologe 27:407–413
4. Griswold FW, Warden HE, Gardner RJ (1972) Acute diaphragmatic rupture caused by blunt trauma. Am J Surg 124:359–362
5. Broos PLO, Rommens PM, Carlier H, van Leeuwen JN, Gruwez JA (1989) Rupture of the diaphgram caused by blunt trauma. Unfallchirurg 92:419–423
6. Steiner E, Margreiter R (1976) Die akute Zwerchfellruptur beim Polytraumatisierten. Kongreßbericht d. Gesellschaft f. Chirurgie. 18. Tagung Graz 19.–21.5.77, S 223–226

Die Zwerchfellruptur: Eine Verletzung des schweren Rumpftraumas

H. Aebert[1], N. Südkamp[2] und H. Tscherne[2]

[1] Klinik für Abdominal- und Transplantationschirurgie der Medizinischen Hochschule Hannover (Direktor: Prof. Dr. R. Pichlmayr), Konstanty-Gutschow-Straße 8, W-3000 Hannover, Bundesrepublik Deutschland
[2] Unfallchirurgische Klinik der medizinischen Hochschule Hannover (Direktor: Prof. Dr. H. Tscherne), Konstanty-Gutschow-Straße 8, W-3000 Hannover 61, Bundesrepublik Deutschland

Eine Zwerchfellruptur kann bei begleitendem Organprolaps Atmung und Kreislauf beeinträchtigen. Die Inkarzeration prolabierter Eingeweide kann sekundär zu erheblichen Komplikationen führen. Tatsächlich werden Verlauf und Prognose der betroffenen Patienten fast immer durch die weiteren Verletzungen intraabdomineller und intrathoracaler Organe bestimmt.

Von 1974 bis 1989 wurden in der Unfallchirurgischen Klinik der Medizinischen Hochschule Hannover 52 Patienten (39 Männer, 13 Frauen) mit Zwerchfellruptur operiert. Das Durchschnittsalter betrug 33,9 Jahre (16–80 Jahre). Das rechte Zwerchfell war bei 19 Patienten, das linke bei 29 und beide Seiten bei 4 Patienten betroffen. Verletzungsursache wa-

Hefte zur Unfallheilkunde, Heft 223
Zusammengestellt von W. Buchinger
© Springer-Verlag Berlin Heidelberg 1992

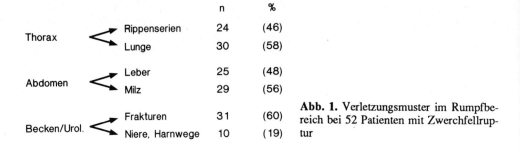

		n	%
Thorax	Rippenserien	24	(46)
	Lunge	30	(58)
Abdomen	Leber	25	(48)
	Milz	29	(56)
Becken/Urol.	Frakturen	31	(60)
	Niere, Harnwege	10	(19)

Abb. 1. Verletzungsmuster im Rumpfbereich bei 52 Patienten mit Zwerchfellruptur

ren in 49 Fällen stumpfe Traumen, zumeist im Rahmen von Verkehrsunfällen, in 3 Fällen lagen perforierende Verletzungen vor.

Regelmäßig waren weitere schwere Verletzungen im Bereich des Rumpfes festzustellen. So wiesen jeweils mehr als die Hälfte der Patienten Lungenkontusionen oder Lungeneinrisse, Milzrupturen oder Beckenfrakturen auf; bei einem Fünftel der Patienten mußten Verletzungen von Nieren oder Harnwegen operativ versorgt werden (Abb. 1).

Im Vergleich der Patienten mit Zwerchfellruptur zu einer repräsentativen Gruppe von 673 Polytraumatisierten unserer Klinik zeigt sich bei Analyse der Patienten mit dem Hannover-Polytrauma-Schlüssel (PTS) eindeutig der wesentlich höhere Verletzungsschweregrad der Patienten mit Zwerchfellruptur. Bei diesen liegen 70% der Patienten in der Schweregradgruppe III und IV, während nur 35% der Polytraumatisierten ohne Zwerchfellruptur in diesen beiden höchsten Schweregradgruppen liegen (Abb. 2, 3).

Die weitere Aufschlüsselung des Verletzungsmusters mit einer regionalen Zuordnung der Verletzungsschwere ergibt, daß dies auf die insgesamt wesentlich schwerwiegenderen Verletzungen der Patienten mit Zwerchfellruptur im Thoraxbereich, vor allem aber im Abdomen/Beckenbereich zurückzuführen ist. So weisen beim Vergleich der Schweregradgruppen III und IV nur 14% der Patienten mit Zwerchfellruptur (gegenüber 35% der Patienten ohne Zwerchfellruptur) keine oder nur geringfügige Verletzungen im Bereich des Thorax auf (Abb. 4, 5). Im Bereich des Abdomens und Beckens erreichen 39% der Polytraumatisierten mit Zwerchfellruptur 27 und mehr Punkte (gegenüber 11% der Polytraumatisierten ohne Zwerchfellruptur) (Abb. 6, 7).

Die hohe durchschnittliche Punktezahl im Hannover-Polytrauma-Schlüssel (40,1) ist ebenso wie die hohe Letalität der Patienten mit Zwerchfellruptur (39%) Ausdruck des schweren Verletzungsgrades. Die Untersuchung der regionalen Verletzungsschwere zeigt, daß eine Zwerchfellruptur fast immer auf eine massive Gewalteinwirkung, vor allem zur unteren Rumpfhälfte, zurückzuführen ist, die bei einem hohen Anteil der Patienten zu chirurgisch zu versorgenden Verletzungen intraperitonealer und retroperitonealer Organe führt.

Daraus ist zu folgern, daß in der Regel die Patienten im Rahmen der notfallmäßigen Versorgung primär laparotomiert werden sollten, um gleichzeitig die wesentlich häufiger erforderliche operative Therapie von Organen des Bauch- und Beckenraumes durchführen zu können. So wurden in unserem Krankengut 37 Patienten (71%) nur laparotomiert, 7 Patienten (13%) nur thoracotomiert, 4 Patienten (8%) wurden laparotomiert und thoracotomiert und 4 Patienten (8%) wurden über einen abdominothoracalen Zugang versorgt.

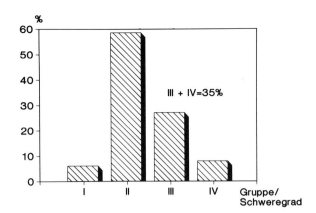

Abb. 2. PTS-Gesamt; Polytraumatisierte ohne Zwerchfellruptur (n = 673)

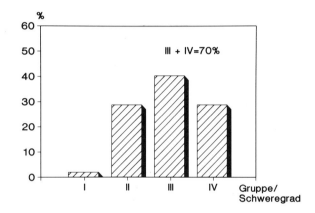

Abb. 3. PTS-Gesamt; Patienten mit Zwerchfellruptur (n = 52)

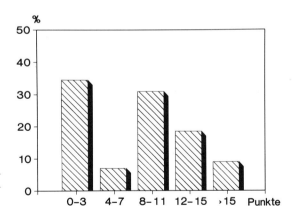

Abb. 4. PTS-Thorax; polytraumatisierte Gruppe III + IV ohne Zwerchfellruptur (n = 232)

348

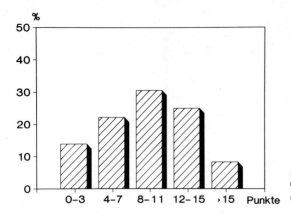

Abb. 5. PTS-Thorax; polytraumatisierte Gruppe III + IV mit Zwerchfellruptur (n = 36)

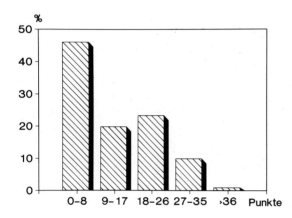

Abb. 6. PTS-Abdomen/Becken; polytraumatisierte Gruppe III + IV ohne Zwerchfellruptur (n = 232)

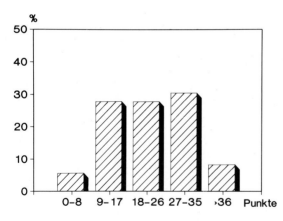

Abb. 7. PTS-Abdomen/Becken; polytraumatisierte Gruppe III + IV mit Zwerchfellruptur (n = 36)

Zugangsfrage bei der Versorgung der linksseitigen frischen Zwerchfellruptur

L. Sándor, E. Varga und I. Nacsai

Traumatologische Abteilung der Neurochirurgischen Klinik der Medizinischen Universität Albert Szent-Györgyi Szeged (Direktor: Prof. Dr. M. Bodosi), Pecsi ut. 4, H-6720 Szeged

Der Zugang entscheidet über Erfolg oder Mißerfolg eines chirurgischen Eingriffes. Diese Feststellung ist besonders in der Unfallchirurgie gültig, denn wir müssen des öfteren unter Zeitdruck handelnd, genaue Diagnose und entgültige Versorgung in einem Zuge, während einer explorativen Körperhöhleneröffnung, bewerkstelligen.

Mit der Diagnose Zwerchfellruptur ist die Indikation zur Operation gegeben. Nach Glinz steht außer Frage, daß bei der frischen, linksseitigen Zwerchfellruptur der Zugang in der Regel von abdominal erfolgen muß. Eine Ausnahme besteht lediglich beim Vorliegen schwerer linksseitiger intrathorakaler Begleitverletzungen, wie das auch schon von Tan betont wurde.

Ist es aber möglich, die genaue Diagnose präoperativ immer zu stellen? Sind wir in der Lage, den linken Hemithorax von abdominal her immer gründlich genug zu versorgen?

Trotz verbesserter Diagnostik und trotz der Tatsache, daß in der Regel die Mehrzahl der Thoraxverletzungen konservativ, d.h. durch intensivmedizinische Maßnahmen und Pleuradrainage stabilisierbar sind, kann die Antwort auf beide Fragen nur nein sein!

Zur Illustration der Fragestellung sollen folgende Fallbeispiele vorgestellt werden:

Fallbeispiel 1

Die 49jährige Frau ist während der Weinlese vom Pferdefuhrwerk gefallen, wobei ein Faß auf sie stürzte. Die Patientin wurde mit starken Bauch- und Thoraxschmerzen im schweren Schock (Blutdruck 60 mmHg, Puls 140/min) bei uns eingeliefert. Da der Blutdruck auch nach schneller Infusion von 1000 ml Ringer-Laktat und nach Transfusion von 500 ml Blut nicht über 80 mmHg gebracht werden konnte, fertigten wir lediglich eine Thorax- und eine Bauch-Röntgenaufnahme liegend an (Abb. 1, 2) und brachten die Patientin sofort zur diagnostischen explorativen Laparotomie in den Operationssaal. Die Thorax-Röntgenaufnahme zeigte eine breite Verschattung im linken Hemithorax, die für eine Zwerchfellruptur sprach. Die Bauch-Röntgenaufnahme zeigte freie Luft als Zeichen einer Hohlorganruptur.

Aus einem „schulmäßigen, medianen Schnitt" haben wir die Bauchhöhle und das Zwerchfell exploriert. Der linke Leberlappen zeigte einen oberflächlichen, kaum blutenden Riß. Magen, Milz und ein Großteil des Omentum maius waren durch einen 10 cm messenden lateralen Zwerchfellriß in den Brustkorb prolabiert. Aus dem Thorax entleerte sich reichliches Blut. Die Bauchorgane konnten leicht reponiert werden. Die Milz war in mehrere Stücke gerissen, der Magen zeigte an seiner Vorderwand eine 6 cm messende Ruptur. Nach chirurgischer Blutstillung mit der Splenektomie, stabilisierte sich der Kreislauf unter Transfusion schnell. Die Magenwunde wurde lege artis mit zweischichtiger Naht versorgt.

Hefte zur Unfallheilkunde, Heft 223
Zusammengestellt von W. Buchinger
© Springer-Verlag Berlin Heidelberg 1992

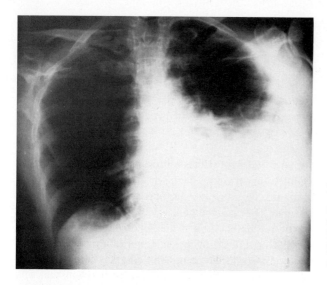

Abb. 1. Notfallmäßige Thorax-Übersichtaufnahme liegend: Breite Verschattung im linken Hemithorax: Zwerchfell nicht definierbar, jedoch keine Luftblase sichtbar. Ein Zwerchfellriß links muß angenommen werden

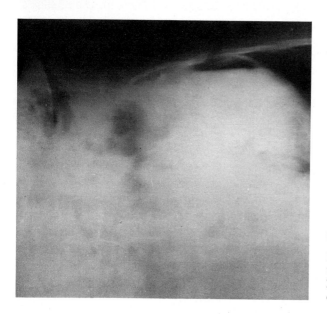

Abb. 2. Notfallmäßige Bauch-Übersichtaufnahme links liegend: Freie Luftblase zwischen Leber und Thoraxwand mit erhaltenem Zwerchfell rechts: Sicheres Zeichen einer Hohlorganruptur

Durch die Zwerchfellwunde versuchten wir die linke Thoraxhälfte vom Mageninhalt zu säubern. Da aber der linke Hemithorax von kaum gekauten Weintrauben bis zur Pleurakuppe kontaminiert war, waren wir gezwungen, eine linksseitige anterolaterale Thorakotomie im Sinne von Louis im 5. Interkostalraum zur Revision der Pleurahöhle anzulegen. Die Thoraxorgane waren unverletzt. Die Pleurahöhle konnte leicht ausgespült und die Zwerchfellwunde konnte von „oben" wesentlich leichter mit nicht resorbierbaren U-Nähten genäht werden. Nach Drainage der Pleurahöhle und des Abdomens schichtweiser

Wundverschluß. Am 9. postoperativen Tag mußten wir noch einen linksseitigen subphrenischen Abszeß entleeren und drainieren, sonst störungsfreier Verlauf. Entlassung am 31. postoperativen Tag.

Fallbeispiel 2

Der 19jährige Patient erlitt als Autofahrer eine Polytraumatisation mit Gehirnkontusion, offener Nasenbeinfraktur, Rippenserienfrakturen links mit paradoxer Bewegung der Thoraxwand, Luxationsfraktur Th 11 mit kompletter Paraplegie, Bauchkontusion und multiplen Prellungen am Rumpf und an den Extremitäten.

Der Patient wurde im schweren Schock mit zentralisiertem Kreislauf (Blutdruck 60 mmHg, periphere Pulse nicht tastbar) bei uns eingeliefert. Mit Blickdiagnose war die Ateminsuffizienz und die paradoxe Bewegung der linken Thoraxwand und der Gibbus an der Wirbelsäule zu merken. Nach sofortiger Intubation zeigten die notfallmäßigen Röntgenaufnahmen vom Thorax, Bauch und von der Wirbelsäule die fenestrierten Rippenserienfrakturen links, die deutliche Verschattung der linken Lunge mit starker Verschiebung des Herzens nach rechts, Darmluftblase oberhalb des Zwerchfells bei erhaltener Magenluftblase als sicheres Zeichen einer Diaphragmaruptur links, und auch die Ursache der Paraplegie in Form einer Th 11 Luxationsfraktur (Abb. 3, 4).

Da der Schock trotz massiver Infusions- und Transfusionstherapie weiterhin bestand, wurde anhand der Thoraxwandinstabilität und der massiven Blutung aus der Thoracocentese eine intrathoracale Blutung angenommen und eine sofortige „schulmäßige" posterolaterale Thoracotomie im 6. Interkostalraum angelegt. Aus dem Hemithorax entleerten wir 1500 ml Blut. Die Blutungsquelle war aber nicht an einem Thoraxorgan, sondern an der durch die Zwerchfellruptur in den Brustkorb prolabierten, gerissenen Milz zu finden. Nach Splenektomie durch die Zwerchfellwunde konnten aber die Bauchorgane gründlich genug nicht exploriert werden. Die Zwerchfellwunde wurde von „oben" mit nichtresorbierbaren U-Nähten versorgt und der Thorax über Drainage verschlossen. Aus einer zusätzlichen, queren Laparotomie, die erst nach Umlagerung des Patienten erfolgen konnte, wurden die Bauchorgane exploriert. In der Mitte des Jejunum war der Dünndarm so weit gequetscht, daß ein Dünndarmresektion mit anschließender End-zu-End-Anastomose durchgeführt werden mußte. Um die linke Niere war ein Kontusionsherd zu finden, der die Hämaturie erklärte. Sonstige Verletzungen waren im Bauch nicht vorhanden, die Laparotomie konnte verschlossen werden. Wegen protrahiertem Schock entwickelte sich ein ARDS. Die Th-11-Luxationsfraktur konnte nicht versorgt werden, da der Patient trotz intensivmedizinischer Behandlung leider verstorben ist.

Fallbeispiel 3

Der 40jährige Fernfahrer wurde bei einer Schlägerei mit einem Messer an der linken Thoraxwand angestochen. Die Stichwunde befand sich in der vorderen Axillarlinie, in Höhe der 7. Rippe. Der Patient klagte über keinerlei Beschwerden, seine Wunde hielt er so unbedeutend, daß er den Arzt nicht mal aufsuchen wollte. Nach dem polizeilichen Verhör wurde er zur Beurteilung der Haftfähigkeit bei uns vorgestellt. Da sich die Wunde unter-

352

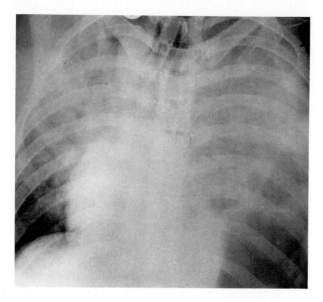

Abb. 3. Notfallmäßige Thorax-Übersichtaufnahme liegend: Rechtsverschiebung des Herzens und der Luftröhre, Verschattung im linken Hemithorax bei definierbarem Zwerchfell und erhaltener Magenluftblase. Oberhalb des Zwerchfells ist eine Darmluftblase sichtbar. Frische Diaphragmaruptur mit intrathorakaler Verletzung links? Rippenserienfrakturen links

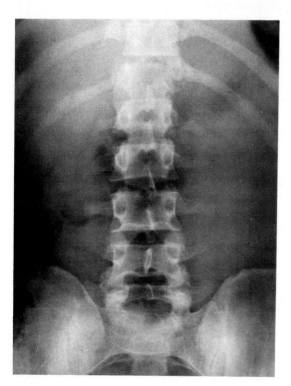

Abb. 4. Notfallmäßige Bauch-Übersichtaufnahme liegend: Luxationsfraktur Th 11–12. Abriß des Processus transversus vom LWK 1 links. Psoasschatten rechts gut, links nicht definierbar

halb der 6. Rippe befand und so die Möglichkeit einer Zweihöhlenverletzung angenommen werden mußte, fertigten wir Röntgenaufnahmen vom Thorax und Bauch bei dem stehenden, sich völlig wohl fühlenden Patienten an. Weder die Thorax- noch die Bauchaufnahme zeigte etwas Pathologisches (Abb. 5, 6). Da die Polizisten angaben, daß das Messer 15 cm lang war, entschieden wir uns zu einer Wundversorgung in Narkose. Nach Ausschneiden der Wundränder sind wir zu unserer Überraschung in den linken Thorax „reingefallen" und konnten sehen, daß auch das Zwerchfell durchgestochen wurde. Ein Teil des großen Gekröses prolabierte in die linke Thoraxhälfte.

Die Thoraxwunde konnte im Sinne von Louis erweitert werden. Die Thoraxorgane waren unverletzt. Da die Möglichkeit einer intraabdominellen Verletzung durch die Zwerchfellwunde nicht ausgeschlossen werden konnte, wurde der Schnitt ohne Umlagerung im Sinne einer medianen Oberbauchlaparotomie verlängert und der Bauch exploriert. Die Bauchorgane waren ebenfalls unverletzt. Nach Drainage der Pleurahöhle konnten Thorax und Bauch verschlossen werden. Der postoperative Verlauf war unproblematisch, der Patient wurde am 10. postoperativen Tag entlassen.

Mit den vorgestellten Fallbeispielen wollten wir die Komplexität der Fragestellung demonstrieren und darauf hinweisen, daß sich manchmal auch nach „schulmäßigem Zugang" unerwartete Situationen ergeben und der Zufall den Unfallchirurg des öfteren zur Improvisation zwingt!

Welchen Erwartungen soll also der Zugang bei der Versorgung der linksseitigen, frischen Zwerchfellruptur entsprechen?

Er soll: 1. schnell durchführbar und
           2. in allen Richtungen ohne Umlagerung frei verlängerbar sein.
Er muß :   3. die freie Exploration und die sichere Versorgung aller in Frage kommenden Organe sowohl im Bauch als auch im Thorax sichern.
Er darf: 4. die Innervation der Muskulatur nicht zerstören, und
           5. die Rehabilitation des Patienten nicht beeinträchtigen.

Nach diesen Überlegungen glauben wir, daß der Zugang zur Versorgung einer frischen, linksseitigen Zwerchfellruptur ein in sich kombinierbarer Zugang sein sollte, der mit einer medianen Laparotomie beginnt und welcher bei Bedarf mit einer antero-lateralen Thoracotomie nach Louis ergänzt wird.

Dieser Zugang ist ohne Umlagerung schnell durchführbar, sichert beste Freilegung zur Exploration und zur entgültigen Versorgung aller Organe sowohl im Bauch als auch im Brustkorb, beeinträchtigt die Ventilation und das Abhusten nur geringfügig. und stört die Innervation der Bauch- und Thoraxwand praktisch nicht.

Mit ihm werden die von Glinz geäußerten Erwartungen ebenso wie auch jene von Tan erfüllt.

Anhand der aufgezählten Vorteile wurde zur Versorgung der linksseitigen, frischen Zwerchfellruptur bei uns dieser chirurgische Zugang standardisiert, den wir zur Benützung hiermit weiter empfehlen möchten.

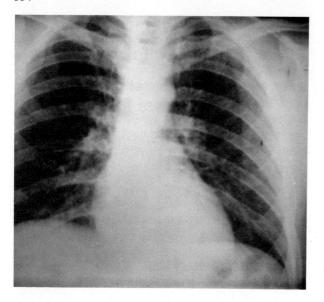

Abb. 5. Thoraxübersichtaufnahme stehend: normale Röntgenanatomie. Keine Zeichen einer intrathoracalen Verletzung oder eines Pneumothorax

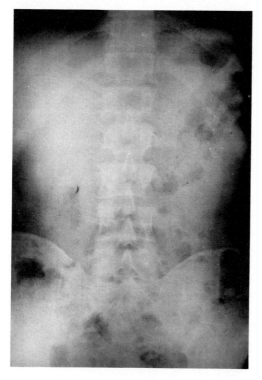

Abb. 6. Bauch-Übersichtaufnahme stehend: Normale Röntgenanatomie. Keine Zeichen einer intraabdominellen Verletzung

Literatur

1. Blaisdell F, William T, Donald D (1986) Bauchtrauma. Enke, Stuttgart
2. Glinz W (1978) Thoraxverletzungen. Springer, Berlin Heidelberg New York
3. Louis R (1985) Die Chirurgie der Wirbelsäule. Springer, Berlin Heidelberg New York Tokyo
4. Siewert JR, Pichelmayr R (1986) Das traumatisierte Abdomen. Springer, Berlin Heidelberg New York Tokyo
5. Tan GC, Hamilton SGL, Gibson P, Simpson JA (1973) Ruptured diaphragm: Experience in major accident centre over a ten-year period. Aust J Surg 43/2:163

Der Zwerchfellabriß an der dorsalen Zirkumferenz: Klinische Erfahrungen – Anatomische Betrachtungen

H. Matuschka[1], W. Buchinger[2] und P. M. Stergar[1]

[1] Unfallkrankenhaus Meidling der Allgemeinen Unfallversicherungsanstalt (Ärztlicher Leiter: Prim. Doz. Dr. H. Kuderna), Kundratstraße 37, A-1120 Wien
[2] Unfallabteilung, A. ö. Krankenhauses Horn (Vorstand: Prim. Dr. W. Buchinger) Spitalgasse 10, A-3580 Horn

In der Literatur wird in erster Linie die zentrale Ruptur des Zwerchfells durch stumpfe Gewalteinwirkung hinsichtlich Unfallmechanismus, Diagnostik und operativer Therapie beschrieben.

Die zweite, seltener vorkommende Rißform, nämlich der muskuläre Abriß an der dorsolateralen Zirkumferenz des Zwerchfells im Bereiche der Pars lumbalis und Pars costalis, wird nur erwähnt.

Unter 50 Verletzungen des Zwerchfells in den Jahren 1966 bis 1988 fanden wir nur 5 Zwerchfellrupturen dieser Art.

19 Patienten erlitten eine Zwerchfelläsion durch Stich- oder Schußverletzung. 26mal kam es zur zentralen Ruptur an der Zwerchfellkuppel. 23 dieser Patienten erlitten ihre Verletzung bei Verkehrsunfällen mit PKW, Motorrad oder Moped, 3 durch Sturz aus größerer Höhe. In 2/3 der Fälle rupturierte das Zwerchfell auf der linken Seite.

Im Gegensatz zur zentralen Ruptur, bei der es durch eine stumpfe Gewalteinwirkung zur massiven abdominellen Druckerhöhung und somit zum Bersten der Zwerchfellkuppel kommt, links häufiger als rechts (Abb. 1), liegt der Hauptangriffspunkt der Gewalteinwirkung beim Abriß der Zwerchfellzirkumferenz vor allem im unteren Thoraxbereich (Abb. 2).

Durch intrathoracale Druckerhöhung, aber vor allem so glauben wir durch die Verschiebung der frakturierten Rippen kommt es zum Abriß und zur Abscherung des muskulären Zwerchfellansatzes dorsolateral. Dabei wird der retroperitoneale Raum beim erhaltenen Peritoneum parietale eröffnet.

Anhand unserer 5 Fälle wollen wir die Problematik dieser Verletzung aufzeigen.

Hefte zur Unfallheilkunde, Heft 223
Zusammengestellt von W. Buchinger
© Springer-Verlag Berlin Heidelberg 1992

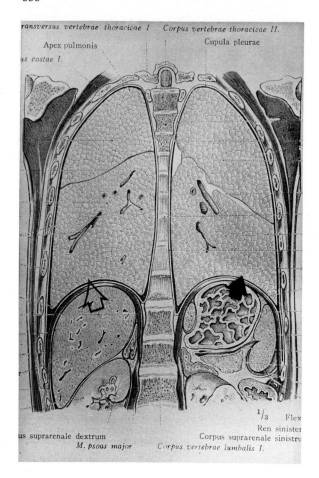

ransversus vertebrae thoracicae I   Corpus vertebrae thoracicae II.

Apex pulmonis   Cupula pleurae

us costae I.

¹/₃   Flex

Ren sinister

us suprarenale dextrum   Corpus suprarenale sinistru

M. psoas major   *Corpus vertebrae lumbalis I.*

Abb. 1. siehe Text

Fall 1

K. H., 43 Jahre männlich (Abb. 3a–f). Dieser Patient hatte sich mit einem PKW überschlagen. Neben einer Serienrippenfraktur links und einem Hautemphysem bestanden noch un-
verschobene Frakturen des Sitz- und Schambeines. Nach Setzen eines Epiduralkatheters
war der Patient respiratorisch suffizient und wurde auf der Intensivstation aufgenommen
(Abb. 3a). Nach 24 Stunden kam es zur Ausbildung eines Hämatothorax (Abb. 3b). Es
wurde eine Bülaudrainage gesetzt (Abb. 3c). Da der Hämatothorax trotz Drainage eher zu-
nahm, erfolgte die Thorakotomie. Es wurde der Hämatothorax entleert, eine Lungenan-
spießung übernäht und der linke Thorax neu drainiert (Abb. 3d). Wegen starker Nachblutung aus den Thoraxdrains erfolgte nach 24 h die Rethorakotomie (Abb. 3e). Auch hier
wurde erst jetzt bei Austastung des Sinus phrenicocostalis der dorsolaterale Abriß des
Zwerchfells entdeckt und versorgt. Der Patient wurde 14 Tage nachbeatmet.

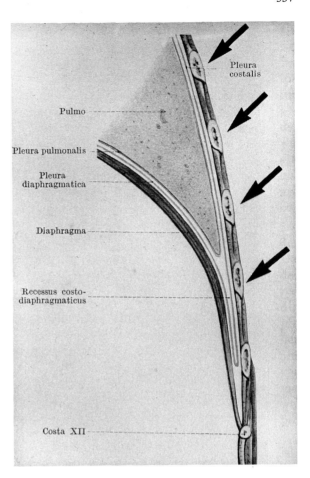

Pleura
costalis

Pulmo

Pleura pulmonalis

Pleura
diaphragmatica

Diaphragma

Recessus costo-
diaphragmaticus

Costa XII

Abb. 2. siehe Text

Fall 2

P. P., 35 Jahre, männlich (Abb. 4a–e). Dieser Patient stieß als Mopedlenker mit einem PKW zusammen. Bei der Einlieferung bestand ein Schädel-Hirn-Trauma mit Contusio cerebri und Schädelbasisfraktur, eine Serienrippenfraktur rechts mit instabilem Thorax sowie Frakturen der 1. und 2. Rippe links und eine Oberarm- und Unterarmfraktur rechts (Abb. 4a). Am Thorax rechts wurde eine Bülaudrainage gelegt (Abb. 4b). Aufgrund des Schädel-Hirn-Traumas mußte der Patient kontrolliert beatmet werden. Dadurch ergab sich die Indikation zur konservativen Behandlung des instabilen Thorax rechts durch innere Schienung. Nach 6 Tagen kam es zur Verschlechterung der Lungensituation rechts mit Auftreten eines unklaren Hämatothorax (Abb. 4c). Es erfolgte die rechtsseitige Thorakotomie. Erst jetzt wurde der dorsolaterale Abriß des Zwerchfells entdeckt. Nach Reinsertion des Zwerchfellrandes wurden auch die Rippen verplattet (Abb. 4d). Der Patient wurde 16 Tage beatmet. Das Lungenröntgen nach 3 Monaten zeigt eine basale Schwarte rechts (Abb. 4e).

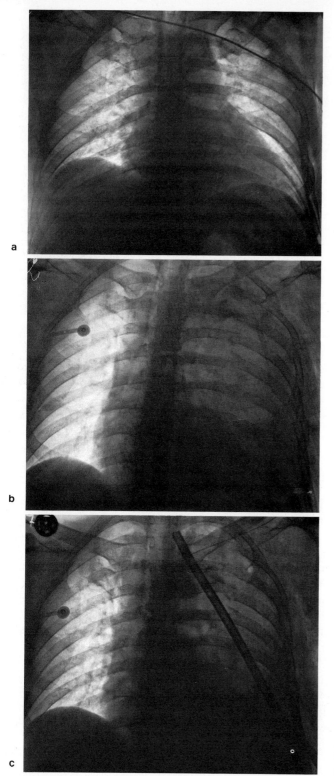

Abb. 3 a–c. Fall 1. **a** Mit PKW überschlagen, **b** nach 24 Std., **c** nach Setzen einer Bülaudrainage

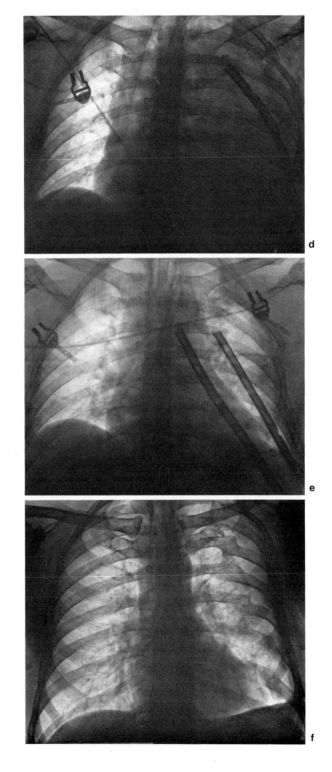

Abb. 3 d–f. Fall 1. **d** nach Thorakotomie, **e** 3 Tg. nach Rethorakotomie, **f** nach 9 Monaten

360

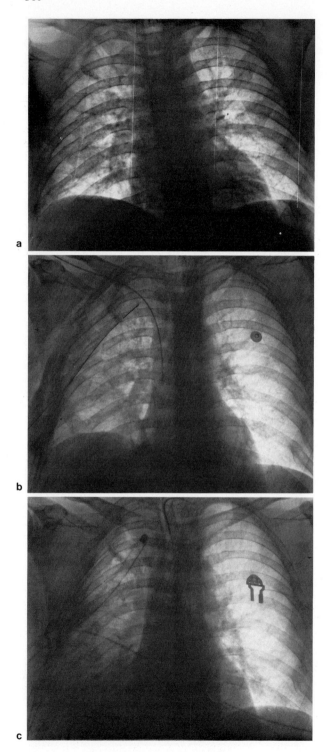

Abb. 4.

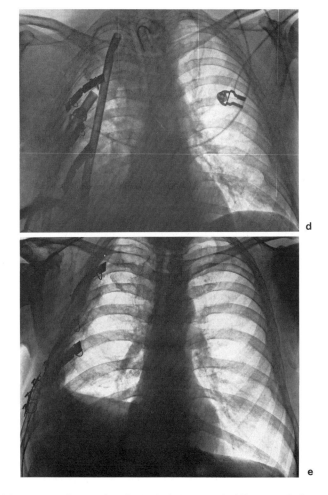

d

e

Abb. 4 a–e. Fall 2. a Mit PKW kollidiert, b nach Setzen einer Bülaudrainage, c nach 6 Tg., d nach 6 Tg. Thorakotomie und Verplattung, e nach 3 Monaten

Fall 3

M. J. F., 45 Jahre, männlich (Abb. 5a–d). Der Patient wurde als PKW-Lenker verletzt. Am Unfalltag erfolgte nach positiver Peritoneallavage und positivem Urogramm bei Milz- und Nierenruptur die Splenektomie sowie Nephrektomie links. Am Thorax links fanden sich Frakturen der 7. bis 10. Rippe (Abb. 5a). Nachdem sich der Patient anfänglich stabilisiert hatte, kam es am 4. postoperativen Tag zur Verschlechterung des Allgemeinzustandes und zur Nachblutung aus den Drainagen (Abb. 5b). Es erfolgte die operative Revision. Erst jetzt wurde beim Austasten des Retroperitoneums ein dorsaler Abriß des Zwerchfells entdeckt und anschließend durch Thorakotomie und Reinsertion versorgt (Abb. 5c). Das Lungenröntgen nach 2 Monaten zeigt noch eine links basale Schwartenbildung (Abb. 5d).

362

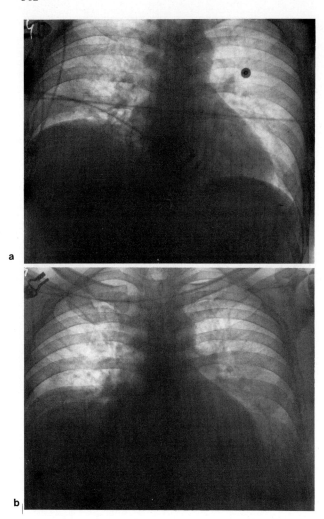

Abb. 5 a, b. Fall 3. **a** Als PKW-Lenker verletzt, **b** nach 4 Tg.

Fall 4

F. K., 63 Jahre, männlich (Abb. 6a–f). Dieser 63jährige Patient kollidierte als PKW-Lenker mit einem anderen PKW. Primär wurde eine Serienrippenfraktur links mit instabilem Thorax und Hämatothorax, sowie eine Beckenringfraktur und Nierenprellung links diagnostiziert (Abb. 6a). Der Patient erhielt eine Bülaudrainage links und auf der Intensivstation einen Epiduralkatheter (Abb. 6b). Der Patient war respiratorisch suffizient. Die Beckenfraktur war nicht verschoben und wurde konservativ behandelt. Nach 2 Tagen zeigte das Lungenröntgen den in den Thoraxraum verlagerten Magen, erkennbar an der Magensonde (Abb. 6c). Eine Computertomographie mit Kontrastmittel in der Magensonde bestätigte den Befund (Abb. 6d). Es erfolgte die linksseitige Thorakotomie. Bei der Operation

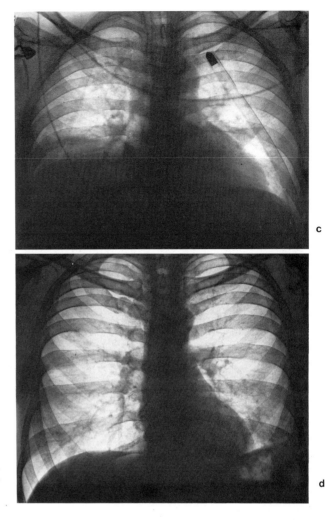

Abb. 5 c, d. Fall 3. **c** nach 5 Tg. und Thorakotomie, **d** nach 2 Monaten

fand sich neben der zentralen Zwerchfellruptur auch ein kleiner Milzeinriß, welcher transdiaphragmal mit Klebung versorgt wurde. Bei Inspektion des Sinus phrenicocostalis fand sich ein muskulärer Abriß des dorsalen Zwerchfellansatzes. Nach Naht der Zwerchfellkuppel und Reinsertion des dorsalen Zwerchfellrandes wurden die Rippen verplattet (Abb. 6e). Der Patient wurde 4 Tage nachbeatmet. Nach 8 Monaten konnten die Ripppenplatten entfernt werden (Abb. 6f).

Fall 5

O. B., 38 Jahre, männlich (Abb. 7 a–b). Bei diesem Patienten bestand nach Sturz vom Gerüst eine offene Fraktur der 8. Rippe rechts mit Abriß des dorsalen Muskelansatzes des Zwerchfells (Abb. 7a). Am Unfalltag erfolgte die Versorgung der Verletzung durch Thora-

364

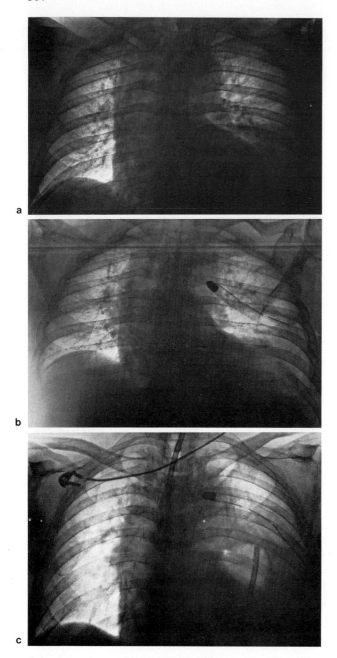

a

b

c

Abb. 6 a–f. Fall 4. **a** Mit PKW kollidiert, **b, c** nach Setzen einer Bülaudrainage, **d** Computertomographie, **e** nach Thorakotomie und Verplattung, **f** nach 8 Monaten Plattenentfernung

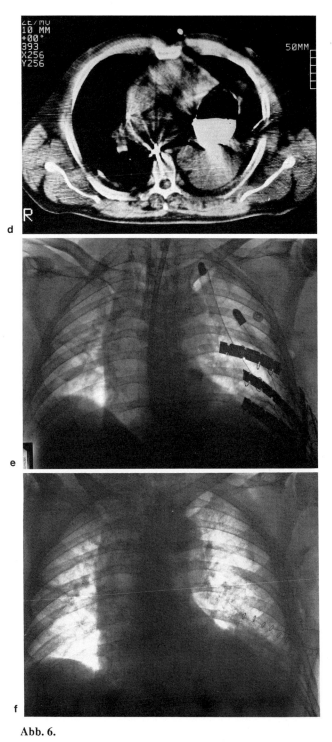

Abb. 6.

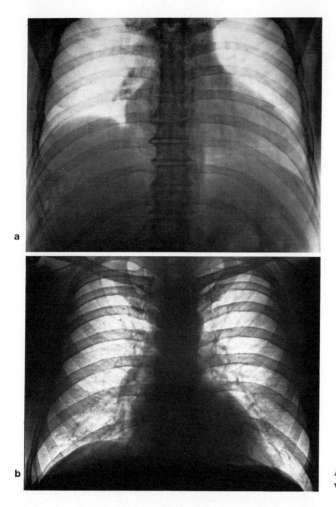

a

b

Abb. 7. a–b. Fall 5. a Nach Sturz
vom Gerüst, b nach 4 Monaten

kotomie und Reinsertion des Zwerchfells. Die Verletzung heilte komplikationslos aus
(Abb. 7b).

Bei all diesen Fällen fanden sich an Gemeinsamkeiten ein massives stumpfes Trauma
vor allem im unteren Thoraxbereich, meistens mit Stückbrüchen der Rippen und instabilem Thorax, auch kombiniert mit Nierenverletzungen. Im Lungenröntgen schien die
Zwerchfellkuppel meistens unverletzt. Die Indikation zur Thorakotomie erfolgte in 3 von 5
Fällen durch zunehmenden mit Drainage nicht behebbarem oft sekundär auftretendem
Hämatothorax und wegen beginnender pulmonaler Komplikationen. Die Diagnose wurde
immer intraoperativ gestellt. Durch Laparotomie und abdominelle Revision ist die Verletzung nicht zu erkennen, da die Zwerchfellkuppel intakt ist. Diese veranlaßte uns, auf diesen Typ der Zwerchfellverletzung speziell hinzuweisen, damit bei unklarem Hämatothorax
im Rahmen eines Thoraxtraumas auch an die Möglichkeit eines Zwerchfellabrisses an der
dorsolateralen Zirkumferenz zu denken ist.

Zwerchfellrupturen behandelt an der Traumatologischen Universitätsklinik in Ljubljana in den Jahren 1977–1988

J. Princic, I. Straus und M. Sok

Traumatologische Universitätsklinik Ljubljana (Vorstand: Prof. Dr. J. Princic), Klinicni Center, YU-61000 Ljubljana

Die Autoren beschreiben ihre Erfahrungen, die sie durch 12 Jahre auf der Traumatologischen Universitätsklinik erworben haben. Sie behaupten, daß die Diagnostik der Zwerchfellrupturen oft nicht ganz leicht ist, und daß sie nicht selten erst später als ein Nebenbefund entdeckt werden. An einer größeren Zahl (n = 51) von behandelten Zwerchfellrupturen ist ersichtlich, daß 35 (69%) Fälle gleich oder während der ersten Hospitalisation operativ behandelt wurden und daß 16 (31%) erst viel später entdeckt und behandelt wurden.

Aus eigener Erfahrung und aus der Literatur ist somit ersichtlich, daß man bei allen schwereren Thorax- und Abdominaltraumen mit der Möglichkeit einer Zwerchfellruptur rechnen sollte.

Wem man das Primat der Erstbeschreibung der Zwerchfellruptur zuschreiben kann, sind sich die Medizingeschichtler nicht einig. Es werden zwei Namen genannt und das sind Senertus (1541) und Paré (1579). Die erste operative Behandlung einer Zwerchfellruptur wird dem Chirurgen Riolfi im Jahre 1886 zugeschrieben.

Auf der Traumatologischen Universitätsklinik in Ljubljana werden jährlich rund 6000 Patienten stationär behandelt, davon sind ca. 80 bis 90 polytraumatisiert. Hierbei muß bemerkt werden, daß die Zahl der Thorax- und Abdominaltraumen viel höher steht. Gerade diese Patienten sind aber diejenigen, bei denen wir mit Zwerchfellrupturen rechnen müssen. So konnten wir in zwölf Jahren 51 solcher Traumen behandeln. Davon wurde die Diagnose gleich oder in den ersten Tagen nach dem Trauma in 35 Fällen gestellt. In 16 Fällen wurde die Diagnose viel später, wegen anderen klinischen Beschwerden, vor allem Schmerzen im Brustkorb oder oberer Bauchhöhle, gestellt.

Diese verhältnismäßig große Zahl von Spätbehandlungen können wir nicht nur auf eine unadäquate Frühdiagnostik zurückführen, sondern sie ist die Folge von Spätrupturen des beim Trauma vorbeschädigten Zwerchfells.

In einigen Fällen konnten wir sehen, daß auf den Entlassungsröntgenbildern des Brustkorbes keine Zeichen einer Läsion des Zwerchfells bemerkbar waren, und doch kamen solche Patienten nach einem Jahr oder noch später mit Beschwerden und Schmerzen im Brustkorb zurück ins Krankenhaus. Interessant ist noch, daß einige Patienten mit ziemlich typischen „Herzbeschwerden" zuerst beim Kardiologen landeten und von da erst zum Thoraxchirurgen kamen.

Interessant ist auch die Erfahrung, die wir machen konnten, daß die Zwerchfellrupturen ein zufälliger Operationsbefund bei Bauchtraumen (Milzrupturen) waren.

Spätdiagnostik und Spätoperationen wurden bei uns praktisch immer auf der Universitätsklinik für Thoraxchirurgie durchgeführt. Interessant ist auch, daß einige Patienten mit Zwerchfellrupturen, die spätoperiert wurden, sich nicht an das Trauma erinnern konnten.

Noch zwei interessante Fälle von Zwerchfellrupturen muß ich beschreiben. In diesen beiden Fällen wurden die Patienten sofort nach dem Trauma laparotomiert und das Bauch-

Hefte zur Unfallheilkunde, Heft 223
Zusammengestellt von W. Buchinger
© Springer-Verlag Berlin Heidelberg 1992

368

Tabelle 1.

Männer	40	(72,5%)
Frauen	11	(27,5%)

Unfallmechanismus

Verkehrsunfälle	34	(66,5%)
Messerstiche	7	(14%)
Schußwaffen	4	(8%)
Arbeitsunfälle	3	(6%)
Unbekannt	3	(6%)

trauma versorgt. Bei der Operation konnte auf der abdominalen Seite weder rechts noch links eine Zwerchfellruptur entdeckt werden. Nach einigen Monaten jedoch sind ganz sichere Symptome einer Zwerchfellruptur aufgetreten, wegen derer die Patienten nochmals operativ versorgt werden mußten.

Kasuistik

Bei der Analyse unserer Fälle waren von insgesamt 51 Fällen 40 (72,5%) Männer und nur 11 (27,5%) Frauen. Dies wird uns viel verständlicher, wenn wir den Unfallmechanismus der Zwerchfellrupturen beachten: 34mal (66,5%) waren als Ursache Verkehrsunfälle und 11mal (27,5%) Gewalthandlungen. Bei 7 Fällen wurde das Zwerchfell durch Messerstiche beschädigt und 4mal durch Schußwaffen. In 3 Fällen entstanden die Zwerchfellrupturen als Folgen von Arbeitsunfällen durch Sturz aus größerer Höhe. In 3 Fällen konnten wir keine sicheren anamnestischen Unfallursachen ergründen (Tabelle 1).

Das Alter der Verletzten war in 60% der Fälle zwischen 20 und 40 Jahren.

Bevorzugt ist eindeutig die linke Seite. Das bestätigt auch unsere Kasuistik. Von unseren 51 Fällen waren 42 (82%) Rupturen auf der linken Seite und nur 9 (18%) auf der rechten Seite. Hier muß ich noch bemerken, daß in 4 Fällen von 9 die Diagnose erst später gestellt wurde (Tabelle 2).

Obwohl wir heute über moderne Methoden für eine frühzeitige und gute Diagnostik verfügen, müssen wir immer im Sinn behalten, daß Zwerchfellrupturen sehr selten als isolierte Traumen auftreten. In unseren Fällen hatten wir 19 (37%) solche Situationen bei polytraumatisierten Patienten, in 27 (53%) Fällen waren Zwerchfellrupturen mit Frakturen kombiniert und 19 (37%) mal mit Bauchtraumen, meistens Milzrupturen, in 11 (21%) Fällen hatten die Patienten schwere Cerebraltraumen.

Tabelle 2.

	Links		Rechts	
Frühdiagnose	30	(71%)	5	(55%)
Spätdiagnose	12	(29%)	4	(45%)
	42	(82%)	9	(18%)

Tabelle 3.

	Links		Rechts	
	Frühdiagnose	Spätdiagnose	Frühdiagnose	Spätdiagnose
Hämorrhagischer Schock	21		4	
abdominale Symptome	2	10		
thoracale Symptome	7	1	1	3
ohne klinische Symptome	1		1	

Es muß betont werden, daß bei den Zwerchfellrupturen sehr auf die klinischen Zeichen geachtet werden muß, denn gerade dann können wir die richtige Wahl des nötigen diagnostischen Eingriffes machen. Bei unseren Patienten war von den klinischen Symptomen der hämorrhagische Schock führend (25–49%) (Tabelle 3).

Natürlich ist die klinische Symptomatik bei Craniocerebraltraumen sehr schwierig. Der hämorrhagische Schock muß immer ein Signal sein, welches uns zur weiteren Diagnostik führen soll. Bei unseren Patienten konnte die definitive Diagnose schon aufgrund guter Röntgenbilder des Brustkorbes gestellt werden. Aufgrund der Abdominalspülungen konnten Blutungen im Abdomen festgestellt und bei der Laparotomie auch Zwerchfellrupturen gefunden werden. Nur in zwei Fällen wurde die Diagnose mit CT Untersuchungen geklärt, und 6mal waren röntgenologische Kontrastuntersuchungen nötig, um die Diagnose zu stellen (Tabelle 4).

Wie schon erwähnt, haben wir unsere Fälle in frühdiagnostizierte und spätdiagnostizierte Zwerchfellrupturen aufgeteilt. Unter die frühdiagnostizierten zählen wir diejenigen Fälle, die gleich nach dem Unfall oder während der ersten stationären Behandlung operiert wurden.

Alle anderen Zwerchfellrupturen zählen wir unter die spätdiagnostizierten.

Operationstermine unserer Fälle s. Tabelle 5.

Aus Tabelle 5 ist ersichtlich, daß mehr als die Hälfte aller Patienten schon in den ersten Stunden nach dem Unfall operativ behandelt wurden. Weiter ist es interessant, daß 23 von unseren Zwerchfellrupturen durch Laparotomien versorgt werden konnten, 6 durch Thorakolaparotomien und 22 durch Thorakotomien (Tabelle 6).

Wenn wir nun alles zusammenfassen, ist interessant, wie die Resultate der Behandlung aussehen. In 45 Fällen kam es zur vollkommenen Ausheilung ohne größere Folgen von Seiten des Zwerchfelles. 6 Patienten starben (11%). Hier müssen wir aber beachten, daß es frühdiagnostizierte Fälle waren, bei welchen es sich um schwere Polytraumen handelte.

Tabelle 4.

	Links		Rechts	
	Frühdiagnose	Spätdiagnose	Frühdiagnose	Spätdiagnose
Röntgen des Brustkorbes	26		7	
Abdominalspülung	8		1	1
CT		2		
Röntgen mit Kontrastmitteln	3	3		

Tabelle 5.

	Links	Rechts
In den ersten 24 Stunden	24	3
Erste Hospitalisation	6	2
1. Jahr nach dem Unfall	5	1
Bis 5 Jahre nach dem Unfall	3	
Mehr als 5 Jahre nach dem Unfall	4	3

Tabelle 6.

	Links		Rechts	
	Frühdiagnose	Spätdiagnose	Frühdiagnose	Spätdiagnose
Laparotomie	20	3		45%
Thorakolaparatomie	4		2	12%
Thorakotomie	6	9	3	4 43%

Tabelle 7.

	Links		Rechts	
Frühdiagnose	Spätdiagnose	Frühdiagnose	Spätdiagnose	
Ausgeheilt	25	12	4	4
Gestorben (11%)	5		1	

Bei den spätdiagnostizierten Zwerchfellrupturen hatten wir keinen Todesfall zu verzeichnen (Tabelle 7).

Diskussion

Zwerchfellrupturen bedeuten ein schweres Begleittrauma, vor allem bei polytraumatisierten Patienten. Diese schweren Verletzungen sind oft sehr schwer zu erkennen und darum sollten Chirurgen, die Patienten mit Abdominal- und Thoraxtraumen versorgen, immer mit der Möglichkeit einer Zwerchfellruptur rechnen.

Literatur

1. Brown GL, Richardson JD (1985) Traumatic diaphragmatic hernia: A continuing challenge. Ann Thorac Surg 39:170–173
2. Macfarlane R, Pollard S (1987) Traumatic rupture of the diaphragm. Hosp Med:418–420
3. De La Roche AG, Creel RJ, Mulligan GWN, Burns CM (1982) Diaphragmatic rupture due to blunt abdominal trauma. Surg Gynecol Obstet 154:175–180

4. Arendrup HC, Jensen BS (1982) Traumatic rupture of the diaphragm. Surg Gynecol Obstet 154:526–530
5. Waldschmidt MI, Laws HL, Injuries of the diaphragm. Trauma 20:587–592
6. Troop B, Myers RM (1985) Early recognition of diaphragmatic injuries from blunt trauma. Ann Emerg Med :97–101

Therapeutische Strategie bei der Zweihöhlenverletzung

S. König, W. Scharf und G. Kaltenecker

I. Universitätsklinik für Unfallchirurgie Wien (Vorstand: Prof. Dr. E. Trojan), Alser Straße 4, A-1090 Wien

Bei thoracoabdominalen Zweihöhlenverletzungen können durch verschiedene Kombinationen von Organläsionen neben diagnostischen Problemen auch Schwierigkeiten bei der Erstellung des therapeutischen Vorgehens entstehen [1, 3, 4, 6]. Es soll daher nach einem mehrstufigen Therapieplan der Dringlichkeit entsprechend vorgegangen werden. Wir unterscheiden dabei eine perakute und eine akute Phase [2, 5, 7, 9].

Richtlinien und Behandlungsschema

Die perakute Phase

Diese oberste Dringlichkeitsstufe wird beherrscht von unmittelbar lebensbedrohlichen Komplikationen des Brust- und Bauchraumes; dabei handelt es sich um Ventil- oder Spannungspneumothorax, Verletzungen des Herzens und seiner Hüllen, Verletzungen der thoracalen Aorta und der oberen Hohlvene. In der Regel ist in dieser Phase der Symptomenkomplex der Thoraxverletzung vorherrschend und schicksalsbestimmend und muß daher vorrangig behandelt werden. Noch während entsprechender Schocktherapie erfolgt die chirurgische Intervention bei Ventil-, Spannungs- oder Hämatothorax durch Thoraxdrainage. Kommt es nach initialem Blutverlust von 2000 ml und einer stündlichen Fördermenge von 150–200 ml nicht zum Sistieren der Blutung, dann ist die Thorakotomie indiziert [5, 6]. Bei den lebensbedrohlichen Verletzungen des Bauchraumes handelt es sich um die Verletzung der großen arteriellen und venösen Gefäße des Abdomens, auch sie müssen in dieser perakuten Phase versorgt werden. Ist es in diesem ersten Schritt des therapeutischen Vorgehens gelungen, das Herz-Kreislaufsystem zu stabilisieren, so kann in einer zweiten, akuten Phase die Versorgung verletzter Thorax- und Abdominalorgane in Angriff genommen werden.

Hefte zur Unfallheilkunde, Heft 223
Zusammengestellt von W. Buchinger
© Springer-Verlag Berlin Heidelberg 1992

Die akute Phase

Rasche Zunahme von freier Flüssigkeit im Abdomen beim wachen Patienten durch Defense, Druckschmerz, Hämatokrit- und Blutdruckabfall diagnostiziert und durch Ultraschall oder Parazentese verifiziert, muß vorrangig versorgt werden [1, 3, 8]. Dabei handelt es sich in erster Linie um Verletzungen der parenchymatösen Organe – Milz und Leber. Ist aufgrund begleitender Verletzungen der Versuch, die Milz in einer adäquaten Zeitspanne von 15 min erhaltend zu versorgen frustran, muß die Splenektomie durchgeführt werden. Das Vorliegen einer Leberruptur stellt je nach Lokalisation der Verletzung höchste Anforderungen an den versorgenden Chirurgen. Die Indikation zur Teilresektion sollte beim Schwerverletzten wegen der hohen Letalität äußerst zurückhaltend gestellt werden, ihrer statt ist in der Mehrzahl dieser seltenen Fälle die Tamponade und Second-look-Operation vorzuziehen [6, 9]. Blutungen aus Mesenterialgefäßen werden je nach Verletzungsausmaß durch Gefäßligatur oder -rekonstruktion, Verletzungen der Hohlorgane durch Übernähung oder Resektion mit Anastomosierung versorgt. Bei der Inspektion der Abdominalorgane darf nie die genaue Untersuchung des Zwerchfells vergessen werden, wobei die häufigste Rupturstellung an der linken Zwerchfellkuppe zu finden ist. Diese Verletzungen werden durch direkte Naht versorgt, um Inkarzerationen, Strangulationen und Herniationen, die zu lebensbedrohlichen Situationen führen können, zu vermeiden [3, 7]. In dieser zweiten Phase werden Verletzungen des Lungenparenchyms sowie des Tracheobronchialsystems lokalisiert und versorgt. Rippenserienfrakturen oder Thoraxwandstückbrüche werden stabilisiert.

Patientengut

Im Behandlungszeitraum von 1984–1988 wurden an unserer Klinik 14 Patienten (9 Männer, 5 Frauen) mit thoracoabdominaler Zweihöhlenverletzung versorgt (Tabelle 1).

Dabei lag 6mal die Kombination basale Rippenfraktur mit Milzruptur vor, 3mal die Kombination Serienrippenfraktur mit Hämatothorax und Milzruptur, 2mal ein instabiler Thorax mit Pneumothorax und Leberverletzung, 1mal eine Lungenkontusion mit Zwerchfellruptur und Verlagerung von Eingeweideteilen, 1mal eine Serienrippenfraktur mit Spannungspneumothorax und Verletzung von Mesenterialgefäßen und 1mal eine Thoraxschußverletzung mit Durchschlagung des Sinus phrenicocostalis und Läsion des rechten Leberlappens vor.

Tabelle 1.

n = 14	Diagnose	Therapie
6	Rippenfraktur und Milzruptur	Splenektomie
3	Rippenfraktur und Hämatothorax mit Milzruptur	Splenektomie und Drainage
2	Instabiler Thorax und Leberruptur	Klebung und Naht, Verplattung
1	Serienrippenfraktur mit Pneumothorax und Mesenterialgefäßverletzung	Gefäßligatur, Drainage
1	Lungenkontusion und Zwerchfellruptur	Zwerchfellnaht
1	Thoraxschuß und Leberverletzung	Klebung und Drainage

Schlußfolgerung

Alle Patienten wurden nach dem oben beschriebenen Therapieplan behandelt. In allen Fällen konnte durch eng verzahnte diagnostische und therapeutische Maßnahmen die vollkommene Restitution erreicht werden. Durch die Verschiedenheit der Verletzungen können neben diagnostischen Schwierigkeiten auch Probleme bei der Erstellung des therapeutischen Vorgehens entstehen. Daher sollte immer nach einem mehrstufigen Therapieplan der Dringlichkeit entsprechend interveniert werden.

Literatur

1. Aufschnaiter M, Kofler H (1983) Sonographische Akutdiagnostik beim Polytrauma. Aktuel Traumatol 13:55
2. Daum R (1972) Das stumpfe Brust- und Bauchtrauma. Langenbecks Archiv Chir 332:635
3. Dittel KK, Rupf G (1984) Thoracoabdominale Kombinationsverletzung. Aktuel Traumatol 13:206
4. Glinz W (1985) Pleuropulmonale Verletzungen. Chirurg 56:136
5. Klaue P (1985) Die Behandlung der Milzruptur. Chirurg 56:680
6. Lauterjung KL, Hofmann GO, Mittlmeier T, Ruf R (1987) Thorax- und Abdominalverletzung beim Polytrauma. Chirurg 58:641
7. Paar O, Kokoszka A (1982) Beitrag zur primär offenen Zweihöhlenverletzung. Unfallheilkunde 85:116
8. Rückert K, Starker M, Schreyer T, Kümmerle F (1984) Ultraschall und Pertioneallavage in der Diagnostik des stumpfen Bauchtraumas. Hefte Unfallheilkunde 163:80
9. Trunkey DD (1987) Torsotrauma. Curr Probl Surg 24:209

Therapeutische Strategie bei offenen Thoraxverletzungen

G. J. Szabo

Zentralinstitut und Lehrstuhl für Traumatologie der Universität für ärztliche Fortbildung (Direktor: Prof. Dr. A. Renner), Mezö Imre ut. 17, H-1081 Budapest

Die Mehrzahl der offenen Thoraxverletzungen sind Folge von Gewalttätigkeit. In Ungarn sind es meist Messerstichverletzungen. Aufgrund der Hautwunde oder durch Sondieren lassen sich Richtung und Tiefe der Verletzung nicht bestimmen. Die Wunde ist in ganzer Länge unter Sichtkontrolle freizulegen, um zu klären, ob sie eine Körperhöhle erreicht.

Aufgrund unserer Erfahrungen haben wir nach der oberflächlichen Lokalisation der penetrierenden Verletzungen 4 wichtige Regionen bestimmt (Abb. 1, 2):

1. Herzgegend,
2. Cervicothoracale Grenzzone und Mediastinalregion,
3. Thoracoabdominale Grenzzone oder Diaphragmaregion und
4. sog. Peripherie.

Hefte zur Unfallheilkunde, Heft 223
Zusammengestellt von W. Buchinger
© Springer-Verlag Berlin Heidelberg 1992

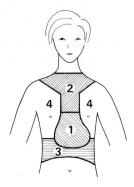

Abb. 1. Lokalisierung der penetrierenden Verletzungen

1.: Bei den penetrierenden Verletzungen der Herzgegend (n = 38) (Abb. 3, Tabelle 1) halten wir die sofortige Operation für absolut indiziert. Das werde ich später eingehend begründen. Nach unseren Erfahrungen von rund zwei Jahrzehnten sind hier in einem Drittel der Fälle Herz und Perikard, in zwei Dritteln Nachbarorgane verletzt und in ca. 4% war nur die Pleura betroffen. Aufgrund des Zeitfaktors und der großen Wahrscheinlichkeit von Begleitverletzungen haben wir in der Mehrzahl der Fälle (n = 18) nach schnellen, informativen Untersuchungen die anterolaterale Thorakotomie durchgeführt.

Diese Freilegung ist schnell, Herz und Umgebung lassen sich gut übersehen und versorgen. Notfalls haben wir die Freilegung zum Mediastinum (2 Fälle) oder durch eine Phrenikotomie zur Bauchhöhle (2 Fälle) erweitert. Beim Verdacht auf gleichzeitige schwere Verletzung von Thoraxorganen ist die Standardthorakotomie indiziert. Bei 11 Operationen versorgten wir Verletzungen von Herz, Lunge, Diaphragma und Gefäßen. Zur Prophylaxe von Thoraxinfektionen und sicherer Exploration der Bauchhöhle haben wir Leber-, Magen- und Darmverletzungen in 5 Fällen mit separater Laparotomie und nur in 2 Fällen mit Thorako-Laparotomie versorgt.

2.: Bei den penetrierenden Verletzungen der cervicothoracalen Grenzzone und der Mediastinalregion (n = 22) (Tabelle 2) können sorgfältige Untersuchung und präoperative Diagnose eine Hilfe bei der Wahl der Freilegung sein. Es ist zu beachten, daß die Verletzungen großer Gefäße durch Projektil oder Pfählung nicht immer massiv bluten. Auch bei kleineren Trachea- oder Ösophagusverletzungen gibt es keine vehementen Symptome, und sie können spontan heilen. Bei stark verschmutzten oder nicht frischen Wunden ist die Ge-

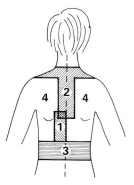

Abb. 2. Lokalisierung der penetrierenden Verletzungen

Tabelle 1. Herzgegend (1982–1988). Penetrierende Verletzungen
(n = 38), Explorationen (n = 36)

Thorakotomia ant.-lat.	18	Herznaht	7
Thorakotomia post.-lat.	11	Lungennaht	19
Thorakolaparatomie	2	Zwerchfellnaht	3
Thorakotomia + Lapar.	5	Lebernaht	2

fahr der Mediastinitis sehr groß, es ist zweckmäßig, die chirurgische Tätigkeit in der akuten Phase auf die Drainage zu beschränken. Häufig verläuft die Wunde in Richtung Brusthöhle und das bestimmt die Art der Freilegung.

Aufgrund dieser Überlegungen haben wir bei Verdacht auf Gefäßverletzung oder zur Versorgung 2 Sternotomien, 2 transsternale oder infraclaviculäre Türflügelschnitte durchgeführt. In 7 Fällen wurden oberer Ösophagus, untere Trachea und Lungen- bzw. Gefäßverletzungen durch das Jugulum aus der Thorakotomie versorgt. Aus der Speiseröhre haben wir 4mal Fremdkörper mit dem Endoskop entfernt. Wegen nicht frischer Perforation, paraösophagealem Abszeß und Mediastinitis wurde in 4 Fällen collare Mediastinotomie, Drainage durchgeführt.

3.: Bei penetrierenden Verletzungen der gürtelförmigen thoracoabdominalen Grenzzone (n = 27) (Tabelle 3) klärten wir mit sorgfältiger klinischer Untersuchung, Röntgenaufnahmen, Sonographie, welche Organverletzungen dominierten. Bei dominanten Thoraxsymptomen, massivem Hämatothorax, Pneumothorax, Diaphragmaverletzung, transdiaphragmaler Leberverletzung, Milzverletzung gab die mittlere untere Thoracotomie in 9 Fällen die schnellste und beste Freilegung. In 2 Fällen wurde die obere Bauchregion durch die Phrenikotomie exploriert. In Abhängigkeit von Lokalisation und Richtung der Verletzung wählten wir in insgesamt 11 Fällen je zur Hälfte die antero- und posterolaterale Freilegung, in 2 Fällen wurden Verletzungen von Leber, Milz, Diaphragma, Magen-Darm, Perikard und Lunge durch die Thorako-Laparotomie versorgt. Bei dominanten abdominellen Symptomen mit massiver Blutung oder Peritonealzeichen wurde nach Thoraxdrainage die Laparotomie durchgeführt (n = 2). Der Thoraxchirurg operiert natürlich lieber vom Brustkorb aus, aber auch die Daten beweisen, daß die Thoraxorgane öfter verletzt waren als die Bauchorgane.

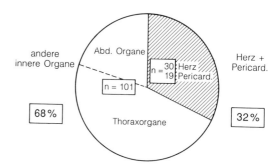

Abb. 3. Gesamtzahl der penetrierenden Verletzungen der Herzgegend (1971–1988) (n = 153). Operationsbefund n = 150, Drainage n = 3

Tabelle 2. Cervicothoracale Grenzzone und Mediastinalregion
(1982–1988). Verletzungen (n = 22), Operationen (n = 15)

Thorakotomia ant.-lat.	5	Lungennaht	10
Thorakotomia post.-lat.	7	Zwerchfellnaht	9
Thorakotomia med.	11	Lebernaht	5k
Thorakolapar.	2	Milzentfernung	2
Laparatomia	2	Magen-Darm	1
Phrenikotomia	2	Gefäßligatur	2
Drainage	1	Pericard. -Herz. Ligatur	1

4.: Bei Verletzungen in der sog. Peripherie (Tabelle 4) wägen wir die Notwendigkeit der Operation schon ab. Aus Verletzungen der peripheren Lunge oder der Thoraxwandgefäße können sich bis zu 800–1200 ml Blut im Thoraxraum sammeln, aber mit der Saugdrainage lassen sich das Bluten und der Lufteinstrom beheben. Beträgt die Blutung in den ersten 2 Stunden 150–200 ml oder bleibt das Eindringen der Luft, kommt es nicht zur Expansion der Lunge, so führen wir die Thoracotomie durch. Bei massivem Hämatothorax mit Schock wird natürlich sofort operiert. Von 23 Verletzten operierten wir 14. In 9 Fällen führte die Dauersaugdrainage zur Heilung.

Zusammenfassend ist die Zahl der offenen Thoraxverletzungen und ihr Anteil an der Gesamtzahl der Thoraxverletzten gering (ca. 7%). Aufgrund unserer Erfahrungen von 123 Operationen bei 100 Patienten sind wir der Meinung, daß es absolut indiziert ist, bei Verletzungen der Herzgegend, der cervicothoracalen und thoracoabdominalen Grenzzonen unverzüglich die sorgfältig gewählte Operation durchzuführen, um Komplikationen und Risiken von nicht erkannten Verletzungen zu vermeiden.

Tabelle 3. Thoracoabdominale Grenzzone (1982–1988).
Verletzungen (n = 28), Operationen (n = 27)

Thorakotomia ant.-lat.	5	Lungennaht	10
Thorakotomia post.-lat.	7	Zwerchfellnaht	9
Thorakotomia med.	11	Lebernaht	5
Thorakolapar.	2	Milzentfernung	2
Laparatomia	2	Magen-Darm	1
Phrenikotomia	2	Gefäßligatur	2
Drainage	1	Pericard. -Herz Ligatur	1

Tabelle 4. Periphere Verletzungen (1982–1988) (n = 23)

Thorakotomie	14	Lungennaht	12
Thoraxdrainage	9	Atypische	
		Lungenresektion	1
		Pericard. Sut.	1

Ernste Thoracoabdominelle Verletzungen

J. Michek, F. Necas, P. Zelnicek, P. Wendsche und J. Wechsler

Forschungsinstitut für Traumatologie und spezielle Chirurgie (Direktor: Prof. Dr. J. Michek), Ponavka 6, CS-662 50 Brno 16

Mehrfachverletzungen und Polytraumata des Thorax und Abdomens bleiben auch gegenwärtig ein ernstes traumatologisches Problem sowohl seitens organisatorischer Bewältigung als auch der eigentlichen operativen Strategie und Taktik.

In unserem südmährischen Kreis stieg die Zahl dieser Polytraumatisierten in den letzten 20 Jahren um 30%. Binnen 10 Jahren, von 1979 bis 1988, wurden an unserer Einrichtung 69 thoracoabdominelle Schwerstverletzungen operativ behandelt.

Die Letalität betrug 32%, d.h. daß 22 dieser Verletzten verstarben. 31 Patienten hatten offene Verletzungen, 38 stumpfe Bauch- und Brustkorbverletzungen. Aufgrund einer gut organisierten und technisch ausgerüsteten schnellen medizinischen Hilfe behandeln wir auch in zunehmendem Maße jene Verletzten, die früher am Unfallort verstorben sind. Trotz notfallmäßigen Operierens verstarben uns aber dennoch 8 Patienten während der Operation.

Abbildung 1 zeigt die Äthiologie der Gruppe der thoracoabdominellen Verletzten. Es geht daraus hervor, daß Verkehrsunfälle am häufigsten sind.

Abbildung 2 zeigt schematisch die Lokalisationen und die Häufigkeit der thoracoabdominellen Verletzungen einerseits und der Kombinationsverletzungen mit Kopf, Becken, Wirbelsäule und Gliedmaßen andererseits. Die Letalität der einzelnen Gruppen ist angegeben.

Die Diagnostik thoracoabdomineller Verletzungen stützt sich vor allem auf die Verlaufsbeobachtung klinischer Symptome, auf laborchemische Untersuchungen und Röntgenkontrollen des Brustkorbes und des subphrenischen Raumes, des übrigen Skelettes und

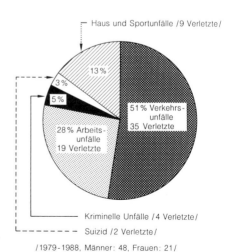

Abb. 1. Äthiologie thoracoabdomineller Verletzungen

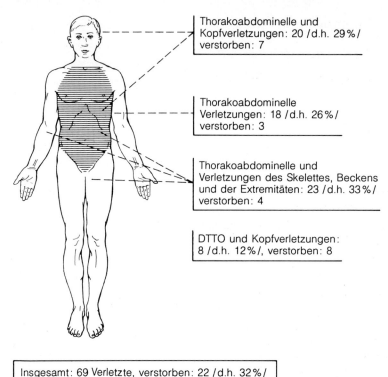

Thorakoabdominelle und
Kopfverletzungen: 20 /d.h. 29%/
verstorben: 7

Thorakoabdominelle
Verletzungen: 18 /d.h. 26%/
verstorben: 3

Thorakoabdominelle und
Verletzungen des Skelettes, Beckens
und der Extremitäten: 23 /d.h. 33%/
verstorben: 4

DTTO und Kopfverletzungen:
8 /d.h. 12%/, verstorben: 8

Insgesamt: 69 Verletzte, verstorben: 22 /d.h. 32%/

Abb. 2. Ernste thoracoabdominelle Verletzungen (i.M.V.-Brünn, 1979–1988)

des Schädels. Je nach Ernsthaftigkeit der Verletzung schließen wir die Pleurapunktion, evtl. mit Bülau-Drainage, die Bauchhöhlenpunktion mit Lavage bzw. die Laparoskopie an. In letzter Zeit steht die sonographische Untersuchung des Bauch- und retroperitonealen Raumes im Vordergrund. Erlaubt der Zustand des Patienten einen Transport, schließen wir bei Schädel-Hirnverletzungen eine CT-Untersuchung des Gehirnes in einer benachbarten Einrichtung an.

Bei 1/3 der Schwerstverletzten, das sind 23 Patienten, mußten wir so dringend operieren, daß keine Zeit für ergänzende Untersuchungen blieb. 43mal war die thoracolumbale Verletzung linksseitig, 18mal rechtsseitig und 8mal lag eine doppelseitige Verletzung vor.

Tabelle 1 zeigt einen Überblick der Häufigkeit der notwendigen Brustkorboperationen unseres Patientengutes. Bei Lungenparenchymverletzungen reichte meist die einfache Naht, 6mal mußten wir Lazerationsverletzungen teilresezieren. Die Resektionen erfolgten in den Segment- beziehungsweise Lappengrenzen.

In drei Fällen mit Stichverletzungen des Myokardes waren wir erfolgreich mit einfachen Matratzennähten des Myokardmuskels und Perikarddrainage.

Ernstes Problem thoracoabdomineller Mehrfachverletzungen bleibt auch weiterhin die unmittelbare posttraumatische Intensivpflege, besonders im Hinblick auf die Vorbeugung des ARDS-Syndromes nach Lungenkontusionen beziehungsweise Schocklunge.

Tabelle 2 zeigt übersichtlich die Anzahl der Abdominalorganoperationen nach Bauchverletzungen in unserem Krankengut von 69 thoracoabdominell Verletzten. In geeigneten

Tabelle 1. Operierte Organverletzungen des Thorax
bei thoracoabdominellen Verletzungen

Lungen	17
Herz	3
Brustkorb	38
Mediastinum/Trachea, Ösophagus	6
Zwerchfell	28

Fällen geben wir Rekonstruktionseingriffen den Vorrang gegenüber Resektionen, bei Milzverletzungen haben wir aus Zeitgründen immer splenektomieren müssen.

Abschließend lassen Sie mich bitte folgendes feststellen:

1. Bei gleichzeitiger Indikation zur Laparotomie und Thorakotomie ist der Vorrang meist der Laparotomie mit Versorgung der Bauchorganverletzungen zu geben, da Blutungen in den Brustkorb oder Pneumothorax auf bestimmte Zeit durch einfache Maßnahmen zu beherrschen sind. Eine Ausnahme stellen selbstverständlich Herztamponade und Verletzungen der großen Gefäße dar.
2. Bei gleichzeitiger thoracoabdomineller Verletzung und Vorliegen eines epiduralen Hämatomes ist der Vorzug der Entlastungstrepanation zu geben. Innerhalb weniger Minuten kann so der intracranielle Druck gesenkt werden. Nach der Versorgung thoracaler und abdomineller Organverletzungen kann dann das Schädel-Hirn-Trauma in Ruhe definitiv versorgt werden.
3. Schwere Gliedmaßenverletzungen mit Indikationen zur Operation werden mit Ausnahme schwerer Gefäßverletzungen erst danach versorgt. Wird eine Osteosynthese der Gliedmaßen erforderlich, stabilisieren wir nach Stabilisation des Allgemeinzustandes des Verletzten nach 8–12 Tagen nach dem Unfall.

Tabelle 2. Operierte Organverletzungen des Bauches
bei thoracoabdominellen Verletzungen

Milz	38
Leber	16
Harnwege	12
Magen	7
Duodenum und Pankreas	5
Dünndarm	11
Dickdarm	8

Ergebnisse nach Zweihöhlenverletzungen

G. Wahler[1], H. Heinz[1], M. Hubmann[2], V. Vécsei[1] und W. Stoik[1]

[1] 1. Chirurgische Abteilung mit Unfallabteilung, Wilhelminenspital der Stadt Wien (Vorstand: Prim. Prof. Dr. V. Vécsei), Montleartstraße 37, A-1160 Wien
[2] 2. Medizinische Abteilung, Wilhelminenspital der Stadt Wien (Vorstand: Prim. Prof. Dr. F. Kummer), Montleartstraße 37, A-1160 Wien

Im Zeitraum 1980–1988 wurden an der ersten chirurgischen Abteilung des Wilhelminenspitals 9 Patienten mit einer Zweihöhlenverletzung eingewiesen und behandelt.

Als Zweihöhlenverletzung definierten wir das gleichzeitige Vorliegen einer Verletzung im Thorax und im Abdomen bei Kontinuitätsdurchtrennung des Diaphragmas.

Das Durchschnittsalter der Patienten betrug 35,4 (25–61). Bei der Geschlechtsverteilung überwogen die Männer deutlich im Verhältnis 8:1.

Ursächlich standen die Stichverletzungen mit 4 Fällen an erster Stelle (2x in suizidaler Absicht), stumpfe Traumen bei Verkehrsunfällen waren 3x, und Schußverletzungen 2x die Ursachen der Verletzungen. Die Zwerchfellrupturen waren 2x linksseitig, 1x rechtsseitig gelegen. In einem Fall waren Magen, Milz und Anteile des großen Netzes, 1x nur der Magenfundus in den Thorax verlagert.

Zur Klassifizierung der Verletzungsschwere zogen wir den Hannover'schen Polytraumascore heran, unter Berücksichtigung des Alters der Verletzten.

Der PTS+A läßt eine Prognose in Bezug auf die Letalität zu (Tabelle 1).

Bei den Abdominaltraumen lag der durchschnittliche Wert bei 16,88 (9–36), bei den Thoraxtraumen deutlich niedriger, nämlich bei 6,44 (2–15). Der Gesamtscore lag durchschnittlich bei 27,44 (14–69). Offensichtlich bedeutete die Abdominalverletzung eine massivere Bedrohung für das Leben als die thoracale. Bei den beiden Schußverletzungen war in einem Fall die thorakale Verletzung die bedrohlichere, im anderen Fall die abdominelle.

Im Schnitt dauerte es 30 Minuten bis der Patient nach seiner Verletzung in unserem Schockraum war. Weitere 51 Minuten dauerte es bis zum ersten operativ, therapeutischen Eingriff.

8 Patienten wurden primär, innerhalb der ersten 2 Stunden nach der Einweisung, einer innerhalb der ersten 24 Stunden sowohl am Thorax als auch abdominal operiert.

2 Patienten verstarben. Einer intraoperativ, wegen einer unstillbaren Massenblutung aus der Leberpforte (Riß an der Leberpforte, Riß der rechten Niere, retroperitoneales Hämatom, instabiler Thorax). Der andere 2 Stunden nach der Operation (umfängliche innere Leberzerreißungen, Milzruptur, Zerreißung beider Nierenhili, Zwerchfellriß 7:15 cm, offener

Tabelle 1.

PTS+A	Letalität in %	Eigene Patienten	Exitus
0–19	< 10	2	
20–34	< 25	5	
35–48	< 50	1	1
> 49	< 75	1	1

Hefte zur Unfallheilkunde, Heft 223
Zusammengestellt von W. Buchinger
© Springer-Verlag Berlin Heidelberg 1992

Thoraxwandstückbruch, Hämatothorax, hochgradiges Hirnödem, Hirnkontusion, Fraktur des linken Os Ilium und des rechten unteren Schambeinastes).

Am Abdomen wurden folgende Primäroperationen durchgeführt:

- 5x Splenektomie,
- 1x konnte eine Milzblutung mittels Elektrokoagulation gestillt werden,
- 1x Leberteilresektion,
- 1x Stillung einer Leberblutung mittels lokaler Tamponade,
- 1x mußte eine Magenperforation übernäht werden.

Folgende primäre Operationen wurden am Thorax durchgeführt:

- 5x Bülaudrainage,
- 1x Übernähung einer Lungenverletzung,
- 1x Adaptationsnaht des Perikards,
- 3x Revision und offene Drainage.

Operative Zugänge zur abdominellen Verletzung:

- 5x mediane Oberbauchlaparotomie,
- 1x Rippenbogenrandschnitt rechts,
- 3x Rippenbogenrandschnitt links.

Operative Zugänge zur thoracalen Verletzung:

- 2x anterolaterale Thoracotomie links,
- 2x anterolaterale Thoracotomie rechts.

Die Naht des Zwerchfelles erfolgte:

- 4x von abdominal,
- 2x von thoracal,
- 1x von einem kombinierten thoracoabdominalen Zugang, und zwar immer mehrschichtig,
- 2x wurde der Zwerchfellriß belassen (der Patient war intraoperativ drucklos, verstarb 2 Stunden nach der OP),
- 1 Patient verstarb intraoperativ.

Sekundäre Operationen waren in 5 Fällen notwendig und zwar:

- 3x Bülaudrainage (zusätzlich, da die primäre Drainage verlegt oder nicht funktionstüchtig war),
- 1x Revision und Naht einer geschoßbedingten Rückenmarksverletzung von dorsal mit Entfernung des Projektils,
- 1x Entfernung einer abgerissenen Bülaudrainage und Legen einer neuen Bülaudrainage.
Von den 9 Patienten verstarben wie gesagt 2 noch am ersten Tag.

Intensivpflegepflichtig waren 6 Patienten, durchschnittlich 12 Tage (4–18). Insgesamt waren die Patienten 28,8 Tage in stationärer Behandlung (11–72).
6 Patienten hatten mindestens 1 Bülaudrainage, keiner mehr als 2, welche 4,5 Tage lagen (3–12).

Tabelle 2. Vica-Werte

	VC	FEV1	Tiffenau-Wert
Minimal:	61	54	78,5
Maximal:	156,5	148,9	107,4
Schnitt:	107,6	102	95,6

6 Patienten waren 5,5 Tage intubiert (3–9).

Systemische Antibioticatherapie erhielten 6 Patienten, durchschnittlich 19 Tage (1 Woche–10 Wochen, in diesem Fall wegen rezidivierender Harnwegsinfekte bei Querschnittsläsion).

Ulcusprophylaxe wurde bei 5 Patienten betrieben, es kam nie zur Entwicklung eines Streßulcus.

In 6 Fällen wurde Thromboseprophylaxe mit einer Low-dose-Heparinisierung durchgeführt, und zwar während der ganzen Zeit, da der Patient immobil war.

Wir sahen folgende Komplikationen während des stationären Aufenthaltes:

- 1x Pneumonie und Pleuraerguß links sowie Anämie,
- 1x rezidivierender Harnwegsinfekt bei gleichzeitiger Querschnittsläsion.

Für eine Nachuntersuchung konnten wir 6 Patienten erreichen. 1 Patient war nach Selbstmordversuch in psychiatrischer Behandlung und wegen mangelnder Compliance nicht für eine Nachuntersuchung zu gewinnen.

Die Kriterien bei der Nachuntersuchung waren neben der subjektiven Beurteilung der Patienten die Lungenfunktionsprobe (VICA-Test) mit den Parametern für VC, FEV1 und Tiffeneau-Wert (Tabelle 2).

Nachuntersucht wurde bis zu 9 Jahre nach Verletzung, im Schnitt 3,4 Jahre.

Bis auf 1 Patienten waren alle beruflich reintegriert, 1 Patient bei passagerer Querschnittsläsion, jedoch erholt, sportlich nicht belastbar, dieser auch subjektiv nicht beschwerdefrei; nur 1 Patient litt unter Belastungsdyspnoe.

Fallbericht

R. S., 25 Jahre, männlich.

Am 6.11. um	16.00 Uhr Schußverletzung. Patient in vorgebeugter Haltung von einem 9 mm Projektil im rechten unteren Thorax getroffen.
20 min	Eintreffen des Notarztwagens
35 min	Ankunft des Patienten im Schockraum: RR: 140 systolisch, Puls: 100, Patient ist ansprechbar und orientiert, Astrup: pH: 7,36, pCO_2: 42,1, pO_2: 60,6 BE: –1,4, PTS+A: 22, Einschuß Höhe 6. Rippe rechts parasternal, keine Ausschußwunde
37 min	peripherer, venöser Zugang und Blasenkatheter
40 min	Thorax- und Abdomenröntgen: Projektil liegt auf Höhe der 10. Rippe rechts paravertebral.

50 min	Subclaviakatheter, Notbronchoskopie wegen Hämoptoe: keine Verletzung eines Hauptbronchus
75 min	Orotracheale Intubation, Beginn mit der systemischen Antibioticatherapie, Thorakotomie rechts anterolateral auf Höhe der 5. Rippe: Intraoperativer Befund: kleiner Einriß am rechten Unterlappen, Kontusion des rechten Mittellappens, Zwerchfellperforation, Blutung aus dem rechten Leberlappen, daher Übernähung der Lungenläsion, Erweiterung der Thoracotomie im Sinne einer medianen Oberbauchlaparotomie. Es zeigt sich der rechte Leberlappen zerrissen, ein Viertel der Leber muß reseziert werden, weitere Blutstillung durch Übernähen und lokale Tamponade (Spongostan). Entfernung von Geschoßsplittern aus der Leber. Das Projektil hat die rechte 10. Rippe paravertebral frakturiert, es wird belassen. Drainage an der Leberkuppe und im Foramen Winslowi, 2 Bülaudrainagen im rechten Thorax. Intraoperativ erhielt der Patient 5 Blutkoserven, 9 Erythrozytenkonzentrate und 6 Fresh-Frozen-Plasma.
180 min	Aufnahme auf Intensivstation, sediert, relaxiert Astrup: pH: 7,35, pCO_2: 25,2, pO_2: 145,8, BE: –0,8.
24 h	assistiert-kontrollierte Beatmung
48 h	assistierte Beatmung
3. Tag	Beginn mit der Entwöhnung (Beatmung mit CPAP mit Aquapack 51 O_2/10l Luft)
4. Tag	Röntgenkontrolle Thorax: Zwerchfellhochstand rechts, Lungenkontusion und Erguß rechts. Extubation, Astrup: (O_2 Maske); pH: 7,43, pCO_2: 38,7, pO_2: 110, BE: +1,4
5. Tag	Bülau geklemmt, nach 4 Stunden Röntgenkontrolle: kein Pneumothorax
6. Tag	1 Bülau entfernt, beim Versuch zweite Bülaudrainage zu entfernen, reißt diese ab, der Pleuraerguß rechts besteht nach wie vor
7. Tag	Operative Entfernung der abgerissenen Bülaudrainage und Legen einer neuen
8. Tag	Mobilisation, erster Gehversuch
9. Tag	Entfernung der noch liegenden Bülaudrainage, Verlegung des Patienten auf Normalstation
11. Tag	Oberbauchsonographie: unauffälliger Befund nach Leberteilresektion. Nebenbefund: Rechte Lunge weist erhöhte Konsistenz auf, wie nach Kontusion. Rechts basal gekämmerter Erguß, kein punktionswürdiges Ausmaß.
18. Tag	Nahtentfernung bei blanden Wundverhältnissen, Patient während des gesamten Aufenthaltes fieberfrei. Patient weitgehend mobil
19. Tag	Entlassung aus dem Krankenhaus
21. Tag	Erste Lungenfunktionsprobe (VICA) VC: 63%, FEV1: 94%, Tiffenau-Wert: 105%, Astrup: pH: 7,45, pCO_2: 38, pO_2: 88. BE: +2,9.
30 Monate	Nachuntersuchung: Lungenfunktion (VICA) VC: 89,5%, FEV1: 95,5%, Tiffenau-Wert: 106,9%, alle Wunden bland verheilt, der Patient ist in seinen Beruf als Leibwächter reintegriert und sportlich voll aktiv.

384

Literatur

1. Oestern HJ, Tscherne H, Sturm J, Nerlich M (1985) Klassifizierung der Verletzungsschwere. Unfallchirurg 88:465–472
2. Hubmann M (1989) Parameter zur Beurteilung der Ventilation. ...

Die übersehene traumatische Zwerchfellruptur

H. Schürer-Waldheim

Chirurgische Abteilung, A. ö. Krankenhaus Zwettl (Vorstand: Prim. Dr. H. Schürer-Waldheim), Propstei 5, A-3910 Zwettl

Gut die Hälfte der traumatischen Zwerchfellrupturen werden primär nicht sogleich erkannt, und der weitere Verlauf hängt allein davon ab, in welchem Zeitraum und in welchem Ausmaß Organe des Bauchraumes in den Brustkorb prolabieren. Diese bekannte Tatsache hat zur Begriffsbestimmung der Zwerchfellruptur vom Spättyp geführt, die auch als alte oder chronische Ruptur bezeichnet wird. Durch das Ausbleiben einer akuten Symptomatik und häufiger Fehldeutungen bestehender Symptome entwickeln sich im Laufe von Monaten und Jahren gastrointestinale und cardiale Beschwerden (Tabelle 1) wie postprandiale Oberbauchbeschwerden, zeitweilige Übelkeit, Brechreiz oder Erbrechen, nahrungsabhängige Atemnot, Herzrhythmusstörungen, pectanginöse Beschwerden und rezidivierender linksseitiger Schulterschmerz, die sich in zahlreichen Fehldiagnosen summieren (Tabelle 2). Die Ursache der verspäteten Diagnose (Tabelle 3) ist vor allem in der Überlagerung der Ruptursymptomatik durch simultane akute Unfallfolgen zu suchen, aber auch im möglichen Auftreten einer zweizeitigen Ruptur sowie durch ungenügende Inspektion des Abdomens bei einer vorgenommenen Laparotomie. Aufgrund der oft relativ langen Latenzzeit zwischen erlittenem Trauma und Auftreten der ersten Krankheitserscheinungen ist die Diagnosestellung häufig schwierig oder vorerst überhaupt nicht möglich, da auch Röntgenaufnahmen des Thorax und des Abdomens oft nicht weiterhelfen oder fehlgedeutet werden. Erst die Kontrastdarstellung des Magen-Darmtraktes und die in den letzten Jahren zunehmend angewandte Sonographie kann zur richtigen Diagnose führen, die insbesonders bei zunehmenden Einklemmungserscheinungen von Intestinalorganen rasch gestellt werden sollte.

Die Therapie besteht nach erfolgter Diagnose in der absoluten Operationsindikation, da eine Spontanheilung auch kleinerer Zwerchfellrisse ausbleibt. Über den Zugangsweg bestehen unterschiedliche Auffassungen, die meisten Chirurgen bevorzugen im Akutstadium die Laparotomie, um allenfalls zusätzlich lädierte Abdominalorgane besser versorgen zu können. Bei der veralteten Zwerchfellruptur kann die Thorakotomie wegen der zu erwartenden Verwachsungen im Brustkorbraum Vorteile bringen.

Hefte zur Unfallheilkunde, Heft 223
Zusammengestellt von W. Buchinger
© Springer-Verlag Berlin Heidelberg 1992

Tabelle 1. Symptomatik der Zwerchfellruptur vom Spättyp mit Organprolaps

Gastrointestinal	*Cardiopulmonal*
Postprandiale Oberbauchschmerzen	Postprandiale Atemnot
Intermittierende Übelkeit – Brechreiz	Schmerzen linker Thorax
Epigastrischer – subcostaler Druckschmerz	Retrosternales Druckgefühl
Obstipation	Hrst, pektanginöse Beschwerden
Subileussymptomatik	Linksseitiger Schulterschmerz

Tabelle 2. Fehldiagnosen bei veralteter Zwerchfellruptur

Hämatothorax
Zwerchfelltumor
Zwerchfellrelaxation
Upside-down-stomach
Herzwandaneurysma
Myokardinfarkt
Angina pectoris
Perikarderguß
Nierenkolik
Lungenechinococcus

Tabelle 3. Ursachen der verspäteten Diagnose

Überlagerung der Ruptursymptomatik
Fehldeutung von Symptomen
Asymptomatischer Verlauf
Mangelnde Erfahrung
Unterlassung der Zwerchfellinspektion bei Laparotomie

Schlußfolgerung

Sowohl beim Sofort- wie auch beim Spättyp der Zwerchfellruptur ist es von entscheidender Bedeutung, daß der erstbehandelnde Arzt überhaupt an die Möglichkeit einer derartigen Verletzung denkt. Bei insbesondere linksseitiger unklarer und rezidivierender Oberbauch- und Thoraxsymptomatik kann die Frage nach zurückliegenden Verletzungen des Thorax, des Abdomens oder des Beckens schon ein wesentlicher Hinweis auf das Vorliegen einer übersehenen Zwerchfellruptur sein und die nachfolgende zielgerichtete Diagnostik das Auftreten lebensbedrohender Organkomplikationen verhindern.

Literatur

Lauterjung KL, Utz F, Heberer G (1985) Traumatische Zwerchfellrupturen. Chirurg 56 3:140–146
Samaan HA (1971) Undiagnosed traumatic diaphragmatic hernia. Br J Surg 58:257–262
Spelsberg F, Kuntz RM, Oettinger W, Heberer G (1981) Zwerchfellhernie wird häufig übersehen. Med Klinik 76:279–283

Zur Problematik schwerer thoracoabdominaler Verletzungen

J. Strmiska, J. Strmiska jun.

Forschungsinstitut für Traumatologie und spezielle Chirurgie (Direktor: Prof. Dr. J. Michek), Ponavka 6, CS-662 50 Brno 16

Im Rahmen der Analyse des klinischen Materials unserer Anstalt haben wir interessante und seltene Fälle in der Gruppe der thoracoabdominalen Verletzungen registriert, welche wir demonstrieren möchten:

1. Die Schußverletzungen sind in unserer Gegend außerordentlich selten. Jahrelang haben wir keinen einzigen Verletzten behandelt. Abgesehen davon, konnten wir im Laufe eines Monats zwei auffalend ähnliche Fälle behandeln. Es handelte sich um Schußverletzung mit Projektil 6,35 mm, der Schußkanal geht vom rechten Epigastrium durch die Leber und durch das Zwerchfell in die rechte Lunge, im zweiten Fall noch in die Brustwand. Bei dem ersten Verletzten hat sich rasch ein Hämoperitoneum entwickelt, was eine dringliche Thorakophrenolaparotomie erzwungen hat. Bei dem zweiten Verletzten konnten wir dagegen die Situation konservativ beherrschen.

2. Die zweite Kasuistik (Abb. 1–3) betrifft einen 23jährigen ausländischen Studenten, der unter schwerem Alkoholeinfluß seinen PKW nicht beherrschen konnte und sich ein schweres Polytrauma zugezogen hat (u.a. Gehirnkontusion, Femurfraktur und stumpfe Brust- und Bauchverletzung). Der allgemeine Zustand war dementsprechend schwer. Am 3. Tag hat sich plötzlich eine extreme Atemnot und Zyanose entwickelt, die eine dringliche Operation indizierte. Der Operationsbefund war überraschend. Die Diagnose Zwerchfellruptur wurde bestätigt, der Magen und die Milz befinden sich in der linken Pleurahöhle. Die zerrissene Milz plombiert einen 10 cm langen Riß im Magen. Splenectomie, Magenwandnaht, Rekonstruktion des Zwerchfells. Komplikationslose Heilung. Die Kombination der Magen- und Milzruptur hat in diesem Fall das klinische Bild und auch die Prognose grundsätzlich geändert.

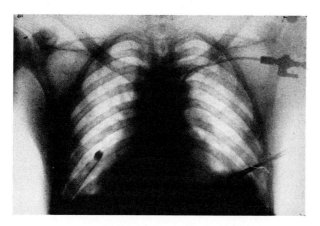

Abb. 1. Lungenröntgen am Unfalltag

Hefte zur Unfallheilkunde, Heft 223
Zusammengestellt von W. Buchinger
© Springer-Verlag Berlin Heidelberg 1992

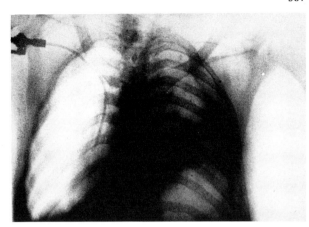

Abb. 2. Lungenröntgen nach 3 Tagen

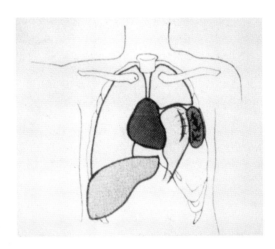

Abb. 3. Schema des Operationsbefun(

3. Weiter wollen wir eine iatrogene Bauch- und Brustverletzung vorführen (Abb. 4): 10 Monate nach einer glatt geheilten Cholecystekomie erschienen bei einer 40jährigen Patientin Schmerzen an der rechten Brusthälfte. Der Internist in der Poliklinik äußert aufgrund eines technisch unvollkommenen Röntgenbildes den Verdacht, es sei ein Drain in der rechten Pleurahöhle vergessen worden. Die neue Aufnahme in unserer Anstalt zeigt aber einen Metallschatten im thoracoabdominalen Bereich, der einer Mikulicz-Klemme entspricht. Das Instrument hat den Weg von der Bauchhöhle durch die Leber und das Zwerchfell in die rechte Lunge durchgemacht. Die verrostete und teilweise in Stücke zerfallene Klemme konnte mit Hilfe einer Thorakophrenolaparotomie entfernt werden. Glatte Heilung, keine Spätfolgen nach jahrelanger Beobachtung.

Diese Kasuistiken zeigen, daß einzelne thoracoabdominale Verletzungen verschiedene Ursachen, ein buntes klinisches Bild und einen nicht einfachen pathologischen Grund haben und deswegen ein wichtiges und interessantes Kapitel der Traumatologie bilden.

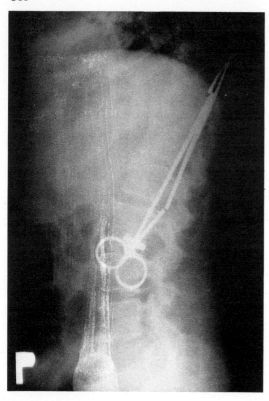

Abb. 4. Die ganze Klemme dargestellt

Diskussion

Szyszkowitz, Graz: Herr Fröhlich, was wäre das wichtigste, daß wir diese Zwerchfellrupturen nicht übersehen. Wir haben doch gesehen, daß relativ viele sekundär operiert worden sind. Die meisten sind auch gut ausgegangen. Sie haben auch einige Umstände aufgelistet. Was würden Sie nach diesen Vorträgen zusammenfassend sagen, ist das wichtigste, daß diese diagnostiziert werden.

Fröhlich, Budapest: Ich habe zwei Dinge hervorgehoben. Das eine war, wenn wir im Röntgenbild einen unsicheren Befund haben. Wir hatten auch eine Zusammenstellung gehabt über dringende Verdacht- und unsichere Verdachtzeichen. Die habe ich hier nicht angeführt. Das wäre also das eine. Das andere – wenn wir aus der Verletzungslokalisation, also Thoraxverletzung, Bauch-Beckenverletzung, aus dieser Verletzungslokalisation müssen wir immer daran denken ...

Szyszkowitz, Graz: 80%.

Hefte zur Unfallheilkunde, Heft 223
Zusammengestellt von W. Buchinger
© Springer-Verlag Berlin Heidelberg 1992

Fröhlich, Budapest: ... daß etwas auch am Zwerchfell sein könnte.

Szyszkowitz, Graz: Also daran denken. Wenn Sie im Thoraxröntgen einen Verdacht sehen, was wäre dann der nächste Schritt für Sie?

Fröhlich, Budapest: Wir machen bei den Fällen, wo dringende Verdachtzeichen bestehen, über eine Magensonde eine Gastrographie.

Szyszkowitz, Graz: Wie ist es mit dem Sonogramm?

Fröhlich, Budapest: Mit dem Sonogramm haben wir nicht so große Erfahrungen, so daß ich dazu keine Stellung nehmen möchte. Ich kann mir vorstellen, daß bei den Fällen, wo ein großer Prolaps ist, das Sonogramm gut ist, wo der Prolaps nicht so groß ist, wird wahrscheinlich das Sonogramm auch nicht so sicher sein.

Princic, Ljubljana: Bei den meisten Zwerchfellrupturen, die erst später diagnostiziert werden, geht es ja nicht um eine übersehene Zwerchfellruptur, sondern um eine sogenannte zweizeitige Zwerchfellruptur. Wir konnten in einigen Fällen sehen, wo wir bei der Laparotomie das Zwerchfell von der abdominellen Seite revidiert haben, daß es vielleicht nach 3 oder 4 Monaten doch zu einer Zwerchfellruptur kam, so daß die meisten Fälle der Zwerchfellrupturen langsam entstehen. Das haben wir auch schon bei Patienten im schweren Delirium bemerkt. Während des Deliriums wurde diese Zwerchfellruptur klinisch hervorgehoben. Früher konnte man sie überhaupt nicht bemerken. Hier kann man schwer sagen, daß man diese Zwerchfellruptursuche, evidente Zwerchfellrupturen übersieht. Auch vielleicht andere diagnostische Methoden, vielleicht mit einer Computertomographie könnten etwas mehr zeigen, aber mit einer Sonographie glaube ich, wäre das schwer zu machen. Die Zahl dieser Verletzungen ist ja zum Glück nicht so groß, aber man muß bei einem solchen stumpfen Thorax- und Abdomentrauma immer damit rechnen, daß später eine Zwerchfellruptur entstehen kann.

Mautschka, Wien: Der Grund für die zweizeitige Zwerchfellruptur liegt ja auch daran, daß es viele polytraumatisierte Patienten sind, die relaxiert, kontrolliert beatmet werden, noch dazu Überdruckbeatmung haben. Dadurch wird das Zwerchfell tamponiert und erst bei der Entwöhnungsphase kommt es dann zu den ersten aktiven Atmungs- und Hustvorgängen und dann tritt der Bauchinhalt nach oben durch.

Passl, Graz: Ich glaube, daß das ein ganz wesentlicher Punkt ist. Ganz wichtig ist auf jeden Fall, wenn man laparotomiert, daß man links und rechts das Zwerchfell abtastet. Ich habe auch eine Frage an Herrn Fröhlich: Sie thoracotomieren überwiegend. Haben Sie da nicht Schwierigkeiten mit der intraabdominellen Diagnostik?

Fröhlich, Budapest: Das hat teilweise mit der Organisation unseres Hauses zu tun. Wir haben im Aufnahmedienstzimmer einen Thoraxchirurgen und einen Bauchchirurgen. Da die Patienten ja im größeren Anteil Thoraxverletzte sind, werden sie dem Thoraxchirurgen gezeigt. Aber es ist auch eine andere Überlegung dabei. Wir haben ja aus den Statistiken gesehen, daß um die 50 bis 60% immer Rippenfrakturen mit dabei sind. Eine Zwerchfellnaht kann man sowohl thoracal wie auch abdominal versorgen. Aber wenn ein Patient eine Rippenserienfraktur hat und wir machen dann noch zusätzlich eine Laparotomie, dann wird der postoperative Zustand auf jeden Fall erschwert. Gerade bei denen halte ich den thoracalen Zugang für besser. Nicht von den Stabilisierungsmöglichkeiten zu sprechen.

Szyszkowitz, Graz: Es geht halt um die abdominelle Verletzung, die ist dann das Problem.

Vecsei, Wien: Die Erfahrung zeigt eindeutig, daß die schwerere Verletzung intraabdominal liegt. Das ist die Regel. Alles andere ist eine Ausnahme. Es ist überhaupt kein Problem, aus dem Abdomen in den Thorax zu kommen, aber durch das zerrissene Zwerchfell, auch nur eine Milzruptur, die geht noch relativ gut zu versorgen, aber alles andere geht nicht. Außer es sind eindeutige Hinweise, wie zum Beispiel man hat einen massiven Hämatothorax, dann weiß man genau, das Problem dürfte wohl intrathoracal sein, dort blutete es heraus. Ich muß zunächst intrathoracal beginnen, um die zerfetzte Lungenvene, wie es in einem unserer Fälle dann tatsächlich der Fall war, zu versorgen. Der wäre am Tisch geblieben, hätte man den laparotomiert. Aber da bot sich der Fall an. Ich würde sagen, in 80% der Fälle liegt die schwerere Verletzung intraabdominell. Wenn man das Score aufnimmt – 8,4% Scorebelastung des Thorax, über 22 Scorebelastung des Abdomens. Zur zweizeitigen Zwerchfellruptur. Ich möchte Ihnen von einem Fall erzählen, von dem Ihnen jeder Mensch sagen wird, daß es das nicht gibt. Daher enthalte ich mich der Interpretation, ob das, was ich Ihnen jetzt sage, richtig ist oder nicht. Ich habe nach einer Serienrippenfraktur laparotomiert und die Milz exspirpiert, weil die Milz zerrissen war. Anschließend habe ich einen Thoraxdrain gelegt. Es wurde dann ein Lungenröntgen gemacht, wo man eine Zwerchfellgrenze sah. Die Patientin war am Tisch, noch beatmet. Anschließend wurde sie nicht beatmet und am Tag darauf war eine Verschattung des Thoraxbildes auf der linken Seite zu sehen. Ich legte ein Thoraxdrain und er förderte nichts. Daraufhin zog ich es zurück und ging noch einmal hinein mit dem scharfen Trokar und dann habe ich einen „Knaller" gehört und sonst nichts. Ich ließ das Drain liegen und etwa zwei Stunden später kam Magensaft aus dem Drain.

Szyszkowitz, Graz: Da haben Sie in die Zwerchfellhernie gestochen.

Vecsei, Wien: Was ist passiert? Es ist so, daß ich bei der Milzexstirpation sehr wohl das Zwerchfell ausgetastet habe. Es muß jetzt irgendein Drucktrauma des halbzerrissenen Zwerchfelles noch hinzugekommen sein. Durch Beatmung, Hustenreiz oder irgend so etwas. Und aus der sogenannten inkompletten, von abdominell her nicht zu sehenden Ruptur ist eine komplette geworden. Es gibt, bitte glauben Sie es mir, eine zweizeitige Zwerchfellruptur, auch dann, wenn es überall heißt, daß es so etwas nicht gäbe. Moritz, Salzburg, hat auch einen ähnlichen Fall gehabt.

Szyszkowitz, Graz: Herr Princic ist ja auch der Meinung, daß die zweizeitigen zu beachten seien.

Das Thoraxtrauma im Rahmen des Polytraumas – pathophysiologische Wechselwirkungen, diagnostische Probleme

Relevanz und Unfallmechanismen von Thoraxtraumata im Rahmen von Verkehrsunfällen

D. Otte

Unfallchirurgische Klinik, Medizinische Hochschule Hannover (Vorstand: Prof. Dr. H. Tscherne), Konstanty-Gutschow-Straße 8, W-3000 Hannover 61

Thoraxverletzungen können im Rahmen eines Verkehrsunfalles relativ leicht sein, wenn es sich um reine Prellungen, Schürfungen handelt, sie können aber auch sehr schwer und die Letalität des Patienten beeinträchtigende Verletzungen darstellen, wie u.a. bei Rippenserienfrakturen, Pneumo- und Hämatothorax. Wagner [1] führt in dem 1984 herausgegebenen Handbuch der Verkehrsmedizin aus, bei Verkehrsunfällen ereigneten sich besonders häufig Brustkorbverletzungen, die mit einer hohen Mortalität belastet seien. In der Literatur findet man Hinweise auf Thoraxverletzte, insbesondere Ende der 60iger und Anfang der 70iger Jahre, geprägt durch die in diese Zeit zu registrierende hohe Zahl von PKW-Insassen, die ohne Sicherheitsgurt mit dem Brustkorb gegen das Lenkrad prallten. Der Begriff der sog. Pfählungsverletzung [2] wurde geprägt, eine Ursache die bei etwa 1/3 aller Verletzten von Kraftfahrzeuginsassen auftreten soll. Eine auf Veranlassung von K. H. Bauer durchgeführte Auswertung von Unfällen der Jahre 1948–52 ergab für Autofahrer einen Anteil von 10% Thoraxverletzungen an allen Einzelverletzungen [3]. Diese werden hier als die gefährlichste Verletzung dargestellt. Ihre Sterblichkeit sei mit 22% höher als die der Schädelverletzungen [3]. Auch neuere Studien wie u.a. die von Dittel [4], führen in der Problematik des polytraumatisierten Patienten aus, daß 47% dieser Thoraxverletzungen aufwiesen und diese häufig die Letalität bestimmten.

Welche Bedeutung hat das Thoraxtrauma im Straßenverkehr heute?

Zielsetzung und Datenbasis

In vorstehender Studie soll aufgezeigt werden, welchen Stellenwert Thoraxtraumen im Rahmen eines Verkehrsunfallereignisses haben, welche Verletzungsschwerpunkte und Mechanismen dabei dominieren.

Ausgewertet wurden hierzu 3062 Verkehrsunfälle der Jahre 1984 bis 1988 aus Erhebungen am Unfallort der Verkehrsunfallforschung Hannover.

Seit vielen Jahren existiert an der Medizinischen Hochschule Hannover ein Forschungsprojekt der Bundesanstalt für Straßenwesen, bei dem ein aus Ingenieuren und

Hefte zur Unfallheilkunde, Heft 223
C. Braun/A. Olinger (Hrsg.)
© Springer-Verlag Berlin Heidelberg 1992

Tabelle 1. Anteil der am Verkehrsunfallgeschehen festzustellenden Zahl von Thoraxverletzten (einschließlich Weichteil-, Organ- und Gefäßverletzungen und Frakturen) sowie Verteilung der Verletzungsarten je Verkehrsteilnahme

	gesamt	Art der Verkehrsteilnahme					
		Pkw-Insasse o. Gurt	Pkw-Insasse mit Gurt	Lkw-Insasse	Aufs. mot. Zw.	Radfahrer	Fuß-gänger
Gesamt (n)	3748	729	1069	98	477	868	501
Anteil Thoraxverletzungen	26,9%	29,9%	38,4%	18,3%	20,8%	17,2%	22,3%
Prellung, Hämatom	72,2%	72,9%	85,1%	75,4%	58,9%	55,0%	58,2%
Schürfung	15,1%	12,2%	8,2%	15,7%	21,1%	30,1%	20,5%
RQW u.ä.	2,7%	3,8%	2,6%	–	–	2,4%	4,4%
Schlüsselbein AIS 1	0,7%	0,9%	0,6%	–	0,2%	0,7%	1,5%
Schlüsselbein AIS 2	7,9%	7,5%	4,2%	–	15,7%	12,7%	10,0%
Schlüsselbein AIS > 2	0,1%	–	–	–	–	0,8%	–
Schulterblatt AIS 2	1,7%	0,9%	0,3%	–	5,5%	2,4%	4,2%
Rippen, Sternum AIS 1	3,5%	2,3%	2,4%	–	5,3%	5,2%	7,1%
Rippen, Sternum AIS 2	8,1%	6,4%	9,3%	11,7%	6,3%	7,2%	8,5%
Rippen, Sternum AIS > 2	3,8%	4,8%	2,5%	–	4,0%	2,0%	9,4%
BWS AIS 1	0,3%	1,1%	0,1%	–	–	–	–
BWS AIS 2	0,8%	1,2%	0,4%	–	1,9%	1,2%	0,4%
BWS AIS > 2	0,3%	0,3%	–	–	0,7%	0,4%	0,6%
Herz	1,0%	0,9%	0,8%	–	2,2%	0,6%	1,2%
Lunge	4,3%	5,0%	3,3%	–	7,6%	2,9%	6,3%
Zwerchfell	0,7%	1,4%	0,5%	–	1,5%	0,3%	0,2%
Aorta	0,7%	0,6%	0,4%	–	3,2%	0,4%	0,5%
Hohlvene	0,2%	0,2%	0,1%	–	0,3%	–	–
Subclavia	0,1%	–	0,1%	–	–	–	0,3%

Ärzten bestehendes Team mit Blaulicht ausgerüsteten Fahrzeugen im Stadt- und Landkreis Hannover zum Unfallort und in die behandelten Krankenhäuser fährt [5]. Unfallspuren, Fahrzeugbeschädigungen und Verletzungsmuster werden dabei unter einem statistischen Stichprobenplan dokumentiert, so daß repräsentative Aussagen für das Unfallgeschehen u.a. auch der Bundesrepublik Deutschland möglich sind. Jede einzelne Verletzung wird dokumentiert und mit Art, Lokalisation und Schwere AIS (American Association for Automotive Medicine [6]) klassifiziert.

Die Bedeutung von Thoraxverletzungen bei Verkehrsunfällen

Thoraxverletzungen fanden sich bei 29,3% aller Unfallverletzten (Abb. 1). Neben dem Kopf, den Armen und den Beinen stellt diese Körperregion die 4. häufigst verletzte dar. Bezogen auf alle Verletzungen von Unfallbeteiligten stellen Thoraxverletzungen lediglich 11,1%, bezogen auf alle bei Unfällen mit Personenschaden beteiligten Personen 14,6%. Dabei sind Weichteilverletzungen, Frakturen, Organ- und Gefäßverletzungen mit berücksichtigt.

Nach Art der Verkehrsteilnahme unterschieden (Tabelle 1), zeigen sich besonders häufig Thoraxverletzungen bei PKW-Insassen, bei Fußgängern und bei motorisierten Zweiradfahrern. Weniger häufig treten sie bei Radfahrern und bei Lastkraftwageninsassen in Erscheinung. Der hohe festzustellende Anteil derartiger Verletzungen unter Gurtbenutzung basiert in dem hohen Anteil Weichteilläsionen unter Belastung bei Anlage des Gurtbandes am Körper.

So zeigen die Verletzungsarten deutlich, daß 33,8% der gurtgeschützten Pkw-Insassen Weichteilverletzungen erlitten. Ohne Sicherheitsgurt sind zwar folgerichtig Weichteilläsionen seltener, doch der Anteil an Frakturen mit 6,4% sowie Organ- und Gefäßverletzun-

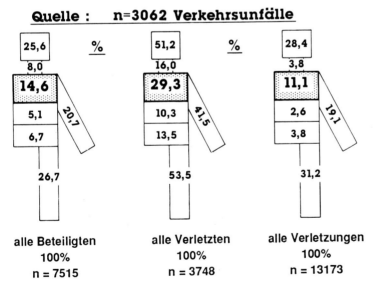

Quelle :   n=3062 Verkehrsunfälle

| 25,6 | % | 51,2 | % | 28,4 |

alle Beteiligten 100% n = 7515

alle Verletzten 100% n = 3748

alle Verletzungen 100% n = 13173

Abb. 1. Verletzungssituation von: Beteiligten Personen an Unfällen mit Personenschaden, Verletzungen sowie Verteilung aller Verletzungen nach verschiedenen Körperregionen

gen nur geringfügig höher. Die meisten thorakalen Frakturen erlitten Fußgänger und motorisierte Zweiradbenutzer.

Bei den knöchernen Verletzungen dominieren Frakturen der Clavicula hier des Schweregrades AIS 2 mit 7,9%, Rippenfrakturen des Schweregrades AIS 2 mit 8,1% und Lungenverletzungen mit 4,3%.

Damit können die Risikogruppen für schwere Thoraxtraumen bereits erkannt werden:
– Fußgänger,
– motorisierte Zweiradfahrer,
– Pkw-Insassen ohne Sicherheitsgurt.

Zur medizinischen Prävention erscheint es nun wesentlich, derartige Thoraxverletzungen näher zu analysieren, die eine Lebensbedrohung für das Unfallopfer darstellen. Hierzu werden im folgenden alle thorakalen Verletzungen des knöchernen Brustkorbes, der Brustwirbelsäule, der Organe und der Gefäße analysiert und für die genannten Risikogruppen betrachtet.

Spezielle Situation der Fußgänger

Der Fußgänger ist besonders gefährdet. Es kann aus unserer Sicht vermutet werden, daß ca. 65% aller in der Bundesrepublik Deutschland (StBA 7) jährlich getöteten Fußgänger in Verbindung mit Thoraxtraumen standen, d.h. 1125 Fußgänger. Weshalb?

Rippenfrakturen stehen im Vordergrund der Thoraxverletzungen. Etwa 1/4 der thoraxverletzten Fußgänger erlitten Rippenfrakturen, 80% davon isolierte, 50% Frakturen an bis 3 benachbarten Rippen und 70% an über 3 Rippen. Fast 1/3 aller erlitten einen Pneumobzw. Hämatothorax, wobei die Kombination beider bei Fußgängern relativ häufig war. Die Rippenfrakturen sind vorwiegend: ventral, an der linken Körperseite, insbesondere häufig die Rippen 2 bis 8 mit Dominanz der 6. Rippe betroffen (Abb. 2)

Frakturen der Scapula fanden sich selten (4,2% aller thoraxverletzten Fußgänger). Hier fanden sich überwiegend einfache Frakturen. Deutlich häufiger sind bei Fußgängern Claviculafrakturen (11,6% aller Fußgänger), dominierend linksseitig. Der mittlere Teil der Clavicula ist am häufigsten betroffen. Medianseitig fanden sich keine Frakturen. In der Regel sind es Quer- und Schrägfrakturen.

Als Organverletzungen sind im wesentlichen Verletzungen der Lunge bei 8,7% der Fußgänger zu nennen. Diese sind überwiegend Kontusionen und rechtsseitig lokalisiert.

Als Kinematik kann aus dem ermittelten Verletzungsmuster abgeleitet werden, daß schwere Thoraxverletzungen des Fußgängers im Rahmen der Aufschöpfphase durch Anprall des Brustkorbes auf der Fronthaube bzw. des Windschutzscheibenrahmens eintreten. So sind schwere Thoraxverletzungen mit hohen Anprallgeschwindigkeiten verbunden. Es zeigt sich, daß die durchschnittliche Kollisionsgeschwindigkeit für Fußgänger mit Thoraxverletzungen deutlich über derjenigen, aller verunfallenden Fußgänger liegt (Abb. 3). 83,5% der Pkw-Anprallgeschwindigkeiten lagen bei dem Gesamtkollektiv aller Fußgänger unter 50 km/h. Demgegenüber lediglich 63,9% der Thoraxverletzten und für Patienten mit Todesfolge zeigte sich sogar ein noch höheres Geschwindigkeitsprofil. Besonders gefährlich erscheinen Kastenfahrzeuge, da hier der Thorax nahezu immer in der direkten Anprallzone liegt. Alle Verstorbenen wiesen Lungenkontusionen auf. Häufig kann ein Poly-

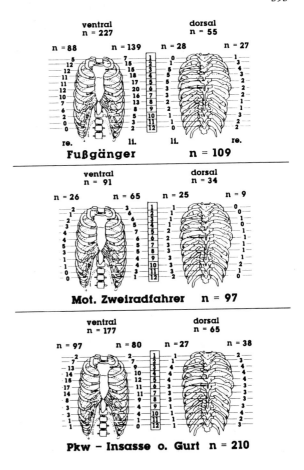

Abb. 2. Lokalisation und Häufigkeit von Rippenfrakturen, unterschieden nach der Verkehrsteilnahme des Patienten, Mehrfachangaben sind möglich

trauma mit schweren Kopfverletzungen als todesursächlich angesehen werden. Selten ist die Thoraxverletzung alleinige Todesursache. 2/3 der verstorbenen Fußgänger verstarben in der Klinik (Tabelle 2) mit einem durchschnittlichen Überleben von 2,0 Tagen.

Spezielle Situation der motorisierten Zweiradbenutzer

Demgegenüber konnte der Todeseintritt verunfallter Motorradfahrer mit Thoraxverletzungen bereits immer an der Unfallstelle festgestellt werden. (Tabelle 2).

Die Mortalitätsrate ist mit 6% deutlich niedriger. Auch steht das Polytrauma nicht mehr im Vordergrund der Todesursache. In nahezu der Hälfte der Fälle führte die massive Thoraxkompression allein zum Tod. Unfallhintergrund waren immer hohe Energieumsetzungen, meist bei Kollisionen mit Nutzfahrzeugen. So sind auch bei diesen häufig Aortenrupturen und Lungenkontusionen festzustellen. Auffallend ist, daß von den verletzten Motorradfahrern ohne Thoraxverletzungen lediglich 0,1% verstarben. Es fanden sich insbesondere einfache Rippenfrakturen und Serienfrakturen mit mehr als 3 benachbarten Rip-

Tabelle 2. Mortalitätsrate, Todeszeitpunkt und Todesursache von Personen mit Thoraxverletzungen

	Art der Verkehrsteilnahme					
	Pkw-Insasse o. Gurt n = 250	Pkw-Insasse mit Gurt n = 429	Lkw-Insasse n = 20	Aufs. mot. Zw. n = 106	Radfahrer n = 165	Fuß-gänger n = 126
Anteil Verstorbene	6,2%	3,3%	1,2%	6,0%	3,4%	12,2%
Todeszeitpunkt						
Unfallstelle	69,2%	53,7%	100,0%	100,0%	48,4%	38,5%
Khs am Unfalltag	5,9%	13,7%	–	–	28,7%	32,4%
Khs 1 Tag später	–	6,9%	–	–	18,0%	22,0%
Khs 2–7 Tage später	4,2%	4,4%	–	–	–	1,7%
Khs > 7 Tage später	20,7%	21,3%	–	–	4,8%	5,4%
Thoraxverletzung, Todesursache						
isoliert	1,5%	9,4%	–	36,8%	13,6%	1,8%
Kombination	20,8%	42,6%	–	12,8%	15,6%	18,4%

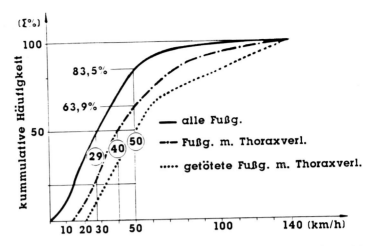

Abb. 3. Bei Fußgängerunfällen ermittelte Kollisionsgeschwindigkeit von PKW/LKW im Vergleich zu Thoraxverletzungen und getöteten Fußgängern mit Thoraxverletzungen

pen. Die linke Thoraxhälfte ist häufig betroffen, wobei von 2. bis 10. Rippe keine Dominanz einzelner Rippen direkt erkennbar ist (Abb. 2).

Demgegenüber zeichnen sich Frakturen der Clavicula bei Motoradfahrern noch häufiger als bei Fußgängern ab. Auch sind hier mehr Mehrfragmentfrakturen zu beobachten. Der Unfallmechanismus wurde häufig dem Straßenanprall zugeordnet.

Spezielle Situation nichtgurtgeschützter Pkw-Insassen

Bei Pkw-Insassen sind es speziell die Nichtgurtgeschützten, bei denen Frakturen und Organverletzungen des Thorax festgestellt werden. Hier finden sich gegenüber Fußgängern und Motorradfahrern weniger häufig Claviculafrakturen (lediglich 7,7%), allerdings ein hoher Anteil Sternumfrakturen (3,2% aller Thoraxverletzten). Diese treten bei Frontalkollisionen durch Anprall des Thorax am Lenkrad bzw. Armaturenbrett auf. 10% der Thoraxverletzten erlitten Rippenfrakturen mit Dominanz ventral und Beteiligung der 2. bis 8. Rippe in nahezu gleicher Häufigkeit rechts- wie linksseitig (Abb. 2). Infolge des relativ großflächigen Anpralles, verbunden mit Rippenserien- und Sternumfrakturen, sind auch Begleitverletzungen, wie die des Pneumothorax häufig (1/3 aller Patienten mit Rippenfraktur). Auch Verletzungen der BWS konnten ausschließlich bei diesem Personenkollektiv in 4,1% gefunden werden (s. Tabelle 1). Auffallend ist, daß Pkw-Insassen relativ häufig noch nach 7 Tagen in der Klinik verstarben. Allerdings spielten dabei das Thoraxtrauma kaum eine Rolle.

Einflußparameter auf Thoraxtraumen

Es zeigte sich, daß das schwere Thoraxtrauma im Rahmen des Verkehrsunfalles als massives Anpralltrauma auffiel. In der Häufigkeit aller Verletzten ist es selten. Thorakale

398

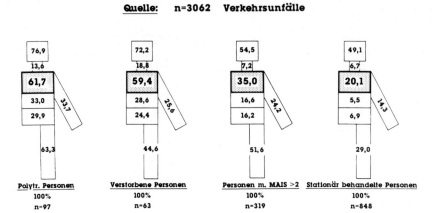

Quelle: **n=3062** **Verkehrsunfälle**

Polytr. Personen	Verstorbene Personen	Personen m. MAIS >2	Stationär behandelte Personen
100%	100%	100%	100%
n=97	n=63	n=319	n=848

Abb. 4. Anteil Thoraxverletzter an den Personenkollektiven: Polytrauma Patienten, verstorbener Personen, Personen mit Verletzungsschweregrad MAIS über 2, stationär behandelter Patienten

Frakturen und Organverletzungen haben (Abb. 4): 20,1% aller stationär Behandelten, allerdings 59,4% aller Verstorbenen und 61,7% aller Polytrauma-Fälle. Unter den schweren Verletzungen ist ein Thoraxtrauma somit relativ häufig. Der besondere Schweregrad wird daran deutlich, daß zum einen die Thoraxverletzten mit Frakturen und Organbeteiligung durchwegs unter höheren Kollisionsgeschwindigkeiten verunfallten. Der Deformationsgrad des Fahrzeuges ist dabei ein Indikator für die Erwartungsschwelle. Andererseits stellt auch das Alter des Patienten einen gewichtigen Einflußfaktor (Abb. 5). Während 45% aller Unfallverletzten über 30 Jahre waren, zeigten dies 61% der Thoraxverletzten.

Für die klinische Diagnostik von Bedeutung dürfte sein, daß eine äußerlich sichtbare Weichteilläsion oftmals bereits auf intrathorakale Verletzungen deutet, insbesondere bei

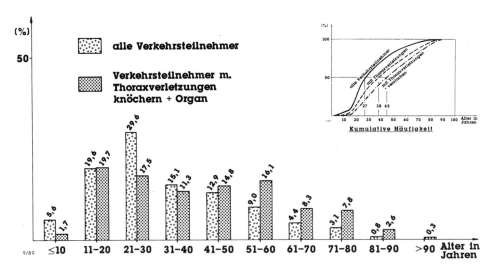

Abb. 5. Altersverteilung von Thoraxverletzten im Vergleich zu Personen des gesamten Verkehrsgeschehens

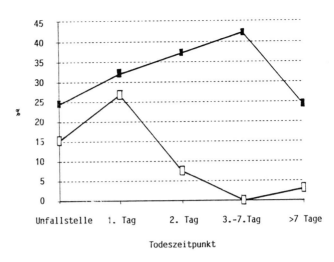

Abb. 6. Einfluß von Lungen- und Herz-/Gefäßverletzungen auf den Todeszeitpunkt

Fußgängern, wo 22% der Weichteilverletzten auch eine Rippenfraktur zeigten und 10% Verletzungen der Lunge aufwiesen. Verletzungen der Lunge stellen einen kritischen Zustand im Verlauf der klinischen Behandlung dar. Insbesondere verstarben Patienten innerhalb der ersten Behandlungswoche in Verbindung mit einem Lungentrauma (Abb. 6). Allerdings können auch Organverletzungen ohne Rippenfrakturen, insbesondere bei Jugendlichen vorliegen. Bei Lungenverletzten ergibt sich allgemein eine hohe Mortalität von 65%, so daß diese den resultierenden Verletzungsschweregrad deutlich erhöht. Personen mit Weichteilläsionen am Thorax zeichneten sich durch eine höhere Verletzungsschwere AIS, einen höheren ISS und auch einen deutlich höheren PTS aus (Tabelle 3). Unter Verstorbenen mit Todesursache Thorax – kombiniert oder isoliert – zeigte sich: 84% hatten einen PTS > 20, 97% einen ISS > 20 und 90% einen MAIS von 5/6.

Diskussion

Nach dem Stand der vorstehenden Studie können wohl die eingangs zitierten Ausführungen von Wagner [1] wie folgt relativiert werden. Thoraxverletzungen sind im Rahmen eines Verkehrsunfallereignisses selten. Bezieht man Weichteilverletzungen mit in die Betrachtung ein, so sind 14% aller Unfallverletzten am Thorax verletzt. Frakturen erleiden lediglich 6% aller Unfallverletzten, Organverletzungen noch lediglich 1,4%. Allerdings ist ein Thoraxtrauma unter den schweren Verletzungen relativ häufig. Insbesondere unter den Polytraumatisierten waren immerhin 2/3 mit Thoraxverletzungen. Dies bestätigt die bereits von Dittel [4] postulierte Erkenntnis. In der Regel bestimmen Thoraxverletzungen allein nicht die Letalität. Meist sind es massive Kopfverletzungen, die todesursächlich wirken. Ausschließlich bei Motorradfahrern zeigten sich die oftmals auftretenden massiven Thoraxkompressionen und damit das Thoraxtrauma häufig als isolierte Todesursache. Vorstehende Studie zeigt die Gefährdung verschiedener Verkehrsteilnehmer hinsichtlich Thoraxtraumata auf. Fußgänger, motorisierte Zweiradfahrer und PKW-Insassen ohne Sicherheits-

Tabelle 3. Anteil von Thoraxverletzungen (Frakturen und Organverletzungen) in vergleichender Darstellung aller verstorbenen Personen, aller Personen mit einem Verletzungsschweregrad AIS > 2 und aller stationär behandelten Personen

	Gesamt	Verkehrsunfallverletzte mit Thoraxbeteiligung	ohne Thoraxbeteiligung
Gesamt (n)	3656	980	2676
Maximaler Verletzungsschweregrad			
MAIS 1	72,1%	61,3%	76,1%
MAIS 2	19,2%	23,6%	17,5%
MAIS 3/4	7,0%	10,8%	5,7%
MAIS 5/6	1,7%	4,3%	0,7%
Injury Severity Scale			
ISS 1	66,5%	52,7%	71,7%
ISS 2-5	21,1%	25,6%	19,4%
ISS 6-10	6,1%	8,4%	5,3%
ISS 11-20	3,6%	6,3%	2,6%
ISS über 20	2,6%	7,0%	0,9%
Poly Trauma Scale			
PTS 0	69,6%	59,7%	73,2%
PTS 1-10	22,2%	25,6%	21,0%
PTS 11-20	3,7%	6,0%	2,8%
PTS über 20	4,4%	8,7%	2,9%

gurtbenutzung zählen zu den Risikogruppen. Grundsätzlich sind es dabei hohe Energieumsetzungen, so daß hier das Deformationsausmaß am PKW bereits ein Indikator für den Ersthelfer darstellt. Mit den aufgezeigten biomechanischen Rahmenbedingungen von Thoraxverletzungen kann dem ausgebildeten Notarzt ein Handwerkzeug mitgegeben werden, das ihm ermöglicht, auf die Letalität beeinträchtigende Verletzungen im Thoraxraum zu schließen. Bei bereits äußerlich sichtbaren Weichteilläsionen am Thorax sollten gerade bei diesem Personenkreis umfassende diagnostische Maßnahmen eingeleitet werden. Nicht immer sind Rippenfrakturen obligate Begleitverletzungen.

Literatur

1. Wagner H-J (1984) Handbuch der Verkehrsmedizin. Springer, Berlin Heidelberg New York
2. Wojahn H (1971) Tödliche Pfählungsverletzung des Brustkorbes durch Lenkradschalthebel. Mschr Unfallheilkd 74:90–93
3. Vollmar J (1957) Die typischen Verletzungen des Auto- und Motorradfahrers. Langenbecks Arch 206:54–90
4. Dittel KK, Weller S (1981) Zur Problematik des polytraumatisierten Patienten. Aktuel Traumatol 11:35–42
5. Dilling J, Otte D (1986) Die Bedeutung örtlicher Unfallerhebungen. Unfall- und Sicherheitsforschung Straßenverkehr Heft 56, Bundesanstalt für Straßenwesen, Bergisch-Gladbach, S 59–65

6. American Association for Automotive Medicine (1985) The Abbreviated Injury Scale AIS-Revision 85. Moton Grove, Illinois

7. StBA (1989) Verkehrsunfälle 1988. Reihe 7, Fachserie 8, Stat. Bundesamt Wiesbaden. Metzler-Poeschel, Stuttgart

Diskussion

Kuderna, Wien: Herr Otte, hat es eigentlich aufgrund dieser Auswirkung des Gurtes schon Überlegungen gegeben? Ob man nicht durch eine Verbesserung der Gurtenkonstruktion da vielleicht eine Änderung herbeiführen könnte? Wir sehen auch immer wieder, durch offenbar insuffizierte Gurtsysteme solche Verletzungen. Ich möchte jetzt nicht nur vielleicht einen anderen Gurt statt Dreipunkt ansprechen, den Hosenträgergurt, sondern es sind ja auch die Dreipunktgurtsysteme, die bei uns verwendet werden, nicht perfekt, und nachdem in Österreich sehr viele deutsche Autos gefahren werden, sind das Erfahrungen mit deutschen Autos. Die Gurtkonstruktionen, das muß man ja offen aussprechen, sind ja zum Teil wirklich kriminell. Es ist eine reine Augenauswischerei, wenn so etwas im Auto hängt. Meine Frage ist: Sind da Untersuchungen angestellt worden, ob Gurte wirklich insuffizient sind und welche Konsequenzen wurden daraus gezogen?

Otte, Hannover: Es gibt umfangreiche Untersuchungen zum Sicherheitsgurt und zur Effizienz dieses Gurtes. Man kann allgemein sagen, daß durch den Sicherheitsgurt eine hohe Schutzwirkung besteht. Die Verletzungen, und auch die schweren Verletzungen, lassen sich deutlich reduzieren. Allerdings haben wir natürlich dadurch, daß wir während der Bewegungsphase eine Vorverlagerung und eine Belastung durch das Gurtband haben, auch Verletzungen zu verzeichnen. So sind also bei Gurtbenutzung häufig einzelne Rippenfrakturen, aber Rippenserienfrakturen schon seltener. Es sind auch Sternum- und Claviculafrakturen zu verzeichnen, die durchaus in einer relativen Häufigkeit vorkommen. Bezogen auf schwere Verletzungen hat man auch in früheren Zeiten bereits erkannt, daß hier intraabdominelle Verletzungen durch den Beckengurt möglich sind. Die Gurtgeometrie spielt hier eine Rolle. Die Hersteller sind schon seit Jahren, ich würde sagen seit drei oder vier Jahren, der Sache entgegengegangen. Sie haben in der Regel die Gurtgeometrie geändert. Sie haben die Gurtpeitsche, die Sie ja in der Mitte kennen, schon am Sitz verankert. Es gibt Gurthöhenverstellungen in Fahrzeugen, so daß die Gurtgeometrie heute, nach dem aktuellen Stand an und für sich keine Bedeutung auf das Verletzungsmuster hat. Das muß man natürlich auch sehen, die Schutzwirkung des Sicherheitsgurtes ist nur bis etwa 50 bis 60 Stundenkilometern gewährleistet und ist auch hauptsächlich im Frontalanprall vorhanden. Das heißt, die Patienten, die Sie jetzt in die Klinik bekommen, mit schwereren Verletzungen, resultieren unter anderem aus schrägen Stoßsituationen heraus, dem Seitenanprall, wo Sie kaum Schutzwirkungen durch den Sicherheitsgurt haben. Allerdings der schräge Anprall ist noch ein Problem, dem im Augenblick der Hersteller in manchen Situationen begegnet – erinnern Sie sich zum Beispiel an das neue BMW-Modell, das jetzt auf dem Rücksitz die Gurtgeometrie nicht von links nach rechts, sondern von rechts nach links

Hefte zur Unfallheilkunde, Heft 223
Zusammengestellt von W. Buchinger
© Springer-Verlag Berlin Heidelberg 1992

plaziert hat, um die entsprechende Vorverlagerung und Belastung dadurch zu verändern. Aber ich möchte dem doch noch einmal ganz kraß entgegenwirken, daß die Sicherheitsgurtsituation im Augenblick kriminell ist, sondern sie hat schon einen guten Standard erreicht. Sicherlich ist sie noch verbesserungswürdig und daran arbeitet man noch.

Bedeutung der Lungenkontusion für die Letalität nach Polytrauma

G. Regel und J. A. Sturm

Unfallchirurgische Klinik, Medizinische Hochschule Hannover (Vorstand: Prof. Dr. H. Tscherne), Konstanty-Gutschow-Straße 8, W-3000 Hannover 61, Bundesrepublik Deutschland

Die Letalität polytraumatisierter Patienten bei gleichzeitig vorliegendem Thoraxtrauma ist deutlich höher als bei Mehrfachverletzten vergleichbaren Schweregrades ohne begleitender Thoraxverletzung [2].

Die Lungenkontusion hat dabei einen besonderen Stellenwert, da sich in zahlreichen Fällen ein therapeutisch schwer zu beeinflussendes posttraumatisches Lungenversagen entwickelt [3, 5]. Die genauen pathophysiologischen Zusammenhänge, die diese erhöhte Letalität erklären könnten, sind jedoch nicht bekannt.

Material und Methodik

In einer prospektiven Studie im Zeitraum von 1982–1987 wurde als Teilaspekt die pathophysiologische Bedeutung der Lungenkontusion an einem Kollektiv von polytraumatisierten Patienten des PTS Schweregrades III untersucht. Zur Verlaufsbeobachtung wurden bei allen Patienten u.a. Meßgrößen des Gasaustausches und der pulmonalen Hämodynamik beurteilt. Die Erfassung dieser Meßwerte erfolgte mittels pulmonal-arterieller Einschwemmkatheter (Swan-Ganz flow directed Thermodilutionskatheter, Modell 93a, Fa. Edwards), die Bestimmung des extravaskulären Lungenwassers (EVLW) wurde mit der Doppelindikator-Dilutionsmethode nach Lewis u. Elings [4] durchgeführt. Die Respiratortherapie erfolgte einheitlich an Benett-MA-II-B-Geräten mit standardisierter, volumengesteuerter, positiver Druckbeatmung. Die Beatmungseinstellung orientierte sich an den Ergebnissen der arteriellen/pulmonalen Blutgasanalyse.

Für die *Lungenkontusion* wurden standardisierte Röntgenaufnahmen und deren Auswertung nach dem 6-Felderprinzip zur Sicherheit der Verdachtsdiagnose herangezogen: Beide Lungenhälften werden hierbei in ein Ober-, Mittel- und Unterfeld unterteilt. Je nach Ausdehnung und Ausprägung von strahlendichten Arealen werden je 1–3 Punkte zur feldergetrennten Klassifizierung des Verletzungsausmaßes vergeben. Maximal waren 6 x 3

Hefte zur Unfallheilkunde, Heft 223
C. Braun/A. Olinger (Hrsg.)
© Springer-Verlag Berlin Heidelberg 1992

Punkte möglich. Dieser Score wurde für den gesamten Zeitverlauf (Tage 1–14) täglich neu erstellt und dokumentiert.

Das Auftreten einer *Sepsis* wurde im klinischen Verlauf nach: Thrombocytenabfall (> 30%/24% h), Leukocytenveränderungen (> 30%/24 h), positive Flüssigkeitsbilanzen (länger als 2 Tage), sowie rezidivierend erhöhten Temperaturen (> 38,5 °C) beurteilt. Die Diagnose *Pneumonie* erfolgte bei Vorliegen eines positiven Röntgenbefundes mit pneumonietypischen Infiltraten und gleichzeitigem bakteriologischen Befund aus bronchoskopisch gewonnenen Abstrichen.

Der klinische Verdacht eines auftretenden respiratorischen Versagens *ARDS* wurde durch die Quantifizierung des interstitiellen Ödems (EVLW) mit anhaltenden Werten (zwei unabhängig, innerhalb von 48 h erstellten Messungen) größer 10 ml/kg KG gesichert.

Ergebnisse

Zur Auswertung kamen 16 Patienten (8 mit +LK, 8 ohne –LK= Lungenkontusion) im mittleren Alter von x = 37,2 + 9,4 Jahren. Die Verletzungsschwere nach PTS lag zwischen 30 und 39 Punkten. Alle Patienten wurden primär an der Medizinischen Hochschule Hannover versorgt.

Die respiratorische Situation lungenkontusionierter (+LK) Patienten unterschied sich bereits in der Initialphase von den nicht-lungenkontusionierten Patienten (–LK) im Sinne einer Ventilationsstörung. Der Oxygenierungsquotient nach Horovitz (PaO2/FIO2) (Abb. 1) und die arterioalveoläre Sauerstoffdifferenz (AaDO2) (Abb. 2) zeigten im medianen Verlauf signifikant schlechtere Werte im Vergleich zur Kontrollgruppe (–LK). Das pulmonale Shunt-Volumen (Abb. 3) unterschied sich erst ab dem 4. Tag nach Trauma signifikant im Sinne eines Anstiegs in der +LK-Gruppe.

Die Pneumonieinzidenz unter intensivmedizinischer Therapie lag bei 29 vs. 33% in der –LK vs. +LK Gruppe. Eine Sepsis nach den o.g. Kriterien zeigte sich in 58 vs. 55% im

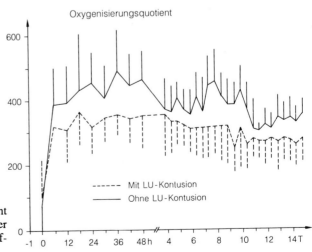

Abb. 1. Oxygenierungsquotient nach Horovitz: PaO2 = arterieller Sauerstoffanteil/FiO2 = Sauerstoffanteil der Inspiration

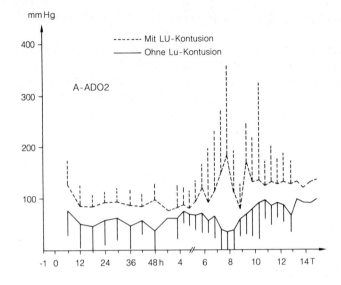

Abb. 2. Arterioalveoläre Sauerstoffdifferenz (mmHg)

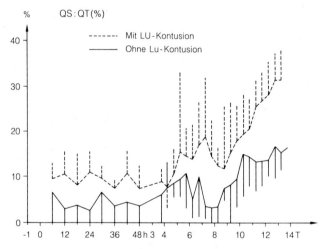

Abb. 3. Pulmonaler Shunt-Anteil (%) im Gruppenvergleich

selben Gruppenvergleich. Ebenso lag ein respiratorisches Distress-Syndrom (ARDS) in 12 vs. 25% der Fälle im –LK vs. +LK Vergleich vor.

Diskussion

Die Letalität nach Thoraxtrauma im Rahmen schwerer Unfallverletzungen liegt nach Angaben der Literatur zwischen 15 und 50% [1, 2]. Der Grund für die hohe Sterblichkeit dieser Patienten wird fast ausschließlich auf den Parenchyschaden (Lungenkontusion) zurückgeführt. Hierbei ist jedoch unklar, welche Pathomechanismen im Rahmen dieser Verletzung für die hohe Letalität verantwortlich sind.

In unserem Kollektiv zeigte sich ebenfalls ein deutlicher Unterschied in der Letalitätsverteilung (+LK : 4 Verstorbene, 4 überlebt; –LK 1 verstorben, 7 überlebt). So führten trotz identischer Erstversorgung und Verletzungsschwere in beiden Gruppen ungeklärte Pathomechanismen zur höheren Letalitätsquote.

Betrachtet man die respiratorische Entwicklung in der *Frühphase* nach Trauma (0.–4. Tag), so zeigt sich eine evidente Gasaustauschstörung in der +Lk Gruppe (Horovitz AaD02). Bei identischem Therapieschema in beiden Gruppen lassen sich diese Unterschiede nur durch den direkten Parenchymschaden der Lunge erklären. Dieses Trauma führt wahrscheinlich über Blutaspiration. Atelektasenbildung und einer erhöhten Inzidenz an Hämatopneumothoraces zur Störung des Gasaustausches [3, 5]. Zusätzlich tritt ein interstitielles Ödem auf (initial hohes EVWL), welches die bereits vorliegende Störung verstärkt [1, 3, 5].

In der *Spätphase* ließ sich eine Zunahme der respiratorischen Störungen in der +LK Gruppe feststellen. Zusätzlich stieg ab dem 4. Tag der pulmonale Shuntanteil (Abb. 3) in den +LK-Polytrauma-Patienten an. Wir versuchten eine Erklärung für diese zunehmende respiratorische Dekompensation zu finden:

Eine erhöhte Pneumonie- oder Sepsisrate, die für diese Störung verantwortlich sein könnte, ließ sich nicht nachweisen. Eindeutig konnten wir hingegen eine höhere ARDS-Quote in der Lungenkontusionsgruppe verzeichnen, welche in allen Fällen für den tödlichen Ausgang dieser Patienten verantwortlich war.

Eine verstärkte Aktivierung zellulärer und humoraler Systeme könnte in der Spätphase zu dem nachgewiesenen Permeabilitätsschaden an der Endothelmembran und damit zu einem interstitiellen und respiratorisch wirksamen Ödem der Lunge führen.

Zusammenfassend läßt sich aus unseren Ergebnissen schließen, daß:

1. der initiale Parenchymschaden (Lungenkontusion) unmittelbar nach Trauma zu einem schlechteren respiratorischen Verlauf führt;
2. der traumatische Schaden der Lunge (vermutlich durch eine Aktivierung humoraler und zellulärer Mechanismen) einen sekundären Kapillarschaden und die Ausbildung eines interstitiellen Ödems der Lunge bewirkt. Dies findet Ausdruck in der erhöhten ARDS-Quote bei Polytraumatisierten mit Lungenkontusion.
3. Die höhere Letalität bei diesen Patienten ist Folge dieser höheren ARDS-Inzidenz und nicht auf eine Zunahme der Pneumonie- oder Sepsisrate zurückzuführen.

Literatur

1. Bugge-Asperheim JL, Svennevig JL, Birkeland S (1980) Hemodynamik and metabolic consequences of lung contusion following blunt chest trauma. Scand Thorac Cardiov Surg 14:295
2. Dougall AM, Paul ME, Finley R (1977) Chest trauma Current morbidity and mortality. J Trauma 17:547
3. Fulton RL, Peter ET (1970) The progressive nature of pulmonary contusion. Surgery 67:499
4. Lewis FR, Elings VB (1982) The measurement of extravascular lung water by thermal green dye indicator dilution. Ann NY Acad Sci 384:394
5. Moseley RV, Doty DB, Pritt BA (1969) Physiologic changes following chest injury in combat casualities. Surgery 129:233

Diskussion

Schlag, Wien: Herr Regel, Ihr extravaskuläres Lungenwasser ist zuerst tief, soviel ich verstanden habe und steigt dann ...

Regel, Hannover: Ich hatte gezeigt, daß der Unterschied in der Frühphase zwar zu sehen ist, aber signifikant wird er erst nach dem sechsten Tag.

Schlag, Wien: Ab dem sechsten Tag wird es signifikant. Das ist die eine Sache. Was mich eigentlich sehr wundert ist, daß Sie bei Ihrer Mikrobiologie keine Unterschiede zwischen Kontusion und Nicht-Kontusion sehen, aber ab dem sechsten Tag den Anstieg des Lungenwassers beobachten, was eigentlich, wie Herr Sturm das ja schon früher beschrieben hat, zu einer septischen Komponente gehört, eben via Mediatoren usw. Haben Sie bei diesen Patienten auch Endotoxin bestimmt?

Regel, Hannover: Wir haben in der prospektiven Studie Endotoxin bestimmt, sind aber zu keinen schlüssigen Ergebnissen gekommen. Die Endotoxinmessung war an und für sich prognostisch sehr wertvoll.

Sturm, Hannover: Methodisch.

Schlag, Wien: Methodisch. Zum Beispiel Danner von Bethesda hat sehr schön die Signifikanz zwischen ARDS und Endotoxin nachgewiesen. Im Endotoxin liegt ein sehr wichtiger Parameter, den wir untersuchen sollten, aber, wie Herr Sturm sagt, methodisch.

Kuderna, Wien: Welche Ideen gibt es als Schlußfolgerung darauf für therapeutische Konsequenzen?

Regel, Hannover: Das ist ein schwieriger Aspekt. Wir können sagen, daß dieses Organversagen eben nicht auf infektiösen Komplikationen beruht, sondern daß das eher eine inflammatorische Reaktion ist, die wir eben auf humorale und zelluläre Veränderungen zurückführen. Wir haben sowohl tierexperimentell als auch klinisch schon mehrere Medikamente ausprobiert, um zu sehen, inwieweit eine humorale oder zelluläre Aktivierung da beeinflußt werden kann. Bisher sind wir eigentlich noch nicht zu einem erfreulichen Resultat gekommen.

Sturm, Hannover: Was uns natürlich praktisch, chirurgisch interessiert, darauf zieht ja Ihre Frage hin. Nach unseren Erfahrungen hat sich das jetzt herauskristallisiert. Man kann Polytraumatisierte ohne Thoraxtrauma versorgen wie immer man will, früh und nageln. Bei Patienten mit Thoraxtrauma muß man unheimlich aufpassen, denn die Lunge ist offensichtlich ein Zusatzorgan, das die Sache potenziert, mit Eigenaktivitäten sozusagen.

Regel, Hannover: Das wichtigste bei Polytraumatisierten mit begleitender Thoraxverletzung ist, daß man regelmäßig eine Bronchoskopie durchführt, daß man die Patienten lavagiert, daß man die Blutaspiration beeinflußt und durch eine gute Ventilation möglichst Atelektasen vermeidet. Das ist im Grunde genommen ein symptomatischer Angriff, um die Komplikationen zu senken, die auch zu einer zellulären und humoralen Aktivierung führen.

Hefte zur Unfallheilkunde, Heft 223
Zusammengestellt von W. Buchinger
© Springer-Verlag Berlin Heidelberg 1992

Schlag, Wien: Hannover und unsere Gruppe in Wien sind uns da bezüglich des septiformen Krankheitsbildes vollkommen einig. Es wäre sehr gefährlich, wenn wir jetzt sagen, das ist eine reine Aktivierung der verschiedenen Systeme, humoral oder zellulär. Diese Aktivierung wird doch vorwiegend durch Endotoxin bewirkt, besonders in der zweiten Phase des posttraumatischen Verlaufes und wir wissen, daß Endotoxin und auch Bakterien transloziert werden. Meine Frage geht dahin: Heißt das Antibiotika sind obsolet oder soll man doch daran denken?

Regel, Hannover: Herr Seekamp wird das nachher in seinem Vortrag zeigen, daß die Gabe von Antibiotika gerade bei Thoraxtrauma – er hat Patienten mit und ohne Thoraxtrauma verglichen – keine Unterschiede zeigen. Die Antibiotika haben auf die Progredienz dieser Erkrankung keinen Einfluß. Wir würden daher eigentlich die Antibiotika freistellen. Wir haben keinen Erfolg gesehen.

Jungbluth, Hamburg: Ich glaube, wenn man sieht, daß es nicht die infektiöse Komponente ist, in der zweiten Phase, die wohl von Bedeutung ist, dann reduziert sich die Frage der antibiotischen Prophylaxe bei Lungenveränderung ja sowieso. Man greift ja höchstens in ein physiologisches Geschehen ein.

Kuderna, Wien: Aber da möchte ich jetzt doch wissen, sind da alle einverstanden? Herr Vorsitzender?

Schlag, Wien: Ich sagte ja, es ist gefährlich so klar auszusprechen, daß die zweite Phase, also ab dem 4. oder 5. Tag mit einer bakteriellen Infektion nichts zu tun hat. Wir sind hier anderer Ansicht.

Jungbluth, Hamburg: Heißt das jetzt, daß man ungezielt Antibiotika einsetzen soll? Das heißt es ja wohl nicht?

Schlag, Wien: Nein, das heißt es sicher nicht.

Nast-Kolb, München: Ich möchte da mit unseren Erfahrungen die Ergebnisse aus Hannover eigentlich bestätigen. Auch wir haben uns in einer prospektiven Studie und gerade mit der Rolle der Infektion sehr auseinandergesetzt, haben eine Vielzahl biochemischer Parameter untersucht und sehen genau dasselbe, daß nämlich die Infektion ein sekundäres Ereignis ist, da es primär durch das Trauma per se eigentlich zu einer massiven Freisetzung der verschiedensten Systeme kommt. Wir interpretieren die Infektion eigentlich als eine Form des Organversagens neben anderen Organversagen, die sekundär auftreten.

Markgraf, Jena: Sie vergleichen polytraumatisierte Patienten mit und ohne Lungenbeteiligung oder Thoraxbeteiligung und geben Zahlen an, ohne Beteiligung Letalität so um die 21% und mit über 60%. Ist das eigentlich so machbar? Voraussetzung, wenn Sie es so machen, wären aus einer Sicht, daß Sie Lungenverletzungen definieren, um sie vergleichen zu können und daß beide Gruppen wirklich auch den vergleichbaren Schweregrad haben.

Regel, Hannover: Wir haben da ja speziell eine Gruppe untersucht. Sie hatten das ja vielleicht gesehen, daß die PTS-Zahl nach dem PTS-Schlüssel von Hannover um die 30 Punkte lag, also dem Schweregrad der Gruppe 3. Es ist eine spezielle Gruppe, die eine Letalität schon bei 40% im Mittel hat. In dieser Gruppe spielt das Thoraxtrauma eine wesentliche Rolle. Wir haben das aufgeschlüsselt nach der Allgemeinschwere der Verletzung und da spielt die thorakale Verletzung eine Rolle und führt zu einer exponentiellen Erhöhung der Letalitätsziffern.

Markgraf, Jena: Sie definieren ja auch den Schweregrad des Thoraxtraumas. Haben Sie da einen bestimmten Mindestschweregrad angegeben?

Regel, Hannover: Der wird auch nach dem PTS aufgeteilt. Der PTS-Schlüssel ist so aufgebaut, daß thorakale, abdominelle Organe, Extremitäten, Schädel einzeln nach Schweregrad beurteilt werden. Sie meinen die thorakalen Verletzungen waren nicht bei jedem Patienten gleich schwer?

Markgraf, Jena: Ja.

Regel, Hannover: Das ist richtig. Das war nicht der Fall. Was ich noch sagen wollte zu diesem Aspekt: Alle Patienten wurden bei uns bronchoskopiert und lavagiert. Daher ist die Pneumonie meiner Meinung nach nicht so wichtig, weil in dem Moment, wo das nicht durchgeführt wird, also Blutaspiration vorhanden ist, da spielt eventuell die Pneumonie eine entscheidende Rolle, aber bei unseren Patienten wurde das generell durchgeführt. Eventuell ist das ein Aspekt.

Sturm, Hannover: Ich möchte noch einmal Wert darauflegen, auf die Frage des Kollegen aus Jena. Beide Gruppen waren gleichschwer verletzt. Die einen dadurch, daß sie Thoraxverletzungen haben und die anderen, daß sie Leberrupturen haben zum Beispiel, oder eine Beckenfraktur noch zusätzlich. Dann, wenn wir glauben, daß ein Verletzungsscore zur Prognosebeurteilung dient und so sind ja alle Analysen, ist es auffallend, daß dann, wenn Thoraxverletzungen einen Teil dieser schweren Verletzungen darstellen, die Letalität dramatisch höher ist. Das ist auffallend.

Markgraf, Jena: Da muß ich noch etwas dazu sagen. Das spricht dafür, und das wissen wir ja, daß Sie in der Behandlung dieser Schwerverletzten ein phantastisches Management haben, denn diese hohe Zahlendifferenz, die würde ja eigentlich dafür sprechen, daß der Thorax und die Lunge bei den Polytraumatisierten ohne direkten Brustkorbschaden, daß das keine Rolle spielen würde. Das ist doch nicht der Fall.

Regel, Hannover: Würden Sie jetzt Patienten vergleichen mit einem PTS-Schweregrad von 20 oder 25 Punkten, denn hätten Sie nicht diese Diskrepanz. Dann würden die sich annähern bei leichter verletzten polytraumatisierten Patienten. Würden Sie eine Punktzahl von 60 nehmen, würden Sie ebenfalls das nicht sehen, weil da die Gesamtverletzungsschwere eine wesentlich höhere Rolle spielt. Gerade bei den Patienten um 30 oder 35 Punkte spielt eben diese thorakale Verletzung eine erhebliche Rolle für die Letalität.

Jungbluth, Hamburg: Ich glaube, es zeigt wohl die Fragwürdigkeit dieser Score-Systeme, die wir haben und es zeigt, daß eben dieses Score-System hier nicht greift, sondern offensichtlich das Thoraxtrauma in gewisser Weise unterbewertet ist und es ist ja überhaupt schwierig, wenn wir Polytraumata miteinander vergleichen. Ich glaube, daß wir auf die Dauer mit diesem System wahrscheinlich sowieso nicht sehr viel weiter kommen in der Einzelanalyse. Ich meine, das war der Hintergrund dessen, was auch gefragt wurde.

Atriales natriuretisches Peptid (ANP) und cyclisches Guanosinmonophosphat (cGMP) in der Akutphase des Traumatisch-hypovolämen Schocks

C. Putensen, N. Mutz, A. Pomaroli und J. Koller

Klinik für Anästhesie und Allgemeine Intensivmedizin der Universität Innsbruck (Vorstand: Prof. Dr. H. Benzer) Anichstraße 35, A-6020 Innsbruck

Der traumatische Schock führt infolge Hypovolämie zu einer akuten Veränderung der Homöostase, die über eine Störung der Makrozirkulation sekundär die Mikrozirkulation schädigt. Der Volumenmangel induziert beim traumatisch hypovolämen Schock bereits frühzeitig über einen Abfall des Herzzeitvolumens und einen verminderten venösen Rückstrom Kompensationsmechanismen. Neural kommt es reflektorisch über eine Barorezeptoraktivierung zu einer Stimulierung der sympathischen Gefäßinnervation, humoral über eine Freisetzung von Katecholaminen zu der „sympatho-adrenergen Reaktion". Pathophysiologisch resultiert daraus eine Vasokonstriktion mit Flüssigkeitsverschiebungen (Abschaltung von Kreislaufgebieten, Zentralisation), sowie eine Wasser- und Elektrolytretention. Den sekundär liberierten vasoaktiven Peptiden (z.B. Renin, Angiotensin) kommt an der Prolongation der Vasokonstriktion sowie der Wasser- und Elektrolytretention eine additive Wirkung zu.

Ein in letzter Zeit Bedeutung erlangendes vasoaktives Peptid, das atriale natriuretische Peptid (ANP), wird von den myo-endokrinen Zellen vorwiegend des rechten Atriums über Vorstufen (PräPro-ANP, Pro-ANP) in spezifischen Granula synthetisiert und insbesondere durch volumsbedingte Dilatation des rechten Vorhofes, wahrscheinlich auch durch eine sympatho-adrenerge Stimulation und über Renin-Angiotensin vermehrt sezerniert [1]. Physiologisch wirkt ANP vasodilatatorisch, bedingt eine Diurese, supprimiert die Renin- und Aldosteronliberation und ist so an der „Moment zu Moment-Regulation" der Elektrolyt- und Flüssigkeitsbilanz entscheidend beteiligt [11].

Über spezifische ANP-Rezeptoren an den Zielzellen (z.B. Niere, Nebennierenrinde und -mark, glatte Gefäßmuskulatur) wird auf molekularer Ebene das cyclische Guaninmonophosphat (cGMP), das als Second Messenger fungiert, aktiviert [7]. Abhängig von der intrazellulären cGMP-Konzentration tritt cGMP in den extrazellulären Raum über. Im Blut-Pool läßt sich daher zwischen ANP und cGMP eine Dosis-Wirkungsbeziehung aufstellen [4, 8].

Akute und chronische Volumensüberladung [2, 9] gehen demnach stets mit erhöhten ANP- und cGMP-Plasmakonzentrationen einher. Das Verhalten des ANP-Plasmakonzentration während einer hypovolämen Phase ist bislang beim Menschen kaum untersucht, so daß lediglich die bisher bekannten Regelmechanismen für ANP angenommen werden können. Tierexperimentell wurde allerdings in verschiedenen Spezies im akuten hypovolämen Schock keine erniedrigten sondern unerwartet hohe ANP-Konzentrationen beobachtet [12].

Ziel unserer Untersuchungen war es, den Verlauf von ANP und seinem Second Messenger cGMP während der Akutphase des traumatischen-hypovolämen Schocks bei polytraumatisierten Patienten zu verfolgen.

Hefte zur Unfallheilkunde, Heft 223
Zusammengestellt von W. Buchinger
© Springer-Verlag Berlin Heidelberg 1992

Patienten und Methodik

Patienten

Untersucht wurden insgesamt 17 polytraumatisierte Patienten, 4 weibliche und 14 männliche mit einem Durchschnittsalter von 35 ± 15 (18–63) Jahren. 2 Patienten wurden von der Studie ausgeschlossen, da bei ihnen unmittelbar nach dem Eintreffen an der Klinik eine Reanimation erforderlich war. Bei allen übrigen Patienten, war anamnestisch keine Vorerkrankungen erhebbar.

9 Patienten wurden von einem Notarzt (NAW, NAH) präklinisch versorgt, 8 unbehandelt über andere Rettungssysteme direkt in den Schockraum der Klinik transportiert. Der Schweregrad der Verletzungen wurde nach dem Injury Severity Score (ISS) (3) beurteilt. Das Verletzungsmuster und der Outcome aller Patienten ist in Tabelle 1 angeführt.

Therapeutische Maßnahmen

Aufgrund des unterschiedlichen Schweregrades des hypovolämen Schockzustandes war nur eine ungefähre Standardisierung der Volumstherapie möglich. Zunächst wurden kristalloide Lösungen (Ringerlactat) bei klinischem Bedarf kolloidale Lösungen (Humanalbumin 5%) und Vollblut verabreicht. Ziel der Volumensubstitution war es, die Hämodynamik rasch zu stabilisieren (mittlerer Blutdruck > 70 mmHg). Analgesierung und Muskelrelaxierung wurden den individuellen Erfordernissen angepaßt. Alle Patienten benötigten eine längerfristige differenzierte kontrollierte maschinelle Beatmungstherapie und wurden an der Intensivstation aufgenommen.

Protokoll

Um den Einfluß der Therapie auf die unmittelbar posttraumatischen ANP- und cGMP-Plasmakonzentration auszuschalten, sah das Studiendesign die erste Blutabnahme für ANP und cGMP unmittelbar vor den initialen therapeutischen Maßnahmen vor. Ausgenommen war nur die notfallmäßig erforderliche Intubation und Beatmung. Bei 9 Patienten erfolgte die initiale Blutabnahme somit bereits durch den Notarzt direkt am Notfallort, bei den restlichen 8 unmittelbar nach dem Eintreffen im Schockraum. Weitere Blutabnahmen erfolgten 1 h, 3 h, 7 h, 12 h, 24 h, 36 h und 5 Tage nach der initialen Abnahme.

Analysenverfahren

Die Bestimmung von ANP undcGMP erfolgte aus venös entnommenen Blutproben. Das Blut wurde in EDTA beschichtete Röhrchen entnommen und sofort eisgekühlt. Nach 10 minütiger Kühlzentrifugation (4 C) bei 3000 U/min wurde das Plasma bei –80 C bis zur Analyse eingefroren. ANP wurde mittels Radioimunoassay (Iken) bestimmt. Der Normalbereich für die ANP-Konzentration beträgt 40–100 pg/ml. cGMP wurde ebenfalls mittels eines Radioimunassays (Amersham) bestimmt, der Normalwert liegt bei 2.0–6.1 pg/ml.

Tabelle 1. Demographische Daten, Verletzungsmuster, Outcome und Injury Severity Score (ISS) der polytraumatisierten Patienten

Patient	Alter	Geschlecht	Verletzungsmuster	Outcome	ISS
1	35	män.	SHT, Thoraxtrauma bds., Beckenfrakturen	überlebt	27
2	63	män.	SHT, Thoraxtrauma bds., Extremitätenfrakturen	überlebt	41
3	18	män.	SHT, Bauchtrauma, Lungenkontusion	überlebt	26
4	18	män.	SHT, Bauchtrauma, Lungenkontusion li.	überlebt	57
5	27	weib.	SHT, Bronchusabriß, Leberruptur	verstorben	66
6	22	män.	SHT, Thoraxtrauma	verstorben	59
7	24	weib.	SHT, Rippenserienfraktur, Spinaltrauma	überlebt	34
8	47	män.	SHT, Rippenserie re, Leberruptur	überlebt	41
9	22	män.	Beckenfraktur, Thoraxtrauma	überlebt	33
10	56	weib.	Beckenfrakturen, multiple Extremitätenfrakturen Thoraxtrauma	überlebt	26
11	22	män.	SHT, Bauchtrauma, Extremitätenfrakturen	überlebt	50
12	56	weib.	SHT, Thoraxtrauma, stumpfes Bauchtrauma	überlebt	21
13	38	män.	Extremitätenamputation, Bauchtrauma	überlebt	29
14	24	män.	SHT, Extremitätenfrakturen, Thoraxtrauma	überlebt	22
15	55	män.	SHT, Gesichtsschädelfraktur, Lungenkontusionen	überlebt	25
16	45	män.	SHT, Gesichtsschädelfrakturen, Spinaltrauma	überlebt	23
17	17	män.	SHT, Bauchtrauma, Extremitätenfrakturen	überlebt	27

Statistische Auswertung

Sämtliche Daten werden als Mittelwert ± Standard Error of Mean (SEM) angegeben. Der Vergleich der Parameter verschiedener Meßzeitpunkte erfolgte mittels des Student t-Test für ungepaarte Daten.

Ergebnisse

Die untersuchten Patienten wiesen einen mittleren ISS von 39 ± 14 auf.

Unmittelbar nach dem Trauma fanden sich bei allen Patienten über die Norm erhöhte ANP-Plasmawerte (137 ± 26 pg/ml). In der Folge der ersten therapeutischen Maßnahmen (Analgesierung, Volumengabe) sinkt die ANP-Plasmakonzentration statistisch signifikant ($p < 0.05$) in den unteren Normbereich ab (47 ± 6 pg/ml). Am 3h-Wert ist eine mäßige Zunahme der ANP-Konzentration zu beobachten. Danach bleiben die Werte konstant im Normbereich.

Der Verlauf der cGMP-Konzentration weist ein identisches Kurvenrelief wie der Verlauf des ANP-Plasmaspiegel auf, wenn auch mitunter zeitlich etwas verschoben (Abb. 2). Post-traumatisch liegt auch der cGMP-Plasmaspiegel deutlich über dem Normbereich (8.2 ± 1.6 pg/ml) und fällt nach den ersten therapeutischen Maßnahmen statistisch signifikant in den Normbereich (4.5 ± 0.9 pg/ml) ab.

Diskussion

ANP und sein Second Messenger cGMP sind in der akuten post-traumatischen Phase und vor Beginn jeglicher Therapiemaßnahmen trotz des gleichzeitig bestehenden traumatisch-hypovolämen Schockes deutlich über die Norm erhöht. Nach Einleiten einer Therapie, insbesondere der massiven Volumensubstitution, fallen ANP und cGMP ausgeprägt ab. Diese

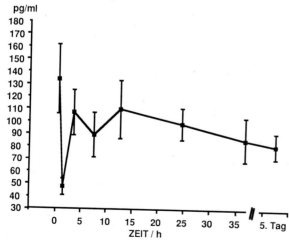

Abb. 1. Verlauf der ANP-Plasmakonzentration bei polytraumatisierten Patienten

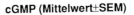

cGMP (Mittelwert±SEM)

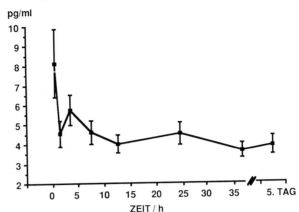

Abb. 2. Verlauf der cGMP-Plasmakonzentration bei polytraumatisierten
Patienten

Beobachtungen stehen im Gegensatz zu den bisher berichteten Releasemechanismen für ANP, wonach die volumsbedingte Vorhofsdehnung den intensivsten Stimulus für eine ANP-Freisetzung darstellt [1]. Allerdings machte die Konzeption unserer Studie mit einer möglichst frühzeitigen Probenabnahme (Notfallort) eine simultane Registrierung der Vorhofsdrucke unmöglich. In der akuten post-traumatischen Phase verursacht die sympatho-adrenerge Reaktion über die Zentralisation des Kreislaufes zwar eine entsprechende Volumenverschiebung, doch ist bei polytraumatisierten Patienten dadurch keine überschießende Druckerhöhung im rechten Vorhof zu erwarten. Durch Erhaltung oder mäßige Erhöhung des Druckes im rechten Vorhof ließe sich der fehlende Abfall von ANP in der akuten Hypovolämie erklären.

Zusätzlich müssen andere Regulationsmechanismen für die gesteigerte ANP-Liberation, wie eine direkte ANP-Freisetzung durch erhöhte Katecholaminkonzentrationen in Betracht gezogen werden [12]. Zwar sind in vorliegender Untersuchung keine Plasma-Katecholaminkonzentrationen, aufgrund der mit den präklinischen Studienbedingungen nicht vereinbaren diffizilen Bestimmungsmethoden, vorhanden, doch gilt ein erhöhter Plasma-Katecholaminspiegel im Rahmen der sympatho-adrenergen Reaktion als gesichert [10]. Die katecholamininduzierte Tachykardie während der Hypovolämie ist möglicherweise nicht die alleinige Ursache für die ANP-Freisetzung. Vielmehr scheint eine über alpha- oder beta-Rezeptor-Stimulation erfolgende intrazelluläre cyclo-AMP Aktivierung, für die ANP-Freisetzung ursächlich verantwortlich zu sein. Die Interaktion von ANP und sympatho-adrenergem System ist allerdings derzeit nicht restlos geklärt [5]. In tierexperimentellen Untersuchungen konnten jedenfalls für den Endotoxin ausgelösten septischen Schock mit relativer Hypovolämie [14] und den hämorrhagischen Schock [13] in gleicherweise ein gemeinsamer Anstieg von ANP und Noradrenalin beobachtet werden.

Nach dem Einsetzen therapeutischer Maßnahmen fiel bei unseren Patienten ANP auch bei erfolgender Volumensubstitution paradoxerweise drastisch ab. Gleichzeitig mit der Volumengabe erfolgte allerdings stets eine Analgesierung, so daß der ANP-Abfall mit einer verminderten sympathikoadrenergen Reaktion additiv zu einer noch nicht ausgeglichenen Hypovolämie erklärt werden könnte. Der Wieder-Anstieg von ANP nach 3 h wäre

414

somit mit der suffizienten Volumenkorrektur bei gleichzeitig verminderter Sympathikus-
aktivität interpretierbar.

Der synergistische Verlauf von ANP und cGMP, wie auch bei unseren Patienten in der
Akutphase des traumatisch-hypovolämen Schocks zu beobachten, zeigt die biologische
Aktivität von ANP an der Effektorzelle an [8]. Die dabei auftretende mäßige zeitliche Verschiebung im ANP- und cGMP-Verlauf ist wahrscheinlich Folge unterschiedlicher Plas-
mahalbwertszeiten [6].

Die Erhöhung von ANP bereits in der akuten Phase des traumatisch-hypovolämen
Schockes ist möglicherweise eine der sympatho-adrenergen Reaktion antagonistisch wirkende Reaktion des Organismus. Dadurch wird einer regulatorisch überschießenden „relativen" Volumensvermehrung effektiv begegnet. Direkte Folge ist allerdings eine weitere
Verminderung des zirkulierenden Volumens und konsekutiv eine Reduktion der Gewebs-
perfusion.

Ausgehend von unseren Untersuchungen, ist das möglichst frühzeitige Durchbrechen
der reflektorischen sympatho-adrenergen Reaktion im Schock durch adäquate Volumens-
substitution zu fordern. Damit können weitere Volumensverluste als Folge dieses über aktive Peptide ausgelösten Pathomechanismus, und damit eine Protrahierung des Schocks
verhindert werden.

Literatur

1. Anderson JV, Donckier J, Mckenna WJ, Bloom SR (1986) The plasma release of atrial natriuretic peptide in man. Clin Sci 71:151–155
2. Anderson JV, Raine AE, Proudler A, Bloom SR (1986) Effect of haemodialysis on plasma concentrations of atrial natriuretic peptide in adult patient with chronic renal failure. J. Endocrinol
   110:193–196
3. Baker SP, O`Neil B, Haddon W, Long WB (1974) A method for describing patients with multi-
   ple injuries and evaluating emergency care. J Trauma 14:187–196
4. Cusson JR, Hamet P, Gutkowska J, Genest J, Cantin M, Larochelle P (1987) Effects of atrial natriuretic factor on natriuresis and cGMP in patients with essential hypertension. J Hypertens
   5:435–443
5. Genest J, Cantin M (1988) The atrial natriuretic factor: its physiology and biochemistry. In:
   Grunike H, Habermann E et al. (eds) Reviews of physiology, biochemistry and pharmacology
   110, pp 94–96
6. Genest J, Cantin M (1988) The atrial natriuretic factor: its physiology and biochemistry. In:
   Grunike H, Habermann E et al. (eds) Reviews of physiology, biochemistry and pharmacology
   110, p 100
7. Hammet P, Tremblay J, Pang SC et al. (1984) Effect of native and synthetic atrial natriuretic
   factor on cyclic GMP. Biochem Biophys Res Commun 123:515–527
8. Hammet P, Tremblay J, Pang SC et al. (1986) Cyclic GMP as mediator and biological marker of
   atrial natriuretic factor. J Hypertens 4 [Suppl 2] :S49–S56
9. Hartter E, Weissel M, Stummvoll HK, Wolosczuk W, Punzengruber C, Ludvik B (1985) Atrial
   natriuretic peptide concentrations in blood from right atrial in patients with severe right heart
   failure. Lancet II:93–94
10. Lintner F (1982) Pathologie des hypovolämen-traumatischen Schocks. Hefte Unfallheilkd
    156:3–8
11. Richards AM, Ikram H, Yandle TG, Nichols MG, Webster WMI, Espiner EA (1985) Renal,
    haemodynamic, and hormonal effects of human alpha-atrial natriuretic peptide in healthy volun-
    teers. Lancet II:545–549

12. Sanifield JA, Shenker Y, Grekin RJ, Rosen SG (1987) Epinephrin increases plasma immunreactive atrial natriuretic hormone levels in humans. Am J Physiol 252:740–745
13. Shackford SR (1987) The effect of hemorrhage and resuscitation on serum levels of immunreactive atrial natriuretic factor. Ann Surg 207:195
14. Shirasaki S (1986) Effect of endotoxin shock on plasma levels of immunreactive atrial natriuretic polypeptide and stress hormones in dogs. Masui 35:1650–1660

Diskussion

Schlag, Wien: Sie sehen einen Abfall des ANP innerhalb der ersten fünf Stunden, einen signifikanten Abfall. Ist das nicht ein Dilutionseffekt durch die Wiederauffüllung des Kreislaufes? Haben Sie dabei auch Proteinbestimmungen im Plasma durchgeführt?

Putensen, Innsbruck: Es ist folgendes zu sagen: Ein Dilutionseffekt ist sicher dabei vorhanden, weil wir ja den Patienten aufgefüllt haben. Egal, ob man den Patienten jetzt mit Vollblut, kolloidalen oder kristalloiden Lösungen auffüllt, jeder Auffüllungseffekt, der praktisch mit einer Dilatation des rechten Vorhofes einhergeht, müßte, wenn man das, was bisher publiziert wurde, und das ist relativ viel, insbesondere durch die Internisten, mit einer Erhöhung dieser ANP-Spiegel einhergehen. Da es gerade paradoxerweise zu einem Abfall kommt, schließen wir natürlich aus, daß zusätzlich auch die Katecholaminwirkung, also die Streßreaktion, eine Bedeutung hat.

Schlag, Wien: Ich glaube, das ANP, Herr Sturm, wäre interessant beim Kompressionsödem, denn da kommt es sicher zu einem Anstieg des Vorhofdruckes.

Die Bedeutung des Thoraxtraumas beim Polytrauma

D. Nast-Kolb, C. Waydhas, A. Trupka, M. Jochum, K.-H. Duswald und L. Schweiberer

Chirurgische Klinik Innenstadt und Chirurgische Poliklinik der Ludwig-Maximilians-Universität München (Direktor: Prof. Dr. L. Schweiberer), Nußbaumstraße 20, W-8000 München 2, Bundesrepublik Deutschland

In einer prospektiven Studie wurde zum einen die klinische Bedeutung, zum anderen die Wertigkeit pathophysiologisch relevanter biochemischer Faktoren für das schwere Thoraxtrauma beim Polytraumatisierten untersucht.

Hefte zur Unfallheilkunde, Heft 223
Zusammengestellt von W. Buchinger
© Springer-Verlag Berlin Heidelberg 1992

Tabelle 1. Thoraxverletzungen bei 43 Patienten

Rippenserienfraktur	n = 27
Hämatothorax	n = 25
Pneumothorax	n = 18
Lungenkontusion	n = 19
Instabiler Thorax	n = 2
Zwerchfellruptur	n = 3

Im Zeitraum von 1.1.1986 bis zum 31.12.1988 konnten 69 Patienten in die Studie aufgenommen werden. Der durchschnittliche Schweregrad betrug 36 Punkte nach dem Injury Severity Score (ISS), die Letalität 16%. Die Patienten wurden entsprechend ihrem klinischen Verlauf in 3 Gruppen unterteilt: 11 Patienten verstarben sekundär im Multiorganversagen (Gruppe 2), 29 Patienten überlebten definierte Organfunktionsstörungen (Gruppe 3) und ebenfalls 29 Patienten wiesen kein Organversagen auf (Gruppe 4).

43 Patienten (62%) erlitten ein schweres Thoraxtrauma (AIS ≥ 3). Dieses war mit Verletzungen des Schädels in 51%, des Abdomens in 37% sowie des Bewegungsapparates in 98% kombiniert. Die Einzelverletzungen der Thoraxregion sind in Tabelle 1 dargestellt.

31 mal war eine, 12 mal beide Thoraxseiten betroffen. Bis auf 3 Zwerchfellrupturen und einen Patienten mit anhaltender arterieller Lungenparenchymblutung wurden die Verletzungen konservativ oder mittels Thoraxdrainage behandelt.

Die Letalität der 43 Patienten mit Thoraxtrauma (mittl. ISS: 37), ist mit 23% wesentlich höher, als die der 26 Patienten ohne Thoraxtrauma (mittl. ISS: 34). welche 3,8% betrug. So wiesen 10 der 11 Verstorbenen schwere Verletzungen des Thorax auf. Bei ebenfalls 10 Patienten mit letalem Verlauf lag ein schweres Trauma des Bewegungsapparates (AIS ≥ 3) vor. Bei 9 der 11 Verstorbenen waren somit beide Regionen schwerverletzt betroffen. Dies zeigt die besondere prognostische Bedeutung dieser Verletzungskombination.

Von den 69 Patienten entwickelten 68% Komplikationen, 32% hatten einen unauffälligen Krankheitsverlauf (Abb. 1). Dabei wiesen jedoch nur 58% (n = 40) ein Organversagen auf, bei 10% (n = 7) bestanden Infektionen ohne Organfunktionsstörungen: Bei 20 Patienten (29%) kam es zur Ausbildung eines Multiorganversagens (MOV), ebenfalls 20 Pati-

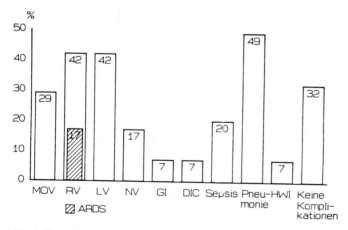

Abb. 1. Komplikationen bei 69 polytraumatisierten Patienten

enten hatten ein isoliertes Organversagen (OV). Das häufigste OV war neben dem Leber-versagen (Bilirubin ≥ 3 mg/dl über mindestens 48 Stunden) das respiratorische Versagen (RV: Horovitz-Quotient < 280 und Notwendigkeit der maschinellen Beatmung für mindestens 48 Stunden). 90% der 29 Patienten mit RV wiesen ein schweres Thoraxtrauma auf, was die Bedeutung der direkten Organschädigung herausstellte.

Dies wird durch die Analyse des Beginns der einzelnen OV bestätigt: Das RV begann bei 59% der Betroffenen bereits am Unfalltag, in 79% innerhalb der ersten drei Tage, im Gegensatz zu den übrigen OV und den bakteriellen Komplikationen, welche in zwei Drittel der Fälle nach dem 3. Tag auftraten.

Bei jedem zweiten Patienten wurde eine Pneumonie (Temp. > 38,5° C oder Leukozyten > 12000 + positiver Keimnachweis oder positiver Röntgenbefund) diagnostiziert, wobei sich für das schwere Thoraxtrauma im Vergleich zum Gesamtkollektiv keine erhöhte Pneumonierate ergab. Diese schien vor allem durch die Beatmungsdauer bestimmt zu sein, welche durch die Verletzungsschwere bedingt war. Sie betrug durchschnittlich 16,8 Tage für die Patienten mit, im Gegensatz zu 5,6 Tagen für die Patienten ohne Pneumonie.

20% (n = 14) entwickelten eine Sepsis, wobei mit einer Ausnahme die Lunge als Infektionsherd nachgewiesen wurde.

In der Studie wurde in Zusammenarbeit mit der Abteilung für Klinische Chemie und klinische Biochemie die prognostische Wertigkeit einer Vielzahl biochemischer Parameter untersucht. Dabei ergaben eine Reihe spezifischer und unspezifischer Entzündungsfaktoren der humoralen und zellulären Systeme bezüglich des Krankheitsverlaufes unter Verwendung des Wilcoxen-Test signifikante Differenzierungen (p < 0.01) zwischen Versterbenden sowie Überlebenden mit und ohne OV (Abb. 2).

Der Schockparameter Laktat unterschied ab Klinikaufnahme bis zum 4. Tag zwischen später Versterbenden (Gruppe 2) und Überlebenden (Gruppe 3 + 4).

Die lysosomale Serinproteinase PMN-Elastase differenzierte bei Klinikaufnahme zwischen Patienten mit späterem OV (Gruppe 2 + 3) und Patienten ohne Organfunktionsstörungen (Gruppe 4) und ab dem 3. Tag zwischen allen 3 Untersuchungsgruppen.

Mit der maximalen Ausschüttung bereits bei Klinikaufnahme ließ die Makrophagencysteinproteinase Kathepsin B während der ersten 3 Tage ebenfalls signifikant zwischen den Gruppen mit und ohne OV unterscheiden.

Im Gegensatz zu den sofort freigesetzten Proteasen und Laktat zeigten die Akutphasenproteine C-reaktives Protein (CRP) und Pancreatic Secretory Tripsin Inhibitor (PSTI) einen verzögerten Anstieg mit wiederum signifikanter Abgrenzung der Versterbenden (Gruppe 2) von den Überlebenden (Gruppe 3 + 4) ab dem 4. Tag, wobei CRP auch zwischen Überlebenden mit und ohne Organversagen differenzierte.

Das sekundär beim Energiestoffwechsel des Makrophagen freigesetzte biologisch inerte Stoffwechselendprodukt Neopterin ergab ein dem PSTI identisches Verhalten.

Die Kurvenverläufe demonstrieren, daß eine Reihe biochemischer Parameter zwischen versterbenden und überlebenden Patienten bzw. zwischen Patienten mit und ohne OV unterscheiden können.

Um eine eventuelle Organspezifität zu überprüfen, wurden die dargestellten biochemischen Parameter bezüglich der Organverletzung sowie der Organfunktionsstörung untersucht. Dazu wurden zunächst die Patienten mit und ohne Thoraxtrauma miteinander verglichen (Abb. 3).

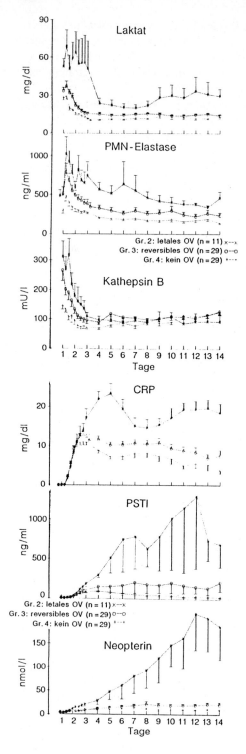

Abb. 2. Mittelwertskurvenverläufe biochemischer Parameter für Verstorbene und Überlebende mit und ohne Organversagen (*OV*)

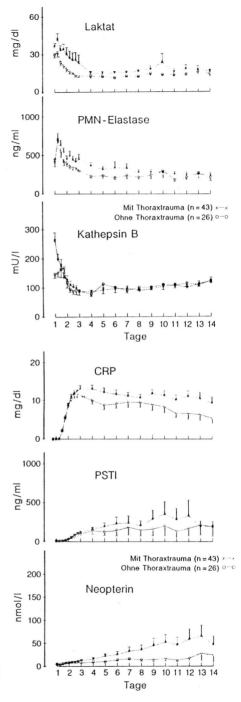

Abb. 3. Mittelwertskurvenverläufe biochemischer Parameter für Polytraumatisierte mit und ohne Thoraxtrauma

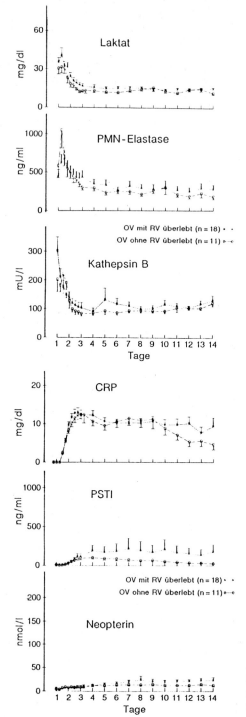

Abb. 4. Mittelwertskurvenverläufe biochemischer Parameter für Überlebende mit Organversagen (*OV*) mit und ohne respiratorischem Versagen (*RV*)

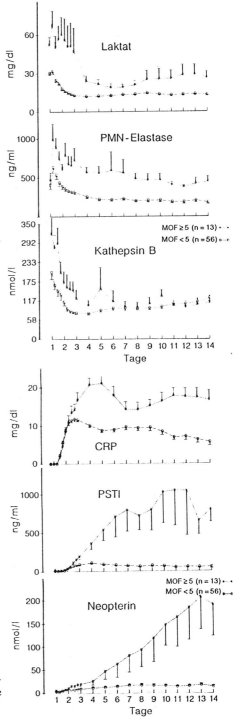

Abb. 5. Mittelwertskurvenverläufe biochemischer Parameter für Patienten mit und ohne schwerem Multiorganversagen (*MOF*)

Von den 43 Patienten mit Thoraxtrauma verstarben 10, 19 überlebten ein Organversagen und 14 hatten einen komplikationslosen Verlauf. Von 26 Patienten ohne Thoraxtrauma verstarb einer und 10 Patienten überlebten mit bzw. 15 Patienten ohne Organfunktionsstörungen.

Dabei zeigte sich, daß die Patienten mit Thoraxtrauma, im Vergleich zu den 3 entsprechend dem klinischen Verlauf aufgestellten Gruppen nur eine geringgradig höhere Mediatorenausschüttung aufwiesen, als die Patienten ohne Thoraxverletzung. Der Unterschied ist auf den wesentlich höheren Anteils an letalem und reversiblen OV der Thoraxverletzten zurückzuführen, darüber hinaus läßt sich jedoch keine für das Thoraxtrauma spezifische Mediatorenfreisetzung erkennen.

Um die Rolle der Entzündungsfaktoren beim respiratorischen Versagen, welches überwiegend mit einem schweren Thoraxtrauma vergesellschaftet war, beurteilen zu können, wurden die biochemischen Mittelwertsverläufe der 29 Patienten, welche ein OV überlebten ausgewertet. Dabei wurden die 18 Patienten mit RV den 11 Patienten mit OV ohne Lungenbeteiligung gegenübergestellt (Abb. 4). Kein einziger Parameter ergab dabei eine relevante Differenzierung zwischen diesen beiden Gruppen. Dies bedeutet, daß sich auch für die respiratorische Organfunktionsstörung keine spezifische Mediatorenfreisetzung nachweisen ließ.

Wie aus Abb. 5 zu ersehen ist, sind die spezifischen und unspezifischen Entzündungsparameter Ausdruck der Schwere des Organversagens: Dieses wurde durch einen Multiple Organ Failure Score (MOF-Score) ≥ 5 nach GORIS ausgedrückt. Damit ergaben sich für alle Parameter hochsignifikante Unterschiede ($p < 0{,}001$) zwischen den 13 Patienten mit einem MOF-Score > 5 und den 56 Patienten mit einem MOF-Score < 5.

Literatur

Goris RJA, de Boekhorst TPA, Nuytinck JKS, Gimbrere JSF (1985) Multiple-organ failure. Generalized autodestructive inflammation? Arch Surg 120:1109–1115

Diskussion

Schlag, Wien: Es waren zu viele Daten, um richtige Fragen stellen zu können. Sie haben unter den Thoraxverletzten eine sehr hohe Letalität? Ich meine nicht international.

Nast-Kolb, München: Wenn man die Zahlen gegenüberstellt, hatten von den 11 Patienten, die verstorben sind, 10 eine schwere Thoraxverletzung. Bezogen auf die Thoraxtrauma macht das einen Prozentsatz von 43 % aus, beim durchschnittlichen ISS in dieser Gruppe von 38 Punkten.

Schlag, Wien: Wie ich gesehen habe, zeigen Sie ja sehr schön, daß es bei den Patienten, die versterben, zu einem signifikanten Anstieg des Neopterins kommt. Dieser Neopterinanstieg zeigt ja nur, daß ihr monozytäres Makrophagensystem hoch aktiviert ist.

Nast-Kolb, München: Zeigt uns das und zum Beispiel auch die primäre massive Freisetzung des Katepsin B, auch eine Proteinase die eben primär gleich aus den Makrophagen freigesetzt wird.

Schlag, Wien: Und die Aktivierung dieser Zellen ist vorwiegend, ich komme wieder darauf zurück, auf Endotoxin zurückzuführen. Stimmen Sie da mit mir überein?

Nast-Kolb, München: Teilweise. Es gibt sicher verschiedene Mechanismen, die diese Systeme aktivieren. Ich glaube, ein Mechanismus ist wirklich das Trauma mit der massiven Gewebszerstörung und entsprechender Freisetzung verschiedensten Toxine. Ein anderer Mechanismus ist die bakterielle Infektion. Ich meine das Problem ist sicherlich, das was Sie vorhin angesprochen haben, die Endotoxinmessung. Wir haben auch von Ihnen gehört, daß von der Messung und von der Methodik her nicht viel herauskam. Wir wollen es auch messen, suchen aber noch die günstigste Methode. Ich weiß von vielen Studien, von einigen die gemessen haben, teilweise kam dabei etwas heraus, bei vielen kam eben nichts heraus. Es wäre sicherlich die entscheidende Frage, das zu messen.

Sturm, Hannover: In München gibt es die Gruppen nicht, die es messen können. Ich habe zwei Fragen: Wie haben Sie das Leberversagen erfaßt? Mit welchen Parametern?

Nast-Kolb, München: Wir haben das Leberversagen rein mit dem Bilirubinwert erfaßt und zwar > 3 mg/dl. Man muß dazusagen, wir haben das natürlich auch sehr genau analysiert, können bei 5 dieser Patienten einen direkten Zusammenhang mit den Bluttransfusionen sehen, ansonsten kann dieser Zusammenhang zum Beispiel nicht nachgewiesen werden.

Sturm, Hannover: Meine zweite Frage schließt sich ein bißchen an das an, was Herr Schlag gesagt hat. Wenn man Endotoxin oder was immer mißt, dann zum Beispiel als ursächlichen Anfang für den Beginn des Multiorganversagens stellt, müßte man eigentlich noch einmal so einen second peak im Mediatorablauf sehen. Hatten Sie den nie?

Nast-Kolb, München: Nein. Ich muß dazu sagen, ich habe einen entsprechenden Vortrag beim Zentraleuropäischen Anaesthesiekongreß mit dem Thema gehalten. Ich habe jetzt die Bilder leider nicht dabei. Wir haben in diesem Patientenkollektiv die Patienten mit Organversagen mit Sepsis und ohne Sepsis für alle Parameter, ich habe jetzt hier nur sechs dargestellt. Wir haben zum Beispiel die ganzen Parameter des PFI-Index. Wir haben Fibrinolyseaktivierungsparameter gemessen, und wir konnten für alle Patienten, für alle Parameter zeigen, daß sich im biochemischen Verlauf während des gesamten Verlaufes überhaupt keine Differenzierung zwischen Patienten mit und ohne Sepsis treffen läßt. Es war relativ einfach, weil 5 Patienten der Verstorbenen hatten eine Sepsis, 6 der Patienten, die verstorben waren, hatten keine Sepsis, so daß wir da wirklich vergleichbare Gruppen aufstellen konnten. Wir sehen da keinerlei Unterschiede. Unser Schluß ist eben der, daß gerade die bakterielle Infektion wirklich ein sekundärer Mechanismus beim Polytrauma ist, zum Beispiel auch abhängig von der Beatmungsdauer, und praktisch ein Organversagen des Immunsystems. Ich glaube, so muß man das deuten.

Morbidität beim Polytrauma mit Thoraxbeteiligung

U. Waibel, W. Koller, C. Putensen, T. Luger und C. Hörmann

Klinik für Anästhesie und Allgemeine Intensivmedizin der Universität Innsbruck (Vorstand: Prof. Dr. H. Benzer), Anichstraße 35, A-6020 Innsbruck

Unabhängig vom Verletzungsmuster weisen schwerstverletzte Patienten eine ähnlich hohe Inzidenz an Organversagen und systemisch wirksamen Komplikationen auf. Systemische Erscheinungen wie das Sepsis-Syndrom, das Multiorganversagen, aber auch lokale Organläsionen wie das akute Lungenversagen, bestimmen Therapie und Prognose dieser Patienten. Das Versagen von Organsystemen erzwingt somit aggressive therapeutische Interventionen, um die Funktionen dieser Organsysteme aufrechtzuhalten oder zu ersetzen.

Diese Studie untersucht, ob polytraumatisierte Patienten mit Thoraxverletzung eine höhere Inzidenz an Organversagen aufweisen und somit als Folge eines Thoraxtraumas ein höherer Aufwand an therapeutischen Maßnahmen erforderlich sein könnte.

Methodik

In die vorliegende Studie wurden alle polytraumatisierten Patienten aufgenommen, die während des Zeitraumes Mai 1987 bis Mai 1988 an unserer Intensivstation behandelt wurden.

Sämtliche Patienten wurden sofort nach der Einlieferung in den Schockraum unserer Klinik nach dem Injury Severity Score (ISS) [1] zur Erfassung der Verletzungsschwere beurteilt. Die Definition des akuten Lungenversagens (ALF) erfolgte nach dem modifizierten Score von Dittmer [2], Zur Erfassung zusätzlicher Organversagen wurde der MOF-Score nach Goris angewandt [3]. Sowohl der Score von Dittmer [2] als auch der Score von Goris [3] beurteilen die Schwere des Organversagen anhand der Invasivität der therapeutischen Interventionen. Die verwendeten Scoringsysteme mußten daher entsprechend den zusätzlich an unserer Intensivstation zur Anwendung gelangenden therapeutischen Maßnahmen modifiziert werden. So wurde die Hämofiltration wie die Hämodialyse gewertet und die Inversed Ratio Ventilation galt als invasivste Beatmungsform. Das Vorliegen eines Sepsis-Syndroms wurde nach dem Schema von Montgomery [5] definiert.

Der Beatmungsaufwand wurde mittels des Produktes aus PEEP x I : E x FiO_2 (PIF) quantifiziert [4].

Resultate

Innerhalb eines Jahres wurden insgesamt 152 polytraumatisierte Patienten an der Intensivstation der Klinik für Anaesthesie und Allgemeine Intensivmedizin der Universität Innsbruck behandelt. 85 Polytraumapatienten (56%) davon wiesen eine Thoraxverletzung auf. Das mittlere Alter der Polytraumapatienten mit Thoraxtrauma betrug 32,8 ± 19, derer ohne Thoraxverletzung 37,5 ± 21 Jahre. Von den 85 Polytraumapatienten mit Thoraxverletzung

Hefte zur Unfallheilkunde, Heft 223
Zusammengestellt von W. Buchinger
© Springer-Verlag Berlin Heidelberg 1992

Tabelle 1. Anzahl der verletzten Regionen, Thoraxtraumainzidenz, ISS

Anzahl der Regionen	Anzahl der Patienten		ISS in Punkten	
	mit Thorax	ohne Thorax	mit Thorax	ohne Thorax
II	25	48	28 ± 13	35 ± 16
III	45	8	38 ± 13	52 ± 16
IV	9	7	52 ± 14	44 ± 9
V	5	1	58 ± 14	50

waren 75% männlich, bei den 67 Polytraumatisierten ohne Thoraxverletzung 73%. Der mittlere ISS als Maßzahl der Gesamtverletzungsschwere zeigte zwischen den beiden untersuchten Populationen ebenfalls keine signifikanten Unterschiede (mit Thoraxtrauma 37,9 ± 15,6 Punkte; ohne Thoraxtrauma 38 ± 16,7 Punkte). Die Anzahl der Verletzungsregionen wurde nach ISS aufgeschlüsselt (Tabelle 1).

43 aller Polytraumapatienten entwickelten ein akutes Lungenversagen, 30 von ihnen erlitten ein Polytrauma mit Thoraxbeteiligung, 13 ein Polytrauma ohne Thoraxverletzung. 81 aller Polytraumapatienten entwickelten ein Multiorganversagen (MOF) 45 davon erlitten zusätzlich ein Thoraxtrauma, 37 keines. Bei 55 der Polytraumapatienten lag ein Sepsis-Syndrom vor, wobei 21 keine und 34 eine Thoraxverletzung aufwiesen (Abb.1). Polytraumapatienten mit Thoraxbeteiligung entwickeln deutlich häufiger ein ALF (Abb. 1). Eine positive Beziehung zur Gesamtverletzungsschwere konnte für ALF, MOF und Sepsis-Syndrom beobachtet werden (Abb. 2). Bei Patienten mit höherem ISS-Score war die Inzidenz an ALF deutlich höher, als bei Patienten mit geringerer ISS-Punktezahl. Das Auftreten von MOF und Sepsis zeigte ebenfalls eine ausgeprägte Beziehung zur Verletzungsschwere nach dem ISS-Score.

Das Vorliegen einer traumatischen Thoraxbeteiligung erforderte einen deutlich höheren Beatmungsaufwand (PIF) und eine längere Beatmungsdauer (Beatmungstage) wie in Abb. 3 dargestellt ist.

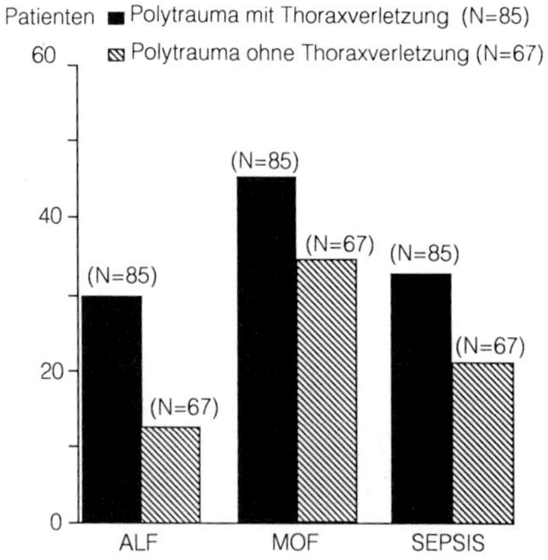

Abb. 1. Zwar ist die Inzidenz an Sepsis und MOF bei Polytraumapatienten mit Thoraxtrauma höher als bei Polytraumatisierten ohne Thoraxbeteiligung, doch tritt insbesondere ein akutes Lungenversagen bei Polytraumapatienten mit Thoraxtrauma deutlich häufiger auf

426

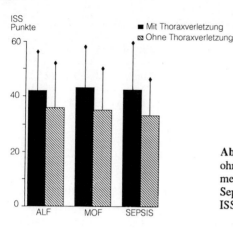

Abb. 2. Sowohl Polytraumapatienten mit als auch ohne Thoraxtrauma zeigen einen deutlichen Zusammenhang zwischen Auftreten eines ALF, MOF und Sepsis und Verletzungsschwere entsprechend dem ISS

Schlußfolgerung

Die Abhängigkeiten, die wir in unserer Studie gefunden haben, lassen sich am besten anhand einer Arbeitshypothese interpretieren (Abb. 4).

Es läßt sich veranschaulichen, daß die Komplikationen Sepsis-Syndrom und MOF von der Gesamtschwere der Systemerkrankung „Polytrauma" abhängig sind, während der pulmonale Therapiebedarf und die Beatmungsdauer vom lokalen Organschaden (Thoraxtrauma) beeinflußt werden.

Es zeigte sich, daß bei Polytraumapatienten mit einem Thoraxtrauma die Inzidenz an ALF deutlich höher ist als bei Polytraumapatienten ohne Thoraxbeteiligung. Auffallend an unseren Daten war, daß 95% aller Patienten, welche ein akutes Lungenversagen aufwiesen, mindestens ein zusätzliches Organversagen, das heißt ein Multiorganversagen hatten. 69,2% jener Patienten, die ohne das Vorliegen eines Thoraxtraumas ein Lungenversagen aufwiesen, waren septisch.

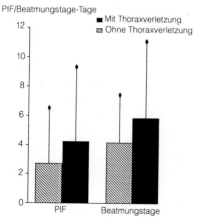

Abb. 3. Polytraumapatienten mit Thoraxtrauma weisen einen deutlich höheren Beatmungsaufwand (PIF) und eine längere Beatmungsdauer auf als Polytraumapatienten ohne Thoraxbeteiligung

Verletzung	Manifestation	Klassifizierung

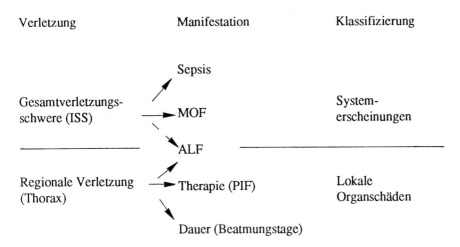

Abb. 4. Zentrale Stelle des akuten Lungenversagens in Abhängigkeit von Gesamtverletzungsschwere (ISS) und regionalem Trauma

Das akute Lungenversagen (ALF) selbst nimmt also eine zentrale Stellung bei polytraumatisierten Patienten ein. Wahrscheinlich hängt die Entwicklung eines früh auftretenden Lungenversagens (Tag 1–3 nach Trauma) von lokal schädigenden Faktoren ab (Thoraxtrauma, Aspiration), während spätere Manifestationen mit Systemerscheinungen (Sepsis) zusammenfallen.

Literatur

1. Baker SP, O'Neil B, Haddon W (1974) The Injury Severety Score: A method for describing patients with multiple injuries and evaluating emergency care. J Trauma 14:187–196
2. Dittmer H, Faist E, Lauterjung KL(1983) Das Mehrfach-Organversagen – die wichtigste Komplikation beim polytraumatisierten Patienten. Zbl Chir 108:385–395
3. Goris RJA, Nuytinck HKS, Redl H (1987) Scoring Systems and Predictors of ARDS and MOF. Progress Clin Biol Res 236B:3–15
4. Koller, W, Benzer H, Duma S, Mutz N, Pauser G (1983) Ein Modell zur einheitlichen Behandlung und Therapieauswertung beim schweren ARDS. Anaesthesist 32:576–581
5. Montgomery AB, Stager MA, Carrico CJ, Hudson CD (1985) Causes of mortality in patients with the adult respiratory distress syndrome. Am Rev Respir Dis 132:485–489

Diskussion

Regel, Hannover: Könnten Sie noch einmal schildern, wie Sie das Thoraxtrauma definiert haben?

Hefte zur Unfallheilkunde, Heft 223
Zusammengestellt von W. Buchinger
© Springer-Verlag Berlin Heidelberg 1992

Waibel, Innsbruck: Thoraxtrauma nach Hospital Trauma Index. Das heißt, alle Polytraumatisierten, die mindestens zwei Rippenfrakturen aufwiesen. Es sind hier alle Patienten enthalten. Ob sie Lungenkontusionen aufweisen, Rippenserienbrüche, instabile Thoraxverletzungen, Hämatothorax, Pneumothorax, das ist komplett, einfach die Gruppe Thoraxverletzungen. Ich habe es für mich aufgeschlüsselt. Wir haben ungefähr 50% Lungenkontusion, das heißt, es entspricht Ihrem Krankengut.

Die Wertigkeit der Sternumfraktur im Rahmen der schweren Thoraxverletzung.

C. Primavesi, A. Kröpfl und F. Mosshammer

Unfallkrankenhaus Salzburg der Allgemeinen Unfallversicherungsanstalt (Ärztlicher Leiter: Prim. Prof. Dr. H. Möseneder), Dr. Franz Rehrl Platz 5, A-5020 Salzburg

„Die oft vorgeschlagene operative Einrichtung des Brustbeinbruches ist in der Regel nicht notwendig", schrieb Lorenz Böhler vor mehr als 50 Jahren.

Bereits damals wurde über die Notwendigkeit der operativen Versorgung des Brustbeinbruches diskutiert.

Von 1977–1987 wurden im Unfallkrankenhaus Salzburg 160 Patienten mit einer Sternumfraktur behandelt. Der Brustbeinbruch war in 40 Fällen Teil einer schweren Brustkorbverletzung, also in Kombination mit einer Rippenserienfraktur und, oder Brustwirbelfraktur. Tabelle 1 und 2 zeigen Unfallursache und Begleitverletzungen.

Eine traumatische Herzschädigung konnten wir 7mal nachweisen, wobei es sich 5mal um eine Herzkontusion und je 1mal um ein Haematoperikard bzw. eine Herzruptur (autoptisch verifiziert) gehandelt hat. In der Literatur wird die Rate der Herzkontusion bei der Sternumfraktur mit bis zu 60% angegeben, abhängig von der Genauigkeit der EKG-Überwachung und Bestimmung der Herzisoenzyme.

6 von 40 Patienten (15%) sind während des Aufenthaltes verstorben, wobei als Todesursache die primäre Schwere der Verletzung, bzw. bestehende Grundkrankheiten anzusehen sind. Tabelle 3 zeigt die durchgeführte Therapie.

Anläßlich einer Nachuntersuchung konnten wir 15 von 40 Patienten kontrollieren. Seit dem Unfall waren im Mittel 6,5 Jahre vergangen. Sämtliche Frakturen waren klinisch und

Tabelle 1. Unfallursache (n = 40)

Verkehrsunfall	25
Sturz	7
Sportunfall	6
Einklemmung	2

Hefte zur Unfallheilkunde, Heft 223
Zusammengestellt von W. Buchinger
© Springer-Verlag Berlin Heidelberg 1992

Tabelle 2. Begleitverletzungen (n = 40)

Wirbelbruch (BWS 12)	18
Bruch langer Röhrenknochen	7
SHT	5
Ruptur innerer Organe	4
Beckenbruch	3
Verrenkung großer Gelenke	3

röntgenologisch konsolidiert. 20% der Patienten klagten über gelegentliche Schmerzen, bzw. Wetterempfindlichkeit im Bereich des Brustbeines.

Die Analyse der Lungenfunktionsprüfung zeigte in 13 Fällen altersentsprechende Werte, in 2 Fällen eine obstruktive Einschränkung von maximal 30% bezogen auf die Altersnorm nach Knudsen.

Zusammenfassung

Brustbeinbrüche zeigen eine gute Heilungstendenz. In 11 Jahren bei der Behandlung von 160 Brüchen zeigte sich keine Pseudoarthrose. Die grundsätzliche operative Stabilisierung des dislozierten Brustbeinbruches ist nicht notwendig.

Bei der Sternumfraktur im Rahmen der schweren Thoraxverletzung (40 Fälle) besteht in fast 50% eine Mitverletzung der Wirbelsäule. Konsequente Abklärung der Brustwirbelsäule mittels Standardröntgenaufnahmen oder Computertomografie ist notwendig.

Aufgrund der Häufigkeit der Herzkontusion (20–60%) ist anfänglich ein EKG-Monitoring wünschenswert. Herzisoenzyme sollten regelmäßig kontrolliert werden.

Die operative Stabilisierung des Brustbeines führen wir nur im Rahmen der Stabilisierung des Thorax durch.

Dies geschieht primär bei offenen Verletzungen, bzw. bei Thorakotomie auf dem „Rückweg" der Thorakotomie.

Früh-sekundär ist die Stabilisierung angezeigt, wenn unter PEEP-Beatmung und ausreichender Analgesierung (Periduralkatheter) keine Normalisierung der Atemfunktion zu erreichen ist.

Tabelle 3. Therapie (n = 40)

Standard (Cingulum, Analgetika, Atemtherapie)	27
Beatmung	13
Bülau-Drainage	11
Periduralkatheter	2
Operative Stabilisierung	2
Tracheotomie	2

430

Literatur

1. Böhler L (1937) Die Technik der Knochenbruchbehandlung. Maudrich, Wien
2. Buckmann R, Trooskin SZ, Flancbaum L, Chandler J (1987) The significance of stable patients with sternal fractures. Surg Gynecol Obstet 164:261
3. Gopalakrishnan KC, Masvi WS (1986) Fractures of the sternum associated with spinal injury. J Bone Joint Surg [Br] 68:178
4. Mayba I (1985) Non union of fracture of the sternum. J Bone Joint Surg [Am] 67:1091
5. Schmit-Neuerburg KP, Zerkowski HR, Hanke J (1986) Stabilisierende Operationen am Thorax. Chirurg 57:1–14
6. Vecsei V, Frenzel I, Plenk H jr (1979) Eine neue Rippenplatte zur Stabilisierung mehrfacher Rippenbrüche und der Thoraxwandfraktur mit paradoxer Atmung. Hefte Unfallheilkd 138:279

Diskussion

Jungbluth, Hamburg: Sie haben uns abschließend noch Thoraxverletzungen vor dem Hintergrund der Sternumfrakturen vor Augen geführt. Die Stabilisierung des Brustbeines ist ja wohl im wesentlichen eine Ausschaltung des Schmerzes?

Primavesi, Salzburg: Ja.

Jungbluth, Hamburg: Und sollte wohl auch in diesem Rahmen in der Rekonstruktion des Thorax gesehen werden. Wir haben gesehen, wie eng die Pathophysiologie des Thoraxtraumas in die des Polytraumas hineinwirkt.

Hefte zur Unfallheilkunde, Heft 223
Zusammengestellt von W. Buchinger
© Springer-Verlag Berlin Heidelberg 1992

Das Thoraxtrauma im Rahmen des Polytraumas – therapeutische Strategien, Prioritäten der Versorgung

Intra- und postoperative Autotransfusion

P. Prusa

Unfallkrankenhaus Meidling der Allgemeinen Unfallversicherungsanstalt (Ärztlicher Leiter: Prim. Doz. Dr. H. Kuderna), Kundratstraße 37, A-1120 Wien

Zwei Jahre Erfahrung mit der intra- und postoperativen Autotransfusion in der Traumatologie ist der Anlaß für dieses Übersichtsreferat.

Die Autotransfusion ist an sich eine alte Idee und Wunschvorstellung jedes Chirurgen und Anästhesisten, die im Operationssaal den Erythrozyten wehmütig nachblicken, wenn sie nutzlos im Sauger, in Tüchern und am Fußboden ihr Leben aushauchen. Wie schön wäre es doch sie aufzufangen, zu sieben, zu filtern, zu reinigen und sie ihrem ursprünglichen Zweck wieder zuzuführen!

Es wurden einige Geräte konstruiert, die sich alle durch eine gewisse Unhandlichkeit und vor allem durch ein hohes Embolie- und Hämolyserisiko für den Patienten auszeichneten. Auch die relative Kostengünstigkeit verhalf den Verfahren zu keinem Durchbruch.

Vor ungefähr 12 Jahren kam aus dem Bereich der Zellseparation eine neue Technik aus den USA, die zum ersten Mal die Forderungen der Eigenblut- Retransfusion erfüllen konnte, nämlich die vollautomatische Herstellung eines sterilen, gewaschenen und vitalen Erythrozytenkonzentrates aus intra- und postoperativen Blutverlusten in möglichst kurzer Zeit.

In einem doppellumigen Saugschlauchsystem wird das Blut aus dem Operationsgebiet bereits in der Hand des Chirurgen mit heparinisierter Kochsalzlösung vermischt.

Es wird in ein Sammelreservoir gesaugt, wo es gefiltert und bis zur Weiterverarbeitung aufbewahrt wird.

Fällt bei ausgedehnten Blutungen die Entscheidung zur Retransfusion, tritt der apparative Teil des Systems in Funktion.

Über ein großlumiges Schlauchsystem wird das Blut mit einer Rollerpumpe in eine schnell rotierende Zentrifugenglocke befördert. Hier wird die Mischung aus hämolytischem Plasma, heparinisierter Spüllösung, Zelldetritus, sonstigen unerwünschten Bestandteilen und einer Vielzahl von intakten Erythrozyten nach den Prinzipien der Schwerkraft aufgetrennt.

Die durch die sanfte Saugtechnik des Chirurgen geretteten Erythrozyten werden an die Wand der Zentrifuge gepreßt, der Rest fließt in einen Abfallbeutel.

Anschließend wird mit Kochsalzlösung ausgiebig gewaschen.

Hefte zur Unfallheilkunde, Heft 223
Zusammengestellt von W. Buchinger
© Springer-Verlag Berlin Heidelberg 1992

Nach insgesamt 3 min werden 225 ml eines 55% Ery-Konzentrates in einen Transfusionsbeutel hochgepumpt und können über einen Mikrofilter dem Patienten wieder zurückgegeben werden.

Der Vorgang der Aufbereitung wird vollautomatisch über Klemmen und Sensoren gesteuert, kann jedoch manuell unterbrochen und individuell verändert werden.

Die Vorteile sind offensichtlich:

- Einsparung bis Vermeidung von Fremdblut bei allen großen und blutverlustreichen Operationen in fast allen Bereichen der Chirurgie. Ausgenommen bleiben die Tumorchirurgie, die septische Chirurgie und Eingriffe am offenen Darm.
- Rasche Verfügbarkeit von Blut bei Lieferschwierigkeiten durch die Blutbanken und bei seltenen Blutgruppen.
- Eigenblut kennt keine Blutgruppeninkompatibilität, keine immunologischen Reaktionen.
- Es besteht keine Infektionsgefahr.
- Das autologe Frischblut hat Qualitätsvorteile gegenüber homologem Lagerblut.
- Die Versorgung einer intraoperativen Massenblutung wird erleichtert.
- Die Methode wird ebenso wie der extrakorporale Kreislauf von den Zeugen Jehovas akzeptiert.
- Und nicht zuletzt werden sich immer mehr Patienten des Risikos von Fremdblut bewußt und fragen nach Alternativen.

Die Nachteile liegen in den relativ hohen Kosten des Verbrauchsmaterials. Erst ab der vierten Bluteinheit kann man von Kostenneutralität gegenüber Fremdblutkonserven sprechen, wobei die hohen Gerätekosten noch nicht berücksichtigt sind.

Genauso unberücksichtigt sind jedoch dabei die hohen Kosten, die jeder einzelne Fall von transfusionsbedingter Hepatitis verursacht, ganz abgesehen von der hohen Morbidität und Mortalität.

Auch die Blutbanken scheinen an dieser Entwicklung interessiert, da der Blutbedarf durch aufwendigere Operationstechniken laufend steigt, während die Blutaufbringung damit nicht Schritt halten kann.

All diese Überlegungen haben uns im Unfallkrankenhaus Wien Meidling 1987 veranlaßt, nach einigen Monaten der Erprobung einen Cell Saver IV von Haemonetics anzukaufen. Das zweite Gerät am Markt ist der Autotrans von Dedeco.

In diesem Zeitraum haben wir 140 Einsätze durchgeführt, wobei insgesamt 453 Einheiten Blut retransfundiert wurden. Das sind durchschnittlich 728 ml Ery-Konzentrat pro Patient. Bei insgesamt 55 Einsätzen wurde auf die Aufbereitung verzichtet, da die Blutungsmenge zu gering erschien. Bei 30% der Patienten konnte auf die intraoperative Gabe von Fremdblut verzichtet werden, 15% erhielten auch postoperativ kein Fremdblut. In 6 Fällen wurde auch das postoperative Drainageblut aufbereitet.

Die relativ hohe Anzahl von Patienten, die trotzdem Fremdblut erhielten, erklärt sich aus der Tatsache, daß die intraoperative Autotransfusion allein nicht ausreicht um Fremdblut zu vermeiden. Flankierende Maßnahmen, wie die präoperative Eigenblutspende, Eigenplasmapherese und Hämodilution sowie die routinemäßige Aufbereitung des postoperativen Drainageblutes müßten Eingang in die perioperative Versorgung finden.

Daß dies einen hohen organisatorischen Aufwand erfordert ist klar, ich glaube aber, daß es sich lohnt, um unseren Patienten in Zukunft eine noch bessere Versorgung bieten zu können. Einige Zentren in Deutschland sind bereits diesen Weg gegangen und haben bewiesen, daß man nach einigen Jahren bis zu 80% des Fremdblutes einsparen kann. Diese Daten sind nicht ohne weiteres auf die Traumatologie zu übertragen. In unserem Bereich haben wir häufig mit Patienten zu tun, die bereits am Unfallort und Transportweg einen beträchtlichen Blutverlust erlitten haben. Hier kann der Cell Saver erst in der operativen Phase zum Einsatz kommen. Die Retransfusion hinkt natürlich dem tatsächlichen Blutbedarf hinterher. Trotzdem hat sich die Methode auch in der Akutversorgung gut bewährt.

Der Cell Saver wird vom Anästhesieteam bedient. Die anfängliche Ablehnung der ungewohnten digitalen Bedienungstechnik konnte überwunden werden. Die Aufrüstung, Bedienung und Wartung des Geräts konnte dem gesamten Team in zirka 6 Monaten vermittelt werden. Diese lange Dauer ist auf die relativ geringe Einsatzfrequenz zurückzuführen. Auch die chirurgische Mannschaft war nach anfänglicher Skepsis von den Vorteilen zu überzeugen.

Eine Veränderung von liebgewonnenen Saugtechniken war jedoch notwendig, um einen möglichst sanften Transport der Erythrozyten von der Wunde in das Sammelreservoir zu gewährleisten.

In der Zwischenzeit ist der Cell Saver ein verläßlicher Partner bei Routine und Notfalloperationen geworden.

Wir verwendeten die Autotransfusion hauptsächlich bei totalen Hüftprothesen und Prothesenwechsel, Wirbeloperationen, große Osteosynthesen, Milz, Leber und Nierenrupturen, Gefäßverletzungen, Hämatothoraces mit Operationsindikation und in der Schädelchirurgie.

Im Unfallkrankenhaus Meidling wollen wir in den nächsten Monaten einen weiteren Schritt zur autologen Versorgung unserer Patienten mit Blut und Blutderivaten gehen.

Zunächst denken wir an eine präoperative Eigenplasmapherese, um für Planoperationen eine ausreichende Menge an frischgefrorenem Plasma zur Verfügung zu stellen. Man darf nämlich nicht vergessen, daß jede Massenblutung mit einer Gerinnungsstörung einhergeht, die weder durch autologen noch durch homolen Erythrozytenersatz behoben werden kann. Hier muß gefrorenes oder lyophilisiertes Frischplasma eingesetzt werden.

Daß dieses Vorhaben in der Unfallchirurgie mit einer geringen Anzahl von Planoperationen auf organisatorische Schwierigkeiten stoßen wird, ist uns bewußt. Wir hoffen jedoch auf ein breiteres Echo bei unseren Patienten und vielleicht auch in den umliegenden Krankenhäusern.

Ich glaube, daß in den Methoden der autologen Hämotherapie ein großes Entwicklungspotential für die Zukunft liegt.

Die Blutspendedienste und die homologe Hämotherapie werden weiter ihre immens wichtige Position einnehmen, aber in Zukunft noch gezielter und noch kritischer eingesetzt werden.

AIDS hat die Menschen vorsichtiger gemacht, mit der Hepatitisgefahr leben wir schon lange. Unabhängig von diesen aktuellen Ereignissen wäre es gut, wenn dieser Weg weitergegangen würde.

Diskussion

Trojan, Wien: Hatten Sie außer den erwähnten Schwierigkeiten Komplikationen technischer oder sonstiger Art?

Prusa, Wien: Technische Komplikationen gab es am Anfang natürlich, einfach weil das Personal am Gerät nicht genügend geübt war. Nach ungefähr einem halben Jahr bis Jahr hat sich alles eingespielt. Komplikationen von seiten der Patienten hatten wir eigentlich keine. Die Komplikationen liegen in dem relativ aufwendigen Einsatz, weil man ein Gerät aufbauen muß und da herrscht eine gewisse Hemmschwelle, vor allem in der Akutversorgung der Patienten, denn es braucht doch ein paar Minuten, um ein Gerät herzurichten. Da wird oft nicht danach gegriffen.

Poigenfürst, Wien: Ich wollte Sie fragen, wie ist das mit präoperativ verlorenem Blut? Ich denke vor allem an die Thoraxdrainage bei jemandem, der massiv aus dem Thorax blutet.

Prusa, Wien: Wir haben damit einmal Erfahrung gehabt, nach dem ein Frischverletzter mit einer Thoraxverletzung hereinkam und wir sofort eine Bülaudrainage gelegt haben. Es wurde das Blut sofort aufgefangen – es hat natürlich ein bis zwei Minuten gedauert bis das Sammelreservoir hergerichtet war – und konnte dann auch retransfundiert werden. Ich glaube, das wäre vielleicht eine ganz gute Idee, wenn man in die Bülauflaschen in Zukunft als Vorfüllung auch eine Heparinlösung routinemäßig hineingäbe, um dann eventuell bei Bedarf bei Haematothorax mit Operationsindikation sofort heparinisiertes Blut zur Verfügung zu haben.

Poigenfürst, Wien: Sehen Sie die Wirtschaftlichkeit bei der Rückgewinnung des postoperativ verlorenen Blutes in der Menge, die Sie gewinnen, oder nur in der indirekten.

Prusa, Wien: Die Wirtschaftlichkeit ergibt sich dadurch, daß ich, wenn ich daran denke postoperativ Blut zu gewinnen, bereits intraoperativ das System aufgebaut habe. Das heißt, postoperativ kostet es praktisch nichts mehr.

Poigenfürst, Wien: Sie meinen also unmittelbar?

Prusa, Wien: Unmittelbar an die operative Autotransfusion sollte sich die postoperative anschließen.

Kuderna, Wien: Auf der Intensivstation?

Prusa, Wien: Müßte nicht sein. Das kommt jetzt auf die Saugsysteme an, die man verwendet. Wenn man den apparativen Aufwand auf eine Station transportiert, müßte das ein Aufwachzimmer oder die Intensivstation sein. Wenn man einfache Saugsysteme dafür verwenden würde, die routinemäßig mit Saugbalg verwendet werden und bereits Heparin dazugibt, könnte das auf der normalen Station geschehen.

Poigenfürst, Wien: Ich glaube, darauf muß man sehr hinweisen, denn man ist ja manchmal enttäuscht. Man wirft den Cell-Saver an für eine Operation, bei der man erwartet, daß ein größerer Blutverlust möglich ist, und dann bekommt man nicht einmal 250 ml. Aber erst, wenn man dann postoperativ noch das Blut mitverarbeitet, dann wird es interessant.

Hefte zur Unfallheilkunde, Heft 223
Zusammengestellt von W. Buchinger
© Springer-Verlag Berlin Heidelberg 1992

Prusa, Wien: Momentan sind es ungefähr 8 Stunden, die es stehen könnte. Innerhalb der ersten 8 Stunden kann man das machen.

Kuderna, Wien: Ich möchte in Ergänzung noch etwas dazu sagen. Ein Einwand, der gegen den Cell-Saver beim akuten Einsatz gebracht wird – wir haben das eben mit Herrn Sturm besprochen – wäre der, daß zum Beispiel das ARDS ja damit beginnt, daß humorale, aber vor allem zelluläre Systeme aktiviert werden und natürlich, wenn das Blut jetzt einer derartigen mechanischen Behandlung unterworfen wird – absaugen, dann das Zentrifugieren usw. – könnte man meinen, daß diese Aktivierung noch mehr gesteigert wird. Aber sofern wir es akut eingesetzt haben, haben wir das eigentlich nicht gesehen.

Prusa, Wien: Wir haben das nicht gesehen, das ist völlig richtig und es sind auch Arbeiten erschienen, die die Erythrozytenqualität elektromikroskopisch untersucht haben, zwischen autologem und homologem Blut besteht in der Blutbeschaffenheit unter dem Elektronenmikroskop kein Unterschied. Es ist sicher das autologe Frischblut nach der Filtration im Mikrofilter als besser zu bewerten als homologes Lagerblut, vor allem weil man bei homologem Blut immer ältere Konserven verwendet. Das autologe Frischblut wäre eventuell dem homologen Frischblut vergleichbar, aber wann bekommt man das denn.

Hertz, Wien: Wie sehen Sie die Verteilung zwischen Akut- und Planoperationen prozentual?

Prusa, Wien: In der Traumatologie würde ich vielleicht 10% Akutfälle sehen.

Hertz, Wien: Diese Erfahrung haben wir auch gemacht.

Retrospektive Analyse von Frakturen der oberen Rippen

G. Ittner, R. Jaskulka und A. Chrysopoulos

II. Universitätsklinik für Unfallchirurgie Wien (Vorstand: Prof. Dr. P. Fasol), Spitalgasse 23, A-1090 Wien

Frakturen der oberen Rippen alleine, mit Verletzungen des gleichseitigen Schultergürtels oder zusammen mit Sternumfrakturen stellen Literaturangaben zu Folge schwere oft mit beträchtlichen intrathorakalen Begleitverletzungen einhergehende Brustwandverletzungen dar [1–5].

Anhand einer retrospektiven Analyse von 112 Patienten mit Frakturen der oberen Rippen alleine oder mit unterschiedlichen Begleitverletzungen wird ein Überblick über Häufigkeit, Therapie und Prognose dieser Brustkorbverletzung gegeben.

Hefte zur Unfallheilkunde, Heft 223
Zusammengestellt von W. Buchinger
© Springer-Verlag Berlin Heidelberg 1992

Tabelle 1. Unfallhergang (n = 112)

Verkehrsunfall	78
Sturz aus gr. Höhe	10
Sturz im Niveau	18
Verschüttung	4
SMV – U-Bahn	1
Raufhandel	1

Patientengut

In den Jahren 1985–1988 kamen 112 Patienten – 61 Männer mit einem Alter von 10–84 Jahren (ø: 44,8) und 51 Frauen in einem Alter von 8–88 Jahren (ø: 52,1) – mit Verletzungen der oberen Thoraxwand zur Behandlung.

Die Unfallursache war überwiegend der Vekehrsunfall, gefolgt von Stürzen im Niveau und aus großer Höhe (Tabelle 1).

In Verkehrsunfälle waren 28mal PkW, 25mal Passanten und PkW, 4mal Passanten und Straßenbahn, 21mal zweispurige Fahrzeuge und Fahrräder involviert.

Die Thoraxwandverletzungen konnten gegliedert werden in:

- Frakturen der oberen Rippen einseitig (57 Fälle),
- Frakturen der oberen Rippen beidseits (7 Fälle),
- Frakturen der oberen Rippen und Verletzung des gleichseitigen Schultergürtels (42 Fälle),
- Frakturen der oberen Rippen und Verletzung des Sternums (6 Fälle).

Mehrfachverletzt waren 27 Patienten; es überwogen Thoraxtrauma, SHT und Extremitätenverletzungen. Bei 11 Patienten war ein Schädel-Hirn-Trauma die Begleitverletzung.

Tabelle 2. Intrathorakale Zusatzverletzungen

Obere Rippen	einseitig (n = 57)	
	Hämatothorax (HT)	8
	Pneumothorax (PT)	6
	Hämatopneumoth.(HPT)	2
	Aortenruptur (AR)	1
Obere Rippen	beidseits (n = 7)	
	Pneumothorax	4
	Hämatopneumoth.	1
	Contusio pulmonis (CP)	2
Obere Rippen	und Schultergürtel (n = 42)	
	Hämatothorax	8
	Pneumothorax	4
	Hämatopneumothorax	3
	Contusio pulmonis	5
Obere Rippen	und Sternum (n = 6)	
	Hämatopneumothorax	1

Tabelle 3. Therapie der intrathoracalen Verletzungen

Obere Rippen einseitig		
HT:	Bülau-Drainage	-4 / CMV -1 / T-tomie -1
PT:	Bülau-Drainage	-6 / CMV -1 /
HPT:	Bülau-Drainage	-2 / CMV -1 /
AR:	Thorakotomie $-$ Dacronprothese	-1
Obere Rippen beidseits		
PT:	Bülau-Drainage	-2
HPT:	Bülau-Drainage	-1
CP:	CMV	1
Obere Rippen und Schultergürtel		
HT.	Bülau-Drainage	-8 / CMV -2
PT:	Bülau-Drainage	-4 / CMV -1
HPT:	Bülau-Drainage	-3 / CMV -3
CP:	CMV	-1
Obere Rippen und Sternum		
HPT:	Bülau-Drainage	-1 / CMV -1

Intrathoracale Zusatzverletzungen wurden den jeweiligen Thoraxwandverletzungen zugeordnet (Tabelle 2).

Insgesamt traten 16 Hämatothoraces, 14 Pneumothoraces, je 7 Lungenkontusionen und Hämatompneumatothoraces sowie 1 Aortenruptur auf.

Extrathoracale unmittelbare Begleitverletzungen waren 3 komplette Läsionen des Plexus brachialis, welche in der Gruppe III auftraten.

Therapie

Die Therapie der intrathoracalen Verletzungen bei den Hämatothoraces bestand in 12 Bülaudrainagen mit zusätzlicher Beatmung von 3 Patienten infolge respiratorischer Insuffizienz – einer von diesen wurde zuvor wegen massiver Blutung thorakotomiert.

Pneumothoraces wurden in ebenfalls 12 Fällen durch Drainage entlastet – 2 Patienten davon mußten wegen Mehrfachverletzung oder begleitendem SHT beatmet werden.

Hämatopneumothoraces wurden ausschließlich mit Bülaudrainagen versorgt, davon wurden 4 wegen Mehrfachverletzung oder SHT beatmet und einer wegen respiratorischer Insuffizienz.

Die Lungenkontusionen wurden in 2 Fällen beatmet – auch hier stellte das SHT bzw. die Mehrfachverletzung die Indikation dazu.

Die Aortenruptur wurde nach Angiographie sofort operativ mit einer Dacron-Prothese versorgt (Tabelle 3).

Ergebnisse

Nach einer durchschnittlichen Aufenthaltsdauer von 18,2 Tagen (3–180 Tage) konnten 94 Patienten nach Hause entlassen werden (Tabelle 4).

Tabelle 4. Ergebnisse

		Gut	Exitus TT	PT	SHT
Obere Rippen	einseitig	48	1	2	6
	beidseits	3	1		3
III	mit Schultergürtel	37	2	1	2
IV	mit Sternum	6			

18 Patienten verstarben – 2 davon unmittelbar nach Einlieferung in den Schockraum.

Die Beatmungsdauer bei Patienten, bei denen das Thoraxtrauma im Vordergrund stand, betrug durchschnittlich 10,7 Tage.

War das SHT Grund für die Beatmung, dauerte die Respiratortherapie im Schnitt 8,6 Tage.

Patienten mit begleitendem Bauchtrauma, welches operativ versorgt werden mußte, und anschließender Beatmung waren durchschnittlich 4,3 Tage am Respirator.

Literatur

1. Adeyomo AO, Arigbabu AO, Adejuyigbe O (1984) Thoracic injurues in road traffic accidents: Analysis of 148 cases. Injury 16:30
2. Breitfuß H, Glaser F, Muhr G (1987) Prognose und Therapie des schweren stumpfen Thoraxtrauma. Unfallchirurg 90:539
3. Glinz W (1986) Problems caused by the unstable thoracic wall and by cardic injury due to blunt injury. Injury 17:322
4. Roschek H, Marohl K, Albrecht K, Krönig W (1988) Die Bedeutung von Thoraxtraumen als alleinige oder Mitverletzung bei Polytraumen. Unfallchirurg 91:422
5. Schulpen TMJ, Doesburg WH (1986) Epidemiology and prognostic signs of chest injury patients. Injury 17:305

Prioritäten der Versorgung von Thoraxverletzungen beim Polytrauma

H. Hertz, O. Kwasny und R. Weinstabl

I. Universitätsklinik für Unfallchirurgie Wien (Vorstand: Prof. Dr. E. Trojan), Alser Straße 4, A-1090 Wien

Die Beurteilung eines polytraumatisierten Patienten beinhaltet die rechtzeitige Erkennung lebensbedrohlicher Zustände. Im Vordergrund steht das Schädel-Hirn-Trauma, das Thorax- und Abdominaltrauma. Das Thoraxtrauma nimmt bezüglich der Versorgung eine Sonderstellung ein, da bei massivem Thoraxtrauma zwei lebenserhaltende Funktionen, näm-

Hefte zur Unfallheilkunde, Heft 223
Zusammengestellt von W. Buchinger
© Springer-Verlag Berlin Heidelberg 1992

lich 1. die respiratorische Funktion und 2. durch Blutverlust in den Thorax oder durch Herz- bzw. Gefäßverletzungen die zirkulatorische Vitalfunktion gefährdet sein kann.

Therapieplan

Die erste Maßnahme ist selbstverständlich die cardiopulmonale Reanimation mit allen ihren begleitenden therapeutischen Maßnahmen, wobei dem Spannungspneumothorax absolute Priorität zukommt, da bei Vorliegen eines Spannungspneumothorax eine suffiziente cardiopulmonale Reanimation nicht möglich ist. Das gleiche gilt für den massiven Hämatothorax, der im Rahmen der CPR akut entlastet werden muß. Beim Polytraumatisierten, der auch ein massives Thoraxtrauma erlitten hat, stellt sich nach der Reanimation, sofern diese notwendig war, die Frage nach welchem Stufenplan kann die operative Versorgung des Patienten vorgenommen werden.

Wir unterscheiden drei Phasen:

Die erste Phase umfaßt die Maßnahmen der cardiopulmonalen Reanimation mit Aufrechterhaltung und Stabilisierung der Vitalparameter sowie die sofortige Entlastung von Spannungspneumothorax, die invasive Therapie bei Herzbeuteltamponade sowie die Entlastung eines massiven Hämatothorax. In der zweiten Phase wird die Stabilisierung der Lungenfunktionen angestrebt. Unter entsprechendem Management, wie gesichertem Gasaustausch, eventuell Bronchoskopie und Lungenröntgenkontrollen sowie suffizienten Drainagen – nötigenfalls beidseits – kann dieser Zustand erreicht werden. Eine engmaschige Kontrolle mittels Pulsoxometer und Astrup-Überwachung ist nötig. In dieser Phase dürfen nur lebensbedrohliche Verletzungen im Bereich des Schädels, Abdomens oder massive Blutungen an den Extremitäten versorgt werden. Daran schließt sich die dritte Phase, nämlich die Operationsphase, an. Bei stabiler Lungenfunktion und Fördermengen aus den Drainagen von nicht mehr als 150–200 ml pro Stunde, suffizientem Gasaustausch und stabiler Hämodynamik können Operationen an Extremitäten vorgenommen werden. Je nach Zustand und Stabilisierungsphase des Patienten können alle Begleitverletzungen en bloc versorgt werden (Tabelle 1).

Krankengut

An der I. Univ.-Klinik für Unfallchirurgie in Wien wurden im Zeitraum 1984–1988 69 Patienten in der Kombination Polytrauma mit Thoraxtrauma versorgt. 20 waren weiblich, 49 männlich; das Durchschnittsalter betrug 37,8 Jahre (2–90). Die Aufteilung der Zusatzverletzungen zeigt Abb. 1. In 74,4% der Verletzungen lag eine Beteiligung des Schädels vor. Bei 26% der Fälle war eine Verletzung der Wirbelsäule gegeben, und bei 36% mußte eine Intervention wegen eines abdominellen Geschehens vorgenommen werden.

Im Rahmen des Thoraxtraumas konnten wir 52mal eine Serienrippenfraktur, 22mal einen Hämatothorax, 30mal einen Pneumothorax und 7mal einen Spannungspneumothorax diagnostizieren. Als spezielle Zusatzverletzungen im Bereich des Thorax fanden wir in 4 Fällen eine Aortenruptur, wovon 2 Patienten ad exitum kamen, 2mal lag eine Trachealruptur vor und 3mal eine Zwerchfellruptur. Alle diese Verletzungen wurden operativ versorgt, mit Ausnahme einer Aortenruptur. In der Literatur ist die Letalität schwerer Thorax-

Tabelle 1. Therapieplan beim Polytrauma mit Thoraxverletzung

1. Phase:	Cardiopulmonale Reanimation
	Drainage vom Spannungspneumothorax
	Drainage vom massiven Hämatothorax
	Intervention bei Herzbeuteltamponade
2. Phase:	Stabilisierung der Lungenfunktion
	(Kontrolle des Gasaustausches)
	Pulsoxometer
	Bronchoskopie
	Astrup- und Lungenröntgenkontrollen
	Drainage (ev. beidseits)
	Operation
	nur bei vital bedrohlichen Schädel- und
	abdominellen Verletzungen sowie massiven
	Blutungen an den Extremitäten
3. Phase:	Nach Stabilisierung der Lungenfunktion Drainage
	< 200 ml,
	Stabilisierung der Lungenfunktion, des
	Gasaustausches und der Hämodynamik
	Versorgung von Extremitätenfrakturen

traumen in Kombination mit einem Polytrauma zwischen 30% und 50% angegeben. Von den 69 bei uns versorgten polytraumatisierten Patienten mit Thoraxtrauma im Zeitraum 1984–1988 verstarben 13, das entspricht einem Prozentsatz von 18,8%.

Zusammenfassend kann man sagen, daß bei Einhaltung des 3-Phasen-Schemas und durch ein suffizientes Management des Thoraxtraumas die Letalität im Vergleich zur Literatur deutlich vermindert werden kann.

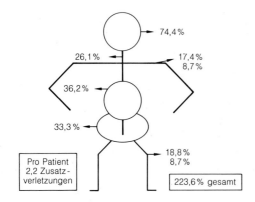

Abb. 1. Aufteilung der Zusatzverletzung bei 69 polytraumatisierten Patienten mit Thoraxtrauma

Literatur

1. Breitfuß H, Glaser F, Muhr G (1987) Prognose und Therapie des schweren stumpfen Thoraxtrauma. Unfallchirurg 90:539
2. Glinz W (1979) Thoraxverletzungen. Diagnose, Beurteilung und Behandlung. Springer, Berlin Heidelberg New York
3. Heberer G (1968) Beurteilung und Behandlung von Verletzungen des Brustkorbes und der Brustorgane im Rahmen der Mehrfachverletzungen. Langenbecks Arch Chir 322:268
4. Muhr G, Blöhmer J, Oestern HJ (1975) Indikation und Zeitpunkt der Osteosynthese beim schweren Thoraxtrauma. Hefte Unfallheilkd 121:192
5. Walker WE, Kapelanski DP, Weiland AP (1985) Patterns of infection and mortality in thoracic trauma. Ann Surg 201:752

Das Thoraxtrauma im Rahmen eines Polytraumas

G. Wahler[1], G. Göllner[1], M. Hubmann[2], V. Vécsei[1] und W. Stoik[1]

[1] Chirurgische Abteilung mit Unfallabteilung, Wilhelminenspital der Stadt Wien (Vorstand: Prim. Prof. Dr. Vécsei), Montleartstraße 37, A-1160 Wien
[2] Medizinische Abteilung, Wilhelminenspital der Stadt Wien (Vorstand: Prim. Prof. Dr. F. Kummer), Montleartstraße 37, A-1160 Wien

Das Thoraxtrauma erschwert den Verletzungsgrad des Polytraumatisierten beträchtlich, besonders in der Frühphase. Die Langzeitbeeinträchtigungen sind vergleichsweise gering. Die Ergebnisse dieser retrospektiven Studie bestätigte unser Regime, Polytraumatisierte möglichst primär umfassend operativ zu versorgen, die Atemfunktion möglichst rasch zu normalisieren und die Phase der Respiratortherapie kurz zu halten.

An der I. Chirurgischen Abteilung des Wilhelminenspitals wurden in den Jahren 1978–1988 40 Patienten (27 Männer und 13 Frauen) mit einem Thoraxtrauma im Rahmen eines Polytrauma eingewiesen. Das Durchschnittsalter lag bei 43,3 Jahren (17–80) (Tabelle 1).

Die Verletzungsursachen schlüsseln sich wie folgt auf:

Verkehrsunfälle (29):
9mal als PKW-Fahrer
14mal als Passant
5mal als Zweiradfahrer
1mal Sturz aus dem Zug
5mal Sturz aus großer Höhe
4mal Messerstiche (dabei 2 Suizidversuche)
2mal Schußverletzungen

Auffällig war der hohe Anteil der als Passanten verletzten.

Hefte zur Unfallheilkunde, Heft 223
Zusammengestellt von W. Buchinger
© Springer-Verlag Berlin Heidelberg 1992

Tabelle 1. Altersverteilung

0–20	21–30	31–40	41–50	51–60	61–70	über 70
4	10	7	3	3	6	5

Zur Klassifizierung der Verletzungsschwere zogen wir den Hannover-Polytraumascore unter Berücksichtigung des Lebensalters heran [1].

Der durchschnittliche Traumascore für die Thoraxverletzungen lag bei 6,15 (2–15). Der Gesamtscore im Schnitt bei 27,6 (14–69). Der Hannover-Polytraumascore erlaubt eine Prognose hinsichtlich der Letalität [1] (Tabelle 2).

Unterteilt man nach dem CTAE-Schema, ergibt sich die in Tabelle 3 dargestellte Verteilung.

Durchschnittlich dauert es 31 Minuten, bis der Patient nach der Verletzung bei uns eingewiesen wurde, weitere 60 Minuten bis der erste operative therapeutische Eingriff vorgenommen wurde.

11 Patienten starben während des Krankenhausaufenthaltes, 6 davon noch am ersten Tag (an den Tagen 2, 7, 9, 19, 36, die anderen). Bei diesen lag der durchschnittliche Traumascore bei den Thoraxverletzungen bei 6, 9 (2–15). Der Gesamtscore durchschnittlich bei 34,7 (15–69).

Todesursachen der Verstorbenen (s. Tabelle 4).

Von den 40 Patienten wurden 30 primär operiert (Tabelle 5).

Operative Zugänge bei der Versorgung der Thoraxverletzungen anterolaterale Thorakotomie Li:5 anterolaterale Thorakotomie Re:3 zur:

- Verplattung der Rippen 3–6,
- Revision und Blutstillung bei Hämatothorax,
- Revision (Lungennaht) wegen Leaks bei Beatmung mit Maximaldrucken,
- Lungenteilresektion bei Rippenserienfraktur mit Hämatothorax.

Insgesamt hatten die Patienten 39 Extremitätenfrakturen, wovon 19 OP-würdig waren (primäre OP:9, sekundäre OP:7, konservativ:3).

Einmal wurde eine Femurfraktur nach primärer Versorgung mit KDE 4 Tage nach dem Unfall verplattet. Eine II. gradig offene Unterschenkelfraktur wurde bei einer 80jährigen Patientin nach einer KDE sekundär mit FE versorgt.

Einmal wurde eine Olecranonfraktur sekundär mit Cerclage versorgt. Eine USCH-Fraktur 17 Tage nach Unfall mit VN versorgt (hypertone Krise während der OP der Bandverletzung am re. Knie, eine Woche vor USCH-VN links verhindert USCH VN in gleicher Sitzung). Eine Ulnaverplattung erfolgte sekundär nach Sanierung der Weichteile (Haut).

Insgesamt waren *sekundäre Operationen* in 12 Fällen notwendig, 7mal eine Tracheostomie, die Beatmungsdauer lag bei diesen Patienten zwischen 6 und 30 Tagen.

(Drei der tracheostomierten Patienten verstarben im Krankenhaus).

2mal Laparotomie wegen eines paralytischen Ileus.

1mal Thorakotomie mit Lungennaht wegen Leakbildung unter maximalen Beatmungsdrucken.

1mal Verschluß einer thorakalen Pleuraverletzung mit Projektilentfernung.

1mal Revision einer abgerissenen Bülaudrainage.

Tabelle 2.

PTS + A	Letalität in %	Eigene Patienten	Verstorben
0–19	– 10	11	2
20–34	– 25	17	2
35–48	– 50	11	6
über 49	– 75	1	1

Tabelle 3.

n = 40			davon verstorben
TC	:	4	1
TE	:	5	2
TA	:	10	2
TCA	:	6	2
TAE	:	6	1
TCE	:	6	2
TCAE	:	3	1

Tabelle 4. Todesursachen

Thorakal	3	
ZNS	3	
Abdominal	1	
Schockfolge	8	(Schocklunge, Schockniere etc.)
Sepsis	2	(1 Peritonealsepsis nach Bauchstich, 1 bei Decubitus)
Pulmonale Embolie	1	
MCI	1	

Tabelle 5.

n = 40		T		C	A	E
Noteingriffe	:	8[a]	(15 Bülau)		21	
Wahleingr. Prim	:					9
Wahleingr. Sek	:		(1 Bülau)			7
Konservativ	:	15		14		10

[a] 1mal Thorakotomie wegen Leaks bei maximalen Beatmungsdrucken, also nicht in direktem Zusammenhang mit dem Thoraxtrauma.

Tabelle 6.

Pneumonie, Bronchitis	7	Harnwegsinfekt	4
Pleuraerguß	2	MCI	2
Schocklunge	3	Thrombose	2
Pulmonaler Infarkt, Embolie	2	P.S. Heilung bei OS	2
Nierenversagen	3	Ulcus duodeni	1
Ileus	2	Verbrauchskoagulopathie	1

Tabelle 7.

Pneumonie	:	4	(16.17.30.30. 1 Exitus)
Pleuraerguß	:	1	(2 Tage)
Pulmonalinfarkt	:	1	(5 Tage)

Tabelle 8. Nachuntersuchungsergebnisse (durchschnittlich 3,8 Jahre nach Verletzung)

Init/	subj.-sozial	/Aktivität	/LUFU	/Begleitverl.
MS	Pens., beschwerdefrei		normal	achsenger. Mot. frei
GD	Ber., Integr		normal	achsenger. Mot. frei
ME	Ber., Integr	Sport	normal	achsenger. Mot. frei
GR	Ber., Integr		normal	achsenger. Mot. frei
JR	Ber., beschwerdefrei	Sport	normal	achsenger. Mot. frei
WP	Ber., beschwerdefrei	Sport	normal	
RS	Ber., beschwerdefrei	Sport	normal	
MJ	Ber., Bel-Dyspnoe		normal	
OB	Pens., beschwerdefrei	Sport	normal	
AB	Pens., beschwerdefrei	Wandern	normal	6 Mo pop. Narbenhernie saniert
MV	Pens., Bel-Dyspnoe		> Tiff	re. USCH 10 gr. Varus
BP	Pens.,		normal	Mot. überall Rheuma
AG	Integr., beschwerdefrei		> VC	
MP	Integr., beschwerdefrei		normal	Mot frei
HW			> VC.FEV1 + Tiff	4 Wo post Unfall
HB	Integr., beschwerdefrei	Sport	normal	Narbenbruch nach nach Lap.
AS	Integr., beschwerdefrei	Sport	normal	Blande Narben
JW	Integr., beschwerdefrei	Sport	normal	Blande Narben
MS	Integr., beschwerdefrei	Sport	normal	Blande Narben

Tabelle 9. Lungenfunktionswerte

	VC	FEV1	Tiffenau-Wert
Maximal	156,5	150,3	121,8
Minimal	61	54	78,5
Schnitt	105,7	109	102

28 Patienten waren bis zu 30 Tagen intubiert (im Schnitt 8,4 Tage).

4mal kam es bei langer Beatmungsdauer (16, 17, 2 x 30 Tage) zu einer pulmonalen Infektion, die in einem Fall tödlich verlief.

20 Patienten hatten eine oder mehrere Bülaudrainagen (max. 4) welche bis zu 23 Tagen lagen, durchschnittlich 1 Woche.

15 Patienten waren während des Aufenthaltes auf der Intensivstation sediert (im Schnitt eine Woche, maximal 25 Tage). Antibiotische Abschirmung, Ulcusprophylaxe sowie Thromboseprophylaxe wurde bei nahezu allen Patienten durchgeführt. Die durchschnittliche Aufenthaltsdauer auf der Intensivstation bei den Überlebenden war 13 Tage (4–39).

2 Patienten kamen primär nicht auf die Intensivstation.

Der Gesamtaufenthalt an unserer Abteilung war durchschnittlich 92 Tage (11–197).

Komplikationen beim stationären Aufenthalt (s. Tabelle 6).

Pulmonale Komplikationen unter Respiratortherapie (s. Tabelle 7).

Nachuntersuchungsergebnisse

Von den 40 Patienten starben 11 während ihres stationären Aufenthaltes, zwei weitere kurz vor der Nachuntersuchung.

19 konnten für eine Nachuntersuchung erreicht werden, im Schnitt 3,8 Jahre nach Verletzung.

1 Patient war nach Selbstmordversuch in psychiatrischer Behandlung, einige lebten auswärts oder waren unbekannt verzogen und waren deshalb nicht für eine Nachuntersuchung zu gewinnen:

Die Kriterien bei der Nachuntersuchung waren neben der subjektiven Beurteilung der Patienten, die Röntgenkontrolle und der Bewegungsumfang der betroffenen Extremitäten, sowie die Lungenfunktionsprobe mit den Parametern für VC, FEV1 und Tiffenau-Wert [2] (Tabellen 8 und 9).

Nur 1 Patient im berufsfähigen Alter ist pensioniert, bei normaler Lungenfunktion und subjektiver Beschwerdefreiheit.

Über Belastungsdyspnoe klagen 2 Patienten, 2mal ist der Tiffenau-Wert und 2mal die VC erniedrigt. Eine Varusfehlstellung nach Fixateur externe, (10 Grad, Fraktur à deux etages 2. gradig offen) festgestellt.

2mal Narbenhernie nach Laparotomie wurden zwischenzeitlich bereits saniert.

Literatur

1. Oestern HJ, Tscherne H, Sturm J, Nerlich M (1985) Klassifizierung der Verletzungsschwere. Unfallchirurg 88:465–472
2. Hubmann M (1989) Parameter zur Beurteilung der Ventilation.

Selektive Therapie des schweren stumpfen Thoraxtraumas im Rahmen der Mehrfachverletzung

H. Breitfuß, G. Muhr und K. Neumann

Berufsgenossenschaftliche Krankenanstalten Bochum, Chirurgische Universitätsklinik „Bergmannsheil" (Direktor: Prof. Dr. G. Muhr), Gilsingstraße 14, W-4630 Bochum 1, Bundesrepublik Deutschland

Beim stumpfen Thoraxtrauma im Rahmen der Mehrfachverletzung wird multifraktoriell das Ventilations-Perfusions-Verhältnis massiv gestört.

Lassen sich durch eine differenzierte Behandlungstaktik die Ergebnisse verbessern?

Im „Bergmannsheil" Bochum wurden 92 Patienten mit einem schweren stumpfen Thoraxtrauma im Rahmen einer Mehrfachverletzung behandelt und retrospektiv analysiert. 70 Patienten wurden kontrolliert beatmet. Bei 19 von diesen wurde adjuvant eine Periduralanästhesie eingesetzt.

In beiden Gruppen war die Verteilung der Extremitäten und Beckenfrakturen ähnlich. Der Anteil an Wirbelsäulenfrakturen war mit 75% in der Gruppe ohne PDA hoch (Kontraindikation für regionale Anästhesie).

22 Patienten mit geringeren Begleitverletzungen wurden durch PDA und Spontanatmung therapiert.

Die dominierenden thoraxspezifischen Verletzungen Serienrippenfrakturen, Hämatopneumothorax und Lungenkontusionen waren äquivalent verteilt.

Beim Vergleich der durchschnittlichen Beatmungsdauer ergab sich bei Patienten mit adjuvanter Periduralanästhesie eine deutlich kürzere Beatmungszeit von 6 Tagen im Vergleich von 11 Tagen ohne PDA.

Walker und Baron ermittelten in ihren Studien ein signifikantes Ansteigen der Pneumonieincidenz ab dem 5. Beatmungstag.

Diese Resultate gehen konform mit eigenen Ergebnissen. Patienten ohne PDA hatten aufgrund einer längeren Beatmungsdauer eine Pneumonieincidenz von 22%. Im Vergleich dazu war die Pneumonieincidenz bei Patienten mit adjuvanter PDA mit 15% deutlich niedriger. Entsprechend der geringen Begleitverletzungen und der Spontanatmung war die Pneumonierate bei alleiniger PDA mit 4% am geringsten.

Auch Sjögren und Whright konnten in ihren Studien bereits 1972 den positiven Effekt der PDA auf dynamische Atemparameter beweisen. Im Vergleich zur systemischen Analgesie konnten sie auch bei ihren Patienten mit adjuvanter PDA eine geringere Pneumonieincidenz feststellen.

Bei einer Gesamtmortalität von 21% standen das ARDS und protrahierter Schock im Vordergrund der Todesursachen. Eine Thorakotomie war nur bei 5% der Patienten infolge intercostaler Arterienblutung, Zwerchfell- und Bronchosruptur erforderlich.

Zusammenfassend wird beim schweren stumpfen Thoraxtrauma wie folgt vorgegangen:

Primär wird der Patient im Zweifelsfall intubiert und kontrolliert beatmet. Kommt es zur respiratorischen Stabilisierung mit Standardparametern wird extubiert und der Patient, falls erforderlich, mit PDA ausbehandelt.

Hefte zur Unfallheilkunde, Heft 223
Zusammengestellt von W. Buchinger
© Springer-Verlag Berlin Heidelberg 1992

Ist der Patient respiratorisch instabil, wird bei Wirbelsäulenfrakturen, Sepsis und Gerinnungsstörungen systemisch analgesiert. Bei den übrigen Patienten wird adjuvant die PDA eingesetzt.

Die Volumensubstitution erfolgt mit kristalloiden Lösungen und Blut. Zielparameter einer hämodynamischen Stabilisierung sind ein Blutdruck größer als 100 mm Hg, eine Urinausscheidung von 80 ml/h und ein Hb-Wert von über 10.

Beginnt der Patient seine Ödeme spontan zu mobilisieren, erfolgt die Flüssigkeitsrestriktion.

Ziel ist eine möglichst rasche Entwöhnung von der kontrollierten Beatmung, um therapieimmanente Komplikationen Pneumonie und Barotrauma, die mit der Beatmungsdauer korrelieren, zu vermindern.

Die Entwöhnungsphase gestaltet sich mit regionaler Analgesie ohne Vigilanzstörung des Patienten einfacher und schneller.

Literatur

1. Barone JE, Pizzi WF, Nealon TF, Richmann H (1986) Indications for intubation in blunt chest trauma. J Trauma 26:334–338
2. Breitfuß H, Glaser F, Muhr G (1987) Prognose und Therapie des schweren stumpfen Thoraxtrauma. Unfallchirurg 90:539–546
3. Walker WE, Kapelski DP, Weiland HP (1985) Patterns of infection and mortality in thoracic trauma. Ann Surg 201:752–757
4. Sjögren S, Wrigth B (1975) Respiratory changes during continuos epidural blockade. Acta Anaesth Scand 16:51

Diskussion

Poigenfürst, Wien: Herr Kollege Ittner, vielleicht habe ich das überhört – ich weiß natürlich, wo oben und unten ist – aber welche Rippen bezeichnen Sie als die oberen, die ersten drei, die ersten vier?

Ittner, Wien: Die ersten drei Rippen sind die oberen Rippen, wobei bei den beidseitigen Verletzungen auf einer Seite zumindest drei Rippen gebrochen waren und wenn es beiderseits war hat es durchaus ausgereicht, wenn eine Rippe der anderen Seite auch dabei war. Es mußte nicht beidseits eine Serienrippe sein, das nicht.

Poigenfürst, Wien: Sehr gefährlich sind auch die medialen Claviculaverletzungen, die sternoclavikulären Luxationsfrakturen.

Hertz, Wien: Ich habe eine Frage zur Definition. Meiner Meinung nach ist eine Serienrippenfraktur mehr als drei Rippen.

Hefte zur Unfallheilkunde, Heft 223
Zusammengestellt von W. Buchinger
© Springer-Verlag Berlin Heidelberg 1992

Ittner, Wien: Unserer Definition nach an der II. Unfallklinik in Wien ist eine Serienrippenfraktur, wenn drei oder mehr Rippen gebrochen sind.

Trojan, Wien: Da bestehen regionale Unterschiede. Da ist nur die Spitalgasse dazwischen. Herr Hertz hat eine sehr schöne Klassifizierung, einen Stufenplan in der Versorgung entworfen und auch schön dokumentiert und die Ergebnisse bezüglich der Mortalität sind ja doch sehr niedrig gewesen.

Nerlich, Hannover: Ich habe bei Herrn Hertz die Ergebnisse der CPR, der Reanimation des Polytraumas vermißt, denn wir führen diese Maßnahme nicht durch. Wir sehen das nicht als sinnvoll an, einen stumpf thoraxtraumatisierten Patienten, der sonst noch multiple Verletzungen hat, zu reanimieren.

Hertz, Wien: Im Grunde haben Sie recht, es ist jedoch so, daß wir einige Erfolge aufweisen konnten. Sie liegen bei etwa 15% der Reanimierten, die doch durch die Reanimation wiederbelebt werden konnten und dann ein gutes outcome hatten.

Nast-Kolb, München: Zu 15% kann man nur granulieren. Das gibt es in der Welt sonst nirgends, außer bei penetrierenden Verletzungen. Ich glaube aber auch, wenn ein Herz-Kreislauf-Stillstand bereits präklinisch eintritt, kann man die Chance ziemlich als Null ansehen, so daß ich Herrn Nerlich da absolut Recht geben muß. Eine Ausnahme ist, wenn während der Reanimationsphase in der Klinik es zum Herz-Kreislauf-Stillstand kommt. Da haben wir in der Tat auch einige erfolgreiche offene Reanimationen, aber eben dann sekundär.

Aber wenn ein Patient primär einen Stillstand hat, ist glaube ich eine Reanimation völlig aussichtslos.

Hertz, Wien: Die Reanimation bezogen sich auf Herzstillstände, die an der Klinik dann eingetreten sind. Diese Patienten sind nicht mit dem Rettungswagen tot eingeliefert worden.

Prusa, Wien: Sie messen der Pulsoxymetrie eine große Bedeutung bei. Dem stimme ich zu, aber wie steht das bei schwer schockierten Patienten mit beträchtlicher peripherer Vasokonstriktion? Welche Ergebnisse haben Sie da?

Hertz, Wien: Das betrifft die Vasokonstriktion in der Peripherie mit der Abnahme am Finger, aber Sie haben gesehen, ich habe die Entnahme an der Nase gezeigt und dort ist die Vasokonstriktion nicht so gegeben und in Korrelation mit dem Astrup ergibt sich dann ein sehr gut vergleichbarer Wert.

Die Versorgungstaktik von gleichseitiger Thorax- und Humerusverletzung beim Polytraumatisierten

L. Sükösd, E. Tapolcsányi und I. Szigeti

E. Weil Krankenhaus, Rath György ut. 26, H-1122 Budapest

Erlauben Sie bitte zu demonstrieren, wie man eine Verletzungskombination *nicht* versorgen sollte.

Eine 65 Jahre alte Patientin wurde von einem PKW überfahren. Sie wurde im Schock von der Rettung eingeliefert. Die Aufnahmediagnose war: Commotio cerebri, Vulnus contusum capitis, Fract. costarum III. IV. V lat. sin., PTX part. lat. sin., Fract. ap. coll. chir. et diaphyseos hum. l. s, Fract. capit. fibulae l. s., Shock traumatica.

Während der Erstversorgung konnte der Schock beherrscht werden. Linksseitig wurde der Pneumothorax drainiert. Wegen technischen Schwierigkeiten, – der großen Zahl der zu versorgenden Verletzten – wurde die erstgradig offene Collum-chirurgicum-Fraktur und die Schaftfraktur konservativ behandelt. Die Wunde wurde excidiert und der Oberarm im Gipsverband ruhiggestellt, damit nach dem Abklingen der Symptome des schweren Allgemeinzustandes die Zweietagenfraktur entsprechend synthetisiert werden kann.

Leider konnte man den Versorgungsplan wegen mehrfacher Komplikationen nicht einhalten. Nach 48 h wurde das Thoraxdrain entfernt, die Lunge expandierte problemlos. Am selben Tag trat eine schwere medikamentöse Allergie auf, die nur sehr schwer beherrscht werden konnte. Nach dem dritten Tag trat eine linksseitige Pneumonie auf, mit hohem, bis 39,5° steigendem Fieber. Wegen der Allergie hatte man Schwierigkeiten das entsprechende Antibiotikum zu finden. Wegen des großen Oberarm-Schultergipsverbandes an der Seite der Rippenfrakturen konnte man die alte Patientin nicht entsprechend mobilisieren. Sie konnte nicht gut durchatmen. Einige Tage lang war sie knapp an der Grenze zur Respiratorbeatmung. Nach einer 7tägigen Ampicillin-Oxacillin-Sumetrolim-Kombination ließ das Fieber nach, und am 16. Tag nach dem Unfall konnte man die Frakturen des Oberarmes mit 2 Platten versorgen. Nach diesem Eingriff folgte ein problemloser Heilungsverlauf, und die Patientin konnte 10 Tage nach der Operation entlassen werden.

Als Konsequenz sollte man feststellen, daß bei solchen Verletzungskombinationen, bei welchen eine Thoraxverletzung und eine Oberarmverletzung auf der selben Seite sind, man mit Komplikationen von der Seite der Lunge rechnen muß. Deswegen sollte man bei der Erstversorgung möglichst die operative Stabilisierung der Oberarmfraktur forcieren, denn ein Oberarmschultergipsverband verursacht bei der Thoraxverletzung nur Nachteile.

Im fortgeschrittenen Alter ist dies noch wichtiger, wie es auch der Fall unserer 65jährigen Patientin bestätigt, nur sollte man dann die entsprechende Anästhesie und postoperative Behandlung noch sorgfältiger ausführen.

Hefte zur Unfallheilkunde, Heft 223
Zusammengestellt von W. Buchinger
© Springer-Verlag Berlin Heidelberg 1992

Zeitpunkt der intramedullären Osteosynthese von Oberschenkelfrakturen bei gleichzeitigem Thoraxtrauma

E. Soldner, M. Börner und R. Ziegelmüller

Berufsgenossenschaftliche Unfallklinik (Direktor Prof. Dr. H. Contzen), Friedberger Landstraße 430, W-6000 Frankfurt, Bundesrepublik Deutschland

Thoraxverletzungen treten bei polytraumatisierten Patienten nach der Literatur in 45–60% der Fälle auf.

Oberschenkelfrakturen stellen mit ca. 30% eine der häufigsten Verletzungsformen von Extremitäten-Frakturen bei Polytraumatisierten dar.

Diese Zahlen lassen bereits erkennen, daß es oft zu Kombinationen von Oberschenkelfrakturen und Thoraxtraumen kommt (Tabelle 1).

Als häufigste Verletzung des Thorax sind Rippenfrakturen, evtl. Rippenserienfrakturen, der Hämatothorax sowie der Pneumothorax und deren Kombinationen zu nennen.

Im Folgenden werden ausschließlich die Verletzungskombinationen von Oberschenkelfrakturen und Thoraxtrauma untersucht. Polytraumatisierte Patienten wurden ebenso wie Patienten mit z.B. begleitenden Schädel-Hirn-Traumen bei der Auswertung ausgeschlossen.

Unbestreitbar stellt nach den lebenserhaltenden Eingriffen des vital bedrohten Patienten die stabile Osteosynthese der Oberschenkelfraktur ein wesentliches Element zur Stabilisierung des Allgemeinzustandes des schwerverletzten Patienten dar.

Pulmonale und cardiale Komplikationen sowie Lungenembolien nach Marknagelungen, insbesondere am Oberschenkel, sind bekannt.

In den letzten Jahren wurde eindrucksvoll, besonders aus Mainz, die Erhöhung des intramedullären Druckes in der Femurmarkhöhle bei Marknagelosteosynthesen beschrieben.

Lungenembolien konnten durch transoesophageale Echocardiographien nachgewiesen werden.

Gleichzeitig ist bekannt, daß die fehlende Stabilisierung stammnaher Frakturen der unteren Extremität immer wieder zu cardiopulmonalen Komplikationen bis hin zum multiplen Organversagen führt.

Als Konsequenz aus diesen möglichen Komplikationen ergibt sich die Notwendigkeit einer schonenden primären Stabilisierung, z.B. mit dem Fixateur externe, um dann in einer späteren Phase nach Konsolidierung des Allgemeinzustandes, die definitive Frakturversorgung durchführen zu können (Tabellen 2 und 3).

Tabelle 1. Oberschenkelfraktur und Thoraxtrauma

1979–1983	73
1984–1988	89
	162

Tabelle 2. Oberschenkelfraktur und Thoraxtrauma

	Sofortversorgung	2.–7. Tag	ab 8. Tag
1979–1983 (n : 73)	41 (56,2%)	19 (26%)	13 (17,8%)

Tabelle 3. Oberschenkelfraktur und Thoraxtrauma

	Sofortversorgung	2.–7. Tag	ab 8. Tag
1984–1988 (n : 89)	63 (70,8%)	17 (19,1%)	9 (10,1%)

Tabelle 4. 1979–1983

	Intramedulläre Osteosynthese	Platten- Osteosynthese	Fixateur externe
Sofortver- sorgung (n : 41)	31 (75,6%)	8 (19,5%)	2 (4,9%)
2.–7.Tag (n : 19)	16	3	–
ab 8. Tag (n : 13)	12	1	

Tabelle 5. 1984–1988

	Intramedulläre Osteosynthese	Platten- Osteosynthese	Fixateur externe
Sofortver- sorgung (n : 63)	11 (17,5%)	18 (28,6%)	34 (53,9%)
2.–7. Tag (n : 17)	4	9	4
ab 8. Tag (n : 9)	8	1	–

Tabelle 6. Letale Komplikationen

1979–1983 (n : 73)	:	9	(12,3%)
Sofortversorgung (41)	:	7	(17,1%)
2.–7. Tag (19)	:	1	(5,3%)
ab 8. Tag (13)	:	1	(7,7%)

452

Tabelle 7. Letale Komplikationen

1984–1988 (n : 89)	:	6	(6,8%)
Sofortversorgung (63)	:	5	(7,9%)
2.–7. Tag (17)	:	1	(5,9%)
ab 8. Tag (9)	:	0	(0%)

Die endgültige Osteosynthese mit intramedullärer Stabilisierung sollte bei gleichzeitigem Thoraxtrauma wegen der bekannten pulmonalen Komplikationen zurückhaltend beurteilt werden (Tabellen 4 und 5).

Die Plattenosteosynthese stellt hier unter Umständen ein geeigneteres Verfahren dar.

Eigene Beobachtungen bei 162 Patienten mit Oberschenkelfrakturen und gleichzeitigem Thoraxtrauma in den letzten 10 Jahren zeigen eine pulmonale Komplikationsrate von 26% bei überwiegend primärer Stabilisierung mit Verriegelungsnagel, vor allem in den Jahren 1979–1983 (Tabellen 6 und 7).

In den letzten Jahren ist auch in der Berufsgenossenschaftlichen Unfallklinik Frankfurt, die ja als Verfechter der Verriegelungsnagelosteosynthese bekannt ist, eine Tendenz zur definitiven Osteosynthese mit Platte bei gleichzeitigem Thoraxtrauma erkennbar.

Nach primärer Stabilisierung mit Fixateur externe wird die endgültige Versorgung mit Platte nach Behebung des Schockzustandes zum frühestmöglichen Zeitpunkt, meist am 2. bis 3.Tag nach dem Unfall durchgeführt.

Zusammenfassend halten wir die Anwendung der intramedullären Stabilisierung bei gleichzeitigem Thoraxtrauma für eine risikoreiche Art der operativen Versorgung und geben hier der endgültigen Versorgung mit Platte den Vorzug.

Literatur

1. Arzinger-Jonasch H (1986) Die Behandlung der Oberschenkelschaftbrüche bei Mehrfachverletzten. Hefte Unfallheilkd 182:292–295
2. Brug E, Pennig D, Gähler R, Haeske-Seeberg H (1988) Polytrauma und Femurfraktur. Aktuel Traumatol 18:125–128
3. Ecke H, Faupel L, Quoika P (1985) Gedanken zum Zeitpunkt der Operation bei Frakturen des Oberschenkelknochens. Unfallchirurgie 11:89–93
4. Konold P (1985) Die aufgeschobene operative Versorgung isolierter geschlossener Femurschaftbrüche beim Erwachsenen. Aktuel Traumatol 15:104–109
5. Kwasny O, Orthner E, Hertz H (1986) Der Stellenwert der Primärstabilisierung von Oberschenkelschaftfrakturen bei einfach- und mehrfachverletzten Patienten. Aktuel Traumatol 16:55–57
6. Nast-Kolb D, Keßler S, Duswald K-H, Betz A, Schweiberer L (1986) Extremitätenverletzungen polytraumatisierter Patienten: stufengerechte Behandlung. Unfallchirurg 86:149–154
7. Schüller W, Gaudernak T (1986) Lungenkomplikationen nach Oberschenkelmarknagelung. Hefte Unfallheilkd 182:273–278
8. Tscherne H, Nerlich ML, Sturm JA (1988) Der schwerverletzte Patient – Prioritäten und Management. Hefte Unfallheilkd 200:394–410

9. Wenda K, Henrichs KJ, Biegler M, Erbel R (1989) Nacheis von Markembolien während Oberschenkelmarknagelungen mittels transösophagealer Echokardiographie. Unfallchirurgie 15:73–76
10. Wenda K, Ritter G, Degreif J, Rudigier J (1988) Zur Genese pulmonaler Komplikationen nach Marknagelosteosynthesen. Unfallchirurg 91:432–435
11. Wentzensen A, Evers KH (1988) Versorgungsstrategie von Mehrfachfrakturen langer Röhrenknochen im Rahmen des Polytraumas. Aktuel Traumatol 18:2–6

Marknagel oder Platte am Oberschenkel bei Thoraxtrauma?

M. L. Nerlich, G. Regel und H.-C. Pape

Unfallchirurgische Klinik, Medizinische Hochschule Hannover (Direktor: Prof. Dr. H. Tscherne), Konstanty-Gutschow-Straße 8, W-3000 Hannover 61, Bundesrepublik Deutschland

Die primäre Stabilisation von Frakturen langer Röhrenknochen wird bei polytraumatisierten Patienten seit den frühen 70er Jahren angestrebt [1]. Allerdings sind bei Patienten mit zusätzlicher Lungenkontusion gehäuft pulmonale Komplikationen aufgetreten, die zu einem posttraumatischen Lungenversagen (ARDS) führten. Dieses entwickelt sich besonders häufig nach Primärversorgung von Oberschenkelschaftfrakturen durch intramedulläre Stabilisation (Marknagelung). Eine mögliche Erklärung des Phänomens ist das „Fettemboliesyndrom" wonach eine Einschwemmung von Fett- und Knochenmarksbestandteilen, die aufgrund der hohen intramedullären Druckentwicklung oder einer systemischen Freisetzung unbekannter Pathogenese erfolgt [2, 3, 4, 5, 6].

Bei Plattenosteosynthesen sind pulmonale Komplikationen bisher nicht beschrieben worden. Um den Einfluß der Oberschenkelmarknagelung auf die Entwicklung eines ARDS zu ermitteln, wurden polytraumatisierte Patienten, die alle ein- oder beidseitige Femurfrakturen hatten, hinsichtlich der Lungenfunktion und der Überlebensrate hinsichtlich des postoperativen outcome untersucht.

Material und Methoden

Die Krankheitsverläufe von Polytraumapatienten des Schweregrades III und IV nach PTS (Hannover-Polytraumaschlüssel) wurden retrospektiv analysiert. Alle Patienten hatten zusätzlich zu den sonstigen Verletzungen ein- oder beidseitigen Femurfrakturen und Lungenkontusionen. Bezogen auf das Operationsverfahren wurden zwei Gruppen gebildet: Plattenosteosynthese (PL) und Marknagelung (MN) des Oberschenkels. Die folgenden Daten wurden registriert und ausgewertet: Thorax- und Gesamt-PTS, Frakturtyp, Operations

Hefte zur Unfallheilkunde, Heft 223
Zusammengestellt von W. Buchinger
© Springer-Verlag Berlin Heidelberg 1992

dauer, intraoperative Lagerung, und Beatmungsdauer. Nach folgendem standardisierten Verfahren wurden die röntgenologischen Lungenveränderungen täglich ausgewertet: Nach Unterteilung jeder Lungenhälfte in drei gleichgroße horizontale Abschnitte wurden in jedem Abschnitt separat die Röntgenveränderungen nach leicht (1), mittelschwer (2) und schwer (3) beurteilt und die Zahlenwerte zur Gesamtbeurteilung addiert. Diese Beurteilung führten wir jeden Tag durch, ebenso wurde als klinischer Parameter der Oxygenierung der Horovitz-Quotient (paO2/FiO2) täglich berechnet. Als zellulärer Parameter wurde die Thrombozytenzahl täglich dokumentiert. Allgemeine und pulmonale Komplikationen wie Pneumonie, Lungenembolie und ARDS wurden registriert.

Ergebnisse

Insgesamt 51 Patienten wurden untersucht, davon fielen auf die Marknagelgruppe (MN) 24 Patienten und die Plattengruppe (PL) 27 Patienten. Der Verletzungsschweregrad lag zwischen 17 und 58 PTS-Punkten (Polytrauma-Score). Die Gruppen waren vergleichbar im Bezug auf die Altersverteilung, (MN-gruppe: x = 33,92; Pl-gruppe: x = 32,59) und den Schweregrad der Thoraxverletzung (MN-PTS: x = 9,18; PL-PTS: x = 9,2). Die mittlere Operationsdauer in der Plattenosteosynthesegruppe betrug 2:30 h bei primärer Operation und 1:58 h bei sekundärer Operation; in der Marknagelgruppe 2:37 h (Primäroperation) und 2:34 h (Sekundäroperation).

Bei Beurteilung des Verlaufs anhand des Thoraxröntgenbildes zeigte sich in der Marknagelgruppe eine Verschlechterung bei 41,66% der Fälle (n = 27), ein gleichbleibendes Bild bei 45,83% und eine postoperative Verbesserung bei 12,5%. In der Pl-gruppe wurde eine Verschlechterung bei 25,93% keine Änderung bei 33,33% und eine Verbesserung bei 40,74% (n = 27) gefunden

Die Atemparameter (Horovitz) verschlechterten sich in der MN-Gruppe bei 20 von 24 Patienten (83,3%) und bei 12 von 27 Patienten der Plattengruppe (44,4%). Bei beiden Gruppen entwickelten 7 Patienten ein ARDS mit einer Mortalität von 16,6% (MN-gruppe) bzw. 11,1% (Pl-gruppe). Zusätzliche Lungenkomplikationen wie z.B. Pneumonie oder Lungenembolie traten beim 25% der MN-gruppe und bei 14,8% der Pl-gruppe auf. Ein ARDS entwickelte sich in der MN-gruppe bei 7 von 24 primär operierten Patienten – von diesen starben 4. In der Pl-gruppe entwickelten 5 von 27 Patienten ein ARDS, 2 von ihnen starben an dieser Komplikation.

Schlußfolgerung

Eine postoperative Verschlechterung der Lungenfunktion trat insbesondere nach Oberschenkelmarknagelung auf. Dies zeigt sich sowohl in einer Verschlechterung des Horovitz-Quotienten, als auch bei der Auswertung der Thorax-Röntgenbilder. In der Gruppe der mit Plattenosteosynthese versorgten Patienten stellten wir eine Einschränkung der Lungenfunktion weniger häufig fest.

Die Vorteile einer frühen Stabilisation von Frakturen langer Röhrenknochen stehen außer Frage. Allerdings weisen unsere Ergebnisse darauf hin, daß bei Polytraumapatienten mit zusätzlicher Lungenkontusion die Primärversorgung mittels Marknagelung ein erhöhtes Risiko zur Entwicklung eines ARDS darstellt. Gegen die Anwendung von Plattenosteosynthesen spricht eine höhere Infekt- und Pseudarthroserate und die technische Schwierigkeit des Verfahrens. In den beschriebenen Fällen sollten unserer Meinung nach andere Verfahren zur inneren Stabilisation Anwendung finden, wie z.B. Verriegelungs- oder Krallennagelung.

Literatur

1. Goris RJA, Zimbrere JSF, van Niekerk JLM, Schwot FJ, Booy LHD (1982) Early osteosynthesis and prophylactic mechanical ventilation in the multitrauma patient. J Trauma 22:895–903
2. Sturm JA, Nerlich ML, Oestern H-J, Lobenhoffer P (1984) Oberschenkelosteosynthese bei Polytrauma: Gefahr oder Gewinn für den Patienten? Langenbecks Arch Chir 364:325–327
3. Duis HJ, Nijsten MWN, Klasen HJ (1985) Fat embolism in patients with an isolated fracture of the femoral shaft. J Trauma 25:375–384
4. Jansson I, Eriksson R, Liljedahl SO, Loven L (1982) Primary fracture immobilisation as a method to prevent posttraumatic pulmonary changes – an experimental model. Acta Chir Scand 148:329–338
5. Meek RN, Woodruff B, Allardyce DB (1972) Source of fat macroglobules in fractures of the lower extremity. J Trauma 12:432–434
6. Jacobs RR, Mc Claim OM (1972) Effects of fracture stabilization by internal fixation. Injury 12:194–201

Vergleichende Ergebnisse primärer und sekundärer Osteosynthesen von Oberschenkelfrakturen bei gleichzeitigem schwerem Thoraxtrauma

T. Schubert[1], W. Behrendt[2], R. Kasperk[1], O. Paar[1] und V. Schumpelick[1]

[1] Chirurgische Klinik der Medizinischen Fakultät der RWTH Aachen (Direktor: Prof. Dr. V. Schumpelick), Pauwelsstraße, W-5100 Aachen, Bundesrepublik Deutschland
[2] Klinik für Anästhesiologie der Medizinischen Fakultät der RWHT Aachen (Direktor: Prof. Dr. G. Kalff), Pauwelsstraße, W-5100 Aachen, Bundesrepublik Deutschland

Bei polytraumatisierten Patienten stellt sich sofort nach Stabilisierung der Vitalfunktionen die Frage nach der primären oder sekundären Versorgung von Extremitätenfrakturen. Es gibt eine Reihe von Score-Systemen, nach denen die Schwere der Verletzung eines Patienten beurteilt wird. Im deutschsprachigen Raum hat sich der PTS-Schlüssel bewährt [11].

Hefte zur Unfallheilkunde, Heft 223
Zusammengestellt von W. Buchinger
© Springer-Verlag Berlin Heidelberg 1992

Von Bedeutung ist es, frühzeitig ein prognostisches Kriterium für das weitere klinische Procedere zu finden.

Die primäre osteosynthetische Versorgung einer Oberschenkelfraktur ist beim Polytraumatisierten unstrittig von Vorteil [7]. Ungesichert ist allerdings die Frage, ob sich die primäre Osteosynthese bei gleichzeitigem schweren Thoraxtrauma positiv auf die postoperative Entwicklung der Lungenfunktion auswirkt. Es wäre durchaus denkbar, daß durch das zusätzliche Operationstrauma die vorbestehende Lungenschädigung verstärkt und die Entwicklung einer schweren Lungenkomplikation begünstigt wird [10].

Ziel unserer Untersuchung war es, die Ergebnisse primärer und sekundärer Osteosynthesen von Oberschenkelschaftfrakturen bei gleichzeitigem schweren Thoraxtrauma miteinander zu vergleichen.

Methode

Es wurden retrospektiv die Daten von 16 Patienten, die im Zeitraum von 1986–1988 eine Oberschenkelfraktur und ein schweres Thoraxtrauma erlitten hatten, analysiert. Als Thoraxtrauma galten Rippenserienfrakturen (mindestens 4 Rippenfrakturen), Hämato-Pneumothorax oder eine radiologisch nachgewiesene Lungenkontusion (Tabelle 1) (Abb. 1, 2). In Gruppe I (n = 9) wurden die primär versorgten Patienten, das heißt die Osteosynthese erfolgte innerhalb der ersten 3 Tage nach dem Unfall, erfaßt. Der Altersdurchschnitt betrug 37.8 Jahre, der jüngste Patient war 20, der älteste 70 Jahre alt. Der Anteil von Männern und Frauen war ausgeglichen. In Gruppe II (n = 7) wurden die konservativ behandelten und die zwischen dem 3. und 17. Tag operierten Patienten zusammengefaßt. Der Altersdurchschnitt betrug in dieser Gruppe 46.4 Jahre, der jüngste Patient war 20, der älteste 76 Jahre alt. Anteilmäßig mit 1:2.5 überwogen die Männer. Die Patienten beider Kollektive waren nach dem PTS Score-System den Gruppen II–III zuzuordnen [11].

Sämtliche Patienten mußten beatmet werden. Folgende Beatmungsparameter wurden bestimmt und laufend kontrolliert:

- arterieller Sauerstoffpartialdruck,
- inspiratorische Sauerstofffraktion,

Tabelle 1. Verteilung der Thoraxverletzungen

	Gruppe I	Gruppe II
Rippenserienfraktur	6	5
Pneumothorax	0	1
Hämatothorax	3	1
Hämatopneumothorax	2	3
Lungenkontusion	3	1
Instabiler Thorax	0	1
Bronchusabriß	1	1
Humerusfraktur	0	1
Scapulafraktur	0	1

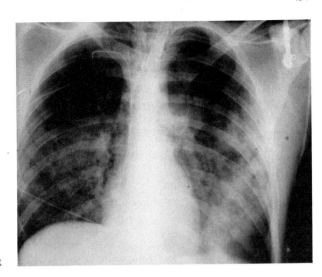

Abb. 1. s. Text

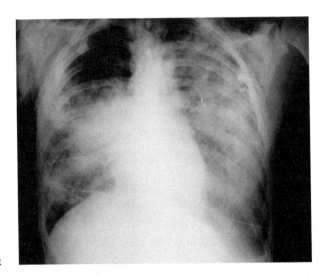

Abb. 2. s. Text

- Höhe des positiv endexpiratorischen Druckes (PEEP),
- Höhe des Beatmungsdruckes (Spitzendruck).

Der Horovitz-Quotient wurde aus der inspiratorischen Sauerstoffraktion (FiO_2) und dem arteriellen Sauerstoffpartialdruck (paO_2) ermittelt. Zusätzlich verglichen wurden die Beatmungsdauer der Patienten (in Tagen) und deren Verweildauer (in Tagen) auf der Intensivstation. Septische und allgemeine Komplikationen im Krankheitsverlauf wurden erfaßt und der Blutkonservenverbrauch bestimmt. Die Stabilisierung der Femurschaftfrakturen erfolgte mittels Plattenosteosynthese. Statistische Signifikanzen wurden anhand des students-t-Testes bestimmt.

458

Ergebnisse

In der Gruppe I betrug die durchschnittliche Aufenthaltsdauer auf der Intensivstation 27,8 Tage, während Patienten der Gruppe II nur 22,0 Tage intensiv überwacht und behandelt werden mußten (Tabelle 2). Die durchschnittliche Beatmungsdauer in der Gruppe I betrug 13.6 Tage und in Gruppe II 10.2 Tage (Tabelle 2). Bei der inspiratorisch benötigten Sauerstofffraktion (FiO_2)) und dem arteriellen Sauerstoffpartialdruck (PaO_2) bestanden in beiden Gruppen keine Unterschiede (Tabelle 3). Signifikant niedriger waren in der Gruppe I die Werte für den benötigten positiv-endexpiratorischen Druck (PEEP) im Vergleich zu Gruppe II ($p < 0.05$). Im Hinblick auf die Höhe der Spitzendrucke waren ebenfalls keine Unterschiede festzustellen (Tabelle 3). Der Blutkonservenverbrauch und die Körpertemperaturverläufe unterschieden sich nicht wesentlich (Tabelle 4). An Komplikationen waren in der Gruppe I eine Pleurafistel und eine Pneumonie und in der Gruppe II eine Pneumonie und ein dialysepflichtiges Nierenversagen zu beobachten.

Der Horovitz-Quotient als globaler Oxygenierungsparameter zeigte während der intensivmedizinischen Behandlung in beiden Gruppen keine wesentlichen Abweichungen. Bemerkenswert ist, daß trotz der schweren Thoraxtrauma schon an den ersten posttraumatischen Tagen in beiden Gruppen relativ hohe Oxygenierungsquotienten zu finden sind (Abb. 3). Weiterhin kann man erkennen, daß sich spätestens bis zum 9. posttraumatischen Tag die Lungenfunktion bis zu einem fast normalen Oxgenierungsquotienten von 320 erholt hat.

Tabelle 2.

		Beatmungsdauer	Aufenthalt (Intensivstation)
		in Tagen	
Gruppe I	(MW)	13.6	27.8
	(SD)	5.1	9.6
Gruppe II	(MW)	10.2	22.0
	(SD)	10.5	16.0

Mittelwerte 1–14 Tage nach Trauma.

Tabelle 3.

		PaO2/FiO2 (cm H2O)	PEEP (cm H2O)	PEAK (mm Hg)	PO2 (Vol %)	Inspirat.02
Gruppe I	(MW)	265.0	4.1	24.4	103.0	38.0
	(SD)	67.0	2.1	5.4	16.0	6.8
Gruppe II	(MW)	276.0	5.3	24.7	98.5	38.4
	(SD)	79.8	0.93	0 6.8	11.5	10.0
t-test	$p < 0.05$					

Mittelwerte Zeitraum 1–14 Tage nach Trauma.

Tabelle 4.

		Blutsubstitution (ml/Tag)	Körpertemperatur (in Grad Celsisus)
Gruppe I	(MW)	200	37.6
	(SD)	134	0.48
Gruppe II	(MW)	214	37.9
	(SD)	112	0.33

Mittelwerte 1–14 Tage nach Trauma.

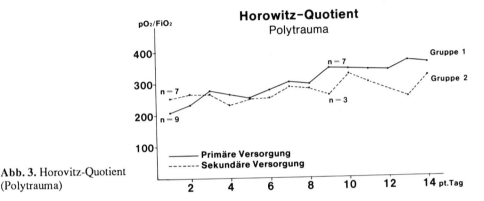

Abb. 3. Horovitz-Quotient (Polytrauma)

Der Kurvenverlauf des positiv-end-expiratorischen Druckes (PEEP) zeigt in beiden Gruppen an den ersten 5–7 Tagen keine bedeutsamen Unterschiede. Erst im weiteren Verlauf erweist sich bei sekundärer Versorgung die Notwendigkeit, den PEEP zu erhöhen, um einen entsprechend hohen Oxygenierungsquotienten zu erhalten. Nach anfänglicher Stabilisierung der Beatmungsparameter ist bei der sekundär operativen Versorgung der Femurschaftfraktur keine Verschlechterung der Lungenfunktion eingetreten. Die erneute Erhöhung des PEEP ist demnach nur auf das erneute Abtrainieren von der Beatmung nach der Operation zurückzuführen (Abb. 4).

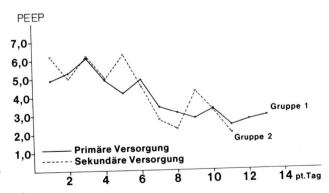

Abb. 4. PEEP-Verlauf (Polytrauma)

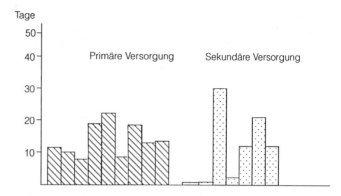

Abb. 5. Beatmungsdauer
(Polytrauma)

Aus einer oberflächlichen Betrachtung des PEEP-Verlaufes in den beiden Gruppen könnten jedoch leicht falsche Schlußfolgerungen gezogen werden. So zeigt sich, daß in Gruppe II schon nach 3 Tagen nur noch 4/7 (57%) Patienten beatmet wurden und am 11. Tag noch 2/7 (29%) (Abb. 5). Im Vergleich zu Gruppe I, in der nach 3 Tagen noch alle Patienten (9/9) und am 11. Tag nach dem Trauma immerhin noch 7/9 (77.8%) der Patienten beatmet werden mußten (Abb. 5). Die global aufgeführten PEEP-Werte lassen demnach einen Vergleich nicht zu, da gerade die Gruppe II weniger beatmungspflichtige Patienten aufweist und somit die bessere Lungenfunktion widerspiegelt.

Diskussion

Die primäre Stabilisierung von Oberschenkelschaftfrakturen dient in erster Linie dazu, einen hämorrhagischen Schock durch weiteren Blutverlust zu vermeiden, die Gefahr der Fettembolie zu verringern und Mikrotraumatisierungen im Frakturbereich zu beseitigen [1, 4, 5]. Die Einschwemmung von nekrotischem Gewebe bewirkt eine Stimulierung der zellulären und humoralen Immunabwehr [3]. Außerdem können Endotoxine durch Blockierung des RES aus dem Darm freigesetzt werden [6]. Diese Vorgänge setzen zusammen mit der Aktivierung des Gerinnungssystems und der Granulozyten schon in den ersten Stunden nach Trauma ein [9]. Aufgrund der veränderten Kapillarpermeabilität steigt das extrazelluäre Lungenwasser an und die Gefahr eines Lungenödems nimmt zu [9]. Erst in zweiter Linie kommt der Vermeidung von Pneumonien durch eine frühzeitige Mobilisierung des Patienten eine Bedeutung zu.

Um bei Polytraumatisierten primär eine Osteosynthese durchführen zu können, müssen sich die Patienten in einem operablen Zustand befinden. Limitierend wirkt sich dabei ein schweres Thoraxtrauma mit Einschränkung der respiratorischen Funktion aus. Pathophysiologische Vorgänge in den ersten posttraumatischen Tagen müssen daher in die Operationsplanung einbezogen werden. Aus diesem Grund raten einige Autoren bei Polytraumatisierten mit Thoraxtrauma zu einer sekundären osteosynthetischen Versorgung von Extremitätenfrakturen [7]. Diese Autoren weisen zwar auf die Bedeutung der pathophysiologischen Vorgänge hin, doch fehlen Zahlenangaben die die Hypothese, wonach die Lungenfunktion nach primärer Osteosynthese bei schwerem Thoraxtrauma weiter beeinträchtigt wird, beweisen könnten. Tscherne rät unter gewissen Voraussetzungen doch zu einer primären Versorgung, da nach seiner Ansicht der kritische Zeitraum bei Polytraumatisierten erst mit dem 3.–4. Tag beginnt [9]. Zu den Voraussetzungen zählt er die Stabilisierungsphase auf der Intensivstation mit Normalisierung der Lungenfunktion und Blutgerinnung. Eine sekundäre Versorgung nach 3–4 Tagen würde nach seiner Meinung das Risiko einer weiteren Schädigung bei bestehender „zellulärer Vorschädigung" erhöhen.

Unsere Untersuchungen zeigen, daß die Beatmungsdauer nach primärer osteosynthetischer Versorgung im Vergleich zur sekundären Versorgung, und damit auch der Aufenthalt auf der Intensivstation, verlängert war. Das Argument, wonach bei der verzögerten Femurstabilisierung insgesamt mehr Blutkonserven verbraucht werden, ist aus unserer Sicht nicht haltbar. Wir fanden in beiden Gruppen keine wesentlichen Unterschiede.

Die scheinbar bessere Lungenfunktion bei primär operativ versorgten Patienten, die sich im PEEP Verlauf darstellt, ist auf eine zeitliche Verschiebung der Beatmungstherapie zurückzuführen. Indem nach sekundärer Stabilisierung der PEEP postoperativ erneut eingesetzt und der Patient anschließend von der Beatmung wieder abtrainiert werden mußte, ergab sich im Hinblick auf den PEEP-Verlauf bei Patienten der Gruppe I eine scheinbar bessere Lungenfunktion. Mit zunehmender Beatmungsdauer wird die Komplikationsgefahr hinsichtlich der Entwicklung von Pneumonien oder Pneumothoraces weiter zunehmen. In unserem Krankengut waren diesbezüglich keine Auffälligkeiten festzustellen.

Der entscheidende Unterschied in beiden Gruppen besteht in der geringeren Anzahl beatmungspflichtiger Patienten der Gruppe II (Abb. 5). In dieser Gruppe wurden nur noch 29% der Patienten am 11. posttraumatischen Tag beatmet. Bei den primär versorgten Patienten waren zu diesem Zeitpunkt noch 77.8% ($p < 0,05$) beatmungspflichtig.

Sturm empfiehlt die Frühversorgung von Femurschaftfrakturen, schließt hierbei jedoch die Patienten mit schwerem Thoraxtrauma aus, da bei diesen mit einer erhöhten Letalität zu rechnen sei [8]. In unserem Patientenkollektiv können wir zwar keine Zunahme der Letalität bei primär osteosynthetisch versorgten Patienten beobachten, wohl aber ein erhöhtes Operationsrisiko hinsichtlich der Entwicklung von Osteitiden und Pseudarthrosen [2]. Über den Zeitpunkt einer entgültigen Versorgung der Femurschaftfraktur bei Polytraumatisierten muß daher im Einzelfall entschieden werden. Wir sind der Auffassung, daß bei einem schweren Thoraxtrauma der sekundären Stabilisierung einer Femurschaftfraktur der Vorzug gegeben werden sollte.

Literatur

1. Goris R, Gimbrere J, van Niekerk J, Schoots F (1982) Early osteosynthesis and prophylactic mechanical ventilation in the multitrauma patient. J Trauma 22:895–903
2. Paar O, Kasperk R, Schubert T (1989) Die Plattenosteosynthese bei Poly- und Monotraumatisierten Patienten. Aktuel Traum ...
3. Miller SE, Miler C, Trunkey DD (1982) The immun consequences of trauma. Surg Clin North Am 62:167–179
4. Riska E, von Bonsdorf H, Hakkinen S (1977) Primary operative fixation of long bone fractures in patientes with multiple injuries. J Trauma 17:111–120
5. Seibel R, LaDuca J, Hassett J, Babikian G (1985) Blunt multiple Trauma (ISS 36), femur traction and the pulmonary failure-septic state. Ann Surg 202:283–293
6. Scovil WA, Saba TM, Kaplan JE (1976) Deficits in reticuloendothelial humoral control mechanismus in patients after trauma. J Trauma 16:898–904

7. Sturm JA, Oestern HJ, Nerich ML, Lobenhoffer P (1984) Die primäre Oberschenkelosteosynthese beim Polytrauma: Gefahr oder Gewinn für den Patienten. Langenbecks Arch Chir 364

8. Sturm JA, Oestern H, Nerlich M (1986) Die Osteosynthese des Oberschenkels beim Polytrauma – Eine dringliche Indikation? Hefte Unfallheilkd 182:271–272

9. Tscherne H, Sturm JA, Regel G (1987) Die prognostische Bedeutung der Frühversorgung am Beispiel des Unfallpatienten. Langenbecks Arch Chir 372

10. Tscherne H, Oestern HJ, Sturm JA (1983) Osteosynthesis of major fractures in polytrauma. World J Surg 7:80–87

11. Tscherne H, Regel G, Sturm JA, Friedl HP (1987) Schweregrad und Prioritäten bei Mehrfachverletzungen. Chirurg 58:631–640

Das schwere Thoraxtrauma in Kombination mit Läsion des thoracalen Rückenmarkes – Prognose und Therapie

A. Dávid, U. Bötel und G. Muhr

Berufsgenossenschaftliche Krankenanstalten Bochum, Chirurgische Universitätsklinik „Bergmannsheil", (Direktor: Prof. Dr. G. Muhr), Gilsingstr. 14, W-4630 Bochum 1, Bundesrepublik Deutschland

Die Letalität von Thoraxverletzungen ist immer noch sehr hoch. Sie liegt zumindest bei Mehrfachverletzten um 30% (7, 8). Wie aber ist die Gefährdung von Patienten einzuschätzen, die neben dem Thoraxtrauma auch eine Rückenmarkverletzung in gleicher Höhe erlitten haben? Wie ist ihre Prognose und wie die Therapie?

Die vorliegende Untersuchung soll unsere eigenen Erfahrungen mit diesen schweren, glücklicherweise aber seltenen Verletzungsformen darstellen. Nicht eingeschlossen sind Patienten mit Thoraxkontusionen ohne radiologisch oder funktionell faßbare Verletzung. Auch Frakturen im thorakolumbalen Übergang sind nicht berücksichtigt.

In den letzten 5 Jahren wurden 45 Patienten mit einem Thoraxtrauma und gleichzeitiger Querschnittlähmung in Höhe des Brustkorbes in unserer Klinik behandelt. Auffällig ist das überwiegend jugendliche Alter unserer mehrheitlich männlichen Unfallopfer.

Die wesentliche Unfallursache sind Stürze aus großer Höhe, gefolgt von Unfällen im Straßenverkehr (Tabelle 1).

Tabelle 1. Unfallursachen (n = 45)

Fall aus großer Höhe	17
Motorradsturz	11
PKW-Zusammenstoß	11
PKW/Fußgänger	3
Verschüttung unter Tage	3

Hefte zur Unfallheilkunde, Heft 223
Zusammengestellt von W. Buchinger
© Springer-Verlag Berlin Heidelberg 1992

Bei den Verletzten handelt es sich überwiegend um Luxationsfrakturen mit einem Häufigkeitsgipfel im Segment 4/5 und 8/9. Die Berstungsbrüche sind zumeist in den mittleren Abschnitten der Brustwirbelsäule aufgetreten.

Auffällig häufig waren 2- oder 3- Etagenverletzungen der Wirbelsäule anzutreffen (18%). Dagegen wurden extrathorakale Verletzungen nur relativ selten gesehen (18%). Bei den intrathorakal gelegenen Verletzungen überwog der Hämato-Pneumo- beziehungsweise der Hämato-Spannungspneumothorax sowie die Lungenkontusion, wobei diese Verletzungsformen bei fast der Hälfte unserer Patienten kombiniert auftraten (n = 19). Bei 45% konnten wir beidseitige Thoraxverletzungen nachweisen.

Allein das Verletzungsmuster läßt eine vitale Gefährdung dieser Patientengruppe vermuten. Damit rückt die Frage nach einer adäquaten Therapie in der Vordergrund. Das Management bei Pneumo- und Spannungspneumo-, beziehungsweise Hämatothorax ist weitgehend unumstritten [4, 8]. Weiterhin gibt es kaum Dissens über die Notwendigkeit einer konsequenten Beatmung bei relevanten Lungenkontusionen [1, 7].

Dagegen wird die Therapie der Brustwirbelfrakturen kontrovers gehandhabt [2, 3, 5, 6]. Eine Indikation zur dorsalen Stabilisierung sehen wir bei progredienten neurologischen Ausfällen, bei instabilen Luxationsfrakturen und erheblichen Fehlstellungen. Neben der schnellen postoperativen Schmerzfreiheit profitieren die Patienten auch von der frühzeitigen Mobilisation. Wir bevorzugen bei der oberen und mittleren Brustwirbelsäule die Plattenosteosynthese, die wir in der letzten Zeit als Danieaux-Montage ausführen.

Die wesentliche Frage ist nun, ob dieser in Bauchlage ausgeführte Eingriff die Prognose der Patienten insbesondere aber ihre Lungenfunktion negativ beeinflußt.

Von den 30 operierten Patienten waren 27 postoperativ länger als 2 Tage beatmungspflichtig. Von diesen 27 Patienten konnten immerhin 6 vor der Operation unter ausreichender Analgesie und Atemtherapie spontan atmen. Beobachten wir die Entwicklung der Lungenfunktion bei 16 prospektiv erfaßten Patienten, so sehen wir, daß bei 46% postoperativ eine gewisse Verschlechterung der Lungenfunktion auftrat. Dies wird deutlich an der erhöhten inspiratorischen Sauerstoffkonzentration, die zu einer ausreichenden O_2-Sättigung notwendig war. Die Unterschiede sind zwar bei der noch geringen Anzahl unserer Patienten statistisch nicht signifikant, aber dies macht noch keine Aussage über die biologische Bedeutung dieser Feststellung.

Die Gesamtletalität unserer operierten Patienten betrug 26%, im Gegensatz zu den nicht operierten Patienten, von denen 20% verstarben. Der Unterschied ist statistisch nicht relevant.

Bei den Todesursachen überwiegt das ARDS und die Lungenembolie, die viermal tödlich endete. In der Gesamtletalität sehen wir keinen Unterschied zwischen Patienten mit einseitiger oder beidseitiger Thoraxverletzung. Aber die Häufigkeit des Lungenversagens war bei beidseitigen Verletzungen erheblich höher (Tabelle 2).

Tabelle 2. Todesursachen (n = 11)

Thoraxtrauma	einseitig	beidseits
Gesamt	5	6
ARDS	1	4
Sepsis	–	1
Lungenembolie	4	1

Schlußfolgerung

Eine dorsale Spondylodese verschlechtert bei etwa der Hälfte der Patienten mit Thoraxtrauma zumindest passager die Lungenfunktion. Besonders gefährdet sind Patienten mit beidseitigen Verletzungen.

Daraus folgt, daß der Eingriff nur bei ausreichender Lungenfunktion vorgenommen werden sollte, damit eine weitere Einschränkung der Lungenfunktion ohne Probleme toleriert werden kann. Unter dieser Voraussetzung muß keine Erhöhung der Sterblichkeit durch eine dorsale Spondylodese erwartet werden.

Literatur

1. Breitfuß H, Glaser F, Muhr G (1987) Prognose und Therapie des schweren stumpfen Thoraxtrauma. Unfallchirurg 90:539–546
2. Bötel U (1987) Die Indikation zur primären operativen Behandlung der Wirbelsäulenverletzung mit Querschnittlähmung. Hefte Unfallheilkd 189:618–625
3. Hasse J, Morscher E (1982) Das Thoraxtrauma mit Verletzung der Brustwirbelsäule. Radiologe 27:398–401
4. Kummer F, Stacher G, Vagacs H (1976) Respiratorische Funktion und klinischer Zustand von Patienten nach schwerem Thoraxtrauma. Unfallheilkunde 79:365–368
5. Magerl F (1980) Operative Frühbehandlung bei traumatischer Querschnittlähmung. Orthopäde 9:34–44
6. Muhr G (1988) Erstversorgung und Diagnostik von Wirbelsäulenverletzungen. Langenbecks Arch Chir [Suppl II]:233–236
7. Regel G, Strum JA, Friedl HP, Nerlich M, Bosch U, Tscherne H (1988) Die Bedeutung der Lungenkontusion für die Letalität nach Polytrauma. Chirurg 59:771–776
8. Richardson JD, Adams C, Flint LM (1982) Selective management of flail chest and pulmonary contusion. Ann Surg 196:481–486

Diskussion

Poigenfürst: Es war ein sehr interessantes Material in allen Vorträgen, sehr exakt aufgearbeitet und ich möchte das Auditorium um Wortmeldungen bitten.

Trojan, Wien: Die drei Vorträge über Thoraxtrauma und Oberschenkelfraktur waren sehr aufschlußreich. Es ist ja seit langem bekannt, daß die Kombination gefährlich ist, daß heißt, daß man eine Oberschenkelmarknagelung bei gleichzeitigem Thoraxtrauma nicht durchführen kann, jedenfalls nicht in der Frühphase. Das ist seit langem bekannt. Ich habe vom Jahre 1945 bis 1955 bei Lorenz Böhler gearbeitet. Da war die Marknagelung noch sehr jung, aber schon damals war diese Gefahr bekannt und es war uns als Assistenten, die wir ja sehr viel genagelt haben, strikte verboten bei einem solchen Patienten – Oberschenkelschaftbruch und Thoraxtrauma – eine Marknagelung durchzuführen, weil Todesfälle vorgekommen sind. Die Primärbehandlung mit dem Marknagel ist sicherlich äußert gefährlich und darf nicht gemacht werden. Ich wollte die Vortragenden fragen: Ihrer Erfahrung nach ist es weniger gefährlich, wenn erst nach einer Woche oder 10 Tagen operiert wird, oder ist das Risiko der Marknagelung auch nach einem solchen Zeitraum immer noch sehr groß?

Soldner, Frankfurt/Main: Wir halten sicher das Risiko bei einer Stabilisierung des Allgemeinzustandes für etwas geringer. In meinem Vortrag sind ja nun Thoraxtraumen nicht ausschließlich auf Lungenkontusion, also schwere Verletzungen abgestellt worden, sondern es werden natürlich auch Rippenfrakturen darunter betrachtet, aber wir halten nach wie vor die Indikation zur Osteosynthese mit einem Marknagel, eine intramedulläre Stabilisierung, für sehr risikoreich und geben auch bei einer verzögerten, bei einer sekundären Versorgung, eigentlich der Platte den Vorzug.

Nerlich, Hannover: Es gibt sehr gute international anerkannte Studien, die nachweisen, daß die primäre Frakturstabilisierung auch beim Polytrauma eindeutige Vorteile bringt, hinsichtlich Mobilisation, auch für die Lungenfunktion speziell. Insofern sehen wir schon die Indikation zur frühzeitigen Versorgung auch der Oberschenkelschaftbrüche. Wie ich in meinem Kollektiv dargestellt habe, haben wir ja viele dieser Patienten auch frühzeitig genagelt und können das bestätigen, was schon anekdotenhaft ja aus früherer Zeit bekannt ist, daß dies nicht immer gut geht. Im Einzelfall kann man allerdings nie vorhersagen wie der Patient reagiert und es gibt ganz erstaunliche Fälle von schwerer Lungenkontusion mit Nagelung, die dies gut überstehen. Das heißt, es kommt sicher noch eine Komponente dazu, die wir noch nicht so berücksichtigt haben.

Poigenfürst, Wien: Darf ich folgendes fragen: Sie haben unter Umständen als einen Ausweg die Markraumdekompression gesehen. Das ist ja von der Prothesenimplantation mit Knochenzement bekannt, daß die Markraumdekompression auch die Embolisation von Knochenmark in die Lunge verringert – das hat Herr Schlag schon vor langer Zeit nachgewiesen – oder einen dünnen Marknagel. Jetzt wäre natürlich die Frage an Frankfurt: Haben Sie bei Ihren Oberschenkelverriegelungsnagelungen an die Möglichkeit gedacht, einen dünnen Nagel als Verriegelungsnagel zu verwenden. Sie haben nämlich nicht erwähnt, ob Sie Marknagelungen mit oder ohne Aufbohren eingesetzt haben.

Soldner, Frankfurt/Main: Wir haben sicher in den ersten fünf Jahren in diesem Kollektiv von 1979 bis 1983 überwiegend wohl auch aufgebohrt, daran gedacht einen dünneren Nagel zu nehmen, das haben wir natürlich schon, aber wir sehen nicht ganz die Notwendigkeit bei der möglichen Komplikation. Es ist der Fixateur externe ein Verfahren, mit dem eine primär ausreichende Stabilisierung zur Konsolidierung des Allgemeinzustandes möglich ist, wobei man allerdings darauf hinweisen muß, daß ein Fixateur externe am Oberschenkel keine so ganz leichte Sache wie am Unterschenkel unter Umständen ist. Es muß reponiert werden, es muß durchleuchtet werden, um eine wenigstens einigermaßen exakte Stellung zu haben. Es ist unter Umständen eine Narkose erforderlich. Das sind alles Dinge, die sicher berücksichtigt werden müssen. Trotzdem halten wir eine primäre Stabilisierung, die über eine Extension hinausgeht, für ein wesentliches Element, wobei sich eben der Patient stabilisieren kann, so daß dann eine Verriegelungsnagelung möglich ist.

Poigenfürst, Wien: Das lenkt eben zu der Frage über, wenn man nicht primär stabilisiert, was macht man mit dem Patienten bis zur Operation? Da wäre der Fixateur externe eine Möglichkeit, den wir halt am Oberschenkel nicht sehr schätzen.

Nast-Kolb, München: Ich glaube, die Frage der primären Stabilisierung ist nicht unumstritten. All diese Arbeiten in der Literatur, die das eben beschreiben, berücksichtigen zum Beispiel das Thoraxtrauma, das, worüber wir hier nämlich reden, nicht. Wir haben in einer prospektiven Studie, die ich heute Vormittag schon vorgestellt habe, uns auch sehr intensiv mit dem Operationstrauma beim Oberschenkel befaßt und wir streben eine früh sekundäre Stabilisierung, dann allerdings mit dem Marknagel an. Man kann sagen, biochemisch bedeutet die primäre Stabilisierung in der Extension keinen Nachteil. Die Marknagelung stellt biochemisch wieder ein erneutes, allerdings nicht so stark ausgeprägtes Trauma wie das Unfalltrauma dar, es kommt aber dann, wenn man eben diesen Vorschub abwartet, ungefähr 3 Tage, zu einer sehr raschen Erholung.

Poigenfürst, Wien: Waren das Patienten, die nur einen Oberschenkelschaftbruch erlitten hatten?

Nast-Kolb, München: Nein, es ist ja ein Krankenkollektiv mit schwer polytraumatisierten Patienten. Ich habe die heute Vormittag vorgestellt mit einem durchschnittlichen ISS, dazu muß man auch sagen, es ist ein echter ISS und nicht nach dem HTIISS, von 36 Punkten.

Markgraf, Jena: Ich glaube, man sollte die Frage um das methodische Vorgehen davon abhängig machen, wie das Verteilungsmuster der Schäden an den Extremitäten ist. Es ist besser früh sekundär einen Marknagel zu verwenden, wenn beide unteren Extremitäten verletzt sind, weil man ja auch die Aufgabe der Tertiärperiode berücksichtigen muß und man hat eben dann ein besseres Stand- und Belastungsbein.

Poigenfürst, Wien: Ja, aber der Patient muß die Tertiärperiode erleben und man darf ihn nicht durch die Versorgung primär oder sekundär so gefährden.

Markgraf, Jena: Das setze ich natürlich dabei voraus. Die Kriterien müssen erfüllt sein.

Ender, Wien: Es ist ja so, daß wahrscheinlich die massive Anschwemmung von nekrotischem Material bei der Aufbohrung vor der Marknagelung die Ursache der Komplikationen ist. Wenn auch nur ein kleiner Anteil des Markraumes aufgebohrt wird, wird ja zwei Drittel des Knochens nekrotisch. Es bleibt ja nur noch das äußere Drittel vital und das ist das Problem bei der Oberschenkelmarknagelung. Meistens verträgt der Patient das, wenn er kein Polytrauma hat. Aber wenn er ein Polytrauma hat, dann ist das ein zusätzliches Problem, das nicht zu unterschätzen ist. Ich glaube, daß die Endernagelung beim Polytrauma eine ganz hervorragende Methode ist, selbst wenn es sich um einen Stückbruch des Oberschenkels handelt. Bei den subtrochanteren Brüchen zeigt sich jetzt schon eine Trendwende, da man sieht, daß eigentlich die Plattenosteosynthese oder DHS große Probleme macht. Beim Schaftbruch hat sich gezeigt, daß eigentlich die Endernagelung fast keine Probleme bringt und eigentlich nur der Ehrgeiz der Stabilisierung diskutiert wird. Ich bin der Meinung, man braucht für einen Polytraumatisierten keinen absolut stabilen Marknagel, sondern es genügt für die ersten 10, 14 Tage eine Übungsstabilisierung. Die muß stabil sein, daß der Patient gedreht werden kann. Das genügt völlig. In der Zwischenzeit wird durch die kleine Traumatisierung die Heilung nicht behindert und in drei Wochen ist bereits die Stabilität auch bei einem Stückbruch so groß, daß man sogar eine Teilbelastung machen kann. Wenn man also diese Vaskularisierung nicht verhindert durch eine Auffräsung des Markraumes oder verzögert durch eine Plattenosteosynthese, dann sind auch

Trümmerbrüche des Oberschenkels in 6 Wochen belastungsstabil nach einer Endernagelung.

Solmer, Frankfurt/Oder: Man muß es sicher auch in Abhängigkeit von der Frakturform sehen. Wenn ich so eine Frakturform sehe, dieser reine Querbruch, den Herr Nerlich gezeigt hatte, dann wäre ich natürlich auch ein Verfechter der intramedullären Stabilisierung. Natürlich unter der Voraussetzung, daß man nicht so weit aufbohrt. Wir würden in diesem Fall auch einmal einen Zehner- oder Elfernagel nehmen und das reicht auch. Bei Trümmerbrüchen möchte ich daran erinnern, daß man auch die Möglichkeit hat, wenn man nicht den Aufwand der Verriegelungsnagelung beim Polytraumatisierten oder schwer Thoraxverletzten in Kauf nehmen will, die Überbrückungsplatte. Das ist eine sehr schöne Methode. Zwei Stichinzisionen proximal und distal, eine Platte lang eingeführt, acht Kortikalisschrauben, je vier distal und proximal verschraubt, geht sehr gut.

Poigenfürst, Wien: Vor einem 10 mm Nagel würde ich bei einem kräftigen männlichen Individuum warnen. Der verbiegt sich nur beim Liegen im Bett. Ich habe diese Erfahrung gemacht. Wahrscheinlich haben Sie bessere damit. Ich glaube, wenn man einen so dünnen Nagel nimmt, dann muß man ihn verriegeln, oder man muß eine elastische Form der Nagelung nehmen, wie es Ender vorschlägt.

Sükösd, Budapest: Ich wagte es nicht, vor diesem Auditorium vom elastischen Nagel zu sprechen, nur jetzt, da Herr Ender das erwähnt hat. Wir machen das regelmäßig beim Polytraumatisierten mit einem sehr guten Erfolg. Nicht so oft, aber wir machen das. Ich weiß nicht, ob Sie wie bei der Methode mit rush-pins, von beiden Seiten den Endernagel einführen, aber wenn man das von beiden Seiten einführt, und das hängt vom Markraum ab, kann man mit zwei, vier oder mehreren Nägeln stabilisieren. Das ist eine ganz einfache und rasche Methode und man kann sehr gut auch Trümmerbrüche, nicht nur Querbrüche stabilisieren.

Trojan, Wien: Es kann sich jeder aussuchen, was ihm am schönsten gefällt.

Poigenfürst, Wien: Es ist halt wichtig, daß man den Patienten zur Versorgung der Oberschenkelfraktur nicht umlagern muß. Wir haben jetzt nur von solchen Patienten gesprochen mit Kombination Oberschenkel- und Thoraxverletzung die keine anderen Verletzungen gehabt haben. Aber dieses Patientengut ist ja auch jenes, das man unter Umständen simultan versorgen kann, weil sie noch andere Verletzungen haben. Wir haben bei der Bearbeitung des Materials sowohl der I. Unfallklinik als auch des Böhler-Krankenhauses gesehen, daß wir bei der Simultanversorgung die Oberschenkelfrakturen auch immer verplattet haben, weil man den Patienten zu dem Zweck nicht umdrehen, auf die Seite legen oder anders lagern muß, und da ist entweder die Verplattung oder eine elastische Nagelung von distal halt sehr zweckmäßig im Gegensatz zur Künschernagelung oder dem Fixateur externe.

Matuschka, Wien: Das Entscheidende für die ersten Schritte einer Versorgung eines solchen Patienten sollte doch die respiratorische Suffizienz sein. Wenn der Patient eben nicht respiratorisch suffizient ist und auch nicht diese Gase erreicht, dann sollte man doch primär an eine Extension denken, bis er so weit ist, auch wenn es nur ein paar Stunden sind auf der Intensivstation und dann die ersten Schritte zur Stabilisierung des Oberschenkels vornehmen. Das kann dann ein Fixateur externe sein oder auch eine Platte, weil ich ihn nicht seitlich lagern kann zur Marknagelung.

Poigenfürst, Wien: Das ist ganz richtig. Wir haben nicht davon gesprochen wie lange die Phase zur Kreislauf- und Respirationsstabilisierung dauert und das kann manchmal zwölf Stunden dauern. Es werden manche erst nach einer ganzen Nacht, erst in der Früh versorgt, und das geht dann sehr gut. Natürlich darf man den Patienten nicht in die Operation hineinjagen, sonst verliert man ihn.

Trojan, Wien: Ich glaube, es scheint nach der ganzen Diskussion doch festzustehen, daß man die Marknagelung in den ersten Tagen eher vermeiden sollte, weil nicht vorhersehbar ist, inwieweit durch diese Nagelung der Zustand des Patienten gerade bei der Thoraxverletzung verschlechtert wird. Das kann man schon als Resümee zusammenfassen. Dann ist da noch der letzte Vortrag zu diskutieren über das schwere Thoraxtrauma mit Laesion der Wirbelsäule. Möchte da noch jemand Fragen stellen oder Kommentare geben? Es hat wohl niemand ein größeres Material zur Verfügung wie hier vorgestellt wurde. Wenn das nicht der Fall ist, möchte ich den Vortragenden und Diskutanten danken und schließe die Sitzung.

Druck: Mercedesdruck, Berlin
Verarbeitung: Buchbinderei Lüderitz & Bauer, Berlin

Hefte zur
Unfallheilkunde

Beihefte zur Zeitschrift „Der Unfallchirurg". Herausgeber: J. Rehn, L. Schweiberer, H. Tscherne

Springer-Verlag
Berlin
Heidelberg
New York
London
Paris
Tokyo
Hong Kong
Barcelona
Budapest

Hefte zur
Unfallheilkunde

Beihefte zur Zeitschrift „Der Unfallchirurg". Herausgeber: J. Rehn, L. Schweiberer, H. Tscherne

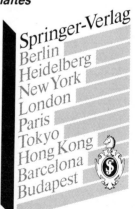